H. Kayser, H. Krüger, K. Damaschke,
C. Haerlin, K. Holland-Moritz-Krüger,
E. Lellau, W. Mävers, P. Petersen, M. Rohde,
H.-K. Rose, G. Theine, A. Veltin, V. Zumpe

Gruppenarbeit in der Psychiatrie

Erfahrungen mit der therapeutischen Gemeinschaft

2., überarbeitete und erweiterte Auflage

9 Abbildungen, 31 Tabellen

1981
Georg Thieme Verlag Stuttgart · New York

Wichtiger Hinweis:

Medizin als Wissenschaft ist ständig in Fluß. Forschung und klinische Erfahrung erweitern unsere Kenntnisse, insbesondere was Behandlung und Einsatz von Medikamenten anbelangt. Autoren, Herausgeber und Verlag haben größte Mühe darauf verwandt, daß die angegebene Dosierung und Applikation genau dem Wissensstand bei Fertigstellung des Werkes entspricht. Dennoch ist jeder Leser aufgefordert, die Beipackzettel der verwendeten Präparate zu prüfen, um in eigener Verantwortung festzustellen, ob die dort gegebene Empfehlung für Dosierungen oder Beachtung von Kontraindikationen gegenüber der Angabe in diesem Buch abweicht. Dies ist besonders wichtig bei neu auf den Markt gebrachten oder bei selten verwendeten Präparaten.

CIP-Kurztitelaufnahme der Deutschen Bibliothek

Gruppenarbeit in der Psychiatrie : Erfahrungen
mit d. therapeut. Gemeinschaft / H. Kayser . . .
– 2., überarb. u. erw. Aufl. – Stuttgart, New
York : Thieme, 1980
NE: Kayser, Hans [Mitverf.]

1. Auflage 1973

Satz: Satztechnik Maier, Hechingen, gesetzt auf Linotype System 2/10
Druck: Druckhaus Dörr, Inh. Adam Götz, Ludwigsburg

ISBN 3-13-492602-4 5 4 3 2 1 0

Anschriften

Damaschke, Kristina, Dr., Niedersächs. Landeskrankenhaus, Südstr. 25,
3050 Wunstorf

Haerlin, Christiane, Arbeitstherapeutin,
Berufliches Trainingszentrum, Lempenseite 46,
6908 Wiesloch

Holland-Moritz-Krüger, Käthe, Lt. Krankenschwester,
Städt. Krankenhaus, Bolardusstr. 20,
2970 Emden

Kayser, Hans, Dr. med., Strandbadstr. 7,
CH - 8620 Wetzikon

Krüger, Helmut, Prof. Dr. med.,
Städt. Krankenhaus, Bolardusstr. 20,
2970 Emden

Lellau, Erich, Dr. med., Facharzt für Nerven- und Gemütsleiden,
Eschenbroichstr. 27
5060 Bergisch Gladbach 2

Mävers, Wolfram, Prof.,
Evang. Fachhochschule Hannover, Fachbereich I (Sozialwesen),
Blumhardtstr. 2,
3000 Hannover 69

Petersen, Peter, Prof. Dr. med. (organisatorische Koordination),
Arbeitsgruppe für Gruppenarbeit und Psychotherapie,
Medizinische Hochschule Hannover,
Pasteurallee 5,
3000 Hannover 51

Rohde, Marianne, Sozialpädagogin, grad.,
Westf. Landeskrankenhaus Gütersloh,
Hermann-Simon-Str. 7,
4830 Gütersloh

Rose, Hans Klaus, Prof. Dr. med.,
Psychiatrische Klinik der Medizinischen Hochschule Hannover,
Karl-Wiechert-Allee 9,
3000 Hannover 61

Theine, Gerlinde, can. phil., Doz. an der Evang. Fachhochschule Hannover,
3000 Hannover 69

Veltin, Alexander, Dr. med. (inhaltliche Koordination),
Rhein. Landesklinik, Heinrich-Pesch-Str. 39,
4050 Mönchengladbach 2

Zumpe, Volker, Diplom-Psychologe,
Westf. Landeskrankenhaus Gütersloh,
Hermann-Simon-Str. 7,
4830 Gütersloh

Vorwort zur 2. Auflage

Daß sich der Umgang mit psychisch Kranken, Gestörten und Behinderten angemessen nur in einer partnerschaftlichen Weise vollziehen kann und daß die Therapeuten ihrer Aufgabe nur dann gerecht werden, wenn sie sich zu einer Zusammenarbeit verstehen, die der gemeinsam zu tragenden Verantwortung verpflichtet ist: diese Gedanken, Ausgangs- und Angelpunkt der 1. Auflage unseres Buches, haben in den vergangenen Jahren in den deutschen psychiatrischen Institutionen in steigendem Maße Resonanz und Verbreitung gefunden. Dennoch ist noch viel zu tun; der Prozeß, in dem die in der Psychiatrie Tätigen ihre Beziehungen untereinander und zu den Patienten neu gestalten, hat noch keinen befriedigenden Stand erreicht. Um die Entwicklung weiter voranzutreiben, haben wir es unternommen, den Text der 1. Auflage zu überarbeiten und ihn mit den Erfahrungen und Erkenntnissen anzureichern, die uns zwischenzeitlich in der täglichen Arbeit zugewachsen sind.
Wir haben uns weiter bemüht, die Spannweite der beruflichen Spezialisierung auszuschöpfen, und den Kreis der Autoren erweitert. Es entspricht auch unserem Verständnis von Teamarbeit, ein Problem aus der Sicht unterschiedlicher Sach- und Fachkompetenz anzugehen. Dabei kann es natürlich nicht ausbleiben, daß zu einzelnen Fragen voneinander abweichende Ansichten und Anschauungen geäußert werden. Da wir uns in den Grundauffassungen einig sind, halten wir das für keinen Schaden; auch im therapeutischen Alltag können und müssen Meinungsdifferenzen und Meinungsverschiedenheiten ausgehalten und er tragen werden.
Wir möchten unsere Leser noch auf eines aufmerksam machen: Wie schon in der 1. Auflage steht auch in der hier vorgelegten Neufassung das psychiatrische Krankenhaus mit seinen Funktionsbereichen im Mittelpunkt der Überlegungen. Das hat seinen Grund darin, daß die Autoren ihre erste Bekanntschaft mit der Gruppenarbeit und der therapeutischen Gemeinschaft in klinischen Institutionen gemacht haben. In der jüngeren Vergangenheit haben sie ihren Erfahrungshorizont mit ambulanten und komplementären Diensten erweitert und gefunden, daß sich die im stationären Bereich gewonnenen Erkenntnisse auf die Verhältnisse in teilstationären Einrichtungen, in Wohngemeinschaften, Wohnheimen und im Umgang mit ambulanten Gruppen unmittelbar oder in modifizierter Form übertragen lassen. Da einer Erweiterung des Buches aus verlagstechnischen Gründen Grenzen gesetzt sind, mußten wir darauf verzichten, das im Einzelnen zu belegen; wir vertrauen darauf, daß

es den in der Praxis Tätigen gelingt, unsere in erster Linie am Krankenhaus orientierten Überlegungen für ihren speziellen Aufgabenbereich fruchtbar zu machen.

Im Sommer 1980 Die Autoren

Vorwort zur 1. Auflage

Idee und Praxis der therapeutischen Gemeinschaft finden zunehmend Interesse auch in psychiatrischen Krankenhäusern des deutschen Sprachraumes, nachdem in den fünfziger Jahren wesentliche Impulse aus England und den USA kamen. Eine Reihe psychiatrischer Institutionen im deutschsprachigen Gebiet konnte in den sechziger Jahren Erfahrungen mit der therapeutischen Gemeinschaft und mit Gruppenarbeit sammeln. Als Angehörige dreier solcher Krankenhäuser haben wir dieses Buch in der Absicht verfaßt, einen größeren Kreis von interessierten Lesern über unsere Arbeit zu informieren; zugleich hoffen wir, anzuregen und zu ermutigen.

Es handelt sich um einen Erfahrungsbericht aus dem Westfälischen Landeskrankenhaus Gütersloh, aus der Psychiatrischen Klinik der Medizinischen Hochschule Hannover und aus der Psychiatrischen Universitätsklinik Zürich.

Die Erfahrungsbereiche in diesen drei Krankenhäusern sind verschiedenartig, da sich bei der Einführung der therapeutischen Gemeinschaft in den seit vielen Jahrzehnten bestehenden Krankenhäusern Gütersloh und Zürich ganz andere Probleme ergaben, als in der 1967 gegründeten Klinik Hannover. Trotz dieser Verschiedenartigkeit haben wir das Buch einheitlich gestaltet und die Darstellung nicht nach lokalen Gegebenheiten, sondern nach Sachgebieten geordnet. Die drei ersten Kapitel behandeln mehr allgemeine Probleme; generelle Fragen der therapeutischen Gemeinschaft, der Gliederung und Technik psychiatrischer Gruppenarbeit, der Organisation und Einordnung der therapeutischen Gemeinschaft in den Gesamtrahmen einer psychiatrischen Institution werden beschrieben. Im vierten Kapitel werden spezielle Verfahren und Techniken der Gruppenarbeit ausführlich dargestellt, da Gruppenarbeit in der verschiedensten Form ein tragendes Element der therapeutischen Gemeinschaft ist. Ein fünftes Kapitel befaßt sich mit den Anfängen einer Ausbildung für Soziotherapeuten und psychiatrische Gruppentherapeuten und in den beiden abschließenden Kapiteln wird auf die Frage eingegangen, wie sich die therapeutische Gemeinschaft gegenüber traditionellen psychiatrischen Institutionen abhebt und in welcher Weise sie gesellschaftlich einzuordnen ist.

Dieses Buch ist für die in der Praxis arbeitenden Kollegen von Praktikern geschrieben; auch wenn allgemeine Fragen behandelt werden, haben wir uns nicht in ausgedehnte wissenschaftliche Diskussionen eingelassen, sondern das Wesentliche thesenartig zusammengefaßt. Einige

Grundkenntnisse der allgemeinen Psychiatrie, Psychologie und Sozialpsychologie müssen vorausgesetzt werden. Für denjenigen Leser, der sich intensiver mit einzelnen Fragen befassen will, stehen jeweils kapitelweise ausreichende Literaturhinweise zur Verfügung. Die Literaturzusammenstellung ist angesichts der Fülle vorhandener Publikationen unvollständig; die Auswahl der Literaturtitel beinhaltet selbstverständlich keine Wertung. Hinweisen möchten wir auf das im gleichen Verlag erschienene Werk von A. Ploeger „Die therapeutische Gemeinschaft in der Psychotherapie und Sozialpsychiatrie“ als eine theoretische Ergänzung dieses Buches.

Alle in der Psychiatrie Tätigen wollen wir mit diesem Buch ansprechen: Ärzte, Beschäftigungstherapeutinnen, Krankenpflegepersonal, Pädagogen, Psychologen und Sozialarbeiter, weil wir glauben, daß jede Berufsgruppe in ihrer Art gleicherweise Verantwortung für das therapeutische Wohl der Patienten trägt und weil von jedem gleichviel Einsatzfreudigkeit, Initiative und Mitarbeit verlangt wird. Jeder in der Psychiatrie Tätige sollte deshalb ausreichend über die Verfahrensweisen der therapeutischen Gemeinschaft und psychiatrische Gruppenarbeit informiert sein.

Die Autoren

Inhaltsverzeichnis

1. Therapeutische Gemeinschaft: Historische Entwicklung, Ziele und Probleme

H. Krüger

1.1. Historische Vorbemerkungen

Die Therapeutische Gemeinschaft stellt einen milieutherapeutischen Bezugsrahmen für die Gesamtheit vielfältiger Behandlungsstrategien einer angewandten sozialen Psychiatrie dar. Bedingung für die Realisierung ist, daß alle am therapeutischen Prozeß Beteiligten sich im Hinblick auf das therapeutische Ziel darum bemühen, dem einzelnen ein Maximum an sozialen Erfahrungen und Lernmöglichkeiten zu vermitteln. Die Realisierung des Prinzips „*Therapeutische Gemeinschaft*" bedeutet nicht die Anwendung einer neuen Behandlungsform, einer speziellen Methode, sondern sie beinhaltet vielmehr eine Neugestaltung der Beziehungen zwischen den Kranken und ihren Therapeuten. Dies hat konsequenterweise auch eine Umstrukturierung der psychiatrischen Institution zur Folge, wobei schon vorbemerkt sei, daß sich die Anwendbarkeit von „*Gemeinschaftstherapie*" nicht nur auf den Krankenhaussektor erstreckt.

Die Therapeutische Gemeinschaft verdankt ihre Verwirklichung der Berührung der *klassischen Psychiatrie* mit *tiefenpsychologischen, sozialpsychologischen* und *lerntheoretischen* Lehren, weshalb auch die eigentliche *Entwicklung* und die *methodischen Ausformungen* des Prinzips der Therapeutischen Gemeinschaft erst in den 40er Jahren dieses Jahrhunderts einsetzte.

Parallel gingen soziologische und sozialpsychologische Analysen der sozialen Binnenstruktur der psychiatrischen Großkrankenhäuser einher: die Anstalten wurden als „totale Institutionen" entlarvt, die Patientenschicksale als „moralische Karriere", die das „Anstaltssyndrom" verursachen (Goffmann 1961; Freudenberg 1962).

Diese Erkenntnisse haben maßgeblich an einer Reform des psychiatrischen Krankenhauswesens mitgewirkt, einer Reform, in der die Gemeinschaftstherapie von zentraler Bedeutung war. So kam die WHO-Sachverständigenkommission 1953 zu dem Resultat, daß das gesamte psychiatrische Krankenhaus eine einzige große Therapeutische Gemeinschaft werden müsse, wenn eine humane psychiatrische Behandlung künftig gewährleistet sein soll.

Bion u. Rickmann (1964) unternahmen bereits 1940 in England Versuche mit einer Gemeinschaftstherapie. Foulkes gründete am selben Ort die ersten Patientengruppen mit eigener Selbstverwaltung (E. Shoen-

BERG 1968). MAIN (1946) prägte zur Charakterisierung des neuen Behandlungsstils den Begriff der „therapeutic community". Von M. JONES (1952) wurde – nach jahrelangen Vorversuchen – bei Patienten mit chronifizierten Neurosen und Charakterstörungen das Konzept der Therapeutischen Gemeinschaft weiterentwickelt. JONES bezog durch intensive Stationsgespräche (sehr pädagogischen Charakters) die gesamte Abteilung in die Diskussion mit ein, mit der Konsequenz einer aktiven, selbstverantwortlichen Beteiligung der Patienten am therapeutischen Geschehen. Nach seinem Muster wurden in England eine Reihe von Hospitälern umstrukturiert.

In den 50er und 60er Jahren entstanden nun in vielen Krankenhäusern verschiedenster, besonders anglo-amerikanischer und westeuropäischer Länder Therapeutische Gemeinschaften. In Europa wurde das Prinzip der Therapeutischen Gemeinschaft wohl am weitesten von BIERER (1960/61, „social clubs" mit Selbstverwaltung) und von NAPOLITANI (1961) in einer Abteilung der Psychiatrischen Klinik Bellevue (Kreuzlingen/Schweiz) fortentwickelt, wo er eine *von Patienten selbstverwaltete, pflegerlose Abteilung* schuf.

In einer kritischen Auseinandersetzung mit den Leitsätzen der Therapeutischen Gemeinschaft von M. JONES (1952) entstand die Therapiegemeinschaft in der psychiatrischen Anstalt Gorizia (Görz/Italien) 1961 – 1968 (BASAGLIA 1971). Das Görzer Experiment unterscheidet sich ganz wesentlich von anderen gemeinschaftstherapeutischen Versuchen in England (M. JONES 1952) oder Frankreich (TOSQUELLES, zit. b. WULFF 1971).

Die therapeutische Aktion in Görz, die die Widersprüchlichkeit der gesamten Anstaltsstruktur schonungslos offenlegt, intendiert mit dem Elan einer „Antipsychiatrie" (JERVIS in BASAGLIA, S. 290 ff) eine „grundsätzlich neue Gesellschaftsordnung". Die Therapeutische Gemeinschaft vom Typ M. Jones wird gesehen als ein mit revolutionärem Etikett versehenes spätkapitalistisches Wiederanpassungsinstrument, das basierend auf sozialpsychologischen Theoremen von LEWIN eine Art von Gruppenmanipulation darstellt, wie sie zur Effizienzsteigerung bei Verwaltung und Industrie genutzt wird (SCHITTAR in BASAGLIA, S. 62 ff). LAING (1962) und COOPER (1971), s. Kap. „Villa 21" (1962–1966), gingen sogar darüber hinaus, indem sie die These vertraten, daß es Geisteskrankheiten im eigentlichen Sinne des Wortes nicht gebe, vielmehr sei die Psychose ein Versuch des Individuums, sich unter Sprengung gesellschaftlicher Fesseln selbst zu verwirklichen. LAING fordert statt Kliniken Heilstätten für das Ausleben von „Reisen in die Verrücktheit", was er in Kingsley Hall (England) auch zu verwirklichen gesucht hat (zit. nach WULFF 1971).

Im deutschsprachigen Raum hat die psychiatrische Praxis erst in jüngster Zeit Anschluß an die Entwicklung der Therapeutischen Gemeinschaft gefunden. Gemeinschaftstherapeutische Erfahrungen und Konzeptionen wurden hier u. a. von folgenden Autoren publiziert: BRIGL u. LINDINGER (1963), FLEGEL (1963, 1968), GASTAGER (1964), KAYSER (1965), VELTIN (1965), HOFER u. MÄVERS (1968), WULFF (1971, 1972), HEIM (1976 a/b), SIMON u. Mitarb. (1977).

Umfassende Berichte über Entwicklung, Theorie und Praxis der Therapeutischen Gemeinschaft haben in Deutschland Ploeger (1972) und wir selbst in der 1. Auflage der „Gruppenarbeit in der Psychiatrie" (1973) in Buchform vorgelegt. Übersichtsreferate bzw. Handbuch- und Buchbeiträge aus jüngster Zeit stammen von H. Krüger (1975, 1972 a, 1979 b), E. Heim (1976 b) und A. Veltin (1979).

1.2. Begriff und Zielsetzung der Therapeutischen Gemeinschaft

Die Leitsätze der Therapeutischen Gemeinschaft enthalten eine Mischung psychodynamischer, pädagogischer, lerntheoretischer und gruppendynamischer Elemente, die allen Erfahrungen nach für eine der Rückzugsneigung entgegenwirkende, zugleich nicht überfordernde Therapie als wesentlich angesehen wird. Die reichhaltige Gliederung des therapeutischen Prinzips erschwert eine kurze, klare und umfassende Definition des Begriffes der Therapeutischen Gemeinschaft (Napolitani 1963). Napolitani definiert die Therapeutische Gemeinschaft als eine spezielle sozialpsychiatrische Einrichtung, in der die Behandler und die Patientengruppe einen einzigen koordinierten Organismus mit gemeinsamem therapeutischen Ziel zu bilden versuchen. Die entscheidenden therapeutischen Faktoren sieht Napolitani darin, daß in der Therapeutischen Gemeinschaft

1. „das krankhafte Verhalten des einzelnen der Gruppe deutlich wird und daß der einzelne durch die Gruppe darauf aufmerksam gemacht werden kann;
2. die Gruppe und der einzelne sich bemühen, dieses krankhafte Verhalten zu verstehen;
3. diejenigen Situationen gefördert werden, die korrigierende Erfahrung ermöglichen;
4. die gesunden Seiten der Persönlichkeit durch die Gruppe anerkannt und durch adäquate Rollen entwickelt werden".

M. Jones, der zu den Vätern der Therapeutischen Gemeinschaft zu zählen ist und der für die Vertiefung gemeinschaftstherapeutischen Gedankengutes und seine Weiterentwicklung in Theorie und Praxis grundlegende Beiträge geleistet hat, beschreibt die Grundsätze der Therapeutischen Gemeinschaft (1959) wie folgt:
„Die therapeutische Gemeinschaft ist deutlich unterschieden von anderen vergleichbaren Behandlungszentren, in der Weise, daß alle verfügbaren Fähigkeiten von Personal und Patienten bewußt eingesetzt werden, um die Behandlung zu intensivieren. Dies bedingt, daß vor allem der übliche Status der Patienten sich ändert. In Zusammenarbeit mit dem ‚staff'* werden sie jetzt aktive Teilnehmer in der Therapie anderer

* „staff" = Therapeutengruppe

Patienten, und in einer anderen Weise auch in der gesamten Spitalarbeit – im Gegensatz zu ihrer relativ passiven, nur empfangenen Rolle der konventionellen Therapiegewohnheiten". 1976 schreibt Jones: „Das Konzept der Therapeutischen Gemeinschaft mißt der sozialen Struktur die größte Bedeutung bei; es unterstreicht die Notwendigkeit, den Schwerpunkt auf Rollen- und Rollenbeziehungen zu legen und eine therapeutische Grundhaltung zu entwickeln. Es stellt keine Behandlungsmethodologie aus eigenem Recht dar, sondern ergänzt lediglich andere anerkannte psychotherapeutische und pharmakologische Behandlungsmethoden". ... „Indem die Therapeutische Gemeinschaft versucht, das Potential von Patienten und Personal auszuwerten und Lernsituationen zu schaffen, die der Entwicklung dieses Potentials förderlich sind, stellt sich sowohl ein Ziel – Behandlung und Ausbildung – wie auch eine Philosophie dar."

Ähnliche Akzente setzt Meszaros (1960):
„Die Therapeutische Gemeinschaft kann charakterisiert werden als ein sich selbst regulierender sozialer Mechanismus, der in der Therapieeinheit am Werk ist. Die Kontrolle wird nicht in der Form einer einzigen Autoritätsfigur eingeführt, sondern in dem Wunsch einer Gruppe, das Therapieziel mit einem Minimum an Einschränkung zu erreichen. – Die Therapeutische Gemeinschaft liefert ein korrigierendes soziales Klima, in dem der Patient seine irrationalen Befürchtungen aus frühen mitmenschlichen Beziehungen neu erleben und verändern kann. Er kann versuchen gesündere und mehr konstruktive Beziehungen aufzubauen".
Im Hinblick auf sein spezielles Krankengut beschreibt Main (1946) die Ziele der Therapeutischen Gemeinschaft in psychoanalytisch orientierter Weise: „Die Sozialisierung neurotischen Agierens, ihre Modifikation durch soziale Anforderungen innerhalb eines realen Lebensraumes, aufrichtige und leichte soziale Beziehungen sowie die Mäßigung von zu starken Über-Ich-Anforderungen geben dem einzelnen bessere Möglichkeiten für ein stabiles Leben in der realen Welt draußen, führen zu einer Stärkung der Ich-Funktion".
Clark (1964) sieht das Ziel der Therapeutischen Gemeinschaft in:
„einer besseren sozialen Anpassung und einer Ich-Reifung, die unter Mitarbeit aller Mitglieder der Gemeinschaft u. a. durch die Analyse der sozialen Ereignisse, Rollenüberprüfung und Umstrukturierung der Kommunikationsverhältnisse zu erreichen ist".
Aus allen diesen Definitionsversuchen kristallisiert sich der *Kerngedanke* heraus, daß alle am therapeutischen Prozeß Beteiligten sich bemühen sollen, im Hinblick auf das therapeutische Ziel dem einzelnen ein Maximum an sozialen Erfahrungen und Lernmöglichkeiten zu eröffnen. Wir selbst (Krüger u. Mitarb. 1973) haben deshalb folgende Beschreibung der Beschaffenheit des gemeinschaftstherapeutischen Prinzips gegeben: „In der Tat bedeutet die Realisierung des therapeutischen Prinzips der

Gemeinschaft nicht einfach, wie fälschlich vielfach angenommen, die Anwendung einer neuen Behandlungsform, einer speziellen Methode, sondern sie beinhaltet vielmehr eine Umstrukturierung des psychiatrischen Krankenhauswesens, insbesondere eine Neugestaltung der Beziehung zwischen dem Kranken und allen Mitarbeitern des Krankenhauses. Der Begriff der Therapeutischen Gemeinschaft meint den Tatbestand, daß alle Menschen, die in einem psychiatrischen Krankenhaus leben und arbeiten, die Patienten, Schwestern, Pfleger, Ärzte und die anderen Dienstkräfte sich als Partner im therapeutischen Prozeß verstehen und eine organische Einheit bilden mit dem Ziel, den kranken Mitgliedern der Gemeinschaft die besten Voraussetzungen für eine Besserung und Heilung ihrer Erkrankung zu schaffen. Es wird bewußt von den Patienten als von kranken Mitgliedern gesprochen, da anders als nach den hergebrachten Therapiegewohnheiten der Kranke in der Therapeutischen Gemeinschaft nicht mehr die Rolle eines passiv empfangenden, von der Institution abhängigen Glieds spielt, sondern als aktiver Teilnehmer und Partner in dem Behandlungsplan eingebaut, zu einem echten Mitarbeiter der Krankenhausgemeinschaft wird".

Aus der Vielzahl von Publikationen über gemeinschaftstherapeutische Theorien und Praktiken zusammengefaßt, weist sich der Gedanke der Therapeutischen Gemeinschaft durch einige, allen Erfahrungen gemeinsame *Leitsätze* aus:

1. Die Überwindung der herkömmlichen Zweierbeziehung „Arzt-Patient". Voraussetzung dafür ist die Aufgabe der rein medizinisch objektivierenden Betrachtung des Patienten bzw. der „Krankheit" und deren Ersatz durch eine „psychotherapeutische Grundeinstellung" (Winkler 1965). Die Aufgabe der bekannten Gefühlsneutralität dient der Entzauberung therapeutischen Handelns (Kayser u. Mitarb. 1973). Das gilt für alle übrigen Heilberufe, die in das verbal-therapeutische Handeln miteinbezogen werden.
2. Anstelle der personalbezogenen hierarchischen Ordnung tritt eine „demokratische" („leadership will be shared", Jones 1968). Sie setzt interdisziplinäre *Teamarbeit* voraus. Nach Überwindung der hierarchischen Pyramide, auf deren unterster Stufe von jeher der Patient steht, wird eine *therapeutische Partnerschaft* im Sinne einer *Solidarität* der Kranken untereinander und mit dem therapeutischen Team unter Wahrung weitgehender Toleranz gegenüber dem „acting out" besonders kranker Mitglieder der Gemeinschaft und unter Wahrung des Prinzips der „Chancengleichheit" gepflegt (gleiches Recht auf sozialpsychiatrische Behandlung für alle Patienten).
3. Möglichst *freie Kommunikation* und Information auf allen Ebenen und in jeder Richtung unter Ablösung des Einbahnstraßen-Informationsprinzips „von oben nach unten". Gemeinsamkeit in Absicht und Zielsetzung (Rapaport 1960): Soziale Integration der psychisch kranken Mitglieder der Gemeinschaft einerseits und Ingangsetzung einer so-

Tabelle 1 Schematischer Vergleich der Struktur, Funktion und Rollen sowie der Gefahren in einer traditionellen psychiatrischen Einrichtung mit denen in einer Therapeutischen Gemeinschaft, in Anlehnung an *Ploeger* (1972) und *Heim* (1976)

Traditionelle psychiatrische Institution	**Therapeutische Gemeinschaft**
1. **Struktur:**	
Institutionelle ,,hierarchische Pyramide"	Hierarchie nach Sachverstand
Strenge Rangordnung, Abstufung in Macht- und Kontrollbefugnissen	Delegation von Macht und Kontrolle an die Mitglieder der Gemeinschaft
Entscheidungen und Informationen von ,,oben nach unten" nach dem ,,Einbahnstraßenprinzip"	Horizontales Entscheidungs- und Informationsprinzip nach demokratischen Spielregeln
2. **Funktion:**	
Therapie als ,,Einbahnstraße" (*Martin* 1962) durch Weisungen und Maßnahmen von Ärzten und Pflegepersonal auf die Patienten gerichtet. Kustodialer Umgangs- und Bewahrstil	Therapie als Interaktionsprozeß, Beteiligung aller Mitglieder als ,,Therapeuten und Therapierte" in unterschiedlicher Akzentuierung. Maximale Analyse von Handlungsmotivationen
Paternistische (maternistische) Grundeinstellung der Therapeuten, teils autoritärer Behandlungs- und Führungsstil, teils permissive, persönlich unengagierte Haltung im Sinne des ,,laisser-aller" (*Punell* 1968)	Betonung des Toleranzprinzips, therapeutische Partnerschaft
3. **Rollen:**	
Arzt	
Omnipotenzhaltung, dyadische (asymmetrische) Arzt-Patient-Beziehung	Partnerschaftliche Haltung gegenüber dem Patienten
Vertritt das apersonale Krankheitsmodell und pflegt eine objektivierende Betrachtungsweise	Psychisches Kranksein wird betrachtet als psychosozial determinierte Störung des Verhaltens und Erlebens. Psychotherapeutische Grundeinstellung (*Winkler* 1965)

Affektneutralität, Pflege des Mythos therapeutischen Handelns	Aufgabe der Affektneutralität, Reflektion eigenen Verhaltens in der Therapeuten- und Patientengruppe, Entmythologisierung therapeutischen Handelns
Patient	
Steht auf der untersten Stufe der hierarchischen Pyramide. Entpflichtung von sozialer Verantwortung. Isolierung, Passivierung und Infantilisierung, Patient als fremdbestimmtes Behandlungsobjekt	Maximale Mitverantwortung im therapeutischen Prozeß. Nur kurzfristige Möglichkeit zur Regression. Maximale Ausschöpfung des Kontakt- und Kommunikationspotentials innerhalb der therapeutischen Gruppe und maximale Offenheit gegenüber sozialen Primär- und Sekundärgruppen. Im Gruppengeschehen werden Patienten zu gegenseitigen Therapeuten. In Zusammenarbeit mit dem therapeutischen Team weitgehend selbstbestimmend
Pflegepersonal	
Ausübende im ärztlichen Auftrag („Heilgehilfin"). Wartungs- und Kontrollfunktionen. Vermittlerrolle zwischen Arzt und Patient. Abschirmung des Arztes gegenüber den Patienten. Maternistische (paternistische) Grundeinstellung. Machtposition der Stationspfleger- und Schwestern: „Die Herren der Klinik" (*Hemprich* und *Kisker* 1968)	Aktive Mitglieder im therapeutischen Team. Entwicklung und Förderung eigener therapeutischer Initiative. Partnerschaftliche Einstellung zu den kranken Mitgliedern der Gemeinschaft. Mediatoren im therapeutischen Prozeß. Ausweitung der therapeutischen Kompetenz des fachlichen Wissensstandes. Schwester und Arzt Partner im therapeutischen Geschehen
4. **Gefahren:**	
„Totale Institution" „Moralische Karriere", „Anstaltssyndrom" (*Freudenberg* 1962, *Goffmann* 1961) (entmenschlichende Asylierung und soziale Isolation)	Überidentifikation mit dem Patienten. Toleranzhaltung i. S. der „laissez-faire", „small society"-Realitätsverlust (*Heim* 1976), „Therapeutische Insel", Team-Rollendiffusion, „Subkultur", Idee der Therapeutischen Gemeinschaft ✳ Ideologie (*Krüger* und *Rose* 1972) „Paradoxe Handlungsaufforderung ✳ „double-bind-Situation" der Patienten (*Simon* u. Mitarb. 1977) – neue Form des Hospitalismus

zialen Bewegung, die über die Negation der Institution hinaus die gesellschaftlichen Bedingungen psychischen Leidens benennt und so auf die Gesellschaft selbst einwirkt (s. auch BASAGLIA 1971).
4. Analyse aller persönlicher zwischenmenschlicher Dynamik in der Gemeinschaft. Die „therapeutische Kultur“ (M. JONES 1966 a) beinhaltet eine tägliche Reflexion auftauchender Probleme – sowohl der Therapeuten als auch der Patienten – auf ihren Motivgehalt.
5. Maximale Ausschöpfung des Interaktions- und Kommunikationspotentials durch permanentes, spontanes oder veranstaltetes soziales Lernen (Auseinandersetzung mit der Realität, JONES 1968).
6. Therapeutische Gemeinschaft intendiert die soziale Neustrukturierung des gesamten psychiatrischen Krankenhauswesens: Die Idee der therapeutischen Gemeinschaft findet ihren Niederschlag in der These, daß das gesamte psychiatrische Krankenhaus eine einzige große therapeutische Gemeinschaft sein könne (s. auch D. V. MARTIN 1962).

Dieser Leitsatzkatalog entspricht inhaltlich weitgehend den Dörnerschen Forderungen der Sozialpsychiatrie (DÖRNER 1971) und Therapeutischen Gemeinschaft, bedeutet so die Umsetzung des Konzepts „Sozialpsychiatrie“ in die Praxis (KRÜGER u. ROSE 1972).
Einen schematischen Vergleich von Struktur, Funktion, Rollen und Gefahren einer traditionellen psychiatrischen Institution mit denen einer Therapeutischen Gemeinschaft gibt die Tab. 1 wieder.

1.3. Praxis der Therapeutischen Gemeinschaft

Nach Darstellung der Vielfalt des gemeinschaftstherapeutischen Gedankengutes muß nach bisherigen Erfahrungsberichten nochmals darauf hingewiesen werden, daß die Therapeutische Gemeinschaft keine neue Behandlungsform ist, die auf jedwede Institution übertragbar wäre. *Es gibt kein bestimmtes Modell, keine feststehende Methode der Therapeutischen Gemeinschaft, sondern vielmehr verschiedene Möglichkeiten ihrer Realisierung.*

Die Realisierung des Prinzips der Therapeutischen Gemeinschaft ist nun allerdings nicht an Modellinstitutionen gebunden, sondern an jedem Knotenpunkt des Netzwerkes der psychiatrischen Versorgung möglich. Gemeinschaftstherapeutische Arbeit beschränkt sich nicht nur auf den intramuralen psychiatrisch-therapeutischen Bereich, sondern sie läßt sich auch übertragen auf den extramuralen Sektor wie z. B. Patientenclubs, Übergangswohnheime und therapeutische Wohngemeinschaften. Wenngleich auch die therapeutischen Gemeinschaften allermeist in Modellinstitutionen oder Spezialabteilungen in Großkrankenhäusern geschaffen wurden, so läßt sich doch gemeinschaftstherapeutische Arbeit im Prinzip auch in geronto-psychiatrischen Abteilungen wie in Stationen für langzeithospitalisierte psychisch Kranke und auch in klinischen Intensivbehandlungseinheiten verwirklichen.

Es ist die Form, in der sich die Verantwortlichkeiten zwischen Therapeuten und Patienten in der Gruppe und für die Gruppe verteilen, die das Kriterium für den

Entwicklungsstand einer Therapeutischen Gemeinschaft darstellen (KAYSER 1972). Von einer Therapeutischen Gemeinschaft im eigentlichen Sinne sollte nur dann gesprochen werden, „wenn die Prozesse der Meinungsbildung und der Entscheidungsfindung in den Patientenversammlungen, in Personalkonferenzen ständig reflektiert werden und Klarheit über die tatsächliche Verteilung von Verantwortungs- und Entscheidungskompetenzen besteht. Der Umfang, in dem die Kranken in die Mitverantwortung eintreten können, ist abhängig vom Ausmaß ihrer Behinderung, von der Gruppenstruktur, insbesondere von der Gruppenkohärenz und dem sozialen Reifungsgrad der Therapeuten“ (VELTIN 1979). Bei geistig Behinderten, psychisch Alterskranken oder anderen organisch Hirngeschädigten sind im Rahmen der Gruppenarbeit in der Therapeutischen Gemeinschaft sicher nur kleine Schritte zur Verselbständigung des einzelnen möglich. Hier wird die Personalgruppe mehr oder weniger ausschließlich das Stationsmilieu strukturieren müssen. Auch hier sollte das Personal darum bemüht sein, auch nur sehr kleine Entscheidungsspielräume, über die die Kranken noch verfügen, zu respektieren. „Auch bei Entscheidungen über kleine Dinge läßt sich Mitverantwortung praktizieren“ (VELTIN 1979).

Anders liegen die Verhältnisse bei den „Akut“-Stationen und bei Patientengruppen mit relativer Mitgliederkonstanz. Hierzu VELTIN (1979): „In Aufnahmestationen, deren Programme auf eine rasche Entlassung der Patienten ausgerichtet sind, wäre es einem großen Teil der Kranken nach Abklingen der akuten Krankheitszeichen durchaus möglich, in die Entscheidungsprozesse des Stationsalltags miteinzutreten. Eine Umsetzung dieses Potentials gelingt jedoch nur in Grenzen, weil der hohe Krankendurchgang mit kurzen Verweilzeiten eine solche Kommunikations- und Kooperationsdichte nicht zustande kommen läßt, wie sie für Entscheidungsfindungen in relevanten Fragen notwendig ist. Die Personalgruppe wird sich gleichwohl angelegen sein lassen, in einem ständigen Dialog mit dem Patienten den Spielraum der verantwortlichen Mitverantwortung auszuschöpfen und auf diese Weise die Kontinuität der gemeinschaftstherapeutischen Organisationsform aufrechterhalten.“

Auch in der Psychiatrischen Klinik der Medizinischen Hochschule Hannover wurde in den Jahren 1972/73 auf den damals noch bestehenden zwei klinischen Akutstationen (2 × 12 Betten) nach den Grundsätzen der Therapeutischen Gemeinschaft praktiziert. Bei aufgehobener Geschlechtertrennung (bei Patienten wie beim Personal) gelang es beispielsweise, allmorgendliche Stationsversammlungen, tägliche Teambesprechungen, gesonderte Aussprachegruppen, Beschäftigungstherapie, Außenaktivitäten etc. unter Wahrung genügender Einzelgespräche zu gewährleisten. Der Spielraum der aktiven Miteinbeziehung der Patienten in Entscheidungsprozesse des klinischen Alltags änderte sich allerdings mit der Zusammensetzung der Krankengruppe – und dies oft innerhalb von wenigen Tagen. Hier kam es nicht selten zu Überforderungen des (sehr jungen) Personals mit Rollenkonflikten und entsprechendem Ausweich- oder restriktivem Überkompensationsverhalten (KRÜGER 1974) mit der Folge eines erhöhten Neuroleptikaverbrauchs (PATZOLD u. Mitarb. 1976).

Anders stellt sich die Situation bei Krankengruppen mit stärkerer Mitgliederkonstanz dar, wie z. B. in der Rehabilitations- und Psychotherapiestation, Tageskliniken, Patientenclubs. Hier kann mit den Patienten am ehesten ein „therapeutischer Pakt“, ein Arbeitsbündnis geschlossen werden, wodurch sich ein hohes Maß an Mitverantwortung und Selbstverwaltung verwirklichen läßt. Aus dem Dargelegten geht hervor, daß es eine spezielle Indikation für die Einrichtung therapeutischer Gemeinschaften innerhalb bestimmter Krankengruppen nicht gibt.

Unbeschadet der Vielfältigkeit und der Flexibilität der an den gemeinschaftstherapeutischen Prinzipien orientierten Arbeit werden in Anlehnung an M. Jones (1956) folgende *praktische Schritte* empfohlen:

1. In einer „*täglichen Gemeinschaftssitzung*" (Patienten und Personal) können in einer Art von „allgemeiner Rückkoppelung" die Probleme der Patienten und der Therapeuten untereinander ausgetragen werden, was zu einer allgemeinen Umorientierung führt. Auch Entscheidungen, einzelne Patienten betreffend, sowie therapeutische Maßnahmen etc. können hier getroffen werden. Hierbei wird jede emotional angespannte Krisensituation, in der Patienten wie Therapeuten verwickelt sind, unter gruppenanalytischen Aspekten therapeutisch ausgenutzt mit dem Ziel, die Krise in eine „social-learning-situation" umzuwandeln (Jones 1968). Im Gegensatz zu der therapeutischen Handhabung von M. Jones (1968) werden bei Ploeger (1972) Gefühle und Motive in der Gemeinschaftssitzung nur selten verbalisiert. Der Akzent liegt hier – wie u. a bei Krüger u. Mitarb. (1973b), Bosch (1967), Veltin (1968) – mehr auf sozialem Lernen mittels verbalen Trainings im Sinne einer „soziotherapeutischen Gruppe". Die *Abteilungsversammlung* wird zwangsläufig immer als eine Großgruppe (je nach Abteilungs- bzw. Stationsgröße) zu verstehen sein, die von den traditionellen, psychotherapeutischen Kleingruppen abzugrenzen ist. Die klassische psychotherapeutische Kleingruppe verstellt leider hierzulande immer wieder den Blick dafür, daß auch durchaus in Gruppen von 15–30 Mitgliedern soziotherapeutisch fruchtbar gearbeitet werden kann (Zumpe u. Mitarb. 1970). Die Abteilungsversammlung bleibt dabei aber gruppendynamisch orientiert und will, unter Verzicht auf psychoanalytische Deutungen, die gestörten Interaktionen aufdecken. Bei Heim (1976) ist sie nicht leiterzentriert (im Gegensatz zu den meisten anderen Autoren) und ein beliebiges Mitglied – bei Teilnehmererfahrung auch ein Patient – kann die formelle Leitung übernehmen.
Eine mehr psychotherapeutisch ausgerichtete Gruppentherapie – die sich in der Definition „Therapie von Gruppen durch Gruppen" nicht von einer soziotherapeutischen unterscheidet – tendiert dahin, unbewußte psychische Mechanismen in Gang zu bringen, um sie mit dem Ziel intrapsychischer Strukturänderung einer verbalen analytischen Bearbeitung zugänglich zu machen.

2. In verschiedenen Institutionen werden außerhalb der sozio- und psychotherapeutischen „Gemeinschaftssitzungen" *Klein*gruppentherapien betrieben (Jones 1956), in denen dann meist psychoanalytisch gearbeitet wird. (v. Zerssen 1964, Lindinger 1965, Battegay 1963, Schindler 1958, Edelson 1963, Hulse 1965 – weiterführende Literatur s. bei Ploeger 1972).

Auch PLOEGER selbst grenzt die Gemeinschaftssitzung von eigentlich psychotherapeutischen Gruppensitzungen ab. Einen Überblick über die Typen therapeutischer Gruppen in der Therapeutischen Gemeinschaft (Aussprachegruppen, Psychodrama, kreative Gruppen, pädagogisches Rollenspiel, übende Aktionsgruppen, Milieugruppen) gibt PETERSEN (1973).

3. In täglichen, der Gemeinschaftssitzung folgenden „*Teamgesprächen*" sucht die Behandlergruppe (Ärzte, Schwestern, Beschäftigungstherapeuten, Psychologen, Sozialarbeiter etc.) die Vorgänge der vorangegangenen Vollversammlung für die Gruppe als ganze und für einzelne Patienten und Teammitglieder im Sinne einer gruppendynamischen Prozeßanalyse zu erhellen. Das Teamgespräch in der Therapeutischen Gemeinschaft läßt einen *informativen* und einen *interaktiven* Schwerpunkt erkennen (PLOEGER 1972): ein informativ-orientierendes Gespräch hat vor allem das Verhalten der Gruppe und der einzelnen, den Stand der Diagnostik und Therapie zum Inhalt, während in einer informativ-introspektiven Sitzung die Analyse der Soziodynamik angestrebt wird. Vorwiegend interaktive Nachbesprechungen gelten der Erkennung der Übertragungs- und Gegenübertragungsdynamik zwischen Patienten und Teammitgliedern und der Therapeuten untereinander. Die Probleme einzelner Therapeuten werden dabei insofern durchgearbeitet, als sie dem Patienten gegenüber störend auftauchen (JONES 1962, S. 62; 1962b). Solches „*living-learning*"* bezeichnet JONES (1962 b) als entscheidenden Faktor für die Ausbildung und die persönliche Reife der Teammitglieder. Gemeinschaftssitzung und Personalkonferenz werden von den meisten bisher genannten Autoren als zentrales Informations- und Kommunikationsmittel in der Therapeutischen Gemeinschaft angesehen. Darüber hinausgehend hat die Therapeutische Gemeinschaft inzwischen wichtige pädagogische und ergotherapeutische Mittel zu ihrem integralen Bestandteil gemacht (s. Kap. Arbeits- und Beschäftigungstherapie, S. 140).

Dem *Demokratisierungsbestreben* Therapeutischer Gemeinschaften entspricht es, über die Stationsteambesprechungen „*klinikzentrierte Besprechungen*" (HEIM 1976b) zu stellen. Aber nur in wenigen, dem Autor bekannten Institutionen sind solche Klinikkonferenzen unter Miteinbeziehung von Sprechern der einzelnen Arbeitsbereiche und Berufsgruppen sowie Funktionären der Klinikleitung und Verwalttung und der Patienten ins Leben gerufen worden. (HEIM, Oetvil; VELTIN, Mönchengladbach; KISKER, Hannover; FINZEN, Wunstorf; BASAGLIA ehem. Görz [Italien]; PIRELLA, Arezzo [Italien; Bewegung der „psychiatria democratica"] – entsprechende Ansätze in Triest, Ferrara [SLAVICH], Panna, Napoli, Reggio Calabria)**. Bei den genannten Modellen gibt es verschie-

* lebendiges Lernen

** Ref. in „Sozialpsychiatrische Informationen" 29/30, Dez. 1975 66–95.

dene Schwerpunkte: Klinikkonferenzen und Patientenparlament in Hannover (s. auch „Hausparlament“ von SCHINDLER u. STEININGER 1968), Personalversammlung in Mönchengladbach (VELTIN), Plenarsitzung bei BASAGLIA: „Assamblea Generale“ in Arezzo und seit 1980 solche auch in der neu eröffneten Psychiatrischen Klinik im Städt. Krankenhaus Emden (H. KRÜGER). Darüber hinaus existieren bei den meisten genannten Häusern Wirtschafts-, Personal- und Leitungskonferenzen unter Miteinbeziehung von Arbeitsbereichsvertretern und z. T. auch von Patienten. Ein Beispiel hierfür gibt die nachfolgende Tab. 2.

Obwohl sich eine weitgehende Übereinstimmung in den Leitgedanken der Therapeutischen Gemeinschaft ergeben hat, haben sich sehr verschiedenenartige Formen Therapeutischer Gemeinschaften entwickelt. Eine vortreffliche Übersicht über die verschiedenen *Modelle Therapeutischer Gemeinschaften* gibt KAYSER (1974). Er hat die verschiedenen Typen der Therapeutischen Gemeinschaft analysiert und in übersichtlichen Tabellen (Tab. 3–8) dargestellt.

1.4. Innovationen

Der Einrichtung Therapeutischer Gemeinschaften in tradierten Institutionen drohen bestimmte, in der Literatur häufig beschriebene Gefahren, die in dem Widerstand dieser Institutionen gegen die oben aufgezeichneten liberalen Methoden und Praktiken der Therapeutischen Gemeinschaft zu suchen sind.

Zwei Gefahren drohen nach BATTEGAY (1967) der Bildung einer Gruppe besonderen Gepräges im Gefüge größerer Organisationen. Es besteht einmal die Gefahr, daß sich die kleine Gruppe auf Grund ihrer besonderen Gruppennormen von den anderen Gruppen isoliert. Die andere Gefahr ist die, daß die Großgruppe eine derartige Minorität in die Isolierung drängt. Den Vorgang der Isolierung und Minorisierung hat WINKLER (1971) als kollektive *Abwehrmechanismen* analysiert. Nach WINKLER (1971) stellt die allmähliche Umstrukturierung eines psychiatrischen Großkrankenhauses nach dem Modell der Therapeutischen Gemeinschaft einen Prozeß dar, der sich in verschiedenen Etappen abspielt, wobei jede dieser Etappen durch bestimmte kollektive Abwehrstrategien seitens der nicht mit der Idee der Therapeutischen Gemeinschaft identifizierten Personalgruppen gekennzeichnet ist. Die psychiatrische Institution ist ein sozialer Organismus, in welchem ähnliche Dynamismen wirksam werden, wie sie durch die Psychoanalyse für den einzelnen (neurotischen) Menschen in Gestalt des Widerstandes und der Abwehrmechanismen aufgewiesen wurden, nur daß sie hier innerhalb der Institution als gruppendynamische Prozesse in Erscheinung treten.

Fast alle Autoren, die sich mit dem Problem der Konstituierung gemeinschaftstherapeutischer Arbeit und institutionellen Widerständen be-

Tab. 2: Organisationsmodell Psychiatr. Klinik Med. Hochschule Hannover

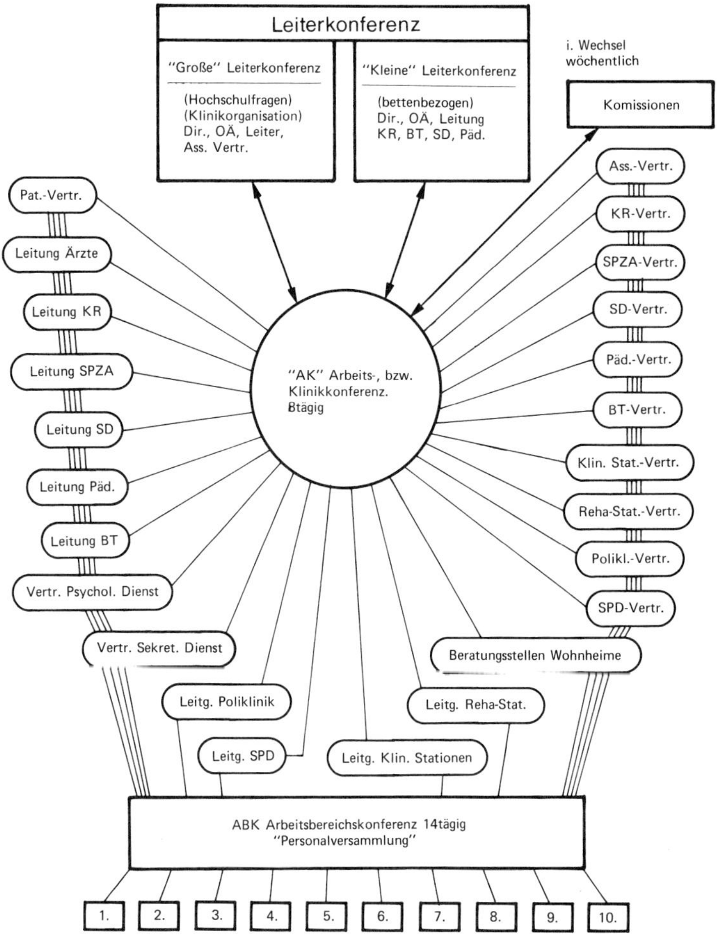

Stationäre u. poliklinische Teamkonferenzen tägl. 1 h.

Dir.- geschäftsführender Direktor und Mitdirektor. OÄ - Oberärzte. AG - Arbeitsgruppen.
KR - Krankenpflegepersonal. BT - Beschäftigungstherapeuten.
SD - Sozialarbeiter. Päd - Pädagogen. Ass - Assistenzärzte. SPZA - Sozialpsychiatrische Zusatzausbildung. SPD - Sozialpsychiatrischer Dienst. Reha - Reha-Stationen.

Tabelle 3 Die verschiedenen Typen der Therapeutischen Gemeinschaft, nach polaren Gesichtspunkten geordnet (aus H. KAYSER: Psychother. med. Psychol. 24 [1974] 80–94)

I	Ort	einzelne Abtlg.	→	ganze Klinik
II	Therapieform:	Gruppentherapie allein (Therapie durch die Gruppe)	→	Einzeltherapie vorherrschend (Th.G. als Rahmen)
III	– deren Grundlage:	nicht psychoanalytisch	→	psychoanalytisch
IV	Grad der Mit-Verantwortung:	einfachste Beteiligung	→	Selbstverwaltung
V	Therapieziel	Anpassung	→	Strukturveränderung der Persönlichkeit

Tabelle 4 Therapieort (aus H. KAYSER: Z. Psychother. med. Psychol. 24 [1974] 80–94)

einzelne Abt.	Klinik-Teil	ganze Klinik*

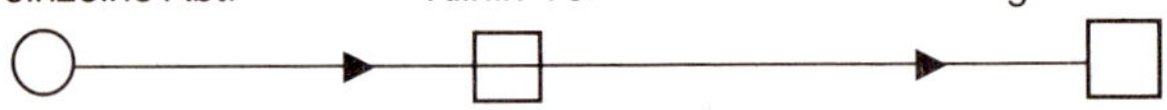

Aufnahmeabt. (z. B. Flegel, Düsseldorf)	z. B. Frauen-Seite d. Städt. Psychiatr. Klinik in Oslo (Thomstad)	Chestnut Lodge, Washington USA (Stanton u. Schwartz)
Wohnabt.		
Geriatrische Abt.		Dingleton Hospital, Schottl. (M. Jones)
Forschungs-Abt. (z. B. White, Edelson, Austen Riggs Center, Stockbridge, Mass. USA Kayser, Burghölzli, Zürich)		Claybury Hospital b. London (D. Martin) Mapperley Hospital, Nottingham (H. Fisher)
Psychotherapiestation (z. B. Ploeger, Tübingen)		Cassel-Hospital, b. London (T. F. Main)
Tages-Nacht-Klinik (z. B. v. Zerssen, Haefner, Heidelberg, Bierer, London)		Clinique Ville Evrard, b. Paris (P. Sivadon)
Rehabilitationsabt. (z. B. Veltin, Gütersloh)**		Ospedale Gorizia (Triest), (F. Basaglia) (die „klassischen" Modelle)

* Psychiatrische Klinik Schlößli, Oetvil a. See, Schweiz, E. Heim

** (bis 1972), seit 1972 Rhein. Landesklinik Mönchengladbach II, „ganze Klinik"

Tabelle 5 Therapieform, Gruppenpsychotherapie ↔ individuelle Psychotherapie (aus: H. KAYSER: Z. Psychother. med. Psychol. 24 [1974] 80–94).

„Therapie durch die Gruppe“ keine individ. Psychoth.	Kombination von individ. und Gruppenpsychoth.	Th.G. als „Rahmen“ individ. Psychoth. vorherrschend

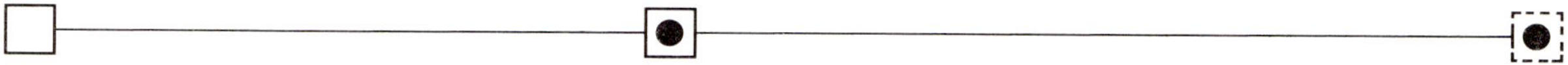

Psychiatr. Großkrankenhäuser: Dingleton-Hospital Claybury-Hospital Gorizia Aufnahmeabt.: Düsseldorf (Flegel) Hannover-Wunstorf (Kisker, Krüger) Wil SG/Schweiz (Kayser) Rehabilitations- und Forschungsabt.: Zürich (Kayser) Gütersloh (Veltin)* Psychotherapieabt.: Wil SG (Singeisen, Lohmann)	Neurosen-Kliniken Cassel-Hospital, London (T. F. Main) Psychosom. Klinik Gengenbach/ Freiburg/Br. (Wittich) Kurklinik Wittgenstein Berleburg/Westf. Forschungsklinik: Austen Riggs Center Stockbridge/Mass. USA (White, Edelson) Einzelabt.: Psychotherapiestation der Nervenklinik Tübingen (Ploeger) „Villa Landegg“. Sanat. Bellevue Dr. Binswanger, Kreuzlingen/Schweiz (F. Napolitani)	Privatklinik für Psychosentherapie Chestnut Lodge Washington (F. Fromm-Reichmann, H. Searles, Stanton und Schwartz) Psychotherapieabt. Sanat. Hohenegg, Meilen/Schweiz (F. Rotach)

* Seit 1972 Rhein. Landesklinik Mönchengladbach II

Tabelle 6 Therapiegrundlage: nicht psychoanalytische – psychoanalytische Gruppentherapie (aus: H. KAYSER: Z. Psychother. med. Psychol. 24 [1974] 80)

„Living – Learning" ⟶ analytische Deutungsarbeit

Melrose (M. Jones) Marlborough-Tagesklinik London (J. Bierer)	Oslo (Thomstad) analytische Arbeit auch in Großgruppe einer psychiatrischen Klinik —— Claybury, London (D. Martin) analytische Grundsätze der Personalausbildung in einem Großspital	Wil/Schweiz (Singeisen, Lohmann) Abteilg.-Versammlung Personalsitzung anal. Gruppenther. ↑ Therapeutische Gemeinschaft mit „3 Säulen" (als Spezialfall)	Cassel (T. F. Main) Chestnut Lodge Austen Riggs Center Stockbridge (Mass.) USA (White, Edelson)

Tabelle 7 Grad der Mitverantwortung: Stadien der Therapeutischen Gemeinschaft (aus: H. Kayser: Z. Psychother. med. Psychol. 24 [1974] 80)

einfachste Beteiligung ⟶ Selbstverantwortung

Zuteilg. von „Ämtern", Mithilfe der Patienten	Aussprache Gruppen mit Abteilungsarzt	Ther. Gemeinsch. im Beginn		Ther. Gemeinschaft durchstrukturiert	Pat. übernehmen selbst:
Pflegepersonal notwendig	———	noch personal-intensiv	——— „Hilfs-Srn" ———		– Pflege – Medik.-ausgabe – Hausdienst – Kochen
Entscheidung bei Personal	———	kleine Entscheidung bei den Patienten	——— „decision-making" mit den Patienten ———		weitgehende Kompetenz bei dem Patienten-Kollektiv
Beispiele:					
Geriatrische Abt.		Rehabilitations-Abt., Burghölzli, Zürich	Frauen-Aufnahme, Schweiz	Cassel Melrose	Kreuzlingen

Tabelle 8 Therapieziele (aus: H. Kayser: Z. Psychother. med. Psychol. 24 [1974] 80)

Anpassung	Rehabilitation	Rückfall-Prophylaxe	Strukturveränderung d. Persönlichkeit
Abt. mit Soziopathen	Abt. mit langfristig hospit. Kranken	Aufnahme-Abt.	Neurosenabt. Schizophreniether.
Geriatrie		etc.	
Wohnabt.	Tages-Nachtklinik		

schäftigt haben, empfehlen, hierbei keine gewaltsamen Schritte im Sinne einer „Demokratisierung von oben" zu unternehmen. Vielmehr sollte die gemeinschaftstherapeutische Arbeit von der Basis her durch intensive Gruppenarbeit und aktive Hilfen für die unterentwickelten Anteile der Institution Einfluß nehmen. M. JONES hat in vielen seiner Arbeiten das soziale Lernen als Funktion der Therapeutischen Gemeinschaft in den Vordergrund gestellt. So wird die Bedeutung einer Therapeutischen Gemeinschaft für eine psychiatrische Institution nach ihrem Vermögen eingeschätzt werden müssen, den Prozeß des sozialen Lernens bei allen Krankenhausangehörigen in Gang zu setzen und ständig zu unterhalten.

Aufgrund eigener Erfahrungen kommt VELTIN (1974) allerdings zu dem Schluß, daß die in Gang gekommenen dynamischen Prozesse bei der Innovation *gemeinschaftstherapeutischer Unternehmungen* – sei es nun von der „*Basis*" oder von der „*Spitze*" der Institution her – sich nicht prinzipiell voneinander unterscheiden. Seiner Meinung nach lassen sich bei einer Innovation „von oben" her sehr viel leichter die Voraussetzungen schaffen, um therapeutisch wirksame Gruppenprozesse in einer therapeutischen Einheit zu ermöglichen. Hierfür empfiehlt er:

1. ein ausreichendes Maß an äußerer Sicherheit, um sich den Gruppenprozessen überlassen zu können;
2. die Entwicklung einer Gruppenkultur – d. h. eine Verständigung hinsichtlich des Stils bei der Durcharbeitung von Problemen und der Entwicklung von Lösungen – und
3. daß positive Erfahrungen bei der Lösung von Problemen und bei der Bewältigung von Konflikten gemacht werden können.

Nach VELTIN sollte vor jeder gemeinschaftstherapeutischen Innovation geprüft werden, ob sich die genannten Voraussetzungen realisieren lassen. Sind die genannten Bedingungen nicht zu erfüllen, werde der Innovationsversuch zwangsläufig – unter erheblichen Frustrationserlebnissen der Beteiligten – scheitern. VELTIN räumt dabei ein, daß die Zustimmung des „mittleren und oberen Managements" einer Institution noch keineswegs eine vollkommene Garantie dafür bietet, „daß das Unternehmen auf einen guten Weg gebracht werden kann".
Psychiatrische Einrichtungen stellen zwar soziale Verbände mit eigenen Normen und Werten dar, gehorchen aber, was die innere Dynamik angeht, den gleichen Gesetzen wie auch andere Institutionen (z. B. Schulen, Banken, Industriebetriebe etc.) (s. a. DÖRNER 1971, ROHDE 1974, VELTIN 1974). VELTIN nennt sie in der Sprache der Organisationssoziologie „bürokratische Organisationssysteme". Die Strukturanalyse und die Analyse der Dynamik dieser sogenannten Systeme haben ergeben, daß ihrer offiziellen bürokratisch geregelten Ordnung eine heimliche antibürokratische Tendenz innewohnt, ein informelles Netz interindividueller Beziehungen und Bedürfnisse (s. a. ROHDE [1974], S. 386): „In dem in-

formellen Beziehungsgefüge der Betriebsangehörigen und auch der vom Betrieb Betreuten – in unserem Falle der Kranken – entwickeln sich Kräfte, die den offiziell deklarierten Zielen der Betriebe entgegenlaufen bzw. entgegenarbeiten" (VELTIN); (ROHDE: „Peinliche Paradoxie der Institution"). VELTIN gelangt zu der Meinung, daß das interaktionelle Geschehen im derartigen System infolgedessen nicht mehr allein mit Hilfe der Gruppendynamik erfaßt werden könne. Die wohl handhabbare Analyse der speziellen Dynamik einzelner institutionalisierter Gruppenveranstaltungen (auf Stations- bzw. Teamebene) reiche aber nicht aus, um die Dynamik der Gesamteinrichtung zu begreifen. Um diesen „Konflikt zu mildern" empfiehlt VELTIN – zumindest für das Aufbaustadium einer Therapeutischen Gemeinschaft in einer psychiatrischen Einrichtung –, einen *Institutionsberater* hinzuzuziehen, was in der von ihm geleiteten Rheinischen Landesklinik Mönchengladbach seit Jahren erfolgreich geschieht.

1.5. Kritik

Zielsetzung und Praxis der Therapeutischen Gemeinschaft werfen aufgrund ihrer Vielfalt viele Fragen und Probleme auf, die sich in zahlreichen Abhandlungen niedergeschlagen haben. Dieses einleitende Kapitel wird sich auf die wichtigsten zu beschränken haben.

Häufig und leidenschaftlich wird die *Kernfrage nach dem therapeutischen Nutzen* der Therapeutischen Gemeinschaft diskutiert. Führt die Therapeutische Gemeinschaft wirklich zu einer Genesung (LETEMENDIA u. Mitarb. 1967) im traditionell-medizinischen Sinne des Wortes (RAPAPORT, 1960)? Eignet sich diese „Methode" wirklich eher für Neurotiker, „Psychopathen" und Schizophrene als für Depressive oder Manisch-Depressive, oder ist sie vielmehr gleichermaßen unentbehrlich für Patienten, Ärzte und Pfleger? Oder ist sie gar ein pseudorevolutionäres, sich sozialpsychologischer Theoreme bedienendes spätkapitalistisches Wiederanpassungsinstrument (BASAGLIA u. Mitarb. 1971; COOPER 1971)?

WOLFF u. HARTUNG (1972) kritisieren den geheimnisvollen Charakter der Rechtfertigungen Therapeutischer Gemeinschaften: „Sie (die Therapeutische Gemeinschaft) wird beschrieben, als hätten Ärzte, Pfleger und Patienten aus dem Stadium sozialer Unschuld heraustretend nun eine Gemeinschaft gebildet". So scheint denn die Frage der „Führerschaft" (leadership) in der Therapeutischen Gemeinschaft bis heute ungelöst: In ungezählten (meist englischen) Publikationen (s. a. WEDELL 1965, RUBINSTEIN u. LASSWELL 1966, FLECK 1966, BASAGLIA u. Mitarb. 1971, VELTIN 1969, WINKLER 1969, 1971) wurde die Abhängigkeit der Führungs- und Behandlungsprinzipien der Therapeutischen Gemeinschaft von dem Institutionalismus des psychiatrischen Krankenhauswesens herausgearbeitet und die Möglichkeit einer Demokratisierung (i. S.

einer *geteilten Führerschaft*, „sharing of power“ [RUBINSTEIN u. LASSWELL 1966, FLECK 1966] bzw. „kollektive Führung“ [JONES 1976]) diskutiert. Aus kommunikationstheoretischer Sicht ist jüngst eine schwerwiegende Kritik von SIMON u. Mitarb. (1977) an dem Prinzip der Therapeutischen Gemeinschaft geübt worden. Die Autoren untersuchen die in das System der „Therapeutischen Gemeinschaft“ einfließenden Handlungsaufforderungen in ihren „verhaltensmäßigen Auswirkungen“. Dabei zeigt es sich, daß die an den Patienten von seiten der Therapeuten und der Institution gerichteten Appelle widersprüchlichen Charakter haben. Dies führt zu *„paradoxen Handlungsaufforderungen“* mit der Folge, daß sich die Patienten „in permanenten double-bind-Situationen“ befinden.

Im einzelnen stellen SIMON u. Mitarb. (1977) die „verhältnismäßigen Auswirkungen“ der von den Therapeuten an die Patienten gerichteten Handlungsaufforderungen dar. Sie gelangen zu der Auffassung, daß die an den Patienten gerichteten Appelle von seiten des Therapeuten und von der Institution gegensätzlichen Charakter haben. So lautet ein sehr bedeutsamer und grundlegender Appell solch gegensätzlichen Charakters beispielsweise: „Du sollst eigenverantwortlich sein, aber die Verantwortung für Dich hat der Arzt!“ Derartige Mitteilungen sich widersprechender Inhalte werden gemäß der Definition von WATZLAWICK (1969) als *„paradoxe Handlungsaufforderungen“* bezeichnet, die „ungeachtet ihrer logischen Absurdität“ die Praxis der Therapeutischen Gemeinschaft bestimmen. Der die untere Position einnehmende Kranke kann diese Beziehungsfalle nicht verlassen. Er kann die Paradoxie nicht dadurch auflösen, „daß er ihre Absurdität kommentiert . . . ein Mensch in dieser Lage befindet sich in einer sogenannten unhaltbaren Situation.“ (WATZLAWICK 1969). SIMON u. Mitarb. (1977) geben weitere Beispiele paradoxer Handlungsaufforderungen:

1. „Die Norm bestimmst Du, aber wehe sie entspricht nicht der unsrigen!“
2. „Ich befehle Dir, gleichberechtigt zu sein!“
3. „Du entscheidest allein, aber die Gemeinschaft bestimmt, wie Du entscheiden sollst“.
4. „Erfülle Deine Pflichten freiwillig!“
5. „Nimm nicht das wahr, was Du erlebst!“

Diese Paradoxien in der Kommunikation Therapeutischer Gemeinschaften werden als „double-bind“-Situationen i. S. von BATESON u. Mitarb. (1956) identifiziert. Die Doppelbindungssituation in der Therapeutischen Gemeinschaft wird im Zusammenhang zwischen „double-bind“-Strukturen und Schizophrenie gesehen: „Für den mit der Diagnose ‚Schizophrenie‘ in eine nach den Prinzipien der Therapeutischen Gemeinschaft organisierten psychiatrischen Station eingelieferten Patienten wird diese Erwartungshaltung hinsichtlich menschlicher Beziehungen voll erfüllt. Die Kommunikationsstruktur seiner Familie, nämlich die Doppelbindung, wird in der Klinik fortgesetzt.“

SIMON u. Mitarb. (1977) kommen zu dem Schluß, daß das Ziel der Therapeutischen Gemeinschaft, die hierarchische Institution in eine nichthierarchische umzuwandeln, auf einer falschen Voraussetzung beruhe: nämlich daß angenommen wird, „das Gegenteil des als falsch und uneffektiv Erkannten sei das Richtige und Effektive.“ Bezüglich des Therapeut-Patienten-Verhältnisses sei man zu der Einsicht gelangt, daß ein

Abhängigkeitsverhältnis unbefriedigend ist, woraus gefolgert werde, daß es symmetrisch, d. h. gleichberechtigt zu sein habe. Dabei werde aber übersehen, „daß im Rahmen der Institution und ihrer gesamtgesellschaftlichen Funktion ein derartiges Verhältnis unmöglich und utopisch“ ist.

Der auf solch falscher Voraussetzung (Prämisse) beruhende Lösungsversuch führe dazu, daß die nach dem Konzept der Therapeutischen Gemeinschaft Arbeitenden den Grund ihres Scheiterns dann nicht in der Widersinnigkeit der Prämisse suchen, sondern in eigener Unzulänglichkeit oder einer böswilligen Umwelt – ein Phänomen, das WATZLAWICK (1974) als „*Utopie-Syndrom*“ bezeichnet (SIMON u. Mitarb. 1977). Die *Binnenstruktur gemeinschaftstherapeutisch organisierter psychiatrischer Einrichtungen* analysierend gelangen ROSE (1968, 1971), KRÜGER (1972), KRÜGER u. ROSE (1972) zu einer Kritik bestimmter Prinzipien der Therapeutischen Gemeinschaft: „Im *Toleranzprinzip*“, in der Vorstellung von der Therapeutischen Gemeinschaft als „small society“* und im „Teamgedanken“ werden Gefahren einer möglichen Desintegration der Gemeinschaft gesehen.

Der angestrebte individuelle Verselbständigungsprozeß über den Weg der Gruppenintegration erfährt eine Begrenzung durch die Gegebenheiten der Institution. Diesem Konflikt wird in der Praxis allzuleicht auf der Schiene der Liberalisierung bis zum „laissez-faire“ ausgewichen. Da in einer *Deformalisierung zwischenmenschlichen Umgangs* allein schon ein therapeutischer Faktor gesehen wird, gelten dann als zu schaffende Bedingungen die Demokratisierung der Entscheidungsprozesse, der Abbau des hierarchischen Beziehungsgefüges im Sinne einer *Egalisierung*, die Aufhebung von Repression und Leistungsdruck, die Auflösung von Kompetenzfixierungen, die Abschaffung des Einbahnstraßen-Informationsprinzips und deren Ersatz durch maximale horizontale Information. Auf Grund eigener Erfahrungen mit der Therapeutischen Gemeinschaft weisen die Autoren nach, wie solche Rehabilitationseinrichtungen durch Handlungs- und Informationsblockaden, festgefahrene therapeutische und organisatorische Entscheidungsprozesse und durch ein Rollenwirrwarr dysfunktional entarten, mit dem Ergebnis eines „artifiziellen Binnenmilieus“ (HÄFNER 1966), einer „laissez-faire“ – oder „laissez-aller“-Gemeinschaft – ausgezeichnet durch neuartige (auf humanere Weise entstandene?) Hospitalismusschäden (KRÜGER 1970, 1972). OVIATT (1964), der besonders die aus der Egalisierung innerhalb des therapeutischen Teams entstehenden *Rollenverunsicherungen* untersuchte, zeigte beispielsweise, daß die aus der „family type clo-

* „Kleine Gesellschaft“, d. h. ein verkleinertes Abbild d. gesellschaftlichen Verhältnisse.

seness of the team"* entstehenden Konflikte nicht als das erkannt werden, was sie sind, nämlich Ausdruck des Mißverständnisses zwischen den *therapeutischen Inseln* und der sozialen Wirklichkeit, sondern daß sie personalisiert ausgetragen bzw. als berufsspezifisches Störverhalten verstanden werden (s. Kap. 3.3, Das therapeutische Team, S. 79). Therapeutischen Inseln aber scheint die Gefahr der Umformung Therapeutischer Gemeinschaften in *abweichende Subkulturen* zu drohen. Hier kann die Idee der Therapeutischen Gemeinschaft allzuleicht zu einer Ideologie werden (Krüger u. Rose 1972, Zeytlin 1967, Racamier 1970).

Etzioni (1960) glaubt, daß es eine allzu große Vereinfachung bedeute, wenn man behaupte, daß intergruppale Kommunikation alle Probleme zu lösen imstande sei. Der Anspruch der Therapeutischen Gemeinschaft als „small society", als Modell gesellschaftlicher Zusammenhänge, auf deren Bewältigung hin tradiert werden soll, wird der Tatsache nicht gerecht, daß ja die Voraussetzung einer funktionalen Autonomie eben nicht gegeben ist (Krüger u. Rose 1972). Zu diesem Schluß kamen schließlich auch Cooper (1971) und Basaglia u. Mitarb. (1971). So meint Runde (1971), daß eine gemeinschaftstherapeutische Rehabilitationseinrichtung nicht isoliert von der sie umgebenden Gesellschaft betrachtet werden kann. In seiner Analyse einer Therapeutischen Gemeinschaft stellt er dar, wie die Sinnstrukturen gesellschaftlichen Lebens mit Hilfe des *Demokratiemodells* und der *Gruppendynamik* in den Hintergrund gedrängt werden:

„Wenn die genannten soziokulturellen institutionalisierten Sinnstrukturen, denen die Menschen verpflichtet sind, negiert werden (und die Eigendynamik der Mittel nicht in diesem Bezugsrahmen reflektiert wird) und das Systemziel der Kommunikation sich de facto auf die Kommunikationsstruktur beschränkt, d. h. wenn die Mittel unabhängig von den Sinnstrukturen verändert werden, verfehlen die sozialpsychiatrischen Institutionen einen ihrer wesentlichen Gegenstandsbereiche".

Daß Therapeutische Gemeinschaften in einem quasi „sozietären Vakuum" absterben, eben weil sie Interaktionsweisen begünstigen, die von denjenigen der umgebenden Gesellschaft stark abweichen, sieht schließlich auch M. Jones (1968), der Kreator der Therapeutischen Gemeinschaft selbst. In der Tat wird daher vom Therapeutenteam in Therapeutischen Gemeinschaften ein höheres Maß an Selbstdisziplin und Sachlichkeit gefordert als in hierarchischen Organisationen, wenn mit dem Prinzip einer indirekten Demokratie und einer „diskutierten Autorität" (Häfner u. Mitarb. 1965) ernst gemacht werden soll. (S. hierzu auch besonders: Kisker 1973, Winkler 1969, Krüger 1972, Koester 1970, Stockhausen 1970, Loois 1964, v. Zerssen u. Vogt-Heyder 1969, v. Zerssen 1965, Rose 1971).

---

* Team als Familie

Die Problematik der Gemeinschaftstherapie wird in den letzten Jahren zunehmend durch die Frage nach einer mehr psychotherapeutischen oder mehr soziotherapeutischen Akzentuierung bestimmt. Dies hat Bosch (1967) treffend unter dem Stichwort „Psychotherapisierung der Soziotherapie" polarisiert. Während *Soziotherapie* das Schwergewicht auf die gemeinschaftsorientierten therapeutischen Aktivitäten legt, auf die Forderung nach weitgehender Realitätsnähe therapeutischer Veranstaltungen durch gesellschafts- und persönlichkeitsadäquate Wertorientierung, auf klare Rollentrennung zwischen Therapeuten und Patienten einerseits und auf ein Rollentraining mit dem Ziel der Rollenverfügbarkeit andererseits im Sinnne der Entwicklung sozialadaptiver Verhaltensmuster (Bosch 1967, Rose 1971), intendiert jedes *psychotherapeutische* Engagement Reflexion und Durcharbeiten innerer Konflikte und deren Wiederbelebung im psychoanalytischen Prozeß.

Eine Therapeutische Gemeinschaft, die auf eine mehr oder weniger durchgängige Psychotherapisierung des Miteinanderseins in der Gruppe ausgerichtet ist, wird den Akzent vom therapeutischen Handeln auf die Bearbeitung dieses Handelns und – bei den Patienten – vom Agieren auf die Bearbeitung des Agierens verschieben. Es kommt dabei leicht zu hochdynamischen Wiederbelebungen mit Primärkonflikten, denen das schwache Ich vieler Psychotiker nur destruktiv-psychotische Abwehrmaßnahmen entgegenzusetzen vermag. Die psychotischen Rückfälle verlängern angesichts ihrer psychosozialen Auswirkungen die Behandlungsdauer ganz erheblich. Sie münden oft in einen nicht wieder aufhebbaren Stillstand der Rehabilitationsdynamik. Eine gewährend-besorgende „Psycho-Therapeutik" schafft ein „artifizielles Binnenmilieu" (Häfner 1966), das bis hin zu einer weitreichenden Realitätsverleugnung führen kann und unter Umständen eine dauerhafte Binnensozialisierung zur Folge hat.
Eine noch so große Fülle therapeutischer Aktivitäten, deren struktureller Rahmen angesichts der gewährend-protegierenden Atmosphäre allzu leicht gesprengt wird – und deren Akzent dann zumeist auf mehr unterhaltende Unternehmungen verlagert wird –, kann bei genereller Toleranz pathologischen Verhaltens und Tabuierung jeder Repression und jeder Belohnung zu einer nicht mehr aufhebbaren Innenanpassung führen. Die so konzipierte „Psycho"-Therapeutische Gemeinschaft (Krüger 1972) läuft Gefahr, nicht mehr Ort gesellschaftsbezogener sozialpsychiatrischer Therapie zu sein. Um ihrer selbst willen betrieben, wird sie sich als *„gruppendynamische Spielwiese"* kommunikativ-interagierenden Umeinanderseins zunehmend von der Realität entfernen.
Nur allzu leicht öffnen mehr oder weniger unkontrollierte (nicht selten von Institutionsmitgliedern selbst supervidierte) Selbsterfahrungsgruppen Tür und Tor für interaktionelle dynamische Auseinandersetzungen auf allen Ebenen und bereiten den Weg für ein „Dynamisieren um jeden Preis" (Bosch 1967).
Aktionen und Reaktionen des Personals, entscheidende Katalysatoren therapeutischer Prozesse, rücken in den Vordergrund. Das Interesse pflegt sich dann zunehmend von den pathologischen Interaktions- und Kommunikationsstilen der zu behandelnden Kranken auf die Behandlung eigener Interaktionen und Übertragungen zu verschieben, deren pausenlose Bearbeitung zum unerläßlichen Bestandteil der Institution wird.
Talbot u. Miller (1964) beschreiben eine Patientengemeinschaft, bei der Psy-

chotherapie zu einem „Kult der Psyche" geführt hat, zu einer Konzentration auf eigene Gefühle und zu einem stark reduzierten Interesse an produktiven Aktivitäten und zu einer verminderten Anteilnahme an der Außenwelt. So entsteht ein Spontaneitätskult – „schleudere Deine Gefühle nur heraus" –, wodurch die Zeitperspektive verwischt und die Vorbereitung auf die Zukunft vernachlässigt wird. Ausführlich behandelt FOUDRAINE (1973) dieses Problem in seiner kritischen Analyse des psychoanalytischen Sanatoriums Chestnut Lodge. Am Ende seines Kapitels „Upper Cottage I" schreibt er: „Jetzt schon läßt sich ein Schluß ziehen: In diesem psychoanalytischen Sanatorium ... hatten sich Zustände entwickelt ... die das Verharren in stark abnormem Verhalten eher förderten als bekämpften".

Aber auch den sozialtherapeutischen Konzepten der verschiedenen Autoren blieb nicht unwidersprochen. POHLEN (1973) hat in der Beschreibung des „Münchner Kooperationsmodells" die sozialtherapeutische Pragmatik als unreflektiert und theorienlos bezeichnet. Sie führe zu keiner inneren Veränderung der Kranken, womit auch alle soziotherapeutisch bewirkten Veränderungen der sozialen Beziehung dieser Patienten in Frage zu stellen seien. Der Autor plädiert für eine *gruppenanalytische Kurzzeittherapie* (gruppenanalytische „Intensivstation", mit regionalem Kommunikationszentrum zur Nachbetreuung), wobei die gesamtgruppalen Interaktionen im klinischen Feld (permanentes „Ego-Training") durch ein spezifisches Organisationsmodell (bifokal: Analytiker bearbeiten mehr die unbewußten Determinanten des Verhaltens, das Stationspersonal mehr die dem Bewußtsein zugänglichen) strukturiert werden („horizontale Kommunikationsstruktur, Selbsterfahrungsgruppen, in denen Rollen- und Gegenübertragungsprobleme bearbeitet werden"). Eine „Atmosphäre regressiver Befriedigung" wird als Voraussetzung dafür angesehen, daß „die Konflikte beider Ebenen (Patienten-Therapeuten) getrennt und miteinander auf höher differenzierter Stufe besser angegangen werden können" – freilich unter „bewußter Begrenzung der Regressionsmöglichkeiten der Patienten".
PLOEGER (1972) betont, daß in der praktischen Arbeit Psychotherapie und Soziotherapie (obwohl „antinomische Gegensatzparre") keine Alternativen seien. (Dem folgen übrigens die meisten Autoren.) Zum Problem der Differenzierung Psychotherapie – Soziotherapie bzw. Psychotherapie – Gruppentherapie s. bei BOSCH (1967), HINKLEY u. HERMANN (1954), WITTICH (1967), JONES (1966 a), BATTEGAY (1969), HÄFNER (1966), v. ZERSSEN (1965), KRÜGER (1972), ALNAES (1963), FLECK (1962), BELLAK u. BLACK (1960), v. ZERSSEN u. HÄFNER (1965), TEIRICH (1957), EICKE (1967).

1.6. Rückblick und Ausblick

Bei *kritischer Rückschau* über die Blütejahre der Therapeutischen Gemeinschaft ist man heute vielerorts geneigt, hinter dem Begriff „Therapeutische Gemeinschaft" ein Fragezeichen zu setzen. Man kann in der

Tat den Eindruck gewinnen, daß die Bemühungen zur Verwirklichung dieses Behandlungsprinzips in eine Sackgasse geraten sind. Nachdem sowohl Angriffen von seiten der „klassischen Psychiatrie" als auch aus dem Lager der „Antipsychiatrie" heftig standgehalten wurde, hat es heute den Anschein, daß auch die Innovationsfreudigkeit der Gründer und ihrer nachfolgenden Verfechter der Therapeutischen Gemeinschaft nachgelassen hat. Ursachen hierfür gibt es zahlreiche und recht unterschiedliche, und sie entspringen speziellen institutionellen Ausformungen. Darüber hinaus gibt es Indizien für einige Gemeinsamkeiten. Oft wird weit abseits eines strengen wissenschaftlichen Gedankenaustausches über Therapeutische Gemeinschaft in einer „Atmosphäre der Verschwommenheit und Undifferenziertheit" (Veltin 1974) gesprochen. Der Terminus – zum „Ideologisieren" verführend – wird als „sozialpsychiatrisches Firmenschild" für Unternehmen ausgehängt, die sich keineswegs an dem Konzept des „living-learning" orientieren. Er ist auch gezeichnet von Zerfallprozessen, Untergängen und Entartungen gemeinschaftstherapeutischer Innovationen, und er ist verbunden mit der Resignation der Gescheiterten, den Ressentiments derer, die „zuließen", und der Enttäuschung der am meisten Betroffenen: „Wenn ich gesund wäre, würde ich es hier gerade noch aushalten" (so ein Patient aus der Therapeutischen Gemeinschaft der Psychiatrischen Klinik der Medizinischen Hochschule Hannover, 1970).

Dieser Ausspruch zeugt von jenem, dem Prinzip der Therapeutischen Gemeinschaft innewohnenden Widerspruch, welcher durch die utopische Prämisse zwangsläufig bedingt ist, die da heißt: „Das herkömmliche von Abhängigkeit bestimmte therapeutische Beziehungsgefüge ist inhuman, weil hierarchisch, deshalb Ersatz durch das Gegenteil". So kommt auch Hilpert (1976) in seiner Analyse der Krise der Therapeutischen Gemeinschaft in England zu der Auffassung, daß die „Überfrachtung mit sozialutopischen Reformversuchen" das Verständnis der Therapeutischen Gemeinschaft als Prinzip psychiatrischer Behandlung und Rehabilitation nicht gerade gefördert hat. Eines der größten Mißverständnisse sei eben darin zu sehen, daß allein schon durch Deformalisierungen zwischenmenschlichen Umgangs und durch Einführung von Patientenversammlungen und dergleichen therapeutisch günstige Faktoren erzeugt würden. Ideale wie Gleichheit, Offenheit und Toleranz gegen abweichendes Verhalten, als absolute Werte mißverstanden, führten zu einem ständigen Gefühl des Ungenügens und zur Erschöpfung, in deren Folge der Bezug zu den angestrebten therapeutischen Zielen verloren geht. So gerät „Therapeutische Gemeinschaft" in den „Sog eines Absolutheitsanspruchs" mit entsprechender Verleugnung der Realität und wird somit ein insuläres Unterfangen.

Bei aller Kritik darf dennoch nicht übersehen werden, daß die von der Therapeutischen Gemeinschaft ausgehenden Anregungen ein wichtiger Beitrag zur Neuorientierung der Psychiatrie waren und heute noch sind.

Die Praxis der Therapeutischen Gemeinschaft hat vor allem die Erkenntnis gebracht, daß die technisch-planerische Umorganisation des psychiatrischen Krankenhauses nur einen kleinen Teil der Reformen ausmacht.
Die Therapeutische Gemeinschaft hat das Bewußtsein dafür geweckt, daß vor allem eine bessere Ausbildung aller derjenigen, die sich im Umgang mit psychisch Kranken selbst erfahren, eine unabdingbare Notwendigkeit für die Verwirklichung innerer Reformen der psychiatrischen Institutionen ist. In Form des „living-learning“ hat die Therapeutische Gemeinschaft nicht nur das Bild der klassich psychiatrischen Institution zu verändern vermocht – sondern es bleibt unbestritten, daß mit ihr erstmals die fundamentalen Widersprüche dieser Institution schonungslos analysiert wurden.
Die nachfolgenden Kapitel dieses Buches sollen zeigen, wie aktuell und notwendig gemeinschaftstherapeutische Praxis angesichts der heute noch längst nicht vollzogenen Reformierung psychiatrischer Institutionen geblieben ist.

Literatur

Alnaes, R.: Klinische Sozialtherapie. Erfahrungen aus einem psychiatrischen Krankenhaus. Z. Psychother. med. Psychol. 13 (1963) 37–48

Basaglia, F.: Die negierte Institution. Suhrkamp, Frankfurt 1971

Bateson u. Mitarb.: Toward a theory of schizophrenia. Behav. Sci. 1956, 251–264

Battegay, R.: Gruppenpsychotherapie und klinische Psychiatrie. Karger, Basel 1963

Battegay, R.: Der Mensch in der Gruppe, Bd. I. Huber, Bern 1967

Battegay, R.: Klinische Gruppenpsychotherapie in ihrer analytisch und verhaltenstherapeutischen Potenz. Psychother. Psychosom. (1969) 281–294

Bellak, L., B. J. Black: The rehabilitation of psychotics in the community. Amer. J. Orthopsychiat. 30 (1960) 346–348

Bierer, J.: The therapeutic community hostal. Int. J. soc. Psychiat. 7 (1960/61) 5

Bion, W. R., R. Rickmann: The leaderless group project. Bull. Menninger Clin. 10 (1964) 77

Bosch, G.: Psychotherapie und soziotherapie. Soc. Psychiat. 2 (1967) 111–124

Brigl, H., H. Lindinger: Psychotherapiestation und Rehabilitationsabteilung in der psychiatrischen Heilanstalt. Nervenarzt 34 (1963) 549

Clark, D. H.: Administrative therapy. Tavistock, London 1964

Cooper, D.: Psychiatrie und Antipsychiatrie. Suhrkamp, Frankfurt 1971

Dörner, K.: Gesellschaftlicher Nutzen und Schaden des Krankheitsbegriffes. In: Der psychisch Kranke und die Gesellschaft, hrsg. von H. Lauter, J. E. Meyer, Thieme, Stuttgart (1971)

Edelson, M.: Ego psychology, group dynamics and the therapeutic community. Grune & Stratton, New York (1964)

Eicke, D.: Therapeutische Gruppenarbeit mit Schizophrenen. Z. Psychother. med. Psychol. 17 (1967) 100–111

Etzioni, A. H.: Interpersonal and structural factors in the study of mental hospitals. Psychiatry 23 (1960) 13–22

Fleck, S.: Residential treatment of joung schizophrenies. Conn. Med. 25 (1962) 369

Fleck, S.: Inleiding, Init: The sharing of power in the mental hospital. Rubinstein, Lasswell (1966)

Flegel, H.: Umgruppierung einer psychiatrischen Abteilung als Soziotherapie. Nervenarzt 34 (1963) 384

Flegel, H.: Vom Wachsaal zur therapeutischen Gemeinschaft. Z. Psychother. med. Psychol. 18 (1968) 41

Foudraine, J.: Wer ist aus Holz? Piper, München (1973)

Freudenberg, R. K.: Das Anstaltssyndrom und seine Überwindung. Nervenarzt 33 (1962) 165–172

Gastager, H.: Erfahrungen mit dem Prinzip der Therapeutischen Gemeinschaft in einer psychiatrischen Abteilung. Wien. med. Wschr. 114 (1964) 301

Goffmann, E.: Asylums. Anchor. Books, New York 1961. Deutsch: Asyle, Suhrkamp, Frankfurt/M. (1972)

Häfner, H.: Ein sozialpsychologisch-psychodynamisches Modell als Grundlage für die Behandlung symptomarmer Prozess-Schizophrenien. Soc. Psychiat. 1 (1966/67) 33, 88

Häfner, H., D. Vogt-Heyder, D. v. Zerssen: Erfahrungen mit Schizophrenen in einem gleitenden klinischen Behandlungs- und Nachsorgesystem. Z. Psychother. med. Psychol. 15 (1965)

Heim, E.: Therapeutische Gemeinschaft. Ihre Prinzipien, Instrumente und Rollenverteilung. In: Praktische Psychiatrie. 2. Aufl. hrsg. von H. Barz. Huber, Bern (1976 a)

Heim, E.: Therapeutische Gemeinschaft: Verändertes Rollenverständnis. Psychiat. Prax. 3 (1976 b) 15–31

Hilpert, H.: Krise der Therapeutischen Gemeinschaft in Großbritannien. Nervenarzt 47 (1976) 460–463

Hinckley, R., L. Herrmann: Gruppenbehandlung in der Psychotherapie. Rasher, Zürich 1954

Hofer, G., W. Mävers: Aufbau und Gestalt der psychiatrischen Klinik der Medizinischen Hochschule Hannover. Nieders. Ärztebl. 41/Juli (1968); 41/August (1968)

Hulse, W. C.: Curative Elements in group psychotherapie. In: Probl. Psychother., Bd. V: Group psychotherapy today. Karger, Basel 1965

Jones, M.: Social psychiatry. A study of therapeutic communities. Tavistock, London 1952

Jones, M.: The concept of therapeutic community. Amer. J. Psychiat. 112 (1956) 647–650

Jones, M.: Social psychiatry. C. C. Thomas, Springfield (Ill). 1962 a

Jones, M.: Training in social psychiatry at ward level. Amer. J. Psychiat. 118 (1962 b) 705–708

Jones, M.: Therapeutic communities and social Psychiatry. In: Handbook of group psychotherapy, hrsg. von Moreno. Philosophical Library, New York 1966 a, S. 189–194

Jones, M.: Therapeutic community principles within the hospital and in the outside community. Psychother. Psychosom. 16 (1968) 84–90

Jones, M.: Prinzipien der Therapeutischen Gemeinschaft. Huber, Bern 1976

Kayser, H.: A therapeutic community with chronic schizophrenics 6th Congr. of Psychotherapy, London 1964. Karger, Basel 1965 (S. 52–59)

Kayser, H.: Die verschiedenen Formen der Therapeutischen Gemeinschaft und ihre Indikationen für die Praxis. Z. Psychother. 24 (1974) 80–94

Kayser, H., H. Krüger, A. Veltin, V. Zumpe: Das therapeutische Team. In: Gruppenarbeit in der Psychiatrie. Erfahrungen mit der Therapeutischen Gemeinschaft, hrsg. von H. Kayser u. Mitarb., Thieme, Stuttgart 1973

Kayser, H., H. Krüger, W. Mävers, P. Petersen, M. Rohde, H. K. Rose, A. Veltin, V. Zumpe: Gruppenarbeit in der Psychiatrie. Erfahrungen mit der therapeutischen Gemeinschaft. Thieme, Stuttgart 1973

Kisker, K. P.: Eine Prognose psychiatrischer Therapeutik. Nervenarzt 44 (1973) 184–194

Koster, H.: Die Risiken bei der Humanisierung der Psychiatrie. In: Das ärztliche Gespräch, 12. TROPON-Werke Köln 1970

Krüger, H.: Situationsbericht über die Abteilung Soziotherapie und Rehabilitation der Psychiatrischen Klinik der Medizinischen Hochschule Hannover, Abteilung Wunstorf. 3. 11. 1970, unveröffentlicht

Krüger, H.: Führungsstile und Behandlungskonzepte in der Sozialpsychiatrie. Nervenarzt 43 (1972) 181–188

Krüger, H.: Die Funktion der klinischen Behandlungseinheit im psychiatrischen Versorgungssystem. Psychiat. Prax. (1974) 263–272

Krüger, H.: Therapeutische Gemeinschaft. In: Psychiatrie der Gegenwart. Forschung und Praxis, 2. Aufl., Bd. III, hrsg. von Kisker, Meyer, Müller, Strömgren. Springer, Berlin 1975

Krüger, H.: Therapeutische Gemeinschaft – ein sozialpsychiatrisches Prinzip. Enke, Stuttgart 1979 a

Krüger, H.: Die Therapeutische Gemeinschaft im Psychiatrischen Krankenhaus. In: Psychologie des XX. Jahrhunderts, Bd. VIII, hrsg. von A. Heigl-Evers. Kindler, Zürich 1979 b

Krüger, H., H. K. Rose: Therapeutische Gemeinschaft – Idee oder Ideologie. Ref. Samml. XXV. Gütersl. Fortb. Woche, Münster 1972

Krüger, H., A. Veltin, V. Zumpe: Einleitung zu „Gruppenarbeit in der Psychiatrie". In: Gruppenarbeit der Psychiatrie, hrsg. von H. Kayser u. Mitarb. Thieme, Stuttgart 1973 a (S. 1–7)

Krüger, H., A. Veltin, V. Zumpe: Das Gruppengespräch in der Therapeutischen Gemeinschaft. In: Gruppenarbeit in der Psychiatrie, hrsg. von H. Kayser u. Mitarb. Thieme, Stuttgart 1973 b

Krüger, H., A. Veltin, V. Zumpe: Organisation und Praxis der Therapeutischen Gemeinschaft: In: Gruppenarbeit in der Psychiatrie, hrsg von H. Kayser u. Mitarb. Thieme, Stuttgart 1973 c

Laing, R.: The self and other. London 1962

Letemendia, D., A. D. Harris, P. J. A. Willems: The clinical effects on a population of chronic schizophrenic patients of administrative changes in hospital. Brit. J. Psychiat. 113 (1967) 959

Lindinger, H.: Zur Zusammenstellung psychotherapeutischer Gruppen Arch. Psychiat. Nervenkr. 207 (1965) 45–51

Loois, H.: Psychiat. Neurol. Neurochir. (Amst.) 67 (1964) 148

Main, T. F.: The hospital as a therapeutic institution. Bull. Menninger Clin. 10 (1946) 66

Martin, D. V.: Adventure in psychiatry. Vassierer, Oxford 1962

Meszaros, A. F.: In: Research Conference on therapeutic community, hrsg. von H. Denber. C. C. Thomas, Springfield, (Ill) 1960 (S. 45)

Napolitani, F.: Report of psychiatric therapeutic community. Self administered by patient. Proc. 3. World- Congr. Psychiat. Montreal 1961, Bd. I. Univ. Toronto Press; MacGill Univ. Press Montreal 1961 (S. 107–110)

Napolitani, F.: Die Führung einer psychiatrischen Krankenabteilung mit Hilfe von Patienten anstelle gelernter Pflegekräfte. Ref. Samml. 16. Gütersl. Fortb. Woche, Münster 1963 (S. 69)

Oviatt, B. E.: Role comvergence in a therapeutic community. J. Fort Logan ment. Health Center 2 (1964) 117–129

Patzold, U., H. Krüger, M. Angermeyer: Einfluß nicht-pharmakologischer Faktoren auf den Neuroleptika-Verbrauch bei stationärer psychiatrischer Akutbehandlung. Psychiat. Prax. 3 (1976) 222–229

Petersen, P.: Überblick über die Gruppenarbeit in der Psychiatrie. In: Gruppenarbeit in der Psychiatrie, hrsg. von H. Kayser u. Mitarb. Thieme, Stuttgart 1973

Ploeger, A.: Therapeutische Gemeinschaft in der Psychotherapie und Sozialpsychiatrie. Thieme, Stuttgart 1972

Pohlen, M.: Das Münchner Kooperationsmodell. Nervenarzt 44 (1973) 476–483

Racamier, P. C.: Le psychanalyste sans divan. Payot, Paris 1970

Rapaport, R. H.: Community as a doctor. Tavistock, London 1960

Rashkis, M. A.: Toward the operational definition of a biosocial system. Congr. Psychiat. 1 (1960) 224–249

Rohde, J. J.: Soziologie des Krankenhauses. Enke, Stuttgart 1972; 2. Aufl. 1974

Rose, H. K.: Strukturen eines sozialpsychiatrischen Klinikmodells. In: Sozialpsychiatrie. Schriftenreihe Arbeitsmed. Sozialmed. u. Arbeitshygiene 33, 1968, 27–40

Rose, H. K.: Rollendefinition und Rollentraining als Aufgabe einer therapeutischen Umweltgestaltung in der Rehabilitation Schizophrener. In: Schizophrenie und Umwelt, hrsg. von H. Kranz, K. Heinrich. Thieme, Stuttgart 1971 (S. 249–259)

Rubinstein, R., H. D. Lasswell: The sharing of power in a psychiatric hospital. Yale Univ. Press, New Haven 1966

Runde, P.: Die soziale Situation der psychisch Behinderten. Goldmann, München 1971

Schindler, R.: Ergebnisse und Erfolge der Gruppenpsychotherapie mit Schizophrenen. Wien. Z. Nervenheilk. 15 (1958) 240

Schindler, R., E. Steininger: Erfahrungen mit einem Hausparlament im psychiatrischen Krankenhaus. Psychother. Psychosom. 16 (1968) 128–139

Schoenberg, E.: The therapeutic community. In: Moderne Wege der Krankenhauspsychiatrie, hrsg. von F. G. Stockhausen. Schattauer, Stuttgart 1968

Simon, F. B., B. Albert, Ch. Klein: Gefahren paradoxer Kommunikation im Rahmen der „Therapeutischen Gemeinschaft“. Psychiat. Prax. 4 (1977) 48–43

Stockhausen, F. G.: Die Demokratisierung psychiatrischer Einrichtungen. In: Das ärztliche Gespräch, 12. TROPON-Werke Köln 1970

Talbot, E., S. C. Miller: Some antitherapeutic side effects of hospitalisation and psychotherapy. Psychiatry 27 (1964) 170–176

Teirich, M. R.: Soziometrie und Gruppenarbeit. Z. Psychother. med. Psychol. 7 (1957)

Tosquelles, J.: zit. b. E. Wulff; Sozialpsychiatrische Informationen Nr. 3, Medizinische Hochschule Hannover 1971 (S. 80)

Veltin, A.: Erfahungen mit der therapeutischen Gemeinschaft. Ref. Samml. Gütersl. Fortb. Woche Münster 1965 (S. 179–193)

Veltin, A.: Das Gruppengespräch in der Therapeutischen Gemeinschaft. Z. Psychother. med. Psychol. 18 (1968) 51

Veltin, A.: Probleme der Therapeutischen Gemeinschaft. Vortrag, Salzburg 1974

Veltin, A.: Die therapeutische Gruppe im Spannungsfeld der klinischen Institution. Gruppenpsychother. Gruppendyn. 3 (1969) 121–128

Veltin, A.: Therapeut. Gemeinschaft. In: D. H. Frießem (Hg.) Kritische Stichwörter zur Sozialpsychiatrie. W. Zink, München, 1979, S. 586–599

Watzlawick, P., J. Weakland, R. Fisch: zit. b. Simon u. Mitarb.: Lösungen. Huber, Bern 1974

Watzlawick, P., J. H. Beavin, D. D. Jackson: Menschliche Kommunikation. Huber, Bern 1969

Wedell, D.: Change as a learning situation. Psychother. Psychosom. 13 (1965) 102

Winkler, W. Th.: Objektivierende Betrachtung und psychotherapeutische Grundeinstellung. Z. Psychother. med. Psychol. 15 (1965) 1–11

Winkler, W. Th.: Hierarchie und Demokratie im psychiatrischen Krankenhaus. Z. Psychother. med. Psychol. 19 (1969) 114–126

Winkler, W. Th.: Die kustodiale Psychiatrie in der Auseinandersetzung mit dem Prinzip der therapeutischen Gemeinschaft. In: Der psychisch Kranke und die Gesellschaft; hrsg. von H. Lauter u. J. E. Meyer. Thieme, Stuttgart 1971 (S. 75–81)

Wittich, G. H.: In: Mehrdimensionale integrierte Gruppentherapie in Klinik und Praxis, hrsg. von K. Höck, Fischer, Jena 1967 (S. 59–64)

Wolff, R., K. Hartung: Die therapeutische Gemeinschaft. In: Kursbuch 28: Das Elend mit der Psyche; I: Psychiatrie, hrsg. von H. Enzensberger, K. M. Michel. Wagenbach, Berlin 1972

Wretmark, G.: Studier i statusverdering ab personal a psykiatris klinik. Svenska Läk.-Tidn. 60 (1963) 386

Wulff, E.: Über den Aufbau einer therapeutischen Gemeinschaft in der Psychiatrischen Universitätsklinik Gießen. In: Sozialpsychiatrische Informationen Nr. 6. Medizinische Hochschule Hannover 1971 (S. 78–98)

Wulff, W.: Über den Aufbau einer Therapeutischen Gemeinschaft. In: Psychiatrie und Klassengesellschaft, hrsg. von E. Wulff. Fischer/Athenäum, Frankfurt 1972 (S. 215)

v. Zerssen, D.: Stationäre Gruppenpsychotherapie mit relativ jugendlichen Schizophrenen. Psyche (Heidelberg) 18 (1964) 532–545

v. Zerssen, D.: Grundlagen und Formen der therapeutischen Beziehung. Hb. Psychol. Psychother. med. Anthropol. 12 (1965) 229–245

v. Zerssen, D., H. Häfner: Das Zusammenwirken von Soziotherapie, individueller Psychotherapie und somatischer Therapie auf einer psychiatrischen Rehabilitationsstation. 3. intern. Sympos. Schizophrenie. Karger, Basel 1965 b

v. Zerssen, D., B. Vogt-Heyder: Schwierigkeiten und Gefahren bei der Rehabilitation Schizophrener. Z. Psychother. med. Psychol. 19 (1969) 126–135

Zeytlin, B. B.: The therapeutic community. Fact or fantasy? Brit. J. Psychiat. 113 (1967) 1083–1086

Zumpe, V., A. Veltin, H. Krüger: Die verbale Kommunikation in der therapeutischen Gruppe. Z. Psychother. 20 (1970), 139

2. Überblick über die Gruppenarbeit in der Psychiatrie

P. PETERSEN

2.1. Begriff der therapeutischen Gruppenarbeit

Gruppenbildungen gewinnen im psychiatrischen Krankenhaus, in den psychiatrischen Übergangseinrichtungen und in der ambulanten Therapie zunehmend an Bedeutung. Es lassen sich spontan gebildete Patientengruppen unterscheiden von solchen Gruppen, die durch einen Therapeuten geleitet werden. Spontane Gruppen bilden ein wichtiges Element jeder psychiatrischen Institution (PETERSEN 1968 a); in spontanen Gruppen stützen sich die Mitglieder durch verschiedenste gegenseitige Hilfen. Darüber hinaus haben spontane Gruppen außerhalb psychiatrischer Institutionen eine für die seelische und körperliche Gesundheit der Bevölkerung unschätzbare Bedeutung: in Selbsthilfegruppen (z. B. „anonyme Alkoholiker") und in der „Bewegung zur Entwicklung menschlichen Potentials" (LIEBERMANN 1977), haben schätzungsweise fünf Millionen Amerikaner mitgearbeitet – diese nicht nach dem medizinischen Modell (d. h. nicht unter der Leitung eines Therapeuten) arbeitenden Gruppen verbreiten sich auch in der Bundesrepublik Deutschland ständig (MOELLER 1977). Durch die ungemeine Wirksamkeit dieser außerhalb der Medizin sich ansiedelnden Gruppen kann die nach dem medizinischen Modell organisierte Gruppenarbeit in Frage gestellt werden – denn „therapeutische" Wirkung, nämlich die tiefgreifende Veränderung von Menschen in Selbsthilfegruppen ist nachgewiesen. Zudem arbeiten diese Gruppen billiger und wahrscheinlich unter bestimmten Bedingungen ebenso zuverlässig wie therapeutische Gruppen (MOELLER 1977). Jedoch soll hier von Gruppen die Rede sein, die unter der Leitung eines Therapeuten stehen. Bei therapeutischen Gruppen handelt es sich um spezielle, methodisch sehr verschiedenartige Gruppen.

Der Therapeut lebt in der praktischen psychiatrischen Arbeit ständig in Gruppen und hat sich mit Gruppenprozessen auseinanderzusetzen. Automatisch wird damit die Frage in ihm wachgerufen, wie er selbst in Gruppen therapeutisch wirksam werden kann. In diesem Abschnitt sollen auch einige praktische Hinweise auf das Verhalten des Therapeuten in Gruppen gegeben werden. Als praktizierende Therapeuten betrachte ich alle in der psychiatrischen Gruppenarbeit tätigen Mitarbeiter, seien es nun Ärzte, Beschäftigungstherapeutinnen, Krankenpflegepersonal, Pädagogen, Psychologen, Sozialarbeiter.

Die methodische Gruppenarbeit verlangt die theoretischen Kenntnisse einiger allgemeiner Grundlagen. So etwa bedarf die Gründung einer jeden therapeutischen Gruppe inhaltlicher und organisatorischer Vorbe-

reitung; weiterhin ist die Nachbearbeitung der Gruppenstunden notwendig.
„Therapeutische Gruppenarbeit“ ist ein umfassender und weitgefaßter Begriff für alle systematisch aufgebauten, regelmäßig stattfindenden Gruppenaktivitäten. Die therapeutische Gruppenarbeit will dem Patienten Hilfe und Hilfe zur Selbsthilfe anbieten, ihn im selten zu erreichenden Idealfall heilen. Dabei richtet sich die Art der Gruppenarbeit nach der Persönlichkeit, der Fähigkeit und nach den Lebensumständen des Patienten sowie der Persönlichkeit und der Ausbildung des Gruppenleiters. Die allgemeinen Ziele der therapeutischen Gruppenarbeit sind folgende (s. a. Bosch 1967):

– echtes Zusammengehörigkeitsgefühl (Wir-Gefühl) und Solidarisierung entstehen zu lassen,
– aus einer beziehungslos nebeneinanderlebenden Menge eine Gruppe mit Strukturen zu bilden (Battegay 1965–1969),
– Beziehungsstörungen und Spannungen unter den Gruppenmitgliedern zu mindern und individuelle Beziehungen zu fördern,
– die Gruppenmitglieder gefühlsmäßig zu entlasten und die Atmosphäre auf der Station zu entspannen,
– Fehlverhalten der Patienten in situationsgerechtes Verhalten zu verwandeln, so daß sie auch außerhalb der Gruppe realitätsgerechter handeln können.

Der weitausholende Rahmen der therapeutischen Gruppenarbeit (s. Tab. 1, S. 39) umfaßt sehr verschiedenartige Gruppenverfahren; mit voller Absicht wird mit diesem allgemeinen Rahmen eine Einengung auf den Begriff „Gruppenpsychotherapie“ vermieden. Unter Gruppenpsychotherapie versteht man heute allgemein die verbale Bearbeitung von Konflikten und die Veränderung von Verhalten in der Gruppe, wobei Gruppenpsychotherapie von einigen Autoren (Bosch 1967, Johnson 1963) enger, von anderen (Battegay 1967, Veltin 1978) weiter gefaßt wird.

2.2. Was ist Therapie?

Diese Frage erhält heute politische Aktualität im Zusammenhang mit zwei Erscheinungen:

– erstens durch das Fiasko der ärztlich-medizinischen Versorgung, wie es sich in der gegenseitigen Abhängigkeit vom Anspruch des medizinischen Therapiemonopols einerseits und der Kostenexplosion von medizinischer Technik und Organisation andererseits zeigt, damit zusammenhängend durch den Anspruch neuer Berufsgruppen (Psychologen, Sozialarbeiter, Soziologen, künstlerische Therapeuten, Leibtherapeuten) auf Anerkennung als autonome Therapeuten, nachdem sich ihre Wirksamkeit im Heilberuf erwiesen hat;
– zweitens durch das rapide Ausbreiten von Selbsthilfegruppen.

Um Therapie begrifflich zu erfassen, ist auf zweierlei zu achten: auf den therapeutischen Prozeß und die Kompetenz des Therapeuten.
Über die Befähigung des Therapeuten handelt das Kapitel „Ausbildung“, S. 320. Im allgemeinen findet Therapie zwischen mindestens zwei Menschen statt – Selbstheilungen unter voller Berücksichtigung des therapeutischen Prozesses sind nicht die Regel, aber sie sind bei vorhandener Schärfe der Selbstwahrnehmung nicht selten bahnbrechend gewesen; Beispiele sind C. G. Jung (Erinnerungen, Träume, Gedanken) und S. Freud (Traumdeutung).

Drei Aspekte kennzeichnen den *therapeutischen Prozeß:*

a) Entwicklung von *Bewußtheit* als Handeln aus bewußtem Antrieb und reflektierter Motivation: Diese Bewußtheit wird anfangs nur beim Therapeuten vorausgesetzt. Es ist ein Ziel der Therapie, diese Bewußtheit auch beim Patienten anzuregen. Bewußtheit heißt Wahrnehmungsfähigkeit dafür, die eigenen Notwendigkeiten und Bedürfnisse zu verwirklichen oder auch darauf zu verzichten. – Bewußtheit ist nicht zu verwechseln mit rationalisierendem Reden über Dinge, die man doch nicht erlernen kann oder will. Bewußtheit ist auch keineswegs identisch mit „Verwörtern“ (Verbalisieren); meiner Motivation kann ich mir beim Gestalten von Musik, Farbe, Form und Bewegungsabläufen ebenso inne werden (Reflektieren) wie beim Aussprechen (Verbalisieren). Es herrscht in Therapeutenkreisen häufig der Irrtum, Reflektion der Motivation und der Beziehung (Interaktion) sei nur durch Verwörtern möglich. Ganz besonders verhängnisvoll erweist sich dieser Irrtum und Aberglaube bei seelisch Schwerkranken.

b) Berücksichtigung der *individuellen Möglichkeiten, Grenzen* und *Befähigungen* des jeweiligen Patienten und seines Therapeuten: Ein richtiges therapeutisches Mittel bei dem einen Patienten, wie etwa Bewegungstherapie in der Gruppe, kann bei einem anderen mit gleicher Krankheit falsch sein. Ebenso hat jeder Therapeut (ganz unabhängig von seiner therapeutischen Technik) sein persönliches Spektrum, seine „individuelle Gleichung“ (C. J. JUNG) und seine persönlichen Grenzen, so daß er nur einen bestimmten Kreis von Patienten erfassen und ansprechen kann.

c) *Stufenweises Entwickeln:* Damit ist zuerst gesagt, daß es sich nicht um einen einmaligen Akt, ein plötzliches therapeutisches Wunder handelt, sondern um einen Weg mit harter, schmerzvoller Arbeit für den Leidenden (Patienten) ebenso wie für den Helfer (Therapeuten). Der therapeutische Prozeß, der Heilungsweg orientiert sich am Ziel, pathologische Strukturen (hinderliche Entwicklungsbarrieren) zu verwandeln in solche Strukturen, die den Leidenden zur selbständigen Weiterentwicklung in seiner individuellen Lebensgeschichte befähigen. Insofern liegt dieser Auffassung von Therapie eine emanzipatorische Idee zugrunde. Dieses Ziel kann immer nur Orientierungsrahmen sein; denn jeder Therapeut weiß, daß er dieses Ziel in den seltensten Fällen mit seinen Patienten erreicht, daß er vielmehr den therapeutischen Stufenweg in seiner Ganzheit immer nur ansatzweise durchlaufen wird.

Wie ist der therapeutische Stufenweg in seiner Ganzheit gestaltet? Schlagworte für diese Stufen sind:

- Benennen und Erkennen, Konfrontation mit der Störung (der Krankheit, des Hindernisses, des Widerstandes, des Fehlverhaltens, der pathologischen Struktur),
- Krisis und Katharsis,
- Verzichten und Trennen,
- Aufscheinen des Unerwarteten und Verwirklichen des für unmöglich Gehaltenen,
- Kommunikation auf neuer Ebene.

Als Kurzbeispiel für diesen Prozeß diene die Geschichte eines jungen Mannes, des „verwöhnten Hans", der mit depressiven Verzweiflungsaffekten, maniformen Erregungen und verschiedenartigen psychosomatischen Reaktionen *behaftet* war. Diese Beschwerden erschienen jeweils dann, wenn er in seiner extremen persönlichen (narzißtischen) Empfindlichkeit und Kränkbarkeit getroffen war. Seine persönliche Empfindlichkeit war u. a. das Produkt einer übermäßig verwöhnten Schonung und zugleich versteckten Aufstachelung zu glänzenden Leistungen in seiner Kindheit und Jugend. In der Therapie ging es zunächst darum, ihm die Erkenntnis seiner extremen persönlichen Kränkbarkeit zu vermitteln (Konfrontation, Erkennen und Benennen). Schonung und Verwöhnung verschaffte er sich auf subtile Weise und vor allem immer so, daß sein Autarkiebedürfnis dabei befriedigt wurde. Diese Tatsache zu erkennen und vor allem anzuerkennen (zu akzeptieren) führte in der zweiten Stufe zu tiefgehenden Erschütterungen (Katharsis), die einherging mit vorübergehendem Aufflammen der für ihn typischen Beschwerden (depressiv-maniformen Schwankungen und psychosomatischen Symptombildern) und scheinbarem Rückfall (Regression) in frühere Stadien seiner Entwicklung. In der nächsten Stufe handelte es sich für ihn darum, auf den mit der persönlichen Kränkung und Empfindlichkeit jeweils verbundenen Wunsch nach bedingungslosem Schonen und Verwöhnen zu verzichten – auch dann darauf zu verzichten, wenn er seinen Wunsch auf risikolose und billige Weise kurzfristig erfüllt bekam. Die nächste Stufe, Aufscheinen des Unerwarteten, wurde mit dem Erlebnis gesteigerter Schmerzempfindlichkeit eingeleitet: er begann innerlich die Therapie zu verfluchen, die ihn für alle möglichen krankhaften Strukturen in ihm selbst wie in seiner Umwelt sensibler gemacht hatte. Leid, Schmerz, Verlogenheit, Unterdrückung, Verdrängung, Unrecht, Brutalität und Ausbeuterei beeindruckten ihn jetzt in weit stärkerem Maße als früher – nicht selten reagierte er mit den beschriebenen Symptomen darauf. Das änderte sich allmählich dadurch, daß er seine Schmerzempfindlichkeit und seine Symptomreaktionen immer weniger als persönliche Kränkung, dagegen vielmehr als Signale, Warnlichter für krankhafte Strukturen schlechthin auffaßte. Das Unerwartete und bisher für unmöglich Gehaltene drückte sich darin aus, daß Empfindlichkeit und Symptomreaktionen zwar bestehen blieben, ihr Sinn und ihre Bedeutung sich jedoch verwandelt hatten. Diese Wandlung war möglich durch den vorhergegangenen Verzicht auf bedingungsloses Verwöhnen. In der letzten Stufe (Kommunikation auf neuer Ebene) bestand die Aufgabe, diese verwandelte Empfindlichkeit und Beschwerdenanfälligkeit im täglichen Leben handlich zu machen: im inneren Umgang mit sich selbst ebenso wie in der Beziehung zu seinen Mitmenschen. Übungsfelder waren dabei die Beziehung zu seinem Therapeuten, zu Freunden wie die Beziehungen in einer therapeutischen Aussprachegruppe.

Entscheidend für diesen therapeutischen Prozeß ist das Kennzeichen der Wandlung: die mit nur-persönlicher Kränkbarkeit behaftete Empfindlichkeit verwandelt sich in Empfindsamkeit für überpersönliche Kränkungen – unter ständiger Berücksichtigung der Symptomreaktion. Dieser Heilungsweg verlangt vom Therapeuten wie vom Patienten ein hohes Maß an Aktivität. Eine nicht aktive Behandlung hätte beispielsweise durch symptomatisch wirkende Psychopharmaka depressive und maniforme Verstimmungen und durch Tranquilizer und Kortikoide die psychosomatischen Reaktionen beseitigt – womit der hier geschilderte Weg der Wandlung unmöglich gemacht worden wäre.

Dieses Kurzbeispiel schildert die therapeutischen Stufen einer Therapie, die fast ausschließlich mit verbalen Mitteln (Psychotherapie) geführt wurde. Ebenso können diese Stufen durchlaufen werden mit Hilfe ganz anderer „Heil-Mittel" (therapeutischer Medien): in den Kunst- und Leibtherapien mit Hilfe von Atmen und Sprechen, Bewegung, Musik, Farb- und Formgestaltung (Franzke 1977; Petzold 1974).

Man muß sich den therapeutischen Prozeß vorstellen als *ständiges Fluktuieren* zwischen den verschiedenen Stufen des Weges: es ist keineswegs so, daß der Patient immer auf der letzten Stufe (Kommunikation auf neuer Ebene) stehen bleibt – oft gibt es „Rückfälle" in vorhergehende Stufen, oft hat er wieder von vorn mit dem Erkennen und Benennen anzufangen – jedoch mit dem Unterschied zu früher, daß er ein lebendiges Bewußtsein der Heilung und mehr Mut zum Bewältigen seiner Kränkbarkeit und Verwöhnungshaltung hat.

Die hier geschilderten fünf Stufen des therapeutischen Weges finden sich in etwas anderer Form auch im Schema von Miles („Verhaltensänderung in der therapeutischen Gruppe" S. 334, Abb. 2 dieses Buches); immer steht am Anfang des Prozesses die Erkenntnis und Anerkennung einer Störung, der eigenen Schwäche, des eigenen Fehlers oder des Problems, und am Ende eine durch eigene Anstrengung erreichte Wandlung, deren Richtung unerwartet ist. Liebermann (1977) beschreibt diese erste Stufe als Basis bei verschiedensten gruppentherapeutischen Methoden (dort S. 545): „Jede Therapierichtung betrachtet im Grunde das *direkte oder indirekte Wachrufen störender Faktoren* als den ersten Schritt zur Veränderung. Sich diese Störung vor sich selbst oder im Gespräch mit anderen bewußt zu machen, in einem Kontext, der in wichtigen Punkten vom Alltag abweicht, ist der erste Schritt in einen therapeutischen Prozeß."

Aus ganz anderem Zusammenhang – nämlich aus der allgemeinen Gruppendynamik (Bennis 1967) und aus der Familientherapie (Boszor-

MENYI-NAGY 1975) – ist bekannt, daß die letzte Stufe im therapeutischen Prozeß (Kommunikation auf neuer Ebene) auch in der Familie und in der Trainingsgruppe mit neuen, unerwarteten, offeneren Kommunikationsstilen abschließt, welche die persönliche Eigenart und Andersartigkeit des Mitmenschen und Partners, die gegenseitige Abhängigkeit voneinander (Interdependenz) und die Schuldverstrickung in Familien („Schuldkontenausgleich" nach BOSZORMENYI- NAGY 1973) bewußt akzeptieren.
Es ist anzunehmen, daß die Stufenfolge des therapeutischen Prozesses in modifizierter Form auch in Selbsthilfegruppen durchlaufen wird; denn in diesen Gruppen, die unter dem Motto „hilf Dir selbst, so hilft Dir die Gruppe – und: hilf Dir selbst, so hilfst Du der Gruppe" angetreten sind, wird höchste Aktivität und geschärftes Konfliktbewußtsein beim einzelnen Mitglied herausgefordert.
Mit diesem Abschnitt zum Thema Therapie möchte ich lediglich einige *Hinweise* und *Denkanstöße* dafür geben, was unter Therapie verstanden werden kann; dagegen breite ich damit keine umfassende Definition und ebensowenig einen Überblick darüber aus, wie verschiedene Autoren den Therapiebegriff festlegen.

2.3. Vielfalt therapeutischer Gruppenarbeit

Wer sich heute in der psychiatrischen Gemeinschaftstherapie umsieht, dem begegnet allein schon in der Bundesrepublik Deutschland eine zunächst verwirrende Vielfalt von Verfahren, die alle den Anspruch erheben, therapeutische Gruppenarbeit in der Psychiatrie zu betreiben. Verwirrt ist man als Beobachter durch die verschiedenen Namensgebungen und durch die verschiedenartige ideologische Begründung dieser Verfahren. Mir scheint, daß verschiedenartige Namensgebung und Ideologie in erster Linie der Autonomie der eigenen Schule und der Abgrenzung gegenüber der anderen Richtung dient – weniger aber dem Selbstverständnis und dem sachlichen Verstehen des therapeutischen Verfahrens selbst.

Befaßt man sich etwas genauer mit diesen Verfahren – und dazu ist Selbsterfahren dieser Methoden unumgänglich – und klopft ihre Selbstdarstellungen auf sachliche Konzeptbildung ab, so kann man zu zwei Ergebnissen kommen:

- die Pluralität trägt ihre tiefe Berechtigung in sich;
- in der Pluralität zeigen sich gemeinsame Ordnungsprinzipien.

Die Vielfalt und Pluralität ist berechtigt, weil nur so die Möglichkeit besteht, daß Patienten mit verschiedenen Persönlichkeitsstrukturen, verschiedenen Bedürfnissen, verschiedenen Sozialisationen auch entsprechend ihrer Eigenart wirkungsvoll geholfen wird. Denn: „eines schickt sich nicht für alle" – und wer auf die individuelle Struktur seines Pa-

tienten nicht ebenso individuell eingehen kann, wird ihm im entscheidenden Punkt nicht gerecht und so auch womöglich „unheilsam“ wirken. Deshalb ist es auch unumgänglich, den Patienten darauf hinzuweisen, daß er *seinen* Therapeuten ebenso *suchen* müsse, wie gemeinsam mit dem Therapeuten *sein* therapeutisches Verfahren. Von daher gesehen ist Pluralität notwendig. Wer glaubt, mit einer beschränkten Zahl therapeutischer Verfahren einen bestimmten psychiatrischen Sektor ausreichend versorgen zu können, unterliegt einem lebensgefährlichen Irrtum; lebensgefährlich deshalb, weil Leben und Heilsamkeit sich immer nur in der individuellen Vielfalt entfaltet. An dieser Stelle wird das Prinzip der Methodenpluralität mit dem Prinzip einer zentralistisch geplanten Psychiatrie in Widerspruch geraten. Wesentlich beim Prinzip der Methodenpluralität ist das Bedürfnis des Patienten: das faktische Urteil über die Berechtigung von therapeutischer Gruppenarbeit fällt letztendlich allein der Patient – denn nur er allein kann darüber entscheiden, was für ihn heilsam sei und was ihm schadet bzw. nichts nützt. Das wissenschaftliche Urteil kann sich orientieren an den obengenannten Aspekten („Was ist Therapie?“, S. 33).
Die Vielfalt der Gruppenverfahren läßt sich nach drei Ordnungsprinzipien einteilen; diese sind:

I. Das Heil-Mittel (therapeutisches Medium),
II. die soziale Gestalt von Therapiegruppen,
III. der Freiheitsgrad des Prozesses.

Diese Ordnungen sind notwendige Hilfen, um sich in der Vielfalt nicht zu verlieren. Der Leser muß sich vor allem darüber klar sein, daß er eine Ahnung, geschweige denn Kenntnis der Gruppenverfahren nur dann erlangen kann, wenn er sie selbst am eigenen Leib und durch eigene Tätigkeit erfahren hat. Diese Darstellung kann nicht mehr als hinweisen darauf, welche Verfahren es gibt.

1. Die *therapeutischen Medien* seien versuchsweise unter vier Aspekten erfaßt (Tab. 1) – andere Einteilungen sind ebenso gut denkbar; so bezeichnet Franzke (1977) als Gestaltungstherapie alle Verfahren, die kreative Beweglichkeit im Fantasieren, Dichten, Spielen, Zeichnen, Malen, Modellieren, Bewegen verwirklichen. Die Heil-Mittel sind eingeteilt in die Rubriken Wort, Kunst, Leib und institutionalisierte Struktur (Lebensgemeinschaft).

Was besagt diese zunächst ungewöhnlich wirkende Grobeinteilung? Zunächst muß man wissen, daß in jeder Therapie immer alle vier Aspekte vorkommen können – kein Worttherapeut (Psychotherapeut im herkömmlichen Sinn) wird ohne Sprache, Bewegung und Berücksichtigung der sozialen Struktur arbeiten und kein Maltherapeut ohne Worte, Sprache und ohne den sozialen Hintergrund seines Patienten.

Tabelle 1 Übersicht über therapeutische Gruppenverfahren (geordnet nach dem Heil-Mittel)

Leibtherapien **Sprach-Stimm-(Atem-)** Therapien, Heilsingen **Bewegungs**therapien (Bewegungserziehung n. Feldenkrais) konzentrative u. intengrative Bewegungstherapie, Eutonie, Heileurythmie, Pantomime, Psychogymnastik, Rhythmik, Tanz, Bioenergetik) **Wahrnehmungs**therapien (Sensory awareness, Gestaltungstherapie, Sexualtherapie) **Initiations-**Therapie (Dürckheim)	**Sozialtherapien** (Lebensgemeinschaften) **Familien**therapien **Partnerschafts-/Ehe**therapien **Milieu**therapien (therapeutische Gemeinschaft in Krankenstationen, Wohnheim, Therapiedörfern, Ferienlager) **Gemeinwesen-**Arbeit
„Kunst"-Therapien **Farb-Mal**therapie **Form**therapien (Bildhauern, Modellieren, Schnitzen, Töpfern, Zeichnen) **Musik**therapien	**Worttherapien** („Psychotherapien") **Tiefenpsychologisch** (orientierte) Therapien (Angriffstherapie, Psychodrama) klientenzentrierte Therapie = Gesprächstherapie, katathymes Bilderleben, Psychoanalyse) **Kommunikations**therapie (Sensitivitygruppe, Themenzentrierte Interaktion, Gruppendynamik) **Verhaltens**therapie (z. B. Erlernen von Grundfähigkeiten zur Selbsterhaltung im Alltag) **Kreative** Therapien (Märchenspiele, Sketche, Dichten, Theaterstücke, Schreiben von Theaterstücken)

Erläuterungen: In diesem Schema sind teilweise aus Gründen der Kürze das therapeutische Verfahren, das Heilmittel und der Angriffspunkt des Heilmittels in einem Wort zusammengefaßt; so z. B. bei den Bewegungstherapien ist die Bewegung das Verfahren, ebenso ist die Bewegung aber auch heilender Faktor und zugleich setzt die Therapie an der Bewegung an; ähnliches gilt von den Sozialtherapien, wo die soziale Struktur das Heilmittel ebenso wie den therapeutischen Ansatzpunkt hergibt. Weiterhin handelt es sich bei dieser Übersicht um einen methodisch-theoretischen Ansatz; in der Praxis gehen die verschiedenen Therapiegebiete immer ineinander über und sind kombiniert. Eingehende Literaturangaben zu den einzelnen Verfahren Seite 66 f.

Mit diesem Schema möchte ich vor allem auf die außerordentliche Differenzierung von therapeutischen Mitteln hindeuten. Wie man ihren therapeutischen Umgang erlernen kann, erwähnt das Kap. 5 (s. S. 320). Beim ersten Blick fällt auf, daß im heutigen Therapiebetrieb Worttherapie (Psychotherapie) und Sozialtherapie (Behandlung von Lebensgemeinschaften) ganz einseitig überbetont sind. Leib- und kunsttherapeutische Verfahren beginnen sich im größeren Maßstab erst allmählich einzuführen, auch wenn ihre Heilsamkeit in einzelnen Kliniken und Ambulanzen schon seit Jahrzehnten bekannt sind. Leib- und Kunsttherapien sind jedoch keineswegs mehr oder weniger zufällige Ergänzungen oder gar Anhängsel von Sozial- und Psychotherapien; vielmehr sind es notwendige Heilverfahren – denn gerade mit ihrer Hilfe lassen sich Ansatzpunkte finden, die den herkömmlichen und eingeführten Methoden verschlossen sind. So erlebte ich in einer therapeutischen Rhythmikgruppe eine überraschende Auflockerung und ganz ungewohnte soziale Offenheit von autistischen und stupurösen Patienten, die durch Milieutherapie (Hausparlament, Stationsversammlung, Beschäftigungs- und Werktherapie) und Psychotherapie (Rollenspiel, Psychodrama, Aussprachegruppe) nicht im geringsten angesprochen worden waren. Oder ein abgekapselter, sozial isolierter, depressiver Patient, der eine einjährige psychoanalytische Gruppe ohne Heilwirkung hinter sich hatte, öffnete sich nach dreiwöchigem intensiven Heilsingen zum erstenmal wieder und überwand damit auch seine Depression und körperliche Überspannung.

Allerdings stehen kunst- und leibtherapeutische Verfahren erst am Anfang ihres Weges. Hier ist noch viel praktische und wissenschaftliche Arbeit zu leisten. Das zeigt sich nicht zuletzt in der zuweilen unverständlichen, ja abstrus wirkenden Nomenklatur und Ausdrucksweise dieser Therapeuten. Hier muß der Außenstehende allerdings auch bedenken, daß jedes Verfahren bis zu einem gewissen Grade eigene – manchmal eigenwillig wirkende – Namen braucht, um die differenzierte Eigenart der Methode zu beschreiben. Zugleich zeigt sich hier auch die Grenze der Benennbarkeit: die Sache selbst ist nur erfahrbar durch eigenes Einfühlen im Tätigsein. Wer sich aus der Literatur einem Überblick annähern will, dem seien die einführenden und weiterführenden Schriften zu den speziellen Verfahren empfohlen (s. S. 66 f, spezielle Literatur).
Leib- und Kunsttherapie werden häufig als *nonverbale oder averbale Methoden* bezeichnet, weil – im Gegensatz zu den Psychotherapien – das Wort nicht das entscheidende therapeutische Mittel ist. Diese Bezeichnung halte ich aus zwei Gründen für ungünstig.

1. Sie kann die Leib- und Kunsttherapien diskreditieren, weil diese nur in der Negation (*non*-verbal, *a*-verbal) benannt werden und zudem noch in dieser Negation eine Abhängigkeit von den verbalen Verfahren un-

terstellt wird – so als wenn verbale Verfahren den Vorrang beanspruchen könnten.
2. Diese Bezeichnung ist sachlich falsch, weil bei Leib- und Kunsttherapien notwendigerweise immer auch das Wort mit im Spiele ist.

Außerdem werden Leib- und Kunsttherapien häufig als *künstlerische Heilmethoden* abgegrenzt gegen Psychotherapien und Sozialtherapien. Diese Benennung scheint damit zusammenzuhängen, daß man Musizieren, Malen, Singen oder Tanzen eher als „künstlerische" Tätigkeiten ansieht, denn als Sprechen oder ein Gemeinschaftsleben zu gestalten. Grundsätzlich liegt hier jedoch ein Irrtum vor, weil Musizieren genauso unkünstlerisch sein kann wie Sprechen – und umgekehrt das Wort und die Sprache ebenso kunstvoll und künstlerisch gebraucht werden können wie Musik, Farbe oder Bewegung. Die Leib- und Kunsttherapien als speziell künstlerisch hervorzuheben, ist deshalb irrig. Es dürfte zudem das Ideal jedes Therapeuten sein – mit welchem Mittel auch immer er arbeitet –, als Heil-Künstler zu wirken; nicht umsonst ist Heil-Kunst eine legitime Bezeichnung für ärztliches und therapeutisches Tätigsein. Aus solchen Überlegungen heraus meide ich das Wort künstlerische Therapie zur Kennzeichnung bestimmter Methoden.
Wie sehen nun die einzelnen Therapiemedien aus?

2.3.1. Worttherapien

Sie gehen von der Voraussetzung aus, daß die *Bedeutung*, der *Sinn* des gesprochenen oder geschriebenen Wortes heilsam sei; es kommt bei diesen Heilverfahren darauf an, im richtigen Moment mit dem richtigen Wort den Sinn der inneren und äußeren Befindlichkeit zu finden, um beim Patienten bestimmte seelische Bewegungen auszulösen. Die richtige Verbalisation („Verwörterung") seelischer Sachverhalte ist das Heil-Mittel der Worttherapeuten. Als wahrscheinlich extremste Form der Worttherapie kann die klassische Psychoanalyse in Couchlage oder die psychoanalytische Gruppentherapie im strengen Sinne gelten.
Nicht zufällig haben allein die mit dem Wort heilenden Verfahren die Bezeichnung „Psychotherapie" (Seelenheilkunde) erhalten, während anderen Heilverfahren die Bezeichnung Seelenheilkunde vorenthalten bleibt. Man glaubt – entsprechend der durchschnittlichen gegenwärtigen Meinung –, daß seelisches Leben sich am ehesten in verwörterter Sinngebung ausdrücke und allein durch das Wort als Sinnträger erfaßbar sei. Dieser Glaube freilich ist ein Irrtum. Denn er übersieht, daß menschliches Seelenleben sich ebenso in den Sprachlauten und sprachlichen Nuancierungen, in der Stimmführung, im körperlichen Bewegen (Haltung, Gestik, Mimik), im leiblichen Befinden, in farblichem, musikalischem und formhaftem Gestalten sowie sozialen Beziehungen ausdrückt und sich dort auch selbst in seiner Eigenart widerspiegeln kann. Obwohl Therapiegruppen, die sich vornehmlich des Wortes als Heil-Mittel bedienen, einseitig arbeiten und obwohl diese Einseitigkeit unbe-

dingt durch Leib- und Kunsttherapien ins Gleichgewicht gebracht werden muß, werde ich im folgenden vornehmlich Therapieverfahren unter dem Oberbegriff Worttherapien erwähnen. Denn, bei allen Vorbehalten und aller Skepsis gegenüber diesen Verfahren, sind sie in durchschnittlichen psychiatrischen Institutionen gegenwärtig am meisten verbreitet und der Psychiatrietherapeut muß deshalb detaillierter über sie informiert sein. Aus einem weiteren Grund erwähne ich vornehmlich solche Therapieverfahren, die sich überwiegend des Wortes bedienen, zuungunsten von sog. averbalen Verfahren: es ist äußerst schwierig, durch ein Buch den eigentlichen Gehalt averbaler Verfahren anschaulich zu vermitteln (Petersen 1978); deshalb sind im Anhang zu Kap. 5 (s. S. 362) auch solche Institutionen genannt, wo Interessierte bei averbalen Therapieverfahren hospitieren können.
In der Tab. 1 sind Worttherapieverfahren unterteilt in tiefenpsychologische, kommunikative, kreative und Verhaltenstherapien. Diese schematische Unterteilung besagt etwas über verschiedene methodische und theoretische Ansätze, die jedoch in der Praxis immer ineinander übergehen und sich miteinander vermischen. Die *tiefenpsychologische Methode* befaßt sich mit den inneren Beweggründen (Übertragungen, Motiven, Widerständen) und mit der inneren Bildersprache (Träume, Fantasien) des Menschen, wobei dieses innere Seelenleben als nur einem Individuum zugehörig erkannt wird. *Verhaltenstherapie* richtet ihr Augenmerk auf das äußere und soziale Verhalten des einzelnen Menschen und beeinflußt dieses Verhalten durch bestimmte Bedingungen (wie Lob und Strafe, Lösung von Ängsten mit Hilfe von Entspannung und stufenweiser Gewöhnung). *Kommunikationstherapien* gehen von der Zwischenmenschlichkeit einer Störung aus, so daß eine Krankheit, ein abartiges Verhalten nie allein beim „Patienten" liegt sondern ebenso begründet ist im Verhalten des Therapeuten, des Mitpatienten oder seiner Angehörigen und Arbeitskollegen. *Kreative Therapien* glauben an die ungelebten Möglichkeiten, die schöpferischen Kräfte im Menschen, die sich bisher nicht ins Leben trauten, und sie versuchen durch bestimmte Techniken (z. B. „Spiele") diesen unentwickelten Seiten zum wirklichen Leben zu verhelfen. Untersucht man die gruppentherapeutische Praxis in der Psychiatrie, so wird ganz deutlich, daß sich eine bestimmte praktische Gruppenarbeit immer beschreiben läßt mit tiefenpsychologischen, lerntheoretischen (verhaltenstherapeutischen), kommunikationstheoretischen oder kreativ-therapeutischen Begriffen – *auch wenn der Leiter einer solchen Gruppe von sich behauptet, nur* verhaltenstherapeutisch oder tiefenpsychologisch vorzugehen.
Beispielhaft und zur Veranschaulichung möchte ich nun unter der Überschrift „Aussprachegruppen", „pädagogisches Rollenspiel" und „übende Aktionsgruppen" drei Gruppenverfahren schildern, die heute in der stationären und ambulanten psychiatrischen Therapie verbreitet sind.

2.3.1.1. Aussprachegruppen

Therapeutisches Mittel ist das Gespräch über persönliche Probleme. Persönliche Probleme werden je nach Art der Gruppe mehr oder weniger ausdrücklich behandelt; sie können direkt oder indirekt besprochen werden. Weitaus am häufigsten werden persönliche Probleme indirekt besprochen, z. B. in der Form, daß ein bestimmtes, vom Gruppenleiter oder von einem Gruppenmitglied vorgeschlagenes Thema durchgearbeitet wird, etwa „Wie verhält man sich gegenüber Vorgesetzten?". Solche thematisch zentrierten Aussprachegruppen können einen erheblichen Teil persönlicher Problematik aufarbeiten, ohne daß dabei der einzelne Gruppenteilnehmer ausdrücklich als betroffene Person ins Spiel gebracht wird. Vor allem wenn es sich bei den Gruppenmitgliedern um wenig belastungsfähige Persönlichkeiten handelt, sollte der Gruppenleiter nicht etwa den falschen Ehrgeiz haben, die thematische Gruppenarbeit in eine auf die Persönlichkeit zentrierte Technik zu überführen und damit persönliche Probleme in offener und direkter Form zu bearbeiten.

In offener Form können persönliche Probleme besprochen werden:

a) zentriert auf Interaktion und Erlebnisweisen innerhalb der Gruppe (interaktionszentriert),
b) konfliktzentriert (fokal) auf ein häufig außerhalb der Gruppe liegendes Thema (z. B. beschäftigt sich die Gruppe mit dem Ehekonflikt eines Gruppenmitgliedes, wobei in diesem Fall das Thema, eben der Ehekonflikt, außerhalb der Gruppensituation liegt).

Die interaktionszentrierte Technik macht die durch die jeweilige Gruppensituation hervorgerufene Erlebnisweise zum Thema des Gruppengespräches; sie ist damit eine Form des Umgangs, wie sie in unserer Kultur im allgemeinen ungewöhnlich oder tabuiert ist. Die hier bearbeiteten Fragen lauten etwa: „Wie empfinde ich den anderen?", „Was erwarte ich von der Gruppe?", „Was hat sich emotional jetzt und hier zwischen mir und meinem Nachbarn abgespielt?", „Warum empfinde ich den anderen in dieser Situation als sympathisch, in jener Situation als unsympathisch?", „Warum kann ich auf einen Angriff der Gruppe nur mit Unterwürfigkeit reagieren?". Die interaktionszentrierte Technik will gruppentypische Erlebnisweisen zum Klingen bringen, die sonst üblicherweise in Gruppenzusammenhängen schweigen müssen.
Vielfach wird die psychoanalytische Gruppentechnik heute insofern überbewertet, als man sie als ein universelles Instrument der Gruppentherapie betrachtet, das man bei einem großen Teil psychiatrischer Patienten anwenden könne. Tatsächlich läßt sich die psychoanalytische Gruppentechnik ebenso wie die psychoanalytische Individualtherapie jedoch nur bei einem ganz geringen Teil eines durchschnittlichen psychiatrischen Patientengutes verwirklichen. So z. B. war es uns an der Züricher Psychiatrischen Universitätsklinik mit 560 Patienten und einer

Aufnahmeziffer von 1 300 Patienten pro Jahr nur mit Mühe möglich, eine offene, analytisch orientierte Gruppe zu führen, die zudem nur mangelhaft arbeitete. Die Bedeutung der psychoanalytischen und der verhaltenstherapeutischen Technik liegt eher in ihrer überschaubaren Systematik, so daß viele Gruppentherapeuten sie deshalb als Orientierungspunkt für ihre Arbeit benutzen.

Psychoanalytische Gruppentherapie wird nur bei strenger Auslese der Patienten und in der Hand eines eigens dafür ausgebildeten Psychoanalytikers erfolgreich sein. Im allgemeinen gilt diese Methode bei leichten und mittelschweren Neurotikern als brauchbares Mittel. In einzelnen Fällen wird sie in der Schizophrenietherapie verwandt (Ohlmeier 1969, Schindler 1957), ohne daß sich bisher aber für die Schizophreniebehandlung die psychoanalytische Gruppentherapie als weitverbreitetes Mittel erwiesen hätte.

Dagegen verspricht die fokale Gruppentherapie und die Verhaltenstherapie auch bei Psychotikern erfolgversprechend zu sein. Häufig neigen die Patienten dazu, auf zu allgemeine Themen auszuweichen. Am Gruppenleiter liegt es, die Gruppe immer wieder auf das Thema hinzuweisen, das Gruppengespräch vom allgemeinen Thema in ein konkretes Beispiel überzuführen. So etwa spricht ein Gruppenmitglied von „den“ Vorgesetzten, mit denen „man“ leicht „Schwierigkeiten“ habe. Die Ermunterung des Gruppenleiters „Ich habe das Gefühl, Sie möchten uns eine bestimmte Auseinandersetzung mit Ihrem Vorgesetzten erzählen“ kann den Patienten im Handumdrehen veranlassen, in der „Ich“-Form seinen kürzlichen Streit mit dem Vorarbeiter zu berichten. Dieses mit heftiger Gemütsbewegung vorgetragene Ereignis entlastet den Patienten, bringt zugleich aber auch seine unterdrückten Gefühle wieder ins Schwingen. In der darauf folgenden Phase wird der Gruppenleiter deshalb auf eine Klärung hinarbeiten, etwa mit der an die Gruppe gewandten Frage: „Wie sieht die Gruppe diesen Streit des Herrn X und wie würden Sie sich in einem ähnlichen Fall verhalten?“

In problemzentrierten Aussprachegruppen werden Fragen der gegenwärtigen Lebenssituation behandelt werden – dagegen geht der Gruppenleiter nicht auf lebensgeschichtlich weiter zurückliegende Konflikte ein, da deren Bearbeitung den Rahmen einer Gruppentherapie überdehnen würde. Durch die Besprechung gegenwärtig brennender Probleme erhält der Patient eine Korrektur für sein Verhalten und zugleich eine Stütze in der Gruppe. Die Technik des Gruppenleiters ist nicht von der Frage bestimmt: „Warum paßt sich ein Patient nicht an?“ Der Gruppenleiter forscht also nicht nach den Gründen und Motiven eines Fehlverhaltens. Vielmehr läßt sich der Gruppenleiter bei seinen Interventionen von der Frage leiten: „Wie wirkt das Fehlverhalten auf die Gruppe und wie läßt es sich ändern?“

Abzugrenzen von fokalen Aussprachegruppen sind *thematische Aussprachegruppen;* in diesen Gruppen wählt der Gruppenleiter oder die gesamte Gruppe ein konfliktfernes Thema von allgemeinem Interesse (etwa „Fußballmeisterschaft" oder „Besuch des Bundespräsidenten"). Ein konflikthaftes Thema wird deshalb hier absichtlich vermieden, weil die für solche Gruppen ausgewählten Patienten stärkere seelische Störungen aufweisen; bei Bearbeitung eines konfliktreichen Themas müßte man unter Umständen mit der Zunahme der seelischen Störungen rechnen. Ziel dieser Gruppen ist es, anhand eines neutralen Themas Kontakt und Kommunikation anzuregen, zu fördern und zu üben. Thematische Aussprachegruppen sind in der Psychiatrie unter den reinen Aussprachegruppen am meisten verbreitet; denn sie sind im Vergleich zu anderen Techniken für den Therapeuten leicht zu handhaben, und sie belasten die Patienten am wenigsten.

2.3.1.2. Das pädagogische Rollenspiel

Es hat äußerliche Ähnlichkeiten mit dem Psychodrama, verfolgt aber ein ganz anderes Ziel. Der Spieler stellt sein Fehlverhalten zwar kurz dar – aber nicht um den Konflikt und die damit zusammenhängenden Motive zu erleben und genauer zu klären, sondern um mit Hilfe einer bestimmten Übung neue und geeignetere Verhaltensweisen zu lernen. (Näheres s. Kap. 4.3.1, S. 261).

2.3.1.3. Übende Aktionsgruppen

Unter diesem Titel werden eine Reihe recht verschiedenartiger Gruppenarten zusammengefaßt, die eines gemeinsam haben: sie sind nicht konfliktorientiert und haben nicht das freie Gespräch als therapeutisches Mittel, sondern sie verfolgen meist durch bestimmte Aktionen den Zweck, Aktivitäten beim Patienten anzuregen und womöglich zu einer Verhaltensänderung beizutragen. Insofern sind Aktionsgruppen zweckorientiert. Schematisch sind sie den Wort- ebenso wie den Sozialtherapien zuzuordnen. Entscheidend ist bei den Aktions- oder Aktivitätsgruppen, daß das therapeutische Mittel (also das Gespräch, das Spiel, die Diskussion usw.) *nicht frei*, sondern in *festgelegter Form* eingesetzt wird. Das Thema und die Form des Ablaufs sind von vornherein bestimmt. Ebenso wie die unten beschriebenen Milieugruppen werden Aktionsgruppen auch häufig als Soziotherapie bezeichnet. Noch stärker als bei den kreativen Gruppen tritt der Gruppenleiter hier als Fachmann hervor und nimmt dabei meistens die Rolle des Dirigenten ein.
Die Skala der Aktionsgruppen ist reichhaltig. Aktionsgruppen bestimmen weitgehend den Therapieplan psychiatrischer Einrichtungen. Je nach den Fähigkeiten und Bedürfnissen des Therapeuten werden immer neue Variationen von Aktionsgruppen entstehen: Ich nenne nur einige: Beschäftigungstherapiegruppen, die im Anschluß an die kreative Stufe ständig den Leistungsanspruch steigern bis hin zur eigentlichen Industriearbeit, bei der mehrere Patienten am Werkstück arbeiten (etwa am Zusammensetzen von elektrischem Zubehör).

Kochgruppen und Nähgruppen betonen mehr das häusliche Element, Spielzeugfabrikation (Holzautos, Holz- oder Tondörfer, Kasperletheater) mehr das handwerkliche. Entscheidend ist hier, daß die Beschäftigungstherapeutin einen arbeitsteiligen Arbeitsplan entwickelt, so daß sich durch die vorgegebene Arbeit automatisch eine Gruppe bilden muß und daß die Gruppe erlebt, wie das Werkstück vom Plan bis zur fertigen Gestalt innerhalb der Gruppe wächst. Der Phantasie ist hier freier Raum gegeben. Die Therapeutin kann etwa der Gruppe vorschlagen, ein Spielzeugdorf aus Holz zu bauen. Zunächst muß die Gruppe dabei die Prototypen entwerfen, das Rohmaterial beim Schreiner in Auftrag geben; jeder Patient wird dabei möglicherweise ein spezielles Haus herstellen, oder die einzelnen Häuser laufen in verschiedenen Arbeitsgängen durch verschiedene Hände (Aussägen, Schmirgeln, Bemalen, Lakkieren werden also jeweils von verschiedenen Patienten ausgeführt) (Petersen u. Pfäfflin 1968b).

Spiel-, Musik-, Sing- und Wandergruppen gehören ebenso zu den Aktionsgruppen wie Lesen mit verteilten Rollen, Rezitation von Gedichten, Diskussion über allgemeine Themen, wobei z. B. ein Patient ein einleitendes Referat hält; auch das Hausparlament oder Hausgespräch, wobei die Patientengruppen über administrative Belange der Gruppe beschließen, sind hier zu nennen.

Beim Hausparlament oder der Diskussionsgruppe wird der Gruppenleiter mehr und mehr der Gruppe selbst die Aktivität überlassen; noch mehr als bei anderen Aktionsgruppen soll der Patient hier in der praktischen Bewährung Kontaktprobleme meistern.

Vornehmlich werden in diesen Gruppen solche sozialen Grundfähigkeiten neu gelernt, erhalten und wieder gelernt, die der Patient unbedingt braucht, um seinen Lebensalltag zu bewältigen. Insofern könnte man auch von „Alltagstherapie“ sprechen.

Aktionsgruppen haben ebenso wie kreative Gruppen gegenüber Aussprachegruppen den Vorteil, daß hier Patienten unterschiedlichen Bildungsgrades und verschiedenen verbalen Ausdrucksvermögens Platz finden und zusammenarbeiten können. In Aussprachegruppen ist nicht selten die Sprachbarriere z. B. zwischen einem ungelernten Arbeiter und einem Studenten hinderlich, so daß der Gruppenprozeß dadurch erheblich gestört sein kann.

2.3.2. Sozialtherapien

Sie arbeiten mit langdauernden sozialen Strukturen als Heil-Mittel. Als langdauernde soziale Strukturen sind Lebensgemeinschaften bezeichnet, also Familien, Partnerschaften (Ehen), Wohn- und Arbeitsgemeinschaften (wie Wohnheime, Übergangsheime, Ferienlager, Therapiedörfer, psychiatrische Stationen). Mit der hier vertretenen Idee des therapeutischen Mediums ist nicht gemeint, daß soziale Strukturen therapiert werden, also daß ihnen gewissermaßen Heil-Mittel von außen eingeflößt werden in der Form von kommunikativen, behavioristischen oder tiefenpsychologischen Therapien. Von einer solchen Meinung geht Finzen (1977) bei seiner Kritik „Milieutherapeutische Konzepte in der Sozialpsychiatrie“ aus. Vielmehr wird die soziale Struktur in sich selbst als heilende Kraft angesehen. Ihre heilenden Möglichkeiten sind freilich oft unerschlossen und sie ist deshalb selbst hilfsbedürftig. Der Ansatz dieser Sozialtherapien ist ein grundsätzlich anderer als der von Gruppentherapien mit künstlich zusammengesetzten Gruppen, z. B. einer ambulanten Gruppe mit Schizophrenen. Denn in Lebensgemeinschaften sind natürlicherweise Heilkräfte vorhanden, die künstlichen und kurzfristig arbeitenden Gruppen (z. B. mit ein- bis zweimal pro Woche einer Sitzung) notwendigerweise mangeln. Die Theorie dieser Heilkräfte ist noch wenig entwickelt. Einen grundlegenden Begriff hat der ungarisch-amerikanische Familientherapeut Ivan Boszormenyi-Nagy (1973, 1975) in die Diskussion gebracht: „unsichtbare Loyalitäten“, nämlich Treuebeziehungen von großer Tragfähigkeit, unendlicher Geduld, selbstloser Hilfsbereitschaft; das sind Heilkräfte, die – wenn auch häufig verschlossen, verschlüsselt und unentdeckt – in menschlichen Lebensgemeinschaften zu Hause sind. Diese Kräfte sind nicht-psychologischer Natur, sie gehören einer tieferen Schicht des menschlichen Lebens an, dementsprechend ist ihr Potential stärker. Nur so ist es auch verständlich, wenn beispielsweise Familienangehörige ihre kranken Geschwister, Eltern oder Kinder über Jahrzehnte hin trotz extremer Widerwärtigkeiten des Verhaltens (pathologischer Kommunikationsformen wie „double-bind“ im Sinne von Bateson 1969) durchtragen und ertragen – Leistungen, die ein Therapeut in der ambulanten oder stationären Behandlung nicht oder selten aufbringen kann. Ausnahmen sind die Heilung der schizophrenen Renée in der jahrelangen Beziehung mit ihrer Therapeutin Madame Sechehaye (1955, 1971), wobei hier vermutlich die der Lebensgemeinschaft innewohnenden Kräfte der Loyalität von entscheidenderer Heilsamkeit waren als die von der Therapeutin angenommenen tiefenpsychologischen Mechanismen. Wiewohl es schon eine umfangreiche Literatur über Familien-, Partnerschafts- und Milieutherapie gibt (Sager 1973; Krüger u. Petersen 1972), so handelt es sich hier im Vergleich zu den Psychotherapien doch noch weitgehend um Neuland. Für die Sozialpsychiatrie ist die Therapie „am sozialen Ort“ (R. Huber 1976) die Heilmethode der Zukunft: therapeutische Begegnungen sol-

len immer weniger in der Klinik oder in der ambulanten Praxis, statt dessen aber immer mehr am Ort des Geschehens stattfinden, nämlich in der Wohnung, am Arbeitsplatz, im Wohnheim. Damit wird der Klinifizierung der Psychiatrie entgegengewirkt, die häufig durch die isolierte Therapiesituation klinische Kunstprodukte schafft, welche am sozialen Ort gar nicht erst entstehen. Der Therapeut muß sich seiner völlig andersartigen Rolle und Aufgabe bewußt sein: er ist hier ungeschützter und ausgelieferter als in der Klinik. Zugleich wird er aber in einer Familie mehr Heilungschancen haben, als wenn er ein einzelnes Familienmitglied – in der Rolle des Symptomträgers, Sündenbocks oder Prügelknaben – isoliert behandelt.
Die Therapie in einer psychiatrischen Stationsgruppe mit 10 bis 40 Patienten (Therapeutische Gemeinschaft) erfordert vom Therapeuten nicht minder ausgeprägte Fähigkeiten, wie Wahrnehmungsoffenheit, Überblick über das Ganze, Entschlußkraft, Anpassungsfähigkeit, Beweglichkeit, Organisationstalent (Krüger u. Petersen 1972). Aus diesem Grund kommt einer sozialpsychiatrischen Stationsschwester mindestens das gleiche Ansehen und die gleiche Wichtigkeit zu, wie einem ausgebildeten Psychotherapeuten. Diese Therapeutischen Gemeinschaften haben den Charakter von Milieu- oder Rahmengruppen, die den Mutterboden für zahlreiche individuelle oder Gruppeninitiativen abgeben (Petersen 1968). Weil Rahmengruppen übergreifenden Charakter haben, ist ihre Leitung äußerst verantwortungsvoll. Denn wenn sie scheitern, kann dies in das Lebensschicksal tiefer eingreifen (z. B. der Zusammenbruch einer ganzen Krankenstation) als die Auflösung einer Aussprache- oder Aktionsgruppe.

2.3.3. Leibtherapien

Sie sprechen die unmittelbar mit dem Körper verbundenen Kräfte als heilende Wirkung an, sei es in der Bewegung, der Sprache, der Stimme, dem Singen, der Körperwahrnehmung und der meditativen Versenkung (Initiationstherapie). Diese Therapien gehen vom nachgewiesenen Grundsatz aus, daß unser Körper ein erstrangiger Heilfaktor ist, dessen Potenzen jedoch durch unsere technisierte und körperfeindliche Zivilisation in der Erziehung von kleinauf systematisch gelähmt werden. Diese Körperfeindlichkeit, die ihre Entsprechung in autokratischen Gruppenstrukturen (im Sinne Lewins) findet, hat eine zweitausendjährige Tradition im Abendland. Wer an sich selbst das betreffende Wirken derartiger Therapieverfahren erlebt hat, ist immer wieder verblüfft und überrascht, welche Kräfte des Intellektes, des Gefühls und der körperlichen Leistungsfähigkeit mobilisiert werden – zugleich auch erschrokken darüber, wie diese Kräfte beispielsweise durch Psychopharmaka (Neuroleptika, Tranquilizer, Antidepressiva) abgeschwächt, gelähmt oder unterdrückt werden. Insofern ist *ein* Ziel solcher Verfahren auch keineswegs die *Entspannung* (wie beim autogenen Training), sondern die *gesunde Spannung* – eine empfindliche Balance und ein dynamischer Schwingungsprozeß, in dem der Mensch aktiv und bewußt die Mitte zwischen Überspannung und Entspannung herzustellen hat. Ein weiterer Grundsatz der Leibtherapie ist unwillkürliche statt willkürlicher Steuerung: Bewegungen, Sprachlaute, gesungene Töne, Leibwahrnehmungen werden nicht vorsätzlich und absichtsvoll durch den Menschen *gemacht,* sondern der Betroffene *läßt sie kommen,* liefert sich ihnen im gewissen Sinne aus. Es ist ein Prozeß des geduldigen und aufmerksamen Innewerdens (M. Buber 1973). Dieser Grundsatz schlägt unserer auf zielgerichtete Leistung eingestellten Industriegesellschaft natürlich vollends ins Gesicht; von daher ist es um so verständlicher, wenn die eingeschliffenen gesellschaftlichen Mechanismen und Herrschaftsformen alles Interesse daran haben, Leibtherapien aus dem normalen therapeutischen Repertoire der Psychiatrie zu verdrängen und auszumerzen. So verstanden sind Leibtherapien auch nicht etwa zu verwechseln mit Sport oder Gymnastik: beide sind am Leistungs- und Ertüchtigungsideal orientiert, betonen also gerade die zielgerichtete Willkür anstelle konzentrierten Wahrnehmens auf das Unwillkürlich-Unerwartete. Es ist kein Wunder, daß sowohl Techniken wie Ausdrucksweisen dieser Therapieverfahren sich teilweise an östliche Praktiken und Philosophien wie Joga und Zen anlehnen – denn die Mentalität des Ostens ist eher tolerierend, meditierend, während der Westen heute überwiegend dem Wahn verfallen ist, alles rücksichtslos zu „machen" in der Gestalt von „–kratien" (Herrschaftsformen) verschiedenster Art.

2.3.4. Kunsttherapien

Unter diesem Begriff (s. Tab. 1) sind sehr verschiedenartige Heilverfahren zusammengefaßt, nämlich Mal-, Form- und Musiktherapie. Diese drei Verfahren sind streng zu unterscheiden, da Farbe, Formgestaltung und Musik als solche jeweils eigenen Gesetzmäßigkeiten unterliegen und dementsprechend auch eine differente Heilwirkung entfalten. Diese Verfahren sind nicht damit zu verwechseln, wenn in der Beschäftigungstherapie Farbe oder Form (Zeichnen, Tonen, Malen) verwendet werden. Kunsttherapien setzen diese Therapiemedien gezielt und unter sorgsamem Abwägen des jeweiligen Elementes ein. So kann die musiktherapeutische Wirkung eine völlig andere sein, je nachdem ob eine Quart mit einem Klangholz oder der Flöte oder ob überhaupt eine Quart oder eine Septime gespielt wird; desgleichen, ob ein angespannt stuporöser Patient mit Blau oder Rot in Wasserfarben oder Ölkreide arbeitet und ob der Formtherapeut Holz, Ton, Metall, Bleistift und Papier oder Kollagen als Medium anbietet. Intime Kenntnis des Heil-Mittels ist beim Therapeuten eine Voraussetzung erfolgreicher Anwendung.
Leib- und Kunsttherapien sind Stiefkinder der etablierten Psychiatrie.

Das ist deshalb besonders erschreckend, weil diese Therapieverfahren ebenso wie Aktionsgruppen gegenüber Aussprachegruppen den großen Vorteil haben, daß auch weniger gut verbalisationsfähige Patienten sich hier aktiv und erfolgreich in der Gruppe betätigen können. Deshalb sollten diese Gruppenverfahren zukünftig unbedingt in jeder psychiatrischen Institution – sei es Klinik oder Ambulanz – vorhanden sein, während spezielle Aussprachegruppen auch fehlen können.
So notwendig kunst- und leibtherapeutische Verfahren in der psychiatrischen Behandlung auch sein mögen, so ist vor ihrem unkritischen Einsatz und ungerechtfertigtem Optimismus zu warnen. Immer sollte darauf geachtet werden, daß die Therapeuten eine solide methodische Ausbildung in ihrem Fach ausweisen. Außerdem müssen sie sich die speziellen psychiatrisch-therapeutischen Grundlagen und Erfahrungen genauso wie jeder andere Psychiatrietherapeut erworben haben. Schließlich haben diese Verfahren im allgemeinen – abgesehen von einigen wenigen psychiatrischen Institutionen – erst eine kürzere Entwicklungszeit hinter sich, teilweise befinden sie sich noch im Experimentierstadium.

2.4. Soziale Gestalt in Therapiegruppen

Die soziale Gestalt als weiteres Ordnungsprinzip (Tab. 2) beschreibt, wie der einzelne und die Gruppe sich im therapeutischen Prozeß zueinander verhalten, wie der therapeutische Prozeß ansetzt und in welchem Gebiet die wesentlichen Heilkräfte in Bewegung gebracht werden: ob beim einzelnen Patienten oder bei der Gruppe. In einem Dreieck lassen sich die drei Ansatzpunkte verdeutlichen: Therapie kann geschehen

- *in* der Gruppe,
- *der* (für die) Gruppe,
- *durch* die Gruppe.

Was ist damit gemeint?

„Therapie *in* der Gruppe“ und „Therapie *der* Gruppe“ richtet sich auf Veränderungen des *einzelnen Patienten*. Der Gruppenleiter gehört zwar äußerlich dazu, aber er hat als Leiter grundsätzlich eine außenstehende Sonderstellung innerhalb der Gruppe, indem er entweder „*die* Gruppe“ oder „den einzelnen *in* der Gruppe“ therapiert, wobei selbstverständlich die anderen Gruppenmitglieder als Helfer notwendig sind, nach Art des Chores im griechischen Drama.

Tabelle 2 Soziale Gestalt von Therapiegruppen

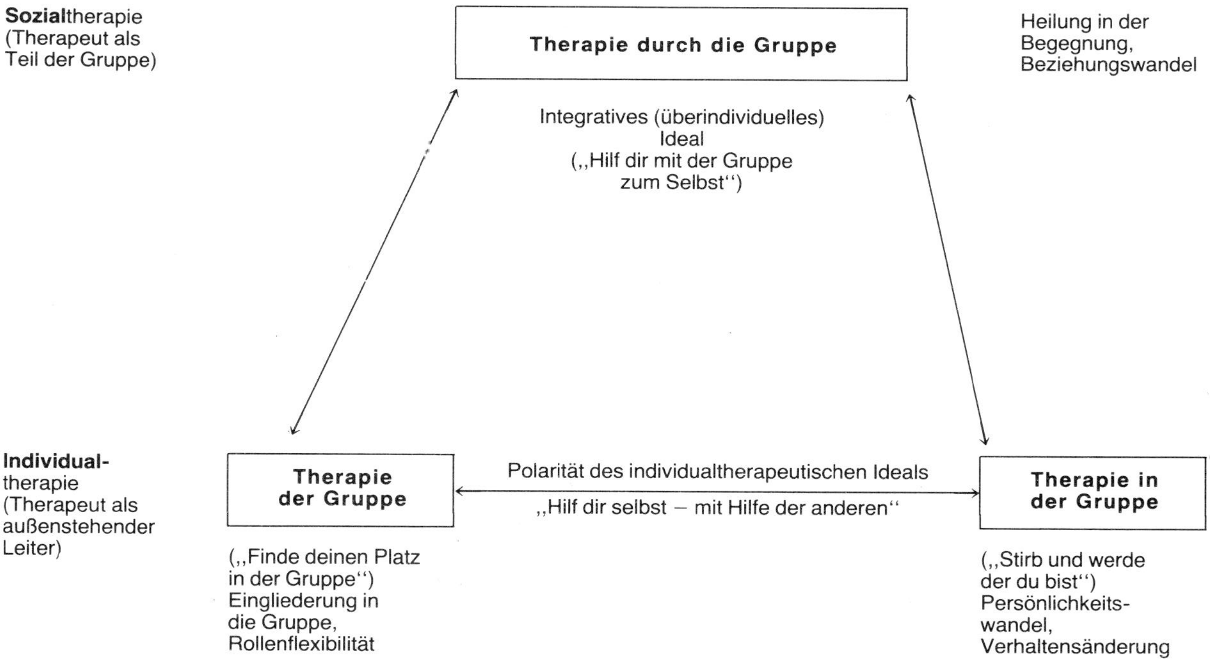

2.4.1. Therapie in der Gruppe

Sie geschieht beispielsweise in der Gestalttherapie oder im Psychodrama, indem der Therapeut mit einem einzelnen Patienten sein Problem bearbeitet und danach das Gruppenfeedback einholt. Oder sie kann in kreativen Gruppen geschehen, wenn die Gruppenmitglieder sich gegenseitig der Reihe nach Feedback geben, sich z. B. mitteilen, welchen Eindruck sie von ihren gerade gemalten Bildern haben. Auch verhaltenstherapeutische oder pädagogische Gruppen können dann nach diesem Muster arbeiten, wenn sie ein bestimmtes verhaltenstherapeutisches Programm auf das Verhalten eines einzelnen Patienten abstellen – etwa wird ein Depressiver durch Loben ermutigt, wenn er spontan in der Gruppe das Wort zu ergreifen wagt, dagegen wird er durch Nichtbeachtung gestraft, wenn er sich weinerlich zurückzieht. Diese Gruppen streben nach Persönlichkeitswandel (tiefenpsychologisch ausgedrückt: Umstrukturierung der Persönlichkeit) oder nach Verhaltensänderung (Verhaltensmodifikation im Vokabular der Verhaltenstherapie), wobei mir scheint, daß beide Therapiemethoden das gleiche Ziel anstreben; denn bei wirklicher Verhaltensänderung wird sich auch der Mensch mit seinen Gedanken, Gefühlen, Empfindungen und Motivationen wandeln – und umgekehrt ist kein Wandel tieferliegender Persönlichkeitsschichten denkbar, ohne daß sich nicht auch der Mensch in seinem Verhalten änderte.

2.4.2. Therapie der Gruppe

Sie steht am anderen Pol der individualtherapeutischen Gruppenbehandlung. Der Gruppenleiter berücksichtigt die persönliche Problematik des einzelnen Patienten nicht in besonderer Weise; vielmehr behandelt er die Gruppe als Ganzes, wie einen selbständigen Organismus, er stellt sich immer der Gruppe als einzelner *gegenüber*, wobei er sich grundsätzlich nicht als gleichberechtigtes Mitglied der Gruppe ansieht – wohl dagegen als Projektionsfigur für konkurrierende Rivalitäten einzelner Gruppenteilnehmer um die Gunst des Gruppenleiters oder für Sehnsüchte nach warmer Zuwendung oder für mütterlich-spendende Geborgenheit, so wie das in psychoanalytischen Gruppen mit dem Ziel der Übertragungsbearbeitung der Fall ist. In gruppendynamischen Gruppen (Götte 1976) sollen die Mitglieder lernen, welche Rollen sie typischerweise in der Gruppe einnehmen, speziell anberaumte Rollenspiele und Gruppenspiele (s. S. 361) können dafür hilfreich sein. Der Therapeut gilt hier als Fachmann für therapeutische Gruppendynamik, der sich nur soweit in den Gruppenprozeß hineinbegibt, wie es für das angestrebte Ziel der Eingliederung in die Gruppe nötig ist – nie gibt er sich aber als Person mit eigenen Wünschen und Problemen zu erkennen, etwa als einer, der dem Patienten als Partner ebenso ausgesetzt ist

wie der Patient ihm, beispielsweise wenn es darum geht, sich *gegenseitig* Verständnis zu schenken oder sich gegenseitig zu helfen.
Welche Lösungen geben diese Prinzipien her für ein menschliches Grundproblem: „der einzelne und die Gruppe"? Denn fast niemals entspricht in einer bestimmten Situation das Bedürfnis des einzelnen auch dem überwiegenden Bedürfnis der Gruppe. Die beiden bisher genannten Prinzipien bieten *isolierende* Lösungen an; entweder wird das Bedürfnis der Gruppe als Ganzes („Therapie der Gruppe") oder das Bedürfnis des einzelnen („Therapie in der Gruppe") isoliert behandelt. Damit wird die natürliche Spannung zwischen Individuum und Gruppe aufgelöst – es geht viel Kraft verloren, Sprengkraft ebenso wie Heilkraft.

2.4.3. Therapie durch die Gruppe

Die integrative Lösung der „*Therapie durch die Gruppe*" dagegen nimmt diese Spannung in den therapeutischen Prozeß grundsätzlich mit hinein; das Problem des einzelnen wird immer auf dem Hintergrund und als Teil des Gruppenganzen und umgekehrt das Problem der Gruppe in der Person des einzelnen Mitgliedes gesehen. Es gilt hier, die Spannungen zu sehen und *auszuhalten,* die zwischen den Wünschen der einzelnen und dem Interesse der Gesamtgruppe bestehen. Therapeutische Gemeinschaften verwirklichen das Prinzip der „Therapie durch die Gruppe". Es geht hier nicht darum, daß der einzelne „möglichst viel für sich herausholt", sondern „jeder suche das Seine *und* das des anderen!" Dafür muß er – potientiell – natürlich das Ganze der Gruppe im Auge haben können. Schwer- und mittelschwer gestörte Menschen können zum Beispiel in der Stationsversammlung einer psychiatrischen Station das Gruppenganze im allgemeinen nicht berücksichtigen; dafür bekommen sie Hilfe von Gesünderen, seien es Mitpatienten oder Therapeuten. Entscheidend ist hier, aus welchem Bewußtsein sie diese Hilfen bekommen; ob mit dem Ziel, „wieder sie selbst zu werden" (Therapie in der Gruppe), „sich in die Station einzupassen" (Therapie der Gruppe) oder „sich selbst in der Gruppe zu finden" (Therapie durch die Gruppe), was soviel heißt: den Zugang zu den tieferen Heilkräften von Loyalität und Solidarität geöffnet zu bekommen – Heilkräfte, die auch in der Familientherapie wirken. Es ist ganz gleichgültig, welche Heil-Mittel und Verfahren (tiefenpsychologische, verhaltenstherapeutische, kommunikationstherapeutische, leib- oder kunsttherapeutische) bei diesen Hilfen genutzt werden.

Der Therapeut ist prinzipiell Teil der Gruppe – entsprechend wechseln auch Aufgaben des Gruppenleiters von Person zu Person und werden von Kranken dann übernommen, sobald diese dazu fähig sind. Die Gefahr ist, daß diese Teilnahme des Therapeuten zur formalen Farce wird, daß er eine Rolle des „Als-ob-Teilnehmers" spielt – und das womöglich selbst nicht bemerkt. Damit verspielt er seine wichtigste therapeutische Chance in solchen Gruppen: Heilung aus der Begegnung zum Ereignis werden zu lassen (Trüb 1971, Pfau-Tiefuhr 1976). Aus der persönlichen, unmittelbaren Begegnung zu heilen, heißt nicht, sein therapeutisches Wissen über Bord zu werfen und sich schutzlos in der Beziehung mit dem Patienten zu verlieren; es heißt vielmehr, alles einem selbst und seinen Kräften zur Verfügung Stehende in die Waagschale der Begegnung mit dem Patienten zu werfen. Es heißt auch, sich einer persönlichen Auseinandersetzung zu stellen und seine persönlichen Gefühle und Empfindungen (s. S. 356 ff) in dosierter Form ins Spiel zu bringen. Heilung vollzieht sich hier nicht mit dem Schwerpunkt, daß Persönlichkeit und Verhalten des Kranken sich wandelt, sondern dadurch, daß *Therapeut und Patient ihre Beziehung zueinander verändern*. In der Beziehung sind immer beide betroffen. Es muß auch die Illusion über Bord geworfen werden, die Krankheit sei „Problem des Kranken" – erkrankt ist im Falle dieses Prinzips immer die Beziehung zwischen Therapeut und Patient. Und der Therapeut wird sich von dieser erkrankten Beziehung so viel zu eigen machen, wie er eben tragen kann.

2.4.4. Zugänglichkeit von Gruppen

Ein anderer Aspekt der sozialen Gestalt von Gruppen ist ihre *Zugänglichkeit*. Ein Pol sind Gruppen nach dem „*Auslesetyp*"; sie werden überwiegend als *geschlossene* geführt: die vom Gruppenleiter speziell ausgesuchten Patienten arbeiten über einen bestimmten Zeitraum zusammen – grundsätzlich scheidet kein Mitglied während dieser Zeit aus, und es kommt auch kein neues hinzu. Nach dem Prinzip der geschlossenen Gruppe mit strenger Auslese arbeiten z. B. Alkoholikerstationen mit verhaltenstherapeutischem Programm oder ambulante psychoanalytische Aussprachegruppen. Am anderen Pol sind *offene* Gruppen des „*Familientyps*" anzusiedeln. Wie in einer Familie können neue Mitglieder dazukommen und alte die Gruppe verlassen, wenn das ihren Bedürfnissen entspricht. Therapeutische Clubs, Therapeutische Gemeinschaften ohne homogene Zusammensetzung, die meisten der in der Sozialpsychiatrie wirkenden Gruppen, arbeiten eher als offene Gruppen des Familientyps. Therapeuten, die auf exakte, rational faßbare methodische Arbeit Wert legen, behaupten die angeblich mangelhafte Wirksamkeit dieses Gruppentyps. Da es bisher keine stichhaltigen Untersuchungen über die therapeutische Wirksamkeit bestimmter Gruppenverfahren überhaupt gibt und solche Untersuchungen aus prinzipiellen Gründen wahrscheinlich auch nicht zu erstellen sind (Ernst 1968, Petersen 1979), läßt sich diese Behauptung mit statistischen Mitteln weder bestätigen noch widerlegen.

2.5. Freiheitsgrad in der Gruppe

Der *Freiheitsgrad in der Gruppe* ist durch die polare Spannung zwischen Gebundenheit und Freiheit bestimmt.

Das *Prinzip der Gebundenheit* geht davon aus, die *innere Eigengesetzlichkeit* des menschlichen Leibes, der menschlichen Bewegung, der Sprache, der Tongestaltung (z. B. beim Singen und Musizieren), der Farbe, der Formgestaltung und des Wortes zu erfühlen, zu erspüren, zu ertasten. Mit dem vertieften Erleben dieser Eigengesetzlichkeit der Dinge wird der *Entfremdung* entgegengewirkt – Entfremdung im ökonomisch-sozialen (marxistischen) wie im psychologischen und psychosomatischen Sinn kann als tiefere Ursache körperlicher, seelischer und sozialer Krankheiten betrachtet werden (Fromm 1977). Gebundenheit heißt nicht nur, daß ein bestimmtes verbalisiertes Thema (z. B. „Angst und Vertrauen in der Begegnung") vorgegeben wird. Das „Thema" im Sinne des Gesetzten, Strukturierten, Gegebenen kann ebenso gut vorhanden sein in einer Tonreihe („Hänschen klein . . ."), in bestimmten Intervallen (Sexten, Septimen, Terzen), in bestimmten Musikinstrumenten (Orffsches Instrumentarium mit Zimbeln, Klanghölzern, Metallklangstäben, Pauken, Triangel oder wieder entwickelten Heilinstrumenten wie Leier, Krummhorn, Chrotta, Quinton, Flöten), ebenso in bestimmten Bewegungsabläufen (allmähliches Aufrichten aus Liegelage, Wirbel für Wirbel und Glied für Glied nach dem Prinzip der Gliederpuppe; dreiteiliges Schreiten; Schwingen allein, zu zweit, zu dritt), bestimmten Leibwahrnehmungen (Erspüren der Auflage- und Hohlflächen in Liegelage auf dem Rücken oder auf dem Bauch), bestimmten Formgestaltungen (Tonen mit beiden Händen bei geschlossenen Augen von Formreihen wie Kugel, Würfel, Vierflächler, Zwölfflächler; Umgang mit Holz, Wachs, Metall, Matschmasse), Formgestaltungen (Aufbau des Farbkreises; Blau-Gelb-Komposition; Umgang mit Finger-Deck-Wasser-Ölfarben, Kreiden, Farbstiften) und meditativem Farbwahrnehmen (Kennenlernen der physiologischen Komplementärfarben; sinnlich-physiologische Wirkung im blauen oder roten Zimmer). Scheinbar zufällig, bei näherer Kenntnis verständlich, wirkten bestimmte Tanzformen bei Schizophrenen heilsam. Barocke Tänze (Menuett, Sarabande, Gavotte) gestatteten diesen Menschen erfüllte und echte Kommunikationen, die ihnen sonst nicht möglich waren (Blankenburg 1969). Bei der Gestaltung dieser „Themen" soll nicht eine „schöne Leistung" im herkömmlichen oder künstlerisch-ästhetischen Sinne bestimmter gesellschaftlicher Normen erfaßt werden; wenn der Begriff Ästhetik überhaupt angebracht ist, dann nur im Sinne des Wahrnehmens, des Abtastens und Erspürens – also ähnlich wie Friedrich Schiller es mit der „Ästhetischen Erziehung des Menschen" oder J. W. Goethe mit der „Sinnlich-sittlichen Wirkung der Farbe" meinte. Wird die thematische Gebundenheit allerdings zum alleinigen Prinzip erhoben, ohne die jeweilige seelische Bewegung der Gruppe oder einzelner zu berücksichtigen, so wird die Dynamik unterdrückt: die Gruppe erstarrt und versteinert.

Das *Prinzip der Freiheit* andererseits wird in der Improvisation verwirklicht – sei es, daß man die Patienten für sich allein oder zu zweit, zu dritt oder in der ganzen Gruppe (höchstens 10 Teilnehmer) frei gestalten läßt. Die Wahl zwischen verschiedenen Medien (sofern vorhanden und vor allem sofern sie vom Gruppenleiter beherrscht werden) wie Farben, Formmaterial, Musikinstrumente, Bewegungsformen ist ihnen freigestellt. Mit der Improvisation sollen ursprüngliche (sogenannte „primitive"), unentwickelte, ungelebte Seiten des Patienten angesprochen und geweckt werden, so daß in der Gestaltung eines Bildes oder im scheinbar zufälligen Spiel musikalischer Zweierbeziehung etwas Neues, bisher nicht Erlebtes und Empfundenes zutage treten kann. Der Therapeut muß ein wachsames Auge für diese schöpferische Ursprünglichkeit haben – insbesondere muß er abspüren können, ob sich hier zukunftsweisende, entwicklungsfähige Seiten (prospektive Tendenzen) oder kindlich-ansprüchliche Elemente (illusionär-infantile und regressiv-fixierte Tendenzen) melden, und dementsprechend wird er den therapeutischen Prozeß durch Ermutigen oder Konfrontieren, durch Lob oder Tadel zu lenken haben. Freiheit macht Angst, Angst vor der Fülle der Möglichkeiten. Schon der Gesunde hat Angst vor einem neuen, unbekannten Instrument, um so mehr der weniger belastungsfähige Kranke. Auch hier kann es gefährlich werden: die Dynamik der Gruppe erstarrt aus Angst.

Oder sie überspringt die Angst und entgleitet ins turbulente Chaos. Nicht dieses, sondern das *sensible Chaos* ist das Therapieziel: die inneren, chaotischen Zufälligkeiten mit wachsamen Wahrnehmungsorganen zu erspüren, zu berücksichtigen und sich ihnen und sie sich zuzuordnen. So geschehen in einer Bewegungstherapiegruppe, die sich verabredet hatte, Angstszenen darzustellen. Die Gruppe war dazu lustlos und erging sich in ausgelassener Blödelei und motorischer Necklust. Genau diese Dynamik griff die Therapeutin auf, indem sie die Gruppe rasch herumlaufen ließ mit freiem Rhythmus und freier Richtung. Bemerkenswerterweise ordnete sich die Gruppe spontan nach kurzer Zeit in eine Kreisbewegung, und es bildete sich dazu ein gemeinsamer Laufrhythmus der Gruppe heraus.

Um Chaos durch Angst vor Freiheit und um Erstarren durch übermäßige Gebundenheit zu vermeiden, wird der Therapeut den Mittelweg in der richtig balancierten *thematischen Improvisation* suchen – ein Prinzip, wie es z. B. der Themenzentrierten Interaktion (Cohn 1975) im rechten Gleichgewicht zwischen verbalem Thema und Interaktion zugrunde liegt.

2.6. Planung und Zusammenstellung von Gruppen

Die in diesem Abschnitt zusammengetragenen Hinweise für die Praxis beziehen sich vornehmlich auf sozialpsychiatrische Kleingruppen in der Ambulanz oder auf solche stationären Gruppen, die als Spezialprogramme eingerichtet sind (z. B. Alkoholikerstation in der Psychiatrischen Klinik der Medizinischen Hochschule Hannover). Ich möchte davor warnen, diese Hinweise wie ein *Rezept* als Handlungsanweisung zu verstehen – es sind lediglich in meiner therapeutischen Praxis gewonnene Hinweise, die den Leser zum eigenen Überlegen anregen mögen.

Das spätere Schicksal einer Gruppe hängt erheblich davon ab, wie der Gruppenleiter die Mitglieder ausgewählt hat. Die Zusammensetzung einer Gruppe ist deshalb eine der wichtigsten Aufgaben des Gruppenleiters. Unter keinen Umständen lasse sich der Gruppenleiter diese Aufgabe aus der Hand nehmen; in jedem Fall sollte er das entscheidende Mitspracherecht bei der Auswahl der Gruppenmitglieder haben.
Vor Beginn einer Gruppenarbeit wird der Gruppenleiter folgendes prüfen oder in die Wege leiten:

- Ziel und Typus der Gruppenarbeit (s. oben)
- Zahl, Alter, psychischer Zustand, Geschlecht, Bildungsniveau, sozialer Hintergrund, Kontraindikationen,
- Beziehung des Gruppenleiters zu den Patienten,
- Motiv des Gruppenleiters zur Gruppenbildung,
- Probegruppe,
- therapeutischer Pakt,
- Raum und Zeit.

Vor der Zusammenstellung einer Gruppe muß der Gruppenleiter sich eine genaue Kentnis verschafft haben über psychische Belastbarkeit, die Charakterstruktur, die psychiatrische Diagnose, die gegenwärtige Lebenssituation und die wichtigsten Daten der Lebensgeschichte.
Er braucht dieses Wissen einmal für die Zusammenstellung der Gruppe; darüber hinaus muß er bei der laufenden Gruppenarbeit ständig die individuellen Persönlichkeitszüge berücksichtigen. Im allgemeinen wird der Gruppenleiter sich in einem ersten Interview einen Überblick über die Persönlichkeit des Patienten verschaffen und am Ende des Interviews dem Patienten eine Gruppentherapieform anbieten; beim Erstinterview wird er sehr genau auf die Fähigkeiten (z. B. Introspektion, Frustrationstoleranz, Verbalisationsvermögen, Motivation, Leidensdruck, Ansatzmöglichkeiten für Kunst- und Leibtherapien) achten, um dementsprechend den Gruppentyp für den Patienten auszuwählen. Häufig ist noch ein zweites Interview nötig, vor allem um die Motivation des Patienten zu prüfen und um die nicht selten ängstlichen Fragen etwa nach dem Gruppendruck ansatzweise zu klären. Wenn dem Gruppen-

leiter die Indikation für einen bestimmten Gruppentypus unklar ist, so wird er dem Patienten die Teilnahme an einer Probegruppe vorschlagen; in jedem Fall verabredet er, daß die ersten zwei oder drei Gruppensitzungen für beide Teile, Patient wie Gruppenleiter, probeweise aufzufassen sind.

2.6.1. Anzahl

In Aussprachegruppen gelten sieben bis acht Mitglieder als Optimum, mehr als zehn und weniger als sechs Mitglieder lähmen die Dynamik. Kenner sprechen von der „magischen Zahl sieben" (Schindler 1964). Der Gruppenleiter lasse sich nicht durch die „Not" der Patienten dazu zwingen, eine Aussprachegruppe mit vier Patienten zu beginnen – die „Not" wird ihn bald dazu bringen, die Gruppe entweder ganz leiterzentriert zu führen oder sie wieder aufzulösen. In Rollenspiel-, kreativen und Aktionsgruppen liegt eine untere Grenze bei vier und eine obere Grenze bei fünfzehn Mitgliedern. Milieugruppen haben ihr Optimum bei fünfzehn bis zwanzig Patienten – dementsprechend werden auch heute Klinikabteilungen dieser Größe gebaut. Allgemein kann die Regel gelten: optimal ist für Aussprachegruppen die Grundzahl sieben, das Doppelte bis Dreifache der Grundzahl muß für alle auf Milieutherapie zielenden Gruppen gerechnet werden.

2.6.2. Alter

Häufig ist es fruchtbar, verschiedene Altersschichten zu mischen; um so leichter wird sich eine Familienstruktur entwickeln können. Das hat bei Milieugruppen eine stabilisierende Wirkung, da man bei den meisten Patienten heute ein introjiziertes Familienbild voraussetzen kann. Zugleich hat man in Aussprachegruppen beim Auftreten generationentypischer Konflikte die therapeutische Chance, diese Konflikte zu bearbeiten. Es ist immer wieder erstaunlich, wie gut sich auch abnorme Persönlichkeiten, von denen man das nicht erwartet hätte, in derartige Gruppen mit Familienstruktur einfügen. Ich denke etwa an dissoziale, hochgradig verwahrloste Jugendliche, die wegen fehlender sozialtherapeutischer Institutionen in einer Heil- und Pflegeanstalt alten Stils in der geschlossenen Altersabteilung verwahrt wurden: mit wahrer Hingabe waren sie den Alten zu Diensten, wurden andererseits von diesen für ihre Hilfsbereitschaft belohnt. Ich will damit sagen: je mehr es sich um Milieugruppen handelt, desto eher kann man Altersschichten mischen, je mehr die Aussprache betont wird, desto eher wird man häufig nach dem Lebensalter relativ homogen auswählen, sofern man nicht bewußt Generationenkonflikte provozieren will.

2.6.3. Psychischer Zustand

Im groben sind zu unterscheiden: soziale Anpassung, psychische Belastbarkeit, psychiatrische Diagnose und Charakterstruktur.
Die *soziale Anpassung* und der klinische Zustand sind deshalb bedeutsam, weil man homogene Gruppen bilden sollte. Fast immer sollte man akut erregte Patienten und solche mit blühender Psychose separat behandeln, sofern sie überhaupt gruppenfähig sind. Ebenso bilden chronisch Kranke, insbesondere dann, wenn sie keine oder Rehabilitationschancen nur nach sehr langer Therapiezeit haben, eine besondere Gruppe. Hingegen können subakut Kranke und solche, die sich in der Rehabilitationsphase befinden, gemischt werden. Diese Regel – Trennung akut Kranker, chronisch Kranker und ruhiger Rehabilitanden – sollte möglichst streng beachtet werden, um unnötige Komplikationen oder Behinderungen zu vermeiden: nicht selten werden in einer Rehabilitationsgruppe, bei der sich über dem Erlebnis der früheren Psychose gerade eine schützende Amnesie gebildet hat, durch akut Kranke unnötige Ängste hervorgerufen – oder umgekehrt hindert ein chronisch Kranker durch sein stereotypes Verhalten den Fortschritt einer Rehabilitationsgruppe, abgesehen davon, daß er sich selbst isoliert.
Psychische Belastbarkeit und Frustrationstoleranz sind wesentliche Momente (GASTAGER 1963). Patienten, die nur gering psychisch belastbar und leicht kränkbar sind, sollte man keinem eingreifenden Gruppenverfahren wie einer psychoanalytischen Gruppentherapie oder dem Psychodrama aussetzen; übende Gruppenmethoden oder bestenfalls fokale Gruppenarbeit können bei solchen Patienten mit geringer Ich-Stärke angewandt werden. Ich-schwache Patienten – seien es nun Schizophrene oder Neurotiker – sollten nicht mit Ich-starken Gruppenmitgliedern in einer kleinen Aussprachegruppe vereinigt werden, weil Ich-Schwache hier rasch erdrückt würden. Ich-Stärke und psychische Belastbarkeit sollten unter den Mitgliedern einer Gruppe ungefähr ausgeglichen sein, extreme Unterschiede sind zu vermeiden; nach diesen Gesichtpunkten ist die Gruppe homogen zu bilden.
Zieht man die *psychiatrische Diagnose* in Betracht, so gilt im allgemeinen: größere Milieugruppen können ganz verschiedenartige Krankheitsbilder umfassen, sie können also heterogen zusammengesetzt werden; kleine Aussprachegruppen dagegen sollten bis auf einige Ausnahmen homogen gebildet sein. Die homogene Zusammensetzung in Kleingruppen wird man nach BATTEGAYS Erfahrungen vor allem berücksichtigen bei Alkoholikern, Angehörigen von Alkoholikern, Toxikomanen, verwahrlosten Jugendlichen, Neurotikern, Depressiven, Patienten mit schweren Sexualstörungen, Schizophrenen und Angehörigen von Schizophrenen. Eine Ausnahme machen Gruppen mit ausschließlich chronisch schizophrenen Patienten; sie lassen einen ungünstigen Gruppenverlauf bei homogener Zusammensetzung erwarten (LINDINGER 1965). Deshalb sollten chronisch schizophrene Kranke immer gemischt wer-

den, etwa mit einer Minderheit von Alkoholikern. In Großgruppen von 15–20 Patienten hingegen hat sich die Mischung nach psychiatrischen Diagnosen aus verschiedenen Gründen als fruchtbar erwiesen (BATTEGAY 1963, PETERSEN 1968a); verschiedenartige Krankheitstypen können sich gegenseitig anregen und helfen. Zugleich konfrontieren sich aber gegensätzliche Menschen stärker, womit der Realitätscharakter der Gruppe mehr betont wird; homogene Kleingruppen haben in diesem Sinn wenig Realitätskontrolle und sind deshalb auch eher von der Gefahr bedroht, daß sie sich in fruchtloser Intimität gegenüber der Welt abkapseln.

Bei der *charakterologischen Einordnung* wird man mit Vorteil darauf achten, daß nicht eine bestimmte Charakterstruktur überwiegt oder das Bild bestimmt. Schizoide, zwanghafte, hysterische und depressive Charakterstrukturen sollten gemischt sein (POHLEN 1970).

2.6.4. Geschlecht

Allgemein hat es sich als günstig erwiesen, die Geschlechter in der Gruppe zu mischen. Ausnahme davon ist die Aussprachegruppe mit Homosexuellen.

2.6.5. Bildungsniveau

In Aussprachegruppen vom psychoanalytischen Typ wird man auf ein etwa einheitliches Bildungsniveau achten; je mehr sich Aussprachegruppen der thematischen Form nähern, desto eher kann man die Patienten nach ihrem Bildungsniveau mischen. Es versteht sich von selbst, daß Patienten mit einer unternormalen Intelligenz nicht für spezielle Aussprache- und Psychodramagruppen geeignet sind. Das gleiche mag für Rollenspielgruppen in beschränktem Maße gelten. In Aktionsgruppen dagegen und auch in Milieugruppen kann eine Mischung des Bildungsniveaus günstig wirken.

2.6.6. Kontraindikationen

Sie haben sich vor allem für Aussprachegruppen herausgestellt. – Sie mögen in beschränktem Maße auch für andere Gruppentypen gelten. Ausgeprägte hysterische Charakterneurotiker, Maniker, Psychoorganiker jeglichen Grades, Toxikomane sollten nicht in Gruppen mit anderen Patienten zusammengenommen werden. Ebensowenig zuträglich sind Monopolisten und fanatische Ideologen. Alle diese Patienten hemmen die Gruppe daran, sich reflektierend mit den eigenen Problemen auseinanderzusetzen: Hysteriker wegen des ausgeprägten Agierens, Maniker und Monopolisten, weil sie keinen anderen zu Wort kommen lassen, Ideologen und Toxikomane wegen ihres Charakterpanzers, der es ihnen verbietet, sich selbst zur Diskussion zu stellen, Psychoorganiker wegen des Perseverierens. Wenig durchsetzungsfähige, schwer beziehungsgestörte Patienten – Neurotiker oder Schizophrene – werden kaum den Gruppendruck aushalten, eine vorbereitende oder gleichzeitige Einzeltherapie ist bei ihnen notwendig. Eine enge persönliche oder berufliche prägruppale Beziehung zweier oder mehrerer Gruppenmitglieder (enge Freundschaft, Ehepaar, Vorgesetzten-Untergebenen-Verhältnis) schließt die Teilnahme an der Gruppe zwar nicht absolut aus, führt jedoch automatisch zur Untergruppenbildung mit intensiverem Informationenaustausch auch außerhalb der Gruppe und kann dadurch zumindest in der Anfangsphase zu einer erheblichen Blockierung führen.

2.6.7. Beziehungen des Gruppenleiters zur Gruppe

Bei allen Gruppenarten gilt für den Gruppenleiter das Prinzip der therapeutischen Distanz, d. h. nähere persönliche Beziehungen, etwa Freundschaften zwischen Gruppenleiter und Patient, verhindern eine reibungslose Therapie, weil sie den Gruppenleiter wegen seiner Befangenheit, z. B. bei einschneidenden therapeutischen Eingriffen (wie etwa intensiven Deutungen), hemmen. Ebenso sind dienstliche Abhängigkeitsverhältnisse schädlich (z. B. Gruppenleiter als Arbeitgeber des Patienten).
Umgekehrt zählen zu den positiven Voraussetzungen ein persönliches Interesse der Gruppenleiter an den einzelnen Patienten; das persönliche Interesse kann auch erwachsen aus der Ähnlichkeit von Lebensproblemen, wie sie sich dem Patienten und dem Gruppenleiter stellen oder gestellt haben; allerdings kann diese Ähnlichkeit in ausgeprägteren Fällen ein Therapiehindernis darstellen. Der Gruppenleiter sollte ein lebendiges Interesse für seinen Patienten haben, ebenso sollte er das Problem des Patienten an einem wesentlichen Punkt erfaßt haben. Ist der Patient dem Gruppenleiter vollkommen undurchschaubar, steht eine „Wand" zwischen beiden, so sollte der Gruppenleiter – jedenfalls bei speziellen Aussprachegruppen – sich nicht scheuen, den Patienten nach dem Erstinterview mit einer für den Patienten akzeptablen Begründung zurückzuweisen. Der Gruppenleiter sollte dabei je nach der Belastbarkeit des Patienten offen zugeben, daß die Gründe für die Ablehnung beim Gruppenleiter und nicht beim Patienten liegen. Nimmt der Gruppenleiter den Patienten dennoch in die Gruppe, wird die Therapie über kurz oder lang mit einem Fiasko enden. Ebenso wie in der individuellen Therapie sollte der Gruppenleiter dem Bildungsniveau (nach unten und nach oben) des Patienten gerecht werden; d. h. er sollte auch dessen Ausdrucksweise beherrschen. Z. B. bekommen hochintellektuelle Therapeuten schon deshalb zu ihrem einfachen Patienten keinen Kontakt, weil sie ihn nach seinem „Mutterkonflikt" fragen, statt mit ihm darüber zu sprechen, wann er „den letzten Krach mit der Mama" gehabt habe.

2.6.8. Motive des Gruppenleiters

Die Motivation des Gruppenleiters zur Gründung einer Gruppe ist deshalb wesentlich, weil ihm das einen Fingerzeig geben kann, welche Gruppentechnik er am besten zu wählen hat. So werden Gruppenleiter mit der Tendenz zur Dominanz und Führerschaft möglichst keine Aussprachegruppen – jedenfalls nicht freie Aussprachegruppen –, sondern am ehesten thematisch gebundene Aussprachegruppen oder noch besser Aktionsgruppen oder allgemein solche Gruppen wählen, deren Ziel es ist, neue Verhaltensweisen zu üben. Umgekehrt werden Persönlichkeiten mit dem Interesse an Konfliktverarbeitung bei genügend Fähigkeit zur inneren Distanzierung sich konfliktorientierten oder sogar analytischen Aussprachegruppen zuwenden.

2.6.9. Therapeutischer Pakt

Die Vereinbarung zwischen Gruppenleiter und Gruppenmitglied gilt vornehmlich bei Aussprachegruppen, in abgewandelter Form auch bei Rollenspiel-, kreativen und Aktionsgruppen, soweit sie *ambulant* geführt werden. Nach Beendigung des Auswahlverfahrens verständigt der Gruppenleiter die Gruppenmitglieder über das Ziel und in großen Zügen über die Technik der Gruppenarbeit; er weist auf die Schweigepflicht hin: diese gilt selbstverständlich gegenüber Drittpersonen außerhalb der Gruppe. Am besten im Einzelgespräch vereinbart er mit den Mitgliedern regelmäßige Teilnahme an den Sitzungen, wobei sich die Gruppenmitglieder bei Absenzen 24 Stunden vor der Gruppensitzung mit Angabe eines triftigen Grundes beim Gruppenleiter abmelden sollen. Im allgemeinen wird eine vorläufige Dauer der Gruppensitzungen von 6–9 Monaten vereinbart. Die ersten 1–3 Gruppensitzungen sollen für die Gruppenmitglieder als Probesitzungen gelten, in denen sie die Art der Gruppenbehandlung kennenlernen können. Diese Bedingungen (Ziel, Technik, regelmäßige Teilnahme, Fernbleiben von der Gruppe, Dauer der Therapie, eventuell Probesitzungen) sollten vor der Gruppenarbeit *ausdrücklich* mit dem Gruppenmitglied besprochen sein, da auf diese Art Patienten mit bewußten Widerständen automatisch aus der Therapie ausscheiden. Außerdem hat der Gruppenleiter im Verlauf der Therapie die Möglichkeit, auf diese Bedingungen zurückzugreifen und auf diese Art z. B. Widerstände zu deuten. Schließlich aber – und das ist ein Hauptzweck des therapeutischen Paktes – wird der Zusammenhalt der ambulanten Gruppe von vornherein gefördert, und die Gruppensitzungen bekommen ein stärkeres Gewicht, während sie sonst viel zu leicht den Charakter der selbstverständlichen Hilfeleistung haben, zu der der Therapeut ohnehin verpflichtet sei. So aber gibt der Gruppenleiter dem Patienten von vornherein zu verstehen, daß er vom Gruppenmitglied eigene Initiative und aktive Beteiligung erwartet.

2.6.10. Raum und Zeit

Zu den häufig wenig beachteten Einflüssen auf die Gruppe gehören *Raum und Zeit* . Abgesehen davon, daß Kleingruppen möglichst in geschlossenen Räumen tagen – sofern ihr Zweck dem nicht offensichtlich entgegensteht (z. B. Gymnastikgruppen) – sollte man möglichst auf Gleichförmigkeit und Regelmäßigkeit achten: die Gruppe trifft sich in regelmäßigen Zeitabständen zur gleichen Zeit im gleichen Raum. Ein *runder* Tisch in der Mitte trägt zur Zentrierung der Gruppe bei. Zu kleine Räume beeinträchtigen die Entfaltung der Gruppe häufig mehr als zu große Räume. Die räumliche *Sitz*ordnung der Mitglieder kann dynamische Konstellationen andeutend widerspiegeln: das „Dornröschen" versteckt sich in einer Beule außerhalb des Gruppenkreises, der provokative Monopolist schiebt seinen Platz ostentativ zur Gruppenmitte hin, gegenübersitzenden Kontrahenten fällt die Auseinandersetzung leichter, als wenn sie nebeneinander sitzen; geschwisterliche Hilfestellung wird dagegen eher im Nebeneinandersitzen begünstigt (Petersen 1968). Um eine kontinuierliche Gruppenarbeit in Aussprachegruppen zu gewährleisten, sollten die Gruppensitzungen einmal, wenn nicht zweimal wöchentlich stattfinden; 90 Minuten Dauer hat sich in Aussprachegruppen als optimal herausgestellt. Zu den wesentlichen Aufgaben des Gruppenleiters gehört es, auf die Einhaltung der Zeit zu achten, so daß er Beginn und Ende der Sitzung bestimmt: durch einen fest umgrenzten Zeitraum gewinnt das Gruppengespräch an Konzentriertheit.

2.7. Einführende Literatur

Zwei praxisnahe, nicht zu umfangreiche Bücher, die trotz früherer Auflage noch immer ihren Wert behalten haben, sind die Schriften von Guggenbühl-Craig (1956) und Hinckley u. Hermann (1954). Guggenbühl gibt einen anschaulichen Überblick über seine gruppentherapeutische Erfahrung mit verschiedenen psychiatrischen Patientengruppen an einem psychiatrischen Krankenhaus der USA. Hinckley u. Hermann bringen eine Reihe von wörtlichen Therapieprotokollen und deren Interpretation; der gerade in der Praxis unsichere Anfänger kann sich daraus eine bessere Anschauung bilden als aus einem mehr theoretischen Buch. Beide Bücher handeln allerdings ausschließlich von Aussprachegruppen, ebenso wie das umfangreichere dreibändige Übersichtswerk von Battegay „Der Mensch in der Gruppe" (1967/69); diese drei Bücher können als Nachschlagewerke benutzt werden. Band I von Battegay bringt vornehmlich theoretische Grundlagen, Band II verarbeitet die für die Psychiatrie wichtigen praktischen Erfahrungen und Band III gibt einen zusammenfassenden Überblick.

Der umfangreiche Bericht „Gruppentherapie und soziale Umwelt" (Uchtenhagen 1975) des 5. Internationalen Gruppenpsychotherapiekongresses 1973 berücksichtigt in zahlreichen Beiträgen psychiatrische

Gruppenarbeit. Ein ausgezeichnetes Kompendium für die ambulante Gruppenarbeit, vornehmlich tiefenpsychologisch fundiert ist das Werk von Irvin YALOM, „Gruppenpsychotherapie“. Einen gewissen Überblick über Leibtherapien gibt H. PETZOLD (1974). E. FRANZKE (1977) gibt Hinweise zur Mal- und Formtherapie. Das dreibändige Werk von SAGER (1973) orientiert über Ehe- und Familientherapien.

In der therapeutischen Gruppenarbeit gängige *gruppendynamische Begriffe* sind die Konzepte von BION, BENNIS und R. SCHINDLER. Dabei geht es erstens um *typische Phasen*, innerhalb derer eine Gruppe sich entwikkelt: der englische Gruppentherapeut BION (1961) spricht von Grundeinstellungen der Abhängigkeit, Kampf und Flucht, Paarbildung: nach dem amerikanischen Gruppendynamiker BENNIS (1967) verwandelt sich Dependenz (Abhängigkeit) in Interdependenz (gegenseitige Bezogenheit mit Anerkennung der andersartigen Identität); nach dem Wiener Gruppentherapeuten R. SCHINDLER (1964) durchläuft eine Gruppe die Stadien der Menge, der prägruppalen und gruppalen Phase bis zur Institution. Zweitens beschreiben gruppendynamische Begriffe typische *dynamische Strukturen* innerhalb von Gruppen; R. SCHINDLER (1957) hat mit seiner soziodynamischen Grundformel vier dynamische Positionen mit den Rollen des Führers, des Mitläufers, des distanzierten Fachmannes und des Prügelknaben geschöpft.

Die seit 1968 erscheinende „Zeitschrift für Gruppenpsychotherapie und Gruppendynamik“ und die seit 1976 erscheinende Zeitschrift „Familiendynamik“ veröffentlichen die laufenden wissenschaftlichen Erfahrungen, wobei vorläufig psychiatrische Gruppenarbeit im Vergleich zur Neurosetherapie noch unterbetont ist. Glücklicherweise kommen hier auch nichtverbale therapeutische Gruppenmethoden zur Sprache.

Die seit 1970 erscheinende Zeitschrift „Gruppendynamik“ publiziert weniger gruppentherapeutische Aufsätze; für den in der Sozialpsychiatrie tätigen Gruppenarbeiter ist die Zeitschrift jedoch deshalb interessant, weil die hier abgehandelten Themen der Organisationsberatung und Organisationsumwandlung auch in psychiatrischen Krankenhäusern wesentlich sind.

Die Aufsätze von HAISCH (1955) und HULSE (1947) geben einen Überblick über die historische Entwicklung der Gruppentherapie in den 40er und 50er Jahren dieses Jahrhunderts.

Literatur

Battegay, R.: Der Mensch in der Gruppe, Bd. III: Gruppendynamik und Gruppenpsychotherapie. Huber, Bern 1972

Battegay, R.: Der Mensch in der Gruppe, Bd. I: Sozialpsychologische und dynamische Aspekte. Huber, Bern 1973a

Battegay, R.: Der Mensch in der Gruppe, Bd. II: Allgemeine und gruppentherapeutische Aspekte. Huber, Bern 1973b

Bennis, W. G.: Entwicklungsmuster der T-Gruppe. In: Gruppentraining, hrsg. von L. P. Bradford u. Mitarb. Klett, Stuttgart 1972 (S. 270)

Bion, W. R.: Experiences in Groups. Tavistock, London 1961. Deutsch: Erfahrungen in Gruppen, Klett, Stuttgart 1970

Bosch, G.: Psychotherapie und Soziotherapie. Soc. Psychiat. 2 (1967) 111–124

Buber, M.: Das dialogische Prinzip, 3. Aufl. Schneider, Heidelberg 1973

Christ, J.: Verschiedene Anwendungen der Gruppentherapie in der klinischen Praxis. Z. Gruppenpsychother. Gruppendyn. 3 (1970) 163–178

Ernst, K. u. Mitarb.: Ergebnisse der Verlaufsforschung bei Neurosen. (Monogr. Neur. Psychiat., H. 125). Springer, Berlin 1968

Freud, S.: Die Traumdeutung. In: Gesammelte Werke, Bd. II. Imago Publ., London 1948a

Freud, S.: Über den Traum. In: Gesammelte Werke, Bd. III, Imago Publ., London 1948b

Fromm, E.: Haben oder sein. Die seelischen Grundlagen einer neuen Gesellschaft. Deutsche Verlagsanstalt, München 1977

Haisch, E.: Entwicklung und Stand der Gruppentherapie. Fortschr. Neurol. Psychiat. 23 (1955) 474–489

Held, T.: Psychoanalyse und Psychiatrie. Psychiat. Prax. 4 (1977) 67–76

Hinckley, R. G., L. Hermann: Gruppenbehandlung in der Psychotherapie. Rascher, Zürich 1954

Hulse, W.: Gruppenpsychotherapie in Amerika. Schweiz. Arch. Neurol. Psychiat. 40 (1947) 199–208

Johnson, J. A.: Group Therapy. Mac Graw, New York 1963

Jung, C. G.: Erinnerungen, Träume, Gedanken, hrsg. von A. Jaffé. Zürich 1963; 9. Aufl. Walter, Olten 1977

Lindinger, H.: Die Zusammenstellung psychotherapeutischer Gruppen. Arch. Psychiat. Nervenkr. 207 (1965) 45–51

Moeller, M. L.: Zur Bildung von Selbsthilfegruppen. Psychiat. Prax. 4 (1977) 197–212

Petersen, P.: Sitzordnung und Gruppendynamik in therapeutischen Gruppen. Z. Psychother. med. Psychol. 17 (1967) 216–219

Petersen, P.: Spontane und dirigierte Gruppenbildung. Z. Gruppenpsychother. Gruppendyn. 1 (1968a) 108–114

Petersen, P.: Integrative Tiefentherapie. Therapiewoche 28 (1978) 8167–82

Petersen, P.: Läßt sich Wirksamkeit nachweisen? (Über das prinzipielle Dilemma von Nachuntersuchungen nach dem medizinischen Modell), In Vorbereitung

Petersen, P., A. Uchtenhagen: Aus welchen Motiven kommen Psychotherapiegruppen in psychiatrischen Anstalten zustande? Psychother. Psychosom. 16 (1968) 152–158

Pfau-Tiefuhr, U.: Begegnung als Ereignis. Dissertation, Medizinische Hochschule Hannover 1976

Schindler, R.: Grundprinzipien der Psychodynamik der Gruppe. Psyche (Heidelberg) 1957/II, 308–314

Schindler, R.: Personalisation in der Gruppe. In: Personalisation, hrsg. von M. Edelweiss, R. Taco Duque, S. Schindler. Herder, Wien 1964 (S. 67–78)

Sechehaye, M. A.: Tagebuch einer Schizophrenen. Suhrkamp, Frankfurt 1971 (1. Ausgabe La Réalisation symbolique. Bern 1947)

Trüb, H.: Heilung aus der Begegnung, 3. Aufl. Klett, Stuttgart 1971

Uchtenhagen, A. u. Mitarb.: Gruppentherapie und soziale Umwelt. (5. Internationaler Kongr. Gruppenpsychother. 19.–24. 8. 1973 Zürich). Huber, Bern 1975

Veltin, A.: Gruppenarbeit. In: Stichworte zur Sozialpsychiatrie, hrsg. von H. Frießem. Fink, München 1979

Kunsttherapien

Franzke, E.: Der Mensch und sein Gestalterleben. (Psychotherapeutische Nutzung kreativer Arbeitsweisen). Huber, Bern 1977

Harrer, G.: Musiktherapie. G. Fischer, Stuttgart 1975

Hauschka, M.: Zur künstlerischen Therapie, Bd. II: Grundlagen der Maltherapie. Selbstverlag Dr. Margarethe Hauschka-Stevenhagen, 7325 Boll

Priestley, M.: Music Therapy in Action. Constable, London 1975

Revers, W. J., G. Harrer, W. C. M. Simon: Neue Wege der Musiktherapie. Econ, Düsseldorf 1974

Schwabe, Chr.: Methodik der Musiktherapie und deren therapeutische Grundlagen. Barth, Leipzig 1978

Willms, H.: Musiktherapie – Möglichkeiten in der sozialen Psychiatrie. Psychiat. Prax. 4: (1977) 232–236

Leibtherapien

Alexander, Gerda: Eutonie. Kösel, München 1976

Blankenburg, W.: Tanz in der Therapie Schizophrener. Psychother. Psychosom. 17 (1969) 336–342

Blankenburg, W.: Bewegungstherapie. In: Stichworte zur Sozialpsychiatrie, hrsg. von H. Frießem. Fink, München 1979

Dürckheim, K.: Der Alltag als Übung, 5. Aufl. Huber, Bern 1972a

Dürckheim, K.: Hara – Die Erdmitte des Menschen, 5. Aufl. Barth, Weilheim 1972b

Feldenkrais, M.: Der aufrechte Gang (Verhaltenspsychologie oder Erfahrungen am eigenen Leibe mit zwölf exemplarischen Lektionen). Insel, Frankfurt 1968

Feldenkrais, M.: Awareness trough movement. Harper u. Row, New York 1972

Heileurhythmie-Ausbildung: Heileurhythmie (eine zeitgemäße Bewegungstherapie – ärztliche Gutachten) 1978. (hrsg. von Heileurhythmie-Ausbildung, 7000 Stuttgart 1, Ameisenberg 26)

Hoellering, A.: Zur Theorie der rhythmischen Erziehung. Marhold, Berlin 1968

Horetzki, O.: Pantomime als Methode der Gruppenpsychotherapie. Z. Psychother. med. Psychol. 15 (1965) 130

Junova, H., F. Knobloch: Psychogymnastik als eine Methode der Psychotherapie. Prax. Psychother. 11 (1966) 3–16

Kirchner-Bockholt, M.: Grundelemente der Heileurhythmie. Dornach/Schweiz 1962

Kofler, L.: Die Kunst des Atmens. Bärenreiter, Kassel 1961

Lowen, A.: The language of the body. (Bioenergetik). Collier-Macmillan, New York 1971

Masters, W., V. Johnson: Impotenz und Anorgasmie. Goverts, Frankfurt 1973

Meyer, J. E.: Konzentrative Bewegungstherapie. In: Psychotherapie u. Körperdynamik, hrsg. von H. Petzold. Junfermann, Paderborn 1974 (S. 157–173)

Perls, F. S.: Gestalttherapie in Aktion. Klett, Stuttgart 1974

Petzold, H.: Psychotherapie und Körperdynamik. (Verfahren psycho-physischer Bewegungs- und Körpertherapie). Junfermann, Paderborn 1974

Selver, Ch.: Sensory Awareness and Total Functioning. General Semantics Bull. Nr. 20/21 (1957) 5–16

Schultz, J. H.: Das autogene Training, 10. Aufl. Thieme, Stuttgart 1960

Psychotherapien (Worttherapien)

Cohn, R.: Von der Psychoanalyse zur themenzentrierten Interaktion. Klett, Stuttgart 1975

Garloff, L.: Ambulante Psychotherapie einer Gruppe schizophrener Frauen. Gruppenpsychother. Gruppendyn. 8 (1974) 68–79

Götte, J.: Methodik und Gestalt therapeutischer Gruppen in der stationären Psychiatrie. Psychiat. Prax. 3 (1976) 130–135

Kanfer, F. H., A. P. Goldstein: Möglichkeiten der Verhaltensänderung. Urban & Schwarzenberg, München 1977

Leuner, H. C.: Katathymes Bilderleben, Unterstufe. Thieme, Stuttgart 1970

Leutz, G. A.: Psychodrama, Theorie und Praxis, Bd. I: Das klassische Psychodrama nach J. L. Moreno. Springer, Berlin 1974

Liebermann, M. A.: Gruppenmethoden. In: Möglichkeiten der Verhaltensänderung, hrsg. von F. H. Kanfer. Urban & Schwarzenberg, München 1977 (S. 503–567)

Ohlmeier, D.: Probleme der psychoanalytischen Gruppentherapie Schizophrener. Vortrag, Tag. Allg. Ärzteblatt Ges. Psychother., Heidelberg 1969

Pohlen, M.: Eine analytische Untersuchung über Befindensveränderungen während klinischer Gruppenpsychotherapie. Z. Gruppenpsychother. Gruppendyn. 4 (1970) 143–161

Rogers, C.: Client-centered Therapy. Houghton Mifflin, Boston 1951. Deutsch: Die klient-bezogene Gesprächstherapie. Kindler, München 1973

Speierer, G.-W.: Dimensionen des Erlebens in Selbsterfahrungsgruppen. (Empirische Untersuchungen zur klientenzentrierten Gruppenarbeit). Gruppenpsychother. Gruppendyn. Suppl. 3 (1976)

Watzlawick, P., J. H. Beavin, D. Jackson: Menschliche Kommunikation. Huber, Bern 1974

Sozialtherapien

Bateson, G. u. Mitarb.: Schizophrenie und Familie. Suhrkamp, Frankfurt 1969

Boszormenyi-Nagy, I., J. L. Framo: Familientherapie, Bd. I und II. Rowohlt, Reinbek 1975 (rororo-Studium 80/81: Psychoanalyse)

Boszormenyi-Nagy, I., D. M. Spark: Invisible loyalities. Harper & Row, New York 1973

Finzen, A.: Milieutherapeutische Konzepte in der Sozialpsychiatrie. Psychiat. Prax. 4 (1977) 44–49

Huber, R., G. Rudnitzki: Familientherapie am sozialen Ort. Psychiat. Prax. 3 (1976) 195–203

Kaufmann, L., C. Müller: Über Familienforschung und Therapie bei Schizophrenen. Nervenarzt 40 (1969) 302-308

Krüger, H., P. Petersen: Gruppenarbeit in der Sozialpsychiatrie. Gruppenpsychother. Gruppendyn. 6 (1972) 69-84

Mandel, A. u. Mitarb.: Einübung der Partnerschaft durch Kommunikationstherapie und Verhaltenstherapie. Pfeiffer, München 1971

Petersen, P., E. Pfäfflin: Beschäftigungstherapeutische Gruppen mit akut und chronisch Kranken der psychiatrischen Klinik. Beschäftigungsther. Rehabilitation 3 (1968)

Richter, H. E.: Patient Familie. Rowohlt, Reinbek 1970

Richter, H. E., H. Strotzka, J. Willi: Familie und seelische Krankheit (eine neue Perspektive der psychologischen Medizin und der Sozialtherapie). Rowohlt, Reinbek 1976

Rose, H. K.: Rollendefinition und Rollentraining als Aufgaben einer therapeutischen Umweltgestaltung in der Rehabilitation Schizophrener. Vortrag „Schizophrenie und Umwelt“, 5. Bad Kreuznacher Symposion 17/18 (1970). Thieme, Stuttgart 1971

Sager, C. J., H. S. Kaplan: Handbuch der Ehe-, Familien- und Gruppentherapie, Bd. I–III. Deutsche Edition bei A. Heigl-Evers. Kindler, München 1973

Willi, J.: Die Zweierbeziehung. Rowohlt, Reinbek 1975

Yalom, J. D.: Gruppenpsychotherapie. Kindler, München 1974

3. Organisation und Praxis der Therapeutischen Gemeinschaft

3.1. Die Krankenstation

H. KRÜGER, A. VELTIN, V. ZUMPE

3.1.1. Vorbemerkung

Wenn in diesem und auch im folgenden Abschnitt die Krankenstation im Mittelpunkt der Überlegungen steht, hat das seinen Grund darin, daß die Autoren ihre erste Bekanntschaft mit der Therapeutischen Gemeinschaft in klinischen Institutionen gemacht haben. Sie haben im Laufe der Jahre ihren Erfahrungshorizont erweitert und gefunden, daß die im stationären Bereich gewonnenen Erkenntnisse sich prinzipiell auf die Arbeit in teilstationären und komplementären Einrichtungen sowie auf den Umgang mit ambulanten Gruppen (Patientenclubs) übertragen lassen. Es erscheint deshalb vertretbar, die Verwirklichung des gemeinschaftstherapeutischen Konzeptes am Beispiel der Krankenstationen abzuhandeln, wie das schon in der ersten Auflage geschehen ist.

3.1.2. Größe

Die Krankenstation oder Krankenabteilung (Tagesklinik, Wohnheim) stellt die vorgegebene Einheit dar, in der sich eine Therapeutische Gemeinschaft aufbauen und verwirklichen läßt. Unsere Erfahrungen mit größeren und kleineren Stationsgruppen gehen dahin, daß sich eine gemeinschaftstherapeutische Arbeit in Stationen mit 20 bis 30 Patienten intensiver gestalten als in Krankenabteilungen mit einer größeren Patientenzahl. Auch FLEGEL (1963/1968), JONES (1962) und MORRICE (1966) empfehlen Gruppengrößen, die 30 Mitglieder nicht überschreiten sollen, wenngleich JONES (1962) und SCHINDLER (1958/1967) gezeigt haben, daß auch Abteilungsgruppen mit 60 und 80 Mitgliedern zu einer mitverantwortlichen Zusammenarbeit imstande sind; in der Ulleva-Klinik/Oslo versammeln sich, wie KAYSER berichtet hat, morgens die Patienten des ganzen Departements von Dr. THOMSTAD, um zusammen mit den Therapeuten die Vorkommnisse auf den Stationen zu besprechen. Wenngleich die Aktionen solcher Großgruppen für die therapeutische Atmosphäre einer klinischen Institution von nicht zu unterschätzender Bedeutung sind, so bieten sie doch den einzelnen Mitgliedern nicht die Entfaltungsmöglichkeiten, die sie in einer Stationsgruppe mit überschaubarer Mitgliederzahl finden. Andererseits sollte die Stationsgruppe auch nicht zu klein sein, da Gruppen von psychisch Kranken mit weniger als 15 Mitgliedern sich erfahrungsgemäß schwer tun, in einen offenen Prozeß der Auseinandersetzung einzutreten; das äußert sich beispielsweise in der Unfähigkeit solcher kleinen Gruppen, innerem Unbehagen und Unzufriedenheit Ausdruck zu verleihen und Kritik zu üben (Berkowitz 1959, Slater 1958, Thomas u. Fink 1963).

Welche Schwierigkeiten sich im Umgang mit kleineren Stationsgruppen ergeben können, haben die Erfahrungen an der Psychiatrischen Klinik der Medizinischen Hochschule Hannover gezeigt. Von den 9 Krankenstationen mit jeweils 12 bis 14 Betten gelten 7 als Aufnahmestationen. Die Patientengruppen auf diesen Stationen sind infolgedessen sehr heterogen zusammengesetzt (Alter, Geschlecht, Verbalisierungs- und Introspektionsvermögen, intrapsychische Dynamik, Krankheitsbilder). Da fast immer einige der Kranken bettlägrig sind, werden die morgendlichen Zusammenkünfte der Stationsangehörigen selten von allen Patienten besucht. Von der Personalseite nimmt aber die gesamte Frühschicht mit Praktikanten, Ärzten und oft auch mit Oberärzten und Studenten teil. So ist in diesen Veranstaltungen das Zahlenverhältnis Therapeuten – Patienten oft gleich, gelegentlich sind gar die Therapeuten in der Überzahl.

Der Gedanken- und Meinungsaustausch gestaltet sich daher häufig zähflüssig und schwerfällig, die Gesprächsbeteiligung ist gering, Konflikte bleiben, da sie nicht verbalisiert werden, unbearbeitet. Spannungen werden nicht abgebaut, obwohl allein die räumliche Enge der kleinen Stationen geeignet ist, ein „Reizklima" zu unterhalten (Krüger 1974, Patzhold u. Mitarb. 1976).

Fruchtbarer verlaufen die Diskussionen dann, wenn die Patientengruppen eine homogenere Zusammensetzung aufweist und von wenigen, gruppentherapeutisch erfahrenen Teammitgliedern begleitet wird. Erst recht sind eine höhere Gesprächsbeteiligung und ein lebendigerer Sitzungsablauf zu erwarten, wenn sich zwei Stationsgruppen, die ohnehin über gemeinsame Tagesräume verfügen, zu einer Gruppenveranstaltung zusammenfinden.

Zur Beantwortung der Frage nach einer zweckmäßigen Stationsgröße kann man als Indikator also durchaus das Gesprächsverhalten der Gruppenmitglieder heranziehen. Wir haben in einer Untersuchung die Gesprächsbeteiligung in unausgelesenen Gesprächsgruppen von psychiatrischen Patienten mit Mitgliederzahlen zwischen 7 und 42 untersucht und dabei festgestellt, daß die verbalen Interaktionen bei Gruppen von 15 bis 20 Patienten intensiver waren als bei Gruppen von 30 Mitgliedern und mehr. Gruppen mit Mitgliederzahlen zwischen 20 und 30 unterscheiden sich in der Kommunikationsfreudigkeit noch nicht wesentlich von dem Verbalverhalten der Gruppen zwischen 15 und 20 Teilnehmern. Wenn man berücksichtigt, daß Krankenstationen mit 28 oder 30 Patienten von der Krankenhausökonomie für wünschenswert gehalten werden, so bieten Stationen dieser Größenordnung durchaus noch die Voraussetzung für eine erfolgversprechende Gemeinschaftstherapie.

3.1.3. Räumliche Gestaltung

Auch für die baulichen Verhältnisse gilt, was für die Stationsgröße gesagt wurde, daß man sich bei der Gründung einer Therapeutischen Gemeinschaft der vorhandenen Räumlichkeiten bedienen muß. Bei Umbaumaßnahmen und Neuplanungen sollte aber entschieden darauf geachtet werden, daß genügend Raum für die zahlreichen Aktivitäten einer therapeutischen Gruppe geschaffen wird. Wir halten es für besonders wichtig, daß die Gemeinschaftsräume zentral liegen, damit das Kommunikationsfeld schon von den Räumlichkeiten her einen dichten Charakter bekommt. Als Beispiel für eine relativ günstige Raumanordnung mag der Umbau eines Krankengebäudes in Gütersloh dienen, der unter besonderer Berücksichtigung der Erfordernisse der Gruppenarbeit vorgenommen wurde. Das alte Haus (Abb. 1) ließ sich so umstrukturieren, daß eine Krankenabteilung mit 28 Betten entstand, die sich aus zwei Halbstationen zusammensetzt (Abb. 2). Vier gemeinsame Tages- und Eßräume werden beiderseits von je fünf Schlafzimmern und dazugehörigen sanitären Räumen flankiert. Diese Aufteilung erlaubt einerseits die Bildung von zwei Kleingruppen unter bestimmten therapeutischen Zielsetzungen, andererseits läßt sie es ohne weiteres zu, die Station mit Männern und Frauen zu belegen. Die Funktionsräume (Arzt-

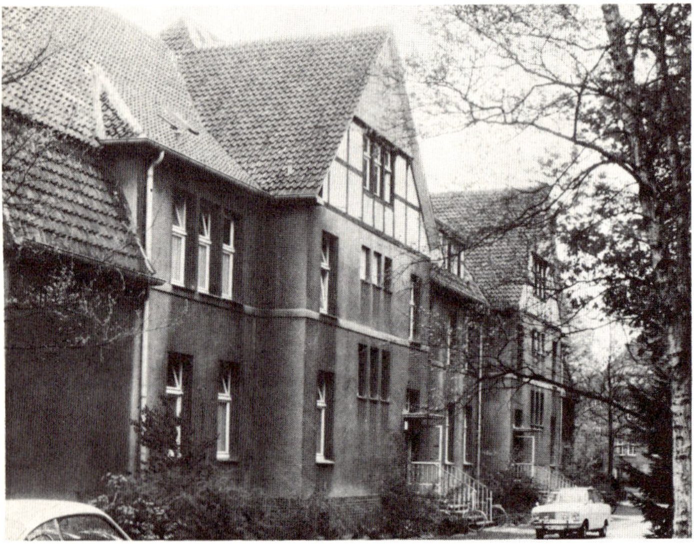

Abb. 1 Haus „Hermann Simon“

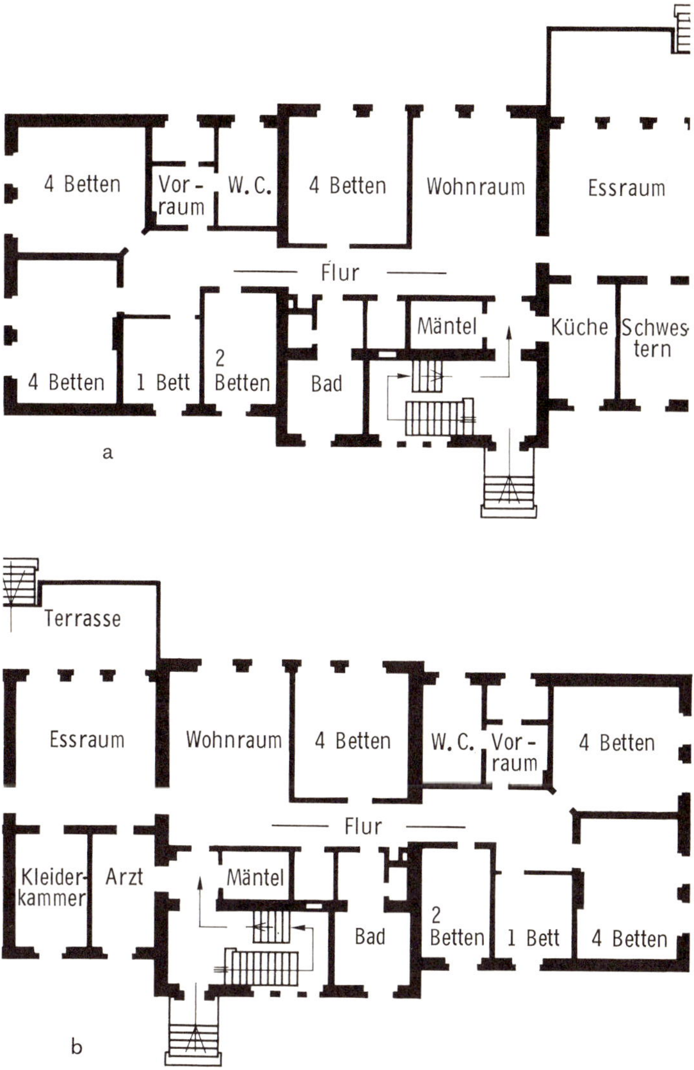

Abb. 2 Neue Krankenabteilung

zimmer, Schwesterndienstzimmer, Küche) grenzen unmittelbar an die Aufenthaltsräume, so daß eine ständige Kommunikation zwischen dem therapeutischen Team und der Patientengruppe gewährleistet ist. Auf die vier Tagesräume sind Radio, Fernsehen, ein Plattenspieler, ein Klavier, Tischfußball und eine Tischtennisplatte verteilt. Es liegt ständig eine Reihe von Büchern, Zeitschriften und Zeitungen aus sowie ein Bildband über die Arbeits- und Beschäftigungsmöglichkeiten im Krankenhaus. Auf einer großen „Informationstafel" finden die Gruppenmitglieder alles Wissenswerte über das Tagesprogramm und besondere Veranstaltungen. Hier hängt die von der Gemeinschaft beschlossene Hausordnung. Eine besondere Tafel zeigt den Einsatz der Patienten in der Arbeits- und Beschäftigungstherapie sowie im Haus- und Küchendienst an. In einem kleinen Kasten mit der Aufschrift „Vergißmeinnicht" werden die Arbeits- und Beschäftigungstherapiekarten aufbewahrt.
Da in den vorhandenen Räumen ständig ein reges Leben herrscht, vermissen wir lediglich ein Zimmer, in das sich die Patienten zur ruhigen Besinnung oder zu vertraulichen Gesprächen zurückziehen können. Im übrigen wird das Raumangebot einer gemeinschaftstherapeutisch arbeitenden psychiatrischen Krankenabteilung im Hinblick auf die therapeutische Zielsetzung bzw. Funktion (Aufnahmeabteilung, Rehabilitationsstation, Abteilung für chronische, nicht entlassungsfähige Patienten) zu modifizieren sein.

3.2. Die Krankengruppe

H. Krüger, A. Veltin, V. Zumpe

3.2.1. Zusammensetzung

Nach dem Grundsatz, daß eine therapeutische Gemeinschaft in jeder Krankenstation (Tagesklinik, Wohnheim etc.) realisiert werden kann mit der Ausnahme von Krankenabteilungen, auf denen schwer organisch geschädigte Patienten behandelt werden, kann man davon absehen, eine besondere Patientenauswahl zu treffen. Es ist ohnehin in einem psychiatrischen Großkrankenhaus schwierig, die Kranken nach ihrem Zustand, Alter und Sozialverhalten in gesonderten Abteilungen unterzubringen.
Schwierigkeiten bei der Verwirklichung des gemeinschaftstherapeutischen Konzeptes mit Gruppen unausgelesener psychisch Kranker und Gestörter bereitet lediglich ein höherer Anteil von abnormen Persönlichkeiten oder „Soziopathen". Mit ihrer Neigung, das Gruppengeschehen agierend zu beeinflussen, stellen sie einen erheblichen Störfaktor dar. Sie bieten sich an und bemühen sich, die Schlüsselfunktionen auf den Stationen zu besetzen, sie bewerben sich etwa um die Versorgung

der Stationsküche oder die Besorgung der Hausarbeiten. In diese Funktionen werden sie auch bereitwillig hineingewählt, weil ihre Aktivität den Versorgungswünschen antriebsgeminderten Mitpatienten sehr entgegenkommt. Hinter diesem gemeinschaftsdienlich und altruistisch anmutenden Verhalten verbirgt sich jedoch zunächst nur ihre Dysfunktionalität (Brocher 1967), die sich später in einem autoritär-aggressiven Dominanzstreben manifestiert oder zu Paar- und Grüppchenbildungen mit Intrigen und Rivalitätskonflikten führt, denen die ohnehin in die Position der geführten, gedrängten, gehemmten und ich-schwachen Gruppenmitglieder nichts entgegenzusetzen haben. Deshalb bedeutet ein Übergewicht von abnormen Persönlichkeiten in einer Gruppe mit psychotischen Patienten eine schwere Hypothek für die therapeutische Arbeit, und man sollte ihren Anteil in einer Stationsgruppe von etwa 30 Patienten auf 2, höchstens 3 Personen beschränken.
Auch die Integration von Patienten mit einer fortgeschrittenen Sucht wirft nicht geringe Probleme auf, da sie ebenso wie die abnormen Persönlichkeiten dahin tendieren, über ihre schizophrenen und depressiven Mitpatienten zu dominieren. Diese Frage kann aber vernachlässigt werden, da für den Personenkreis der Suchtkranken eine eindeutige Indikation zur Behandlung in Spezialabteilungen gegeben ist.
In weit weniger hohem Maße als bei abnormen Persönlichkeiten kann das Vorhandensein von Patienten mit einer floriden Manie Probleme aufwerfen, vor allem in Gemeinschaften, in denen das therapeutische Gewicht auf verbalen Interaktionen liegt; mit ihren ideenflüchtigen Monologen und ihrer Neigung zur Selbstdarstellung können diese Patienten die Kommunikations- und Interaktionsprozesse auf der Station erheblich belasten.
Nicht einfach gestaltet sich auch der gemeinschaftstherapeutische Umgang mit Stationsgruppen, in denen es in der Vergangenheit zu einer Kumulation von antriebs- und kontaktgestörten schizophrenen Kranken gekommen ist. Hier sollte man nach Möglichkeiten eines Austausches suchen. Denn in einer größeren Gruppe kontaktfähiger Kranker werden in der Regel einige wenige autistisch zurückgezogene Patienten alsbald sichtbar aktiviert.
Dagegen bietet die gemeinschaftstherapeutische Arbeit mit Gruppen von intellektuell Behinderten keine grundsätzliche Schwierigkeiten, wenn man bedenkt, daß es ein breites Feld nichtverbaler Aktionen gibt, mit dem sich Gemeinschaftsgefühl und Gemeinschaftsdenken entwikkeln und fördern lassen.

3.2.2. Geschlechtstrennung: Ja oder Nein?

In den psychiatrischen Großkrankenhäusern wurde bis in die jüngste Vergangenheit hinein auf strikte Trennung der Geschlechter gesehen. Wenngleich sich neuerlich auf breiterer Front ein Einstellungswandel abzuzeichnen beginnt, erweisen sich die Hindernisse bei der praktischen Umsetzung der Liberalisierungsbestrebungen als schwer überwindbar: Grund genug, sich auch heute noch eingehend mit dem Phänomen der Geschlechtertrennung auseinanderzusetzen. Kretz (1968) hat ihm unter besonderer Berücksichtigung der historischen Gesichtspunkte eine eindrucksvolle Studie gewidmet. Er führt u. a. aus, daß die vor allem von Roller (1831) im vergangenen Jahrhundert propagierten strengen Trennungsprinzipien wohl weniger der Angst vor unerwünschter Vermehrung der Kranken entsprungen seien als vielmehr der Tendenz zu Isolierung der Kranken von der „normalen" Umwelt, die auch die Aufgabe normaler sozialer Rollen, wie die der Geschlechtsrolle, einschließt. Kennzeichnend für die Situation noch im ersten Drittel dieses Jahrhunderts sind die folgenden Zitate aus dem Buch von Simon „Aktivere Krankenbehandlung in der Irrenanstalt" (1929):

„Kranke, die allen Menschen anderen Geschlechts gegenüber eine merkbare Erotik zeigen, halten wir vom anderen Geschlecht möglichst fern. Bei den Visiten sind sie tunlichst abseits beschäftigt und der Arzt beschäftigt sich mit solchen weiblichen Kranken nur so weit, als das klinisch notwendig ist. Vermeidet besonders peinlich – schon aus persönlichem Sauberkeitsbedürfnis heraus – jede körperliche Berührung mit ihnen, auch das Geben der Hand . . . Gegenüber den physiologischen sexuellen Wünschen und Neigungen der Kranken, die ja in der Anstalt keine Befriedigung finden können, können wir natürlich nur ablenkend vorgehen, indem wir das Denken der Kranken möglichst mit anderen Dingen beschäftigen" . . . An dieser Stelle erinnert sich Hermann Simon eines von Pflegerinnen inszenierten Lustspiels, in dem sich ein Liebespaar „nach allerlei lustigen Verwicklungen schließlich kriegte", zu dem eine „jüngere Schizophrene aus einfachem Arbeiterstand" folgende Bemerkung machte: „Man sollte uns solche Liebesgeschichten eigentlich nicht vorspielen, da es für uns doch niemals so etwas gibt" . . . „Die Bemerkung hat mich sehr nachdenklich gestimmt! Um das unerquickliche Thema des Sexuellen hier gleich in Zusammenhang endgültig zu erledigen, sei noch erwähnt, daß wir . . . die bei . . . männlichen und weiblichen Kranken gar nicht so seltene Neigung zur gleichgeschlechtlichen erotischen Betätigung nur durch dauernde, sehr gute Überwachung der Betreffenden bekämpfen . . ." Und weiter heißt es auf Seite 138: „Wir geben unseren Kranken weitgehend freie Bewegung innerhalb des großen . . . Anstaltsgebietes (etwa 25 ha Parkanlagen), wo wir sie immerhin noch einigermaßen unter Augen halten können und wissen, daß . . . Versuchungen ausgeschlossen sind. Männlichen und weiblichen Kranken sind verschiedene Parkteile zugewiesen, eine . . nur durch die Hausordnung festgelegte Trennung, die aber fast ausnahmslos respektiert wird; denn: Nichtbeachtung dieser Ordnung zieht in jedem Falle vorläufige Verlegung auf eine geschlossene Abteilung nach sich! . . . . . . Ganz zweifellos herrscht auch auf unseren unsozialen Krankenabteilungen weniger Zank und Streit . . . als wenn wir die Abteilungen mit gesunden Frauen und Männern belegt hätten, die hier in familiärer Gemeinschaft beisammenleben müßten . . ."

Durch die Unterbringung von männlichen und weiblichen Kranken auf getrennten geschlossenen Stationen werden die älteren Patienten der sozialen Funktionen, die mit der Geschlechtsrolle verbunden sind, systematisch entwöhnt, jüngeren Patienten wird das Hineinfinden in ihre Geschlechtsrolle erschwert oder gar unmöglich gemacht. Daraus ergeben sich nicht unerhebliche Orientierungsschwierigkeiten, Unsicherheiten und Konflikte bei dem Versuch, diese Patienten wieder in die Gesellschaft zu integrieren.

Zweifellos ist man in den großen psychiatrischen Institutionen heute weithin bestrebt, die starren, auf eine Trennung der Geschlechter zielenden Ordnungsprinzipien zu lockern. Aus dem Westfälischen Landeskrankenhaus Gütersloh ist zu berichten, daß man sich in den fünfziger und sechziger Jahren in zunehmendem Maße bemüht hat, Kontakte zwischen den Geschlechtern zu fördern durch gemeinsame Feste, Veranstaltungen auf den Krankenstationen, durch Zusammenarbeit von Männern und Frauen in der Arbeits- und Beschäftigungstherapie. Vor einigen Jahren schließlich wurde eine gemischt geschlechtliche Station in einer offenen Abteilung eingerichtet.

Trotz dieses angelaufenen Liberalisierungsprozesses wurden irrationale Ängste mit entsprechenden Widerständen wach, als wir im Jahre 1969 darangingen, in unsere Therapeutische Gemeinschaft, die bis dahin nur männliche Patienten umfaßte, auch Frauen aufzunehmen. Es wurde vor allem argumentiert, daß man mit einem solchen Vorhaben der Promiskuität Tür und Tor öffne. Aber auch bei den Mitgliedern des therapeutischen Teams regten sich Zweifel und Befürchtungen, wie sie KRETZ (1969) beschrieben hat: Würden die Schwestern bei den männlichen Patienten nicht unrealisierbare Wünsche wecken? Wie sollten sich vor allem jüngere Schwestern, die in Zivilkleidung auf der Station arbeiten, gegenüber Patienten verhalten, die erotisch zudringlich würden? Wie würde sich das Verhältnis der weiblichen Patienten zu den Pflegern gestalten? In den Teamsitzungen, die der Umorganisation der Station vorausgingen, und in der aktuellen Situation wurden diese Unsicherheiten und Ängste diskutiert und aufgearbeitet. Die Teammitglieder lernen in solchen Auseinandersetzungen, daß ihre Rollen nicht geschlechtsneutral sind, entgegen den traditionellen Erwartungen der Gesellschaft, die die im Pflegebereich tätigen Personen, die Schwestern eher stärker als die Pfleger, von ihrer Geschlechtsrolle suspendiert hat. Sie lernen auch, die erotischen Gefühle der Kranken, die an sie herangetragen werden, zu akzeptieren, eigene Gegenregungen zu registrieren und zu verstehen. Das Maß an Sicherheit, das die Mitarbeiter in ihren Geschlechtsrollen gewinnen, bietet den Kranken Orientierungs- und Identifikationshilfen, die es ihnen erleichtern, sich in den eigenen geschlechtlichen Rollen zurechtzufinden.

Unsere männlichen Kranken äußerten regressive Wünsche, als wir mit ihnen den Plan besprachen, Patientinnen in die Station hineinzunehmen. Sie sagten, daß die Frauen den Haus- und Küchendienst versehen und die Wäsche der Männer in Ordnung halten könnten. Wir meinen,

daß mit diesen infantilen Versorgungsansprüchen ein Stück Angst vor der Auseinandersetzung mit dem weiblichen Geschlecht abgewehrt wurde.
Erwartungsgemäß führte die gemeinsame Behandlung von Männern und Frauen auf einer Station schon bald zu einer wesentlichen Belebung und einem geordneteren sozialen Verhalten aller Beteiligten. Schon allein an der Körper- und Kleiderpflege der Männer ließ sich ablesen, daß es auf der Station einschneidende Veränderungen gegeben hatte. Ähnliches ließ sich bei den Frauen feststellen, die vornehmlich von einer geschlossenen Frauenabteilung auf unsere Station verlegt wurden. Ihr erster Weg führte sie meist zum Friseur. Eine vormals hochgradig erregt gewesene junge Schizophrene teilte einem unserer Mitarbeiter vertraulich mit, daß sie es sich hier wohl kaum leisten könne, die Schwestern zu beißen und zu kratzen, wenn sie wieder ihre Unruhe bekommen sollte. Insgesamt war zu beobachten, daß sich das Leben in der Wohngemeinschaft reichhaltiger und abwechslungsreicher gestaltete; beispielsweise erfuhr das Sozialprogramm mit vielerei Veranstaltungen eine merkbare Erweiterung.
Angehörige unserer Patienten äußerten sich teils bewundernd, teils aber auch skeptisch zu den eingetretenen Veränderungen. Das Spektrum der Bemerkungen reichte von „das ist ja das reinste Sanatorium“ bis hin zu der ängstlichen Frage einer Ehefrau „wird hier nicht meine Ehe gefährdet?“.
Es bleibt natürlich auf einer gemischten Abteilung nicht aus, daß sich Paarbeziehungen freundschaftlicher Art oder auch intimeren Charakters entwickeln. Bei der Bewältigung der sich daraus ergebenden Probleme kommt es entscheidend auf das emotionale Klima der Station an: besteht genügend Offenheit und Vertrauen zwischen der Patientengruppe und dem therapeutischen Team, lassen sich die Konflikte, die sich aus solchen Paarbeziehungen ergeben können, offen besprechen und therapeutisch fruchtbar verarbeiten.

Große Behutsamkeit erfordert in dieser Hinsicht der Umgang mit schizophrenen Kranken, für die erotisch-sexuelle Reize erhebliche Störfaktoren darstellen. Die besondere Gefährdung vor allem jüngerer Schizophrener durch intensive Gefühlserlebnisse veranlaßte Häfner (1976) sogar zu der Frage, ob jüngere Kranke beiderlei Geschlechts während des Schubs oder in Zeiten erhöhter Verletzbarkeit gemeinsam auf einer Krankenstation behandelt werden sollten und ob man nicht selbst in der Rehabilitationsphase, die für eine Wiedereingliederung in die zweigeschlechtliche Gemeinschaft vorbereiten solle, diejenigen chronisch Kranken, die durch heterosexuelle Kontakte besonders stimuliert und beunruhigt würden, in eingeschlechtlichen Einrichtungen versorgen müsse. An Beispielen aus dem Klinikalltag hat Krüger (1974) das Auftreten akuter Erregungszustände bei Psychotikern in Abhängigkeit von einem emotional labilisierenden Stationsmilieu beschrieben und gleichzeitig mit Nachdruck auf den Anteil aufmerksam gemacht, den die Personalgruppe am Zustandekommen eines solchen „Reizklimas“ hatte. Das Risiko der Irritation schizophrener Kranker in einer gemischt-geschlechtlichen Behandlungssituation läßt sich jedoch gering halten, wenn diese Voraussetzungen erfüllt sind: Die Stationsgemeinschaft muß über soviel Mitglieder und einen der Mitgliederzahl entsprechenden genügend großen Lebensraum verfügen, daß es dem einzelnen möglich ist, für kürzere oder auch für längere Zeit auf die für ihn notwendige Distanz zu gehen, ohne daß dadurch das Gemeinschaftsleben insgesamt gefährdet wird; die Mitarbeiter der Station müssen sich mit der hochambivalenten Einstellung der schizophrenen Kranken zu den Problemen von Nähe und Distanz vertraut machen und lernen, ihnen bei der Bewältigung der Kontakt- und Partnerängste zu helfen.

3.2.3. Die neue Rolle des Kranken

Es wird in diesem und den folgenden Abschnitten von den sozialen Beziehungen der Kranken und ihrer Betreuer untereinander und zum Krankenhaus die Rede sein. Wir dürfen unter Hinweis auf die einschlägige Literatur (Zusammenfassungen bei Rohde 1962 und Finzen 1969) darauf verzichten, Rollen und Rollenerwartungen, sozialen Status und Funktion von Patienten und Krankenhauspersonal umfänglich darzustellen und ihre traditionellen Verhaltensmuster im therapeutischen Prozeß in Ausführlichkeit zu beschreiben. Zum anderen können wir uns in diesem Kapitel darauf beschränken, in einigen wenigen Sätzen die Überlegungen zusammenzufassen, die im ganzen Buch zum Verständnis von der Rolle des Kranken in psychiatrischen Institutionen angestellt werden.

Bisher war davon auszugehen, daß die Kranken zwar Zentrum und Basis, Ausgangspunkt und Zielpunkt aller im Krankenhaus getroffenen Maßnahmen (Rohde) darstellen, daß sie aber im sozialen System der Hospitäler nur eine niedrigrangige Rolle spielen. Diese Feststellung galt und gilt in besonderem Maße für die psychiatrischen Krankenhäuser, da in ihnen die für alle Krankenanstalten geltenden Statusunterschiede zwischen Personalgruppe und Krankengruppe noch durch den Gegensatz von „geistig normal“ und „geisteskrank“ akzentuiert sind. Der Patient ist im Krankenhaus, wie Rohde in Anlehnung an Parsons (1951) schreibt, von seinen normalen Rollenverpflichtungen befreit, man erwartet lediglich von ihm den Willen zur Gesundung und die Bereitschaft, Hilfe zu suchen und mit den Helfenden zusammenzuarbeiten. Nach traditionellem Verständnis heißt aber Zusammenarbeit des Kranken mit dem Therapeuten die Verpflichtung, diagnostische Unternehmungen und therapeutische Maßnahmen weitgehend widerspruchslos zu dulden und sich den Ordnungen der klinischen Institution zu unterwerfen. Im System einer Gemeinschaftstherapie hat der Kranke dagegen einen veränderten Rollenstatus und eine andere Position. Er ist auch im Krankenhaus Mitglied einer Gruppe, in der er seine Gedanken, Wünsche und Vorstellungen artikulieren kann; er kann damit rechnen, daß man seine Äußerungen respektiert, ja man erwartet von ihm, daß er seine Passivität, zu der ihn das bisherige Rollenverständnis verpflichtete, aufgibt und aktiv am Behandlungsplan mitwirkt. Durch sein Vorschlags- und Mitspracherecht in der Stationsgruppe, durch die Übernahme von Verantwortlichkeiten hat er die Möglichkeit, seine Lebensumstände auch im Krankenhaus mitzugestalten. Er ist nicht mehr Vorschriften und Verhaltensnormen unterworfen, die von wenigen erlassen und vertreten werden, sondern er kann mit den anderen Kranken und den gesunden Therapiepartnern die Ordnungsprinzipien, die für den reibungslosen Ablauf des Geschehens in so komplizierten Sozialgebilden wie den Krankenhäusern unumgänglich sind, diskutierend entwickeln oder korrigieren.

In einer so strukturierten Situation ist die dem Kranken im Krankenhaus pauschal gewährte und gleichzeitig total auferlegte Befreiung von den normalen Rollenverpflichtungen (ROHDE) aufgehoben. Der Kranke wird in den Stand versetzt, soweit ihm das immer möglich ist, auch im Krankenhaus als „Gesunder" zu handeln. Die Gemeinschaftstherapie zielt darauf hin, das Gefälle zwischen den Bedingungen einer gesunden Umwelt und den reduzierten Lebensumständen im Krankenhaus so weit wie möglich zu verkleinern. Sie verweist den Patienten ständig darauf, normale Rollenverpflichtungen wieder aufzunehmen und normalen Rollenerwartungen zu entsprechen.

Zweifellos hat die ältere Psychiatrie den gemeinschaftstherapeutischen Ansätzen vergleichbare Intentionen partiell schon praktiziert. Vor allem in der Arbeits- und Beschäftigungstherapie wurde der Versuch unternommen, normales Bezugsfeld und Krankenhaussituation miteinander zu verknüpfen. SIMON hat von den „gesunden Seiten" der Persönlichkeit der Kranken gesprochen, die es gelte, anzusprechen und zu entwickeln. Im Rahmen des gemeinschaftstherapeutischen Konzeptes ist aber der Funktionskreis entschieden erweitert worden, in dem der Patient Normalbeziehungen weiterführen, neu anknüpfen und verwirklichen kann, wie er sie in seinen gesunden Tagen außerhalb des Krankenhauses gehandhabt hat.

Literatur

Berkowitz, L.: J. abnorm. soc. Psychol. 59 (1959) 182

Brocher, T.: Gruppendynamik und Erwachsenenbildung. Westermann, Braunschweig 1967

Finzen, A.: Arzt, Patient und Gesellschaft. Fischer, Stuttgart 1969

Flegel, H.: Umgruppierung einer psychiatrischen Abteilung als Soziotherapie. Nervenarzt 34 (1963) 384

Flegel, H.: Vom Wachsaal zur Therapeutischen Gemeinschaft. Z. Psychother. 18 (1968) 41

Häfner, H.: Rehabilitation Schizophrener. In: Therapie, Rehabilitation und Prävention schizophrener Erkrankungen, hrsg. von G. Huber. Schattauer, Stuttgart 1976

Jones, M.: Social Psychiatry. Thomas Springfield/Ill. 1962

Jones, M.: Training in social Psychiatry at ward level. A. J. Psychiat. 8 (1962) 118

Kretz, H.: Sozialpsychiatrische Einrichtungen mit oder ohne Trennung der Geschlechter? Nervenarzt 40 (1969) 176

Krüger, H.: Die Funktion der klinischen Behandlungseinheit im psychiatrischen Versorgungssystem. Psychiat. Prax. 1 (1974) 263

Morrice, J. K. W.: Brit. J. Med. Psychol. 37 (1964) 157, zit. nach H. Flegel: Nervenarzt 37 (1966) 160

Parsons, T.: The social system. Glencoe Ill, Free Press, New York 1951

Patzold, U., H. Krüger, M. Angermeyer: Einfluß nicht-pharmakologischer Faktoren auf den Neuroleptikaverbrauch bei stationär-psychiatrischer Akutbehandlung. Psychiat. Prax. 3 (1976) 222

Rohde, J. J.: Soziologie des Krankenhauses. Enke, Stuttgart 1962

Schindler, R.: Ergebnisse und Erfolge der Gruppenpsychotherapie mit Schizophrenen. Wien. Z. Nervenheilk. 15 (1958) 250

Schindler, R.: Erfahrungen mit einem Hausparlament im Psychiatrischen Krankenhaus. 22. Gütersloher Fortbildungswoche (1967) 233

Simon, H.: Aktivere Krankenbehandlung in der Irrenanstalt. de Gruyter, Berlin 1929

Slater, P. E.: Sociometrie 21 1958 (129)

Thomas, E.J., C. F. Fink: Psychol. Bull. 60 (1963) 371

3.3. Das therapeutische Team

3.3.1. Zusammensetzung und Gliederung

H. Kayser, H. Krüger, A. Veltin, V. Zumpe

Zum therapeutischen Team einer Krankenstation gehören alle Personen, die in irgendeiner therapeutischen Funktion tätig sind: das Pflegepersonal (einschließlich der Lern- und Hilfsschwestern bzw. der Lern- und Hilfspfleger), Sozialarbeiter, Psychologen, Beschäftigungstherapeuten, Pädagogen, Heilgymnastinnen, Stationshilfen und Ärzte. Wenn Praktikanten oder freiwillige Helfer auf einer Krankenabteilung tätig werden, sollten sie besonders sorgfältig durch eingehende Information und klar zugeteilte Funktionen in das therapeutische Team einbezogen werden.

Die Zahl der Mitarbeiter richtet sich nach den Aufgaben der Krankenstation: eine Aufnahmeabteilung mit hohem Durchgang benötigt mehr Personal als eine Abteilung mit mittel- und längerfristigen Behandlungsfällen, die relativ selbständig sind. Grundsätzlich sollte gelten, daß mit wachsender Zahl der Mitarbeiter auf einer Krankenstation die Verantwortlichkeiten und Funktionen klar abgegrenzt werden und für eine ausreichende Information der Beteiligten gesorgt wird. Beide Problemkreise, die Funktionsverteilung und Funktionsabgrenzung sowie die Information und Kommunikation der Mitarbeiter werden an anderer Stelle noch eingehend diskutiert.
Die Frage der Dienstkleidung ist in sozialpsychiatrischen Institutionen viel besprochen worden. In einer Reihe von Krankenhäusern der angelsächsischen Länder hat es sich schon länger eingebürgert, daß niemand, außer den älteren Mitarbeitern, mehr „in Weiß" gekleidet zum Dienst erscheint. Für einen Besucher kann es deshalb zunächst verwirrend oder belustigend wirken, wenn er nicht unterscheiden kann, ob er es mit „Gesunden" oder „Kranken" zu tun hat. Die Vorteile, die sich daraus ergeben, wenn Arzt, Schwester und Pfleger auf ihre „Uniformen" verzichten, sind nicht gering. Der Patient sieht seinen Arzt oder seine anderen Betreuer in der gleichen Kleidung, die er selbst trägt. Es wird ihm dadurch erleichtert, ein unmittelbares und unbefangeneres Verhältnis zu den Therapeuten zu gewinnen als das der Fall ist, wenn ständig die Statusunterschiede zwischen Therapeuten und Patienten durch die Dienstkleidung demonstriert werden. Andererseits kann man nicht übersehen, daß manche Patienten, besonders solche aus der älteren Generation, mit Beunruhigung und Unsicherheit reagieren können, wenn sie die altgewohnten Tätigkeitsattribute bei ihren Betreuern vermissen. Wie soll man sich deshalb verhalten? Sicherlich wird eine vertrauensvolle Atmosphäre nicht allein dadurch hergestellt, daß man bewußt auf äußere Statuszeichen verzichtet. Im allgemeinen wird es sich von allein ergeben, die Dienstkleidung wegzulassen, wenn die Autoritätserwartungen und die Autoritätsängste der Patienten diskutiert und bearbeitet wurden, wenn sich auf der Krankenstation ein Vertrauensverhältnis zwischen den Patienten und den Mitgliedern des therapeutischen Teams eingespielt hat. Eine zu forcierte „Einebnung" gewohnter äußerer Unterschiede ohne Änderung der inneren Strukturen einer Krankenabteilung führt zu Rollendiffusionen sowohl bei den Patienten als auch bei den Therapeuten mit der Konsequenz von Orientierungs- und Identifikationskrisen.

3.3.2. Grundfragen therapeutischer Teamarbeit in der Psychiatrie

Hans K. Rose

Die Vorstellungen der Psychiater vom Wesen psychischer Erkrankungen sind im Wandel begriffen. Die Bedeutung des medizinischen Krankheitsmodells, an dem sich die Psychiatrie auf ihrem Weg in den Kreis der medizinischen Disziplinen orientierte, schränkt sich ein und relativiert sich unter dem Einfluß psychologischer und soziologischer Wissenschaftserfahrung. Der biologisch-naturwissenschaftliche Bezugsrahmen leistet zum Verständnis geistig-seelischer Störungen und zur Grundlegung ihrer Therapie heute weit weniger als soziale und tiefenpsychologische Konzepte. Noch sind die Krankheitsmodelle, die auf diesen Konzepten beruhen und die den Zuwachs an Erfahrung einfangen sollen, sehr verschiedenartig und widersprüchlich bis hin zur Versuchung, das ganze Problem seelischer Verirrungen zu leugnen oder es monokausalistisch irgendwohin ganz außerhalb bisherigen Erklärens zu verlagern: in die Familie, die Gesellschaft, die Institutionen der Psychiatrie.

Von welchen ätiopathogenetischen Konzepten sie auch ausgeht: in Krankheit, Fehlverhalten und persönlicher Misere sieht die Psychiatrie stets auch die Einflüsse und Folgen sozialer Prozesse. Wo Krankheit als Resultat erfahrener Kränkung in gesellschaftlichen und zwischenmenschlichen Beziehungen verstanden wird, muß Therapie zum reflektierten Umgang mit Kommunikationswünschen und Beziehungsängsten des Patienten werden und der Ort der Therapie zum Raum, in dem sich solche Wünsche und Ängste darstellen können. Die Beziehung zwischen dem Kranken und dem Therapeuten wird zum wichtigsten Instrument der Behandlung. Die Frage nach der Methode der Psychiatrie zielt dann immer auf den institutionellen Rahmen, in dem dies möglich ist.

Mit dem Wandel der Vorstellungen von der Ursache psychischen Krankseins und von diesen Ursachen entsprechenden Formen therapeutischen Handelns ergeben sich Änderungen in der Gestalt der therapeutischen Einrichtungen sowie ein Wandel der Rollen derer, die als Therapeuten das Ziel verfolgen, dem Kranken Möglichkeiten eines angemessenen Umgangs mit seinen Schwierigkeiten und damit Chancen eines befriedigenden Lebens zu vermitteln. Diese Möglichkeiten sieht man in herkömmlichen kustodialen Systemen psychiatrischer Institutionen und unter den Bedingungen der traditionellen Klinik-Hierarchie verstellt. Die sozialpsychiatrische Reformdynamik ist daher weitgehend von einem anti-institutionellen Impuls getragen, der, wie bekannt, bis hin zur Forderung nach Aufhebung und Negation der Institutionen (Basaglia) einerseits und zur radikalen Infragestellung der Psychiatrie als gesellschaftlicher Einrichtung (Cooper, Laing und Szasz) führte.

Als Prinzip der therapeutischen Grundorganisation von Gruppen, die psychisch Kranke behandeln, und von Institutionen, denen diese Behandlung mit dem Ziel einer persönlichen und gesellschaftlichen Verselbständigung seelisch Behinderter angelegen ist, hat sich die Therapeutische Gemeinschaft eingebürgert und trotz vielfältiger Fehlentwicklungen und Mißverständnisse in ihrem Ansatz als sinnvoll erwiesen. (Eine in gleicher Weise zusammenfassende wie kritische Darstellung der Therapeutischen Gemeinschaft hat zuletzt KRÜGER 1979 gegeben.) Mißversteht man sie nicht als definierte Behandlungsmethode in Konkurrenz zu anderen biologischen, psychologischen oder soziologischen in der Psychiatrie, und begreift man sie nicht als verabsolutierende Durchsetzung einer sozial-utopischen Reformideologie, so läßt sie sich am ehesten als Rahmen verstehen, innerhalb dessen unterschiedliche, dem gewandelten Krankheitsverständnis entsprechende Methodiken praktizierbar werden unter der Prämisse einer „Einführung des Subjekts" in die Psychiatrie und als Voraussetzung eines „realitätsorientierten Gegenseitigkeitsverhältnisses" (WULFF) zwischen Behandelten und Behandelnden. Zweifellos als Gegenbewegung zu traditionellen Formen und Haltungen professionell therapeutischen Umgangs, die in der distanzierenden und objektivierenden Einstellung als ineffektiv empfunden wurden, entstanden, lebte die Therapeutische Gemeinschaft in ihrer historischen Entwicklung lange Zeit aus der Antithese und aus dem naiven Mißverständnis, es genüge, alles anders zu machen als bisher, um es auch zu bessern.

Aus dem Verständnis derer, die sie praktizieren und weiterentwickeln, zielt sie auf die Ermöglichung einer psychotherapeutischen Grundeinstellung, indem zunächst hierarchische Strukturen durch eine demokratische Ordnung ersetzt werden. Jeder, der mit dem Patienten umgeht, steht in direkter therapeutischer Partnerschaft zu ihm und damit auch in unmittelbarer Verantwortung, die freilich durch die Einbindung des einzelnen in die Therapeutengruppe von allen mitgetragen wird. Fachliche Kompetenz tritt an die Stelle des Anspruchs aus Positionsautorität. Ohne die differenten Fähigkeiten der unterschiedlichen Berufsgruppen aufzugeben und zu leugnen, soll die Therapeutische Gemeinschaft eine flexible und wechselnde Zuordnung von Aufgaben – an aktuellen Bedürfnissen und Situationen orientiert – da ermöglichen, wo zuvor rigide Funktionszuschreibungen konkurrierten und die Beziehungen der Therapeuten zu den Patienten und insofern diesen selbst zerstückelten.
Konflikte und Schwierigkeiten, die sich aus dem Weg der Institution zur Therapeutischen Gemeinschaft notwendigerweise ergeben, sollen – so fordert das Konzept – in einer freien Kommunikation, die auch die Analyse der zwischenmenschlichen Dynamik erfaßt, bearbeitet werden. Insofern verlangt eine solche Kooperationsform auch eine gewisse Aufgabe des affektneutralen Verhaltens zugunsten der Vergegenwärtigung affektiver Einstellungen und emotionaler Haltungen bei denen, die an

ihr teilhaben. Partnerschaft im Zusammenleben, ein weitgehender Verzicht auf Status und auf mit ihm verbundene Autorität sowie Solidarität bestimmen nicht nur das innere Verhältnis der Therapeutengruppe, sondern auch ihre Beziehungen zu den Patienten. Der Kranke wird als Mitglied der Gemeinschaft verstanden und, soweit irgend möglich, zu aktiver Teilhabe am therapeutischen Prozeß ermutigt.
Es wird deutlich, daß sich eine solche Struktur nur entfalten kann, wenn alle Beteiligten bereit sind, ihre fixierten Rollen infrage stellen zu lassen. Zunächst liegt es auf der Linie des veränderten Krankheits- und Therapieverständnisses, daß der Primat ärztlichen Handelns als der wesentlichen Therapie zurückgestellt wird. Wenig prädestiniert bislang – zumindest bei seiner jetzigen Ausbildung – den Mediziner zum alleinigen Sachwalter jener psychologischen und sozialen Mechanismen, die therapeutisch nützlich sind. Die Achse der Behandlung – sonst in der Medizin und traditionellerweise in der dualen Beziehung von Arzt und Patient gelegen – verlagert sich aus der intimen Zweiersituation in die multifokalen Interaktionen innerhalb der Gemeinschaft. Das heißt nicht nur, daß ein Gefälle sich damit reduziert, sondern auch, daß alle Therapeuten in exemplarischer Weise gefordert sind, sich in ihren beruflichen Fähigkeiten wie auch in ihren persönlichen Möglichkeiten als Sozialisatoren ihrer Klienten einzubringen.
Die Verwirklichung des hier angedeuteten Konzepts setzt nun voraus, daß sich die Therapeuten in einem multiprofessionellen Team organisieren, sich als Team verstehen. Das sagt nicht, daß jede Form von Teamarbeit in der Psychiatrie schon mit Therapeutischer Gemeinschaft gleichzusetzen wäre, und auch nicht, daß jedes soziotherapeutische Arbeiten ausschließlich von der Teamstruktur abhinge. Auch da, wo sich Teams bilden, gibt es genügend Situationen, in denen der einzelne zu entscheiden und zu handeln hat und unabdingbare Verantwortung trägt. Nicht so selten kann sich eine ideologische Verhaftung am Teamgedanken durchaus dysfunktional auswirken. Ein freies Spiel von Teambezogenheit und autonomer, von Fachkompetenz getragener Verantwortlichkeit muß den Arbeitsstil in der Psychiatrie prägen.
Bildung eines Teams bedeutet, das Arbeiten im gemeinsamen Feld nach dem Modell eines Gruppenprozesses zu gestalten. Was besagt nun Teamarbeit in der Psychiatrie, was bewirkt sie und was setzt sie voraus?

1. Für den Bereich, in dem sie praktiziert wird, ersetzt eine – soweit irgend möglich – ausgestaltete demokratische Selbststeuerung die für medizinische Einrichtungen typische hierarchische Anordnungs- und Entscheidungsstruktur. Das Gefühl so geschaffener Autonomie ist wichtigstes Element der Kohäsion im Team.

Die Gruppe trifft therapeutische und – soweit praktikabel – auch administrative Entscheidungen am Ort des Geschehens eigenverantwortlich, statt Resultate eines in der Anordnungshierarchie der Institution vorgeformten Entscheidungsprozesses zu exekutieren. Das bedeutet freilich nicht, daß das übergreifende System der Institution mit seinen verwaltenden, aufgabendefinierenden und nach außen repräsentierenden Funktionen negiert oder außer Kraft gesetzt würde. Im Gegenteil: seine Struktur begrenzt den Freiraum, in dem Autonomie möglich ist. Wieweit sich dieser übergreifende organisatorische Rahmen selbst nach Team- und Gemeinschaftsformen organisiert, bleibt immer Problem. Konflikte sind hier durchaus vorprogrammiert.

Gleichberechtigung der Mitarbeiter im Team nach ihrer respektiven Verantwortlichkeit bedingt Verzicht auf Absicherungen durch fixierte Formen. Damit entstehen neue Offenheiten und Unsicherheiten, die keinesfalls immer als angenehm und befreiend erlebt werden. Verlagerung von Verantwortung und Definition persönlicher und fallweiser Verantwortlichkeiten bringt nicht immer vordergründig Arbeitserleichterung. Es liegt nahe, in der relativen Autonomie des Teams die Voraussetzung für die Selbstverwirklichung der Teammitglieder, für die eigene geistige Gesundheit zu sehen. Originalität im Denken und Handeln können durchaus gefördert werden, wenn ein Team sich im Zustand jener Einheit und inneren Differenziertheit hält, der gleich weit entfernt ist von rivalisierender Konkurrenz wie auch vom Leben in der Clique, in der Clinches mit Selbstbespiegelung, Selbstgenügsamkeit und Selbstanalyse unter dem Etikett praxisbegleitender Selbsterfahrung die Kräfte absorbieren.

2. Im Team, das nach demokratischen Spielregeln funktioniert, bleiben die professionellen Identitäten der Beteiligten – Schwester, Pfleger, Sozialarbeiter, Beschäftigungstherapeut, Krankengymnastin, Arzt und Psychologe – erhalten.

Auch wenn eine Tendenz besteht, mit dem Etikett „Therapeut", diese Differenzierung zu unterlaufen, ist doch von unterschiedlichen Kompetenzen auszugehen. Es scheint nicht einmal wünschenswert, darauf zu verzichten, eine Pflegekraft mit der Funktion der Stationsschwester oder des Stationspflegers und so mit Leistungsbefugnis und besonderer Verantwortung zu betrauen.

Die mit Wertungen verbundene Polarisierung jedoch in der klinischen Arbeit in ein Behandeln einerseits und pflegerisches Fürsorgen und Bewahren zum andern, wird durch den Funktionswandel der Rollen aufgehoben. Jeder Therapeut soll in die Lage versetzt werden, den vielfältigen Beziehungsbedürfnissen, Betreuungswünschen und den jeweiligen Notwendigkeiten im Prozeß der sozialen Nachreifung, den der einzelne Kranke durchläuft, zu entsprechen. Hier kommt es nicht darauf an, Träger bestimmter Berufsrollen dadurch aufzuwerten und gleichsam salon- sprich: teamfähig zu machen, indem man ihnen ein Halbwissen von irgendwelchen für wichtig gehaltenen Techniken vermittelt und ihnen die Ausübung bestimmmter Methoden anvertraut. Entscheidend ist vielmehr, daß das, was der einzelne aus seiner Berufsrolle heraus beizutragen vermag, für die Therapie ausgebaut und in seiner Eigenständigkeit ernstgenommen wird. Dies gilt besonders für den Bereich der Pflege, der neben modischen Psychotherapie-Attitüden leicht verblaßt und unattraktiv wird. Es ist hier HELD zuzustimmen, der es für wichtig ansieht, die „spezifische Dimension der Pflege im Umgang mit Schizophrenen zu erkennen und auszubauen. Pflegerisch in diesem Sinne sind all jene Aktivitäten, die der Umwelt des Patienten die Qualitäten von Wärme und Schutz, von Ermutigung zur Initiative und Tolerieren der Regression geben, die eine Vertrautheit mit der Realität wieder herstellen lassen, ohne diese Realität aufzudrängen." Dies gilt zweifellos nicht nur für den Umgang mit Schizophre-

nen, sondern für psychiatrische Therapie überhaupt. Die Aufforderung, im Team Leistungen und Tätigkeiten nicht anzugleichen, sondern differenzierend weiterzuentwickeln, um sie so zur Wirksamkeit zu bringen, betrifft nicht nur die Pflege, sondern analog die Sozialarbeit, die Gymnastik, die Werk- und Beschäftigungstherapie. Es ist ein durch nichts zu rechtfertigender Unsinn, der leider viele Teams prägt, zu glauben, dadurch, daß jeder die Tätigkeit des anderen dilettantisch praktiziert, komme Teamgeist zustande. Vielmehr scheint es eine nicht nur ökonomische Dummheit, die Schwester in die Beschäftigungstherapie und die Ergo-Therapeutin für die Pflege auf der Station einzusetzen. Natürlich sollen die Bereiche nicht abgeschottet voneinander sich entwickeln, und jeder sollte von den Voraussetzungen und Möglichkeiten des Tuns des anderen hinreichend Kenntnis haben, eine Kenntnis, die sich fallbezogen bei den regelmäßigen Besprechungen der Situation der Kranken aktualisiert und vertieft.
Zur Erreichung seiner therapeutischen Ziele stellt das Team Normen und Regeln für die Arbeit auf und für die Verständigung über die Methoden. Deren Verbindlichkeit schließt die individuelle Interpretation der Zielsetzung und die Methodenwahl nicht aus. Sie zwingt jedoch zur offenen Verständigung und zur bereitwilligen Darstellung der aus dem Umgang mit Patienten bzw. der Patientengruppe gewonnenen handlungssteuernden Einsichten und Informationen und die permanente Bereitschaft, den eigenen therapeutischen Ansatz kritisch infrage stellen zu lassen.

3. Es sind überhaupt in erster Linie die besseren Voraussetzungen für einen freieren Informationsfluß, die den Wert der Teamarbeit ausmachen.

Durch den schnellen und direkten Austausch von Beobachtungen, Erkenntnissen und Erfahrungen wird das Wissen des einzelnen Teammitglieds über jeden Patienten angereichert und für therapeutisches Handeln verfügbar. So erweitern sich die Möglichkeiten des Verstehens. Jeder Mitarbeiter erfährt den Kranken in unterschiedlichen Relevanzbereichen. Die mit der Pflege Befaßten sehen sein Verhalten auf der Station und zu den Mitpatienten, sie nehmen seine sozialen Äußerungen auch dann wahr, wenn er nicht gerade angesprochen ist, dem Sozialarbeiter verdeutlichen sich die sozioökonomische Situation und soziale Hilfsmöglichkeiten, den Beschäftigungstherapeuten werden Leistungsmöglichkeiten und Interessen vertraut, die Krankengymnastik geht mit den motorischen Fertigkeiten des Patienten und ihren Einschränkungen um. Der Arzt erfährt in Untersuchung und therapeutischem Gespräch etwas von der körperlichen Verfassung, von belastenden inneren Erlebnissen und von der lebensgeschichtlichen Entwicklung. Allen erscheint derselbe Mensch unter unterschiedlichen Perspektiven. Wenn wegen starrer Funktionsabgrenzungen oder hierarchischer Sperren, oder weil Wissen und Zurückhalten von Wissen in einem Klima von Konkurrenz und Rivalität Macht bedeutet, diese Aspekte nicht zueinander in Beziehung gebracht werden, Eindrücke und Erfahrungen nicht ausgetauscht werden, so ist der Zugang zu einem umfassenden Bild des Klienten, seiner Störungen, aber vor allem auch seiner Möglichkeiten und seiner sozialen Befindlichkeit verstellt. Der Patient andererseits wird durch die Zersplitterung der Beziehungen veranlaßt, sich, was die Preisgabe von Informationen anlangt, selektiv zu verhalten. Er berichtet seine Probleme unter differenten Aspekten jeweils dem, den er von Status und Rolle her als kompetent für bestimmte Sachverhalte ansieht. Es liegt nahe, daß er denen gegenüber, die er als am untersten Ende der Hierarchie stehend erfährt, zurückhaltend ist, was bedeutet, daß gerade diejenigen, die am meisten mit ihm umgehen, u. U. am wenigsten von ihm wissen, oder aber auch gerade über Informationen verfügen, die den im klassischen Stationssystem für das therapeutische Konzept Verantwortlichen wichtig wären, aber verborgen bleiben. Der Informationsaustausch im Team erlaubt, komplementäres Wissen zu integrieren. Es wird auf diese Weise möglich, Verhaltensweisen, die ohne Hintergrundsinformation als unverständlich und krankhaft anmuten, in einen Verstehenskontext zu bringen, als Formen der Abwehr oder Artikulation von Bedürfnissen des Patienten zu verstehen. Das schafft da, wo das isolierte Symptom mit Befremden, Angst und Ausgrenzung beantwortet wird, Zugang und Abbau von Verständnisbarrieren. Pathologische Reaktionen lassen sich dann besser vorhersehen, man kann sich therapeutisch eher auf sie einstellen. Dies wiederum bedeutet nicht nur, daß man der Situation des Klienten besser gerecht wird, sondern es trägt auch dazu bei, Angst bei den Behandelnden abzubauen. Diese Freiheit von Angst öffnet dem Patienten Räume, in denen er ohne den restriktiven Zwang der Institution leben kann. Die in kustodialen Einrichtungen aus der Polarität von Angst und Bewachen erwachsende Tendenz zur Passivierung kann so zumindest gemildert werden. Es bedarf kaum des Hinweises, daß bei den Therapeuten die Beteiligung aller an Information und Erfahrungsbildung die Bereitschaft, Verantwortung zu übernehmen und sich handelnd in das Geschehen auf der Station einzubringen, fördert.

4. Das therapeutische Ziel in der Teamarbeit ist es, dem Erkrankten zum Aufbau ungestörter „normaler" Beziehungen zu seinen nächsten Partnern und zur Gemeinschaft und damit zu autonomer Lebensgestaltung zu verhelfen. Das setzt eben schon in der Klinik die Normalisierung des Umgangs voraus.

Geht man davon aus, daß psychische Erkrankungen zu einem wesentlichen Teil Ergebnisse von traumatisierenden Erfahrungen sind – teils ursächlich, teils da, wo andere Ursachen dominieren, zumindest hinsichtlich der Ausgestaltung der Symptome und des Leidensgewichts –, wird verständlich, daß Umgebungs- und Umgangsvariable wesentliche Heilfaktoren sein können. Versteht man den Kranken nicht als einen Menschen, der durch ein sinnblindes biologisches Fatum betroffen wurde, sondern als Mitmenschen, der durch ubiquitäre Kränkungen in besonderer Weise beschädigt wurde, so wird seine Misere einfühlbar und kann auch da nacherlebt werden, wo seine Reaktionen den Rahmen des Vernünftigen und Verstehbaren sprengen. Der Kranke ist nicht der schlechthin andere, ihn trennt keine Abnormenschranke, sein Leiden besagt auch etwas für das existentielle Selbstverständnis des Gesunden. In diesem Sinne kann dann auch von Gegenseitigkeit und Solidarität in der Beziehung zwischen Team und Patienten gesprochen werden, oder auch von Gleichheit, obwohl mit diesem Begriff die Gefahr verkürzender Mißverständnisse lauert, über die noch zu sprechen ist. Diese Gleichheit ist Basis für eine Therapie, die sich als Normalisierung des Umgangs versteht. Jedenfalls kann sich ein Team nicht als Gegenpol zur Gruppe der Patienten konstituieren und Beziehungsmuster, wie sie sich zwischen den Mitgliedern des Teams entfalten, werden notwendigerweise modellhaft auch den Umgang der Therapeuten mit den Kranken bestimmen.
Gleichheit in diesem Sinne kann nicht darüber hinwegtäuschen, daß das Therapeuten-Patienten-Verhältnis zunächst einmal radikal von Ungleichheit bestimmt und ein Abhängigkeitsverhältnis ist. Selbst das Therapieziel, daß der

Klient sich verselbständigen und emanzipieren solle, und daß der Therapeut ihm dabei helfen will, spricht noch von der uneinholbaren Überlegenheit des einen über den anderen und so von der fundamentalen Ungleichheit. Das Team kann sich aus diesem Dilemma nicht durch kumpelhafte Kameraderie, sondern nur durch einen mühsam reflexiv dialektischen Prozeß zu befreien suchen (SIMON). Da, wo bislang wohlmeinende väterlich-mütterliche Einstellungen der Therapeuten den regressiven Bedürfnissen der Patienten und den narzißtischen der Therapeuten entsprachen, kann im Team eine Entwicklung ingang kommen, die im Klienten nicht primär den Schutzbefohlenen, sondern den Partner zu sehen erlaubt.

5. Das Team ist gleicherweise durch Homogenität und innere Differenziertheit bestimmt. Es ist einerseits in der Lage, ein stabiles, gleichmäßiges, gegen Impulse zum Mitagieren und gegen affektive Reaktionen resistentes Binnenklima zu schaffen. Ebenso wichtig ist jedoch – insbesondere für ein soziales Lernen in den restitutiven Phasen der Rehabilitation –, daß sich das Team in seiner Differenzierung von Charakteren und Funktionen als ein Medium von Rollendefinition und Rollentraining für den Patienten darstellt.

Daß die Wiedervermittlung sozialer Rollen mit entsprechenden Kompetenzen zu den Aufgaben psychiatrischer Therapie gehört, bezweifelt niemand. Das gehört durchaus in den Bereich nachholender Sozialisation, zu der sich Sozialpsychiatrie versteht. Während normalerweise die Grammatik des Rollenverhaltens im Verlauf des Sozialisationsprozesses im Passieren unterschiedlicher Lernmilieus erworben wird, muß eine Umgebung, die auf die Wiederherstellung stabiler Beziehungssysteme beim psychotisch Kranken zielt, auch Voraussetzungen für die simultane Ausbildung differenter Rollen beinhalten. Unterschiedliche Erwartungen setzen den Träger einer Rolle in reziproke Beziehungen zu Bezugspersonen und -gruppen, die als Rollensender fungieren. Reziprozität bedeutet, daß der Rollenträger von seinen Handlungspartnern ein durch die Rollendefinition mitgegebenes und je nach Rolle mehr oder weniger typisiertes Verhalten erwarten kann. In den kustodialen Einrichtungen wird solche Reziprozität durch die Asymmetrie von bewirkendem Subjekt und behandeltem Objekt aufgehoben. Konformes und uniformes Insassenverhalten ist die Folge. Ansatzmöglichkeiten für einen Rollenpluralismus zu entwickeln, ist Aufgabe des Teams. Das erfordert klar erkennbare zeitliche und räumliche Segmentierung der Verhaltensbereiche mit der Möglichkeit des Wechsels der Bühne und der Interaktionspartner. In welcher Weise das Team Voraussetzungen für einen solchen differenzierten Prozeß sozialen Lernens bieten kann, kann hier im einzelnen nicht dargestellt werden. Wir haben das an anderer Stelle entwickelt (ROSE 1971). Hier sei nur festgehalten, daß die innere Differenzierung des Teams, die für den Patienten die Möglichkeit schafft, unterschiedliche Beziehungen aufzubauen und zu unterhalten, wichtiges Strukturmoment ist.

6. Damit hängt eng zusammen, daß das Team – günstigstenfalls – zum Modell emotionalen Lernens für den Patienten werden kann. Seine Mitglieder begegnen dem Kranken nicht nur als voneinander abgehobene Persönlichkeiten mit Haltungen und Charakteren, die zu Identifizierungen oder Abstoßungen herausfordern. Unterschiede nach Schicht, Her-

kunft und Sozialisationsbedingungen erlauben den Klienten, die ja auch aus unterschiedlichen Milieus kommen, in den Therapeuten Projektionsfiguren zu sehen, und sie erfahren – sofern sich die innere Einheit und Kohäsion des Teams ihnen vermittelt – auch deren Gleichwertigkeit.

So erlauben sich Übertragungsbeziehungen und differenzierte emotionale Begegnungen. Der Patient begegnet im Team Mustern reflektierter Interpretation und Beziehungsvielfalt, die, wenn sie Modellcharakter gewinnen, therapeutisch wirksam sind. Es gilt durchaus, was DÖRNER formuliert, daß so „eine Diagnostik von Gesundheit an deren Trägern ermöglicht wird“. – Auch da, wo Konflikte entstehen, sichtbar und bearbeitet werden, kann das Team Hilfen geben, mit solchen im allgemeinen angsterregenden Prozessen umzugehen.

7. Durch die Möglichkeit zu einer multilateralen Auffächerung von Beziehungen und Übertragungen kann, wie Erfahrungen aus dem Umgang mit schizophren Erkrankten zeigen, die Teamstruktur in ganz spezifischer Weise Voraussetzungen für die Behandlung Psychotischer geben.

Folgt man HELD, so erfordert das Wesen der schizophrenen Erkrankung geradezu die Therapie durch ein multiprofessionell zusammengesetztes Team. Daß mit Schizophrenen sich in aller Regel intensive Zweierbeziehungen in therapeutischer Absicht nicht gestalten lassen, weiß jeder, der für die Betreuung solcher Kranker verantwortlich war. Wegen des gestörten Nähe-Distanz-Äquilibriums des Kranken, dessen Oszillationen nachzuvollziehen ebensowenig möglich ist wie den aus ihnen sich ergebenden aktuellen Bedürfnissen zu entsprechen, gelingt die Bindung an einen Therapeuten nicht, oder überfordert wegen des totalen Einsatzes die Möglichkeit einer einzelnen Person. Wo eine solche duale Beziehung aus naiver Unterschätzung der Beziehungs- und Übertragungsstrukturen versucht wird, entgleitet sie in der Regel in eine Rekapitulation der durch Vereinnahmung und Überprotektion stigmatisierten Beziehung zu den Eltern. Mechanismen der Konfliktminderung, der Angstabwehr beim Kranken und seine Funktionseinbußen bringen dann jeden gutgemeinten therapeutischen Einsatz bald zum Scheitern; günstigstenfalls noch dadurch, daß die gelingende Wiederaufnahme des infantilen Beziehungsmusters jede im therapeutischen Sinne gewünschte Veränderung verunmöglicht. In ähnlicher Weise pflegt sich ja auch die Zweierbeziehung mit chronisch Schizophrenen, die eher gelingen mag, als einer therapeutisch-rehabilitativen Wandlung widerständig zu erweisen. Dennoch ist es erforderlich – will man an den Strukturen der innerpsychischen Prozesse etwas ändern – solche Beziehungen einzugehen. Und wenn man davon ausgeht, daß diese Prozesse etwas zu tun haben mit den Formen der Beziehung des Kranken zu den Personen, die um ihn herum sind, aber auch mit den Beziehungen dieser Umweltspersonen untereinander, so heißt Behandlung Schizophrener eben, „sich auf solche Verformungen der Beziehungen einzulassen und im Spannungsfeld einer regelrechten Beziehungspathologie zu arbeiten. Dies ist nicht möglich ohne Vorbereitung und nicht als ‚Einzelkämpfer‘“ (HELD).

Beziehungstherapie setzt ein abgegrenztes, in sich stabiles Gegenüber mit Identität und Kontinuität voraus. Das Team kann, ohne dem vom Kranken ausgehenden Sog zu symbiotischer oder parasitischer Nähe zu erliegen, ein solches Gegenüber bilden, welches die Basis strukturierter und integrierter Intervention darstellt. Wichtig ist zu erkennen, daß die integrative Kraft hier in der Beziehung

der Behandelnden untereinander zu liegen hat. Das Angebot unverbundener Einzelinitiativen leistet zumindest beim schizophrenen Gestörten bei weitem nicht dasselbe, weil die Störungen der Ich-Struktur dem Kranken nicht erlaubt, die notwendige Kohärenz zu schaffen. „Psychotische Ängste, . . . Erlebnisse innerer Vorgänge in der Außenwelt, Zustände des zeitweiligen Ich-Zerfalls machen die therapeutische Umwelt gleichsam zum Behältnis der abgespaltenen und versprengten Persönlichkeitsanteile des Patienten, zu einem Ersatz für die zeitweise verlorengegangenen Grenzen des Ichs. Hilfreich bei solcher Erfahrung ist, daß die innere Katastrophe keine äußere Katastrophe nach sich zieht, daß die Personen der Umwelt weder zerstört sind noch sich gerächt haben, und sei es durch Verstoßung. Mit einer solchen Aufgabe ist ein solides psychiatrisches Team nicht überfordert" (Held).
Psychotische Krisen und habitualisierte (chronifizierte) schizophrene Haltungen, die der Kranke aus der Erfahrung der Krisen zieht, um neue abzuwehren, überfordern die in ein solches Geschehen verstrickten Familien in aller Regel. Das Team kann hier jene kontinuierliche Beziehung leisten, die dem Patienten den Weg zu seiner personalen Identität ermöglicht. Seine Flexibilität wird dadurch gewährleistet, daß es in sich einen Teil der Spannungen austrägt, die der Umgang mit dem Patienten verursacht.

8. Wenn man über die Effizienz und Funktionalität hinausblickt, die Teamarbeit in der psychiatrischen Therapeutik bewirken kann – davon war bislang die Rede –, wird man noch anzumerken haben, daß sie – glückt sie – zu einem Medium werden kann, in der berufliche Zufriedenheit, Reifung und Identitätsentwicklung der psychiatrisch Tätigen besser gelingen können als in institutionellen Ordnungen, die nach einem administrativen Modell gestaltet sind.

„Da sich gleichzeitig Originalität des einzelnen und gemeinsames Entscheiden und Handeln fördern, macht sie Arbeit zu dem, was sie bestenfalls im Leben eines Menschen sein kann: sie trägt entscheidend zur Selbstverwirklichung und damit Gesundheit der einzelnen Teammitglieder bei. Nur insofern dies gelingt, ist Teamarbeit berechtigt" (Dörner/Plog). Ganz sicher sind Arbeit und Umgang mit psychosozial Gestörten in herausgehobener Weise Anlässe, Prozesse der Selbsterfahrung und -veränderung ingang zu setzen und zur Schärfung der sozialen Selbstwahrnehmung beizutragen. Das heißt aber zugleich, daß solches Geschehen nicht ohne schmerzliche Selbswertkrise und Situationen der Identitätsbedrohung bleiben können. Hier ist das Team sicher ein Medium, in dem durch Rückmeldung, durch affektive Resonanz und durch eine vorbehaltslose Kommunikation über emotionale Einstellungen Beschäftigungen, Kränkungen und reaktive Beengungen gemildert und verhindert werden können. Alle Mechanismen, die oben als Voraussetzungen zur Teambildung beschrieben wurden, wie Relativierung der professionellen Identität, die demokratische Einordnung, die Zurückstellung persönlicher Egoismen zugunsten einer Gruppenidentität bleiben nicht ohne Spuren für die persönliche Prägung des Teammitgliedes. Die Grenzen jedoch, innerhalb derer solche Ziele Inhalt der Teamarbeit sind, liegen da, wo sich eine Kultur der inneren Kohäsion zu Lasten der überantworteten Aufgabe, nämlich der Förderung des Kranken, verselbständigt.

3.3.2.1. Zur Kritik des Teamprinzips

Das Team als optimaler Vermittler psychiatrischer Therapie, als heilende Bewegungswelt, als soziale Realität – wie sie sein sollte –, als Ort unmittelbarer Erfahrung psychotischen Lebens, welche eine objektivierende Distanz übersprungen hat, als Medium schließlich von Verwirklichung, Zufriedenheit und Gesundheit der Therapeuten – kann das mehr sein als eine idealtypische Konstruktion? Die Gefahren eines solcherart überhöhten totalen Anspruchs liegen auf der Hand. Die – um der Patienten und der Therapeuten willen – vollzogene dezidierte Abkehr von Formen überkommener Psychiatrie birgt, wie alle innovatorischen Bewegungen, die Gefahr, über jedes vernünftige Ziel hinauszuschießen und zur Ideologie zu werden. Die institutionelle Landschaft kennt groteske, eitle und antitherapeutische Verirrungen des Gedankens einer therapeutischen Gemeinschaft und eines therapeutischen Teams zur Genüge. An die Stelle des Hospitalismus alter Prägung, verursacht durch Deprivation und Unterforderung, tritt die Kollektiv-Neurose selbstherrlicher und mit sich selbst beschäftigter Therapeuten mit der Folge der realitätsfremden Überforderung des Patienten oder der schlichten Leugnung ihrer Misere.

Auch die Pervertierungen des Teamprinzips bedürfen einer Erörterung im einzelnen:

1. Da liegt es zunächst nahe, daß die – im Sinne eines Demokratieverständnisses – im Teamgedanken begriffene Gleichwertigkeit der Mitglieder als Gleichartigkeit – im Sinne eines platten Egalitarismus – aufgefaßt wird. Interaktionsprobleme bei der Verwirklichung integrativer Therapiemodelle erheben sich dann zwangsläufig, weil man übersieht, daß die Angehörigen der beteiligten Berufsgruppen untereinander verschieden sind nach Status, Schichtzugehörigkeit und Ausbildung.

Gleichheit im Team heißt dann: „Jeder kann alles“ – „Alle sind austauschbar“ – zumindest dem Anspruch nach. Mit der Positionsautorität, die nicht immer zu Unrecht dem antihierarchischen Impuls zum Opfer fällt, wird auch Sachautorität infrage gestellt. Abgesehen von dem Rollenchaos, das dann droht, bedeutet eine solche Haltung, daß die konkrete Verantwortlichkeit nirgends mehr festzumachen ist. Wo immer es geht – und die relativ selten vor vitale Fragen gestellte psychiatrische Praxis erlaubt es eben oft – sollen Entscheidungen prinzipiell Diskussionen und Abstimmungen im Team voraussetzen, was oft zu lähmenden Handlungsblockaden führt. Signal der damit verbundenen Orientierungslosigkeit ist der Ruf nach der Autorität in Krisen, die das Team überfordern, oder das peinliche Spiel der Schuldabwälzung in fehlgelaufenen haftungsrechtlich relevanten Situationen. Gelegentlich wird der Gleichheitsgedanke, der als Voraussetzung für freie affektive und informative Kommunikation gilt, zum alles bestimmenden Fetisch und zu Begründung für die Deformalisierung jeden zwischenmenschlichen Umgangs. Adorno, einer elitären Ideologie hinreichend unverdächtig, hat in Beziehung auf solche Teams einmal von der Tendenz zur Vertuschung der unbequemen Distanz zwischen Menschen gesprochen: „Solcher Komment bringt die Beziehungen der Menschen auf die Brüderlichkeit des

Sportpublikums hinab, die vor der richtigen schützt". Eine so resulierende Kumpanei befriedigt naive Selbstdarstellungswünsche, und sie wäre – als Form des Umgangs von Menschen, die es eben gern so mögen –, zu ertragen, wenn sie nicht ihre innere Distanzlosigkeit allen Beziehungen aufzuprägen versuchte. Mit Konsequenz führt dies auf der funktionalen Ebene zu Ausgrenzungen innerhalb des Teams, aber auch zu Konflikten mit der Außenwelt, die solcher Sandkastenideologie wenig Verständnis entgegenzubringen pflegt. Die so entstehenden Konflikte – im Inneren des Teams und an seiner Randzone – haben naturgemäß antitherapeutische Auswirkungen auf das Klima der Behandlungseinheit. Da jeder alles zu können meint, ergibt sich zwangsläufig ein Gerangel um die „höherwertigen" Tätigkeiten, d. h. die psychotherapeutischen Funktionen. Und nach Fähigkeit und Sicherheit der Beteiligten in diesem Geschäft – beides korreliert oft wenig – bildet sich dann eine informelle Rangordung. Pflegerische und sozialarbeiterische Aufgaben erscheinen unattraktiv und werden vernachlässigt. Zugleich besteht die Gefahr, daß wegen des antimedizinischen Affekts ebenso schlichte wie notwendige ärztlich-klinische Verrichtungen entwertet und verabsäumt werden. Die hier aufscheinende Antinomie von Therapie und Pflege ist durchaus geeignet, Sozialpsychiatrie als Tätigkeit von Eliten für Eliten zu desavouieren.

2. Natürlich sind auch im Team Macht und Einfluß unterschiedlich verteilt, und es gibt Rivalitätskonflikte. Ihr Einfluß auf die innere Dynamik und die therapeutische Handlungsfreiheit ist um so gravierender, je mehr die Möglichkeit, Machtwünsche einzugestehen und Interessen auszugleichen, ideologisch verstellt ist.

In solchen Teams wird die Realisierung der mit Rolle und Status verbundenen Privilegien denunziert und verhindert, Macht wird ebenso geleugnet wie Machtwünsche. Es erfolgt eine Nivellierung von Begabungs- und Aktivitätsspitzen. Das Resultat ist eine ängstlich eingehaltene Mittelmäßigkeit, ein unterkühlter Umgang mit Patienten.
Häufig resultieren daraus Probleme: Zum einen kann die Leugnung von derzeit unaufhebbaren Unterschieden unter der Suggestion der völligen Chancengleichheit aller, die postulierte Gleichwertigkeit und die scheinbare Aufhebung der Rangposition zuletzt auf die Stärkung der verdeckten Macht des Teamleiters hinauslaufen. Einrichtungen, in denen Demokratie von oben verordnet wird, zielen nicht selten auf diese Struktur. Zum andern werden sonst nicht artikulationsfähige Macht- und Kompetenzansprüche auf dem Umweg über die Patienten in der Gruppendynamik zu Geltung gebracht. Eine „Psychotherapeutisierung" des Binnenklimas, wie sie BOSCH als Fehlentwicklung in sozialpsychiatrischen Einheiten beschrieben hat, und das Engagement aller Therapeuten in psychotherapeutischen Funktionen gibt mannigfaltige Möglichkeiten und Wege dazu. Das Bezugstherapeutensystem, in dem sich ein Mitarbeiter in besonderer Weise verantwortlich für einen bestimmten Patienten betrachtet, mißbraucht als Mittel der totalen Besitzergreifung des Patienten und seiner manipulativen Bemächtigung, schafft die Voraussetzung. Unter dem Etikett einer Differenzierung des Behandlungsangebots wird dann eine Spaltung der Behandlungsinitiativen praktiziert, die verhängnisvolle Folgen hat. Eine Verdeckung der Machtstrukturen im Team aus Rücksicht auf eine Gleichheitsideologie hat zur Folge, daß sich auf einer hintergründigen Ebene völlig gegenläufige Entwicklungen abspielen. Die Situation kann mit ihren Paradoxen und double binds durchaus das

Interaktionschaos einer schizophrenen Familie wiederholen. Reaktionsbildungen, die man dann im Team beobachten kann, sind einerseits das rücksichtslose Ausspielen von Sachautorität oder aber der betonte Verzicht auf eine kooperativ mitbestimmte Rolle. Beide Verhaltensweisen finden sich naturgemäß besonders bei denen, die von ihrem außen definierten Status her mit Autorität und Entscheidungsgewicht ausgestattet sind, die in kritischen Situationen auch Verantwortung zu übernehmen haben, sonst jedoch häufiger durch plebiszitäre Entscheidungen frustriert werden.

3. Die Relativierung der Berufsrollen und die Forderung nach Austauschbarkeit der Therapeuten, d. h. ihre Wertung allein nach einer von der spezifischen professionellen Prägung letztlich unabhängigen „psychotherapeutischen“ Qualität, ist ein weiterer Grund für ernstzunehmende Fehlentwicklungen im Team. Die Maxime „Jeder kann alles“, die die unterschiedlichen Berufsrollen verleugnet – Berufsrollen, deren Erwerb ja ein Stück Biographie jedes Mitarbeiters und damit einen Teil seiner individuellen Identität ausmacht –, ist unsinnig.

Sie verkennt, daß rollenspezifische Ausbildungen vorangegangen sind, und außerdem, daß die Angehörigen des Teams innerhalb und außerhalb der Klinik (wobei die äußeren Determinanten durch die Kanäle der Administration weit nach innen vordringen) unterschiedlichen Definitionen ihrer Rolle unterliegen, etwa tarifrechtlichen, haftungsrechtlichen und berufsständischen. Das gilt ganz besonders für den Arzt. Die mit der jeweiligen Rolle verbundenen Quellen von Status, Prestige, ökonomischem Vorteil, von beruflicher Zufriedenheit und Selbstwerterleben können nicht ohne weiteres aufgegeben werden. Dennoch werden Forderungen in dieser Richtung laut. Wie dargestellt, funktionieren Teams im wesentlichen aufgrund ihrer Einheit in Verschiedenheit und nicht aus einer egalitären Struktur. Wird das verkannt, sind Schwierigkeiten im Team mit dem Patienten und mit der umgebenden Institution unvermeidbar. Innere Rollendifferenzierung ist Voraussetzung für die Therapie insbesondere von psychotisch Erkrankten. Behandlung als nachholende Sozialisation setzt therapeutische Beziehungen zu unterschiedlichen Rollenträgern voraus. Dabei ist auch zu bedenken, daß die aufgehobene Differenzierung im Team, die dazu führt, daß der Patient die einzelnen Funktionen nicht mehr erkennt, einerseits zum Orientierungsverlust bei diesem führt, andererseits zu dem Gefühl, einer amorphen Gruppe gegenüberzustehen, innerhalb derer Informationen über ihn – von ihm völlig unkontrollierbar – kursieren. Man erinnert sich, daß gerade der Verlust der Kontrolle über Informationen, die an differente Bezugspersonen gegeben werden, zu den Konstituentien der Insassenrolle in totalen Institutionen gehört. Daß es hier vor der Forderung nach freiem Informationsfluß immer zu Konflikten kommen kann, weiß jeder, dem die Arbeit in einer Therapeutischen Gemeinschaft vertraut ist. Die schwierige Dialektik von Kontinuität und Diskontinuität, von Homogenität und Inhomogenität wird bei einer inneren Entdifferenzierung des Teams zum unlösbaren Problem.

4. Der Verzicht auf Rollendifferenzierung und auf die damit verbundene Arbeitsteiligkeit macht das Team anfällig für eine Fehlentwicklung, die man als Ausdruck einer „Wendung nach innen“ bezeichnen könnte.

Der uneinlösbare Anspruch auf eine umfassende Gemeinsamkeit in der Theorie und die mit ihr verbundene „gemeinsame Sprache", setzt – konflikthaft wahrgenommen – endlose Prozesse innerer Selbsterfahrung ingang.

Die Bildung der Teamstruktur, die Emanzipation als Team in bewußter Gegensetzung zur Individualität werden Selbstzweck. Der Wunsch, sich als Gruppe zu erfahren, bringt regressive Mechanismen auf den Weg. Die totale Regression in die Gruppe ist mit einer Identifikation mit kollektiven Erwartungen verbunden, die in ihrer Undefiniertheit nur massenpsychologisch interpretiert werden können. In kollektiven Phantasien ersetzt die Gruppe das Gewissen des einzelnen. Es entwickelt sich eine Art trendabhängigen sozialen Gewissens, das beliebig manipuliert werden kann, ohne daß man sich solcher Manipulationen bewußt wird. Das Team, das sich auf diesem regressiven Weg längst von den funktionalen Zielsetzungen, um derentwillen es sich konstituierte, entfernt hat, hypertrophiert, dreht sich um sich selbst und ist Ort einer als Selbsterfahrung getarnten narzißtischen Selbstbespiegelung. Jede Kritik von außen verletzt dann Tabus, bestehende soziale Zwänge und Abhängigkeiten werden nicht mehr wahrgenommen. Zugleich wird der Freiraum des einzelnen für Entscheidungen schmal. Hier verabsolutiert sich von den beiden wesentlichen Zielsetzungen in der Teamarbeit – größere problemgerichtete Arbeitseffektivität und vermehrte persönliche Zufriedenheit – die letztere. Zugleich wird eine Sicherheit erwartet, wie man sie früher von hierarchischen Strukturen gewöhnt war. Phasen dieser Entwicklung sind dadurch gekennzeichnet, daß der Zeitaufwand für die Teamaktionen zunimmt, so daß die zwanghafte Teamkohäsion aus dem Arbeitsbereich in die private Sphäre übergreift und Freiheiten einschränkt. Symptom hierfür ist das „teamen", eine Beschäftigung des Teams mit sich selbst als Symptom von Selbstgenügsamkeit und Dispens von therapeutischer Funktion und Verantwortung. Mitglieder, die sich in diesen Trend weniger gut einbeziehen lassen, und die dem regressiven Sog widerstehen, werden ausgegrenzt. Bis zur offenkundigen Spaltung wird eine Reihe durch zunehmende Dysfunktionalität und Wahrnehmungseinengung gekennzeichneter Stufen durchlaufen. Wird man der bewirkten Polarisierungen gewahr, so erhebt sich aus dem regressiven Niveau, das die Gruppe erreicht hat, zwangsläufig der Schrei nach Supervision. Der Patient ist in solchen Entwicklungen entweder sich selbst überlassen oder er wird in die pathologische Dynamik mit einbezogen. Es ereignet sich auf der Ebene des Teams, was die Situation des schizophrenen Patienten kennzeichnet: der Versuch einer Heilung des Nicht-selbst-sein-Könnens durch Symbiose oder Parasitismus oder des Auswegs in jene Abwehrmechanismen, die durch Erkennen der Ausweglosigkeit symbiotische Erwartungen hervorgebracht werden.

5. Im Teamkonzept liegt, wie gesagt, die Absicht, das schiefe, asymmetrische, auf Abhängigkeit beruhende Verhältnis der Therapeuten zum Kranken in ein symmetrisches weitmöglicher Gleichberechtigung umzuformen. Dieser Anspruch hat seine Grenzen. Therapeuten und Patienten stehen in der Klinik in einer komplementären Beziehung zueinander. Es ist weder ohne weiteres sinnvoll noch möglich, die Erwartungen, die mit der Krankenrolle verbunden sind, und die ihr anhängenden Entlastungen und Gratifikationen durch eine forcierte Solidarisierung, die den Durchschnittspatienten ängstigt und überfordert, unterlaufen zu

wollen. Beide Gruppen begegnen sich unter verschiedenen Rollendefinitionen und Zielsetzungen in der Klinik und primär nicht zum Zweck der Bildung einer Lebensgemeinschaft.

Jede Haltung beim Team, die dies verkennt oder überspringen will, die ein im Team angestrebtes Verhältnis der Gleichberechtigung auf die Kranken ohne weiteres übertragen möchte, wird zunächst Irritation bewirken. Nicht nur, daß eine Tendenz möglich wird, das Kranksein des Kranken ideologisch zu leugnen, die Gemeinschaft der Behandler mit den Behandelten bleibt in der Regel halbherzig oder ambivalent, oder sie ufert in unkontrollierte Identifizierungen aus. Über die Pathologie solcher Beziehungen hat SIMON kürzlich geschrieben.

Dem Team erscheinen die Patienten zunächst unter der einheitlichen Perspektive eines gemeinsamen Schicksals, psychisch krank zu sein. Die Ursache für dieses Schicksal wird leicht in die umgebene Gesellschaft projiziert. Individualität des Krankseins, persönliche Umstände werden gern auf kollektive genetische Trivialmuster reduziert. Eine weitere, nicht einmal böse gemeinte Ideologie sorgt dafür, daß die Patienten dem Team als Kollektiv gegenüberstehen. Der Gleichheitsanspruch wird der Patientengruppe gleichsam übergestülpt. „Wenn wir uns untereinander zur Gleichheit entschlossen haben, so sollt ihr es auch sein". Eine Deprivierung, die die Einordnungsrituale totaler Institutionen durchaus in den Schatten stellen kann, greift Platz. Sie wirkt um so gewalttätiger, je mehr die soziale Schicht, der der einzelne Patient entstammt, von der des Durchschnittsteammitglieds abweicht. Ob solche Einebnungsprozesse gerade für psychisch kranke Menschen, die vor ihrer Erkrankung soziale oder ökonomische Privilegien genossen, therapeutisch nützlich sind, bleibt zumindest zweifelhaft. Folgen, die man bei depressiven, geängstet-selbstunsicheren, zwanghaften und hysterisch-kapriziösen Menschen sieht, erscheinen mitunter außerordentlich ungünstig. Natürlich sind Deutungen, die Einordnungsschwierigkeiten und Frustrationsreaktionen des einzelnen Kranken zu seinem eigenen Stigma machen, schnell zur Hand. Bei aller durch Selbsterfahrung vorgeblich vermittelten therapeutischen Reife, die Teams gerne für sich in Anspruch nehmen, bleibt nicht aus, daß Ressentiments gegenüber dem sozial anders Gestellten sich in affektiven Besetzungen, die das therapeutische Verhältnis belasten, niederschlagen.

Andererseits kann auch der um Einebnung des Gefälles und Aufhebung der Distanz bemühte Umgang mit dem Patienten bald zur Schiene einer problematischen Identifizierung des Therapeuten mit „seinem" Patienten geraten. Ohne der Übertragung bewußt zu sein, nimmt man sich dann der – nach eigener therapeutischer Schematik als wesentlich erachteten – Interessen an und beginnt für den Patienten zu agieren. Am deutlichsten wird das häufig in der Beziehung des Therapeuten zu der Familie des Patienten. Kurzschlüssige kommunikationspathologische Vorstellungen bringen die Angehörigen in die Rolle der Krankheitsverursacher und Sündenböcke. Der Konflikt mit ihnen wird – ohne daß der Patient selber nur in der Lage wäre, sich selbst in diese Dynamik einzubringen – gesucht und ausgetragen. Der notwendige und von einer sozialen Psychiatrie zweckhaft geforderte Einbezug der Familie und des Sozialfeldes eines Patienten in die Therapie löst sich dann auf in eine Sequenz „familientherapeutischer" Strafexpeditionen, die in ihrer Arroganz verheerend wirken. Betroffenheit und Reaktionen der so plötzlich in die Verantwortung zitierten Angehörigen stören herzlich wenig, kann man doch jedes so ingang gebrachte Agieren ohne weiteres als Beleg für eben jene pathologischen Strukturen ins Feld führen, denen man mit seinem Sanierungsanspruch begegnen zu können glaubte. Daß der Kranke dabei nicht so selten in einen ausweglosen Konflikt getrieben wird, oder daß sonst prekäre Gleichgewichte ins Wanken geraten, fällt familientherapeutisch Engagierten meist zu spät ein.

6. Alle hier genannten Aberrationen des Teamprinzips, die, das sei betont, Möglichkeiten bilden und keineswegs zwangsläufig eintreten müssen, münden darin, daß ein so verunglückendes Team eine Art Binnenwirklichkeit um sich herum bildet, die mit den Normen sozialen Lebens außerhalb der Klinik auf Kriegsfuß steht. Die Versuchung ist groß, die dem Kranken feindliche und auch sonst therapiewidrige Welt auszublenden, sich von ihr ein Feind-Stereotyp zu bilden und in Gegensetzung innerhalb der Klinik eine heile Welt zu bauen.

Krankheit und Fehlverhalten, die sich in der Beziehung des Patienten zu seiner ursprünglichen sozialen Umgebung akzentuieren, finden dann grenzenlose Toleranz. Im Klima des Laissez-faire wird schließlich das Ziel der Resozialisierung und der Wiederbefähigung für ein Leben unter außerklinischen Bedingungen aus dem Blick gerückt. Es fehlt ja keineswegs an Begründungen, mit denen man einen solchen Verzicht auf Wiedereingliederung qua Wiederanpassung legitimieren kann. Krankheitsverleugnende Mechanismen, die der Ausbildung eines Binnenklimas förderlich sind, stellen nichts anderes dar als Abwehrmechanismen der Therapeuten, die angesichts der Mühen und Schwierigkeiten bei der Verständigung mit Psychotikern schließlich resignieren, auf Verstehen verzichten und so das Problem ausblenden. So bilden sich neue psychiatrische Gettos mit allen Voraussetzungen gewandelter Formen des Hospitalismus.

Es steht ganz außer Frage, daß die Möglichkeiten in der Behandlung, Außenrealität zu antizipieren und zu repräsentieren, sehr eingeengt sind. Es ist schwer, die Station als small society, als Abbild der sozialen Realität und zugleich als Raum für Therapie zu strukturieren. Allein der Doppelaspekt des Behandelns und des Bewachens bzw. Bewahrens ist hinderlich. Zur Randposition solcher Behandlungseinheiten trägt dann bei, daß nur ein kleiner ausgewählter Teil psychisch Kranker sich überhaupt für eine Behandlung unter den so geschaffenen Bedingungen eignet. Zwangsläufig ergeben sich Selektionsprozesse.

Versucht man, nach diesem Exkurs über Bedenkliches, das auf einen Nenner zu bringen, was Teamarbeit in der Psychiatrie sein und wollen kann, tut man gut daran, sich im Anspruch zu bescheiden. Das Team ist ein Zusammenschluß von Menschen unterschiedlicher Fähigkeiten und beruflicher Ausbildung und der gemeinsamen Aufgabe der Therapie psychisch Kranker. Teamarbeit kann eine zweckmäßige Arbeitsform sein, in der sich einerseits Wissens- und Informationsaustausch nach durchschaubaren und standardisierten Regeln gestalten lassen, in der andererseits Formen des Miteinander-Umgehens und Zusammenarbeitens insofern Therapiehilfen bieten können, als sie psychosozial Gestörten Modelle eines sozialen Lernens zu vermitteln vermögen. Alles was über diese Bestimmung hinaus dem Team und der Teamarbeit zugeschrieben wird, ist ständiger kritischer Reflexion bedürftig. Rationale Absprache, freie Information, permanente Verständigung über Arbeitsziele, Anerkennung unterschiedlicher Kompetenzen, aber auch der von der Institution vorgegebenen Verantwortungs- und Machtverhältnisse sind Voraussetzungen. Da Unklarheiten hinsichtlich der Konzeptstruktur und der Aufgabenverteilung die häufigsten Anlässe für Konflikte im Team sind, kommt es auf klare Kompetenzabgrenzungen mit Zuordnung von Verantwortung, auf eindeutige Kommunikationssysteme und auf eine durchsichtige Organisation an. Allen Mitgliedern im Team obliegen bestimmte therapeutische Basisfunktionen in gleicher Weise, darüber hinaus und daneben bleibt jedoch jedem sein spezieller Funktionsbereich, der seine unverwechselbare Rolle konstituiert. So kann die unvermeidliche Spezialisierung etwas von ihrem hierarchischen Charakter verlieren und der Unterschied von Therapie und Hilfsfunktionen sich einebnen. Die im multiprofessionellen Team versammelten Berufsgruppen haben die Aufgabe, ihre spezifischen Berufsbeiträge erkennbar zu machen und sich zugleich dem gemeinsamen Arbeitsauftrag unterzuordnen. Daß Therapie so auf dem Beitrag aller Berufsgruppen basiert, entspricht dem eingangs erläuterten Krankheits- und Therapiebegriff. Nicht darauf ankommen kann es, durch irgendwelche Sprachregelungen oder Manipulationen einzelne Bereiche, wie etwa den der Pflege, „aufzuwerten". Ziel ist auch nicht, eine „gemeinsame Sprache des Teams" möglicherweise im Wege endloser Selbsterfahrung und Beziehungsbearbeitung zu entwickeln, vielmehr die Sprache des anderen ohne Verzicht auf die eigene zu erlernen und zu verstehen. Es ist ein Mißverständnis des Teamprinzips, alle Glieder austauschbar zu machen. Entscheidend ist vielmehr, die Arbeitsidentität des einzelnen zu definieren und zur Anerkennung zu bingen. Dies geschieht am ehesten von konkreten Arbeitszusammenhängen her. Ein wirksames Team zu bilden, heißt also mit der Spannung von Einheit und Verschiedenheit leben zu können. In seinem Anspruch als therapeutische Instanz ist das Team in gleicher Weise von innerer Differenzierung wie von Integrationsfähigkeit und Kohärenz abhängig. Jedes nicht integrierte Therapieangebot führt zwangsläufig zur Verstärkung der Persönlichkeitsstörung des Patienten. Die aus den Kompetenzunterschieden sich ergebenden Machtansprüche sind offenzulegen und auszuhalten. Nur Teams, die die Verlogenheit eines Egalitätszwangs überwunden haben, sind zu einer Stabilität fähig. Hierzu gehört auch, daß die mit dem Begriff „Team" und mehr noch mit dem Schlagwort „Teamfähigkeit" verbundenen Konnotationen insoweit reflektiert werden, daß man in ihnen die Versuche, den anderen zu vergewaltigen, zu erpressen und zu amputieren, vergegenwärtigt.

Literatur

Bauer, M., G. Bosch, H. Freyberger, G. Hofer, H.-W. Janz, K. P. Kisker, H. Krüger, P. Petersen, M. Pflanz, M. Richartz, H. K. Rose: Psychiatrie – Psychosomatik – Psychotherapie, 2. Aufl. Thieme, Stuttgart 1976

Bosch, G.: Psychotherapie und Soziotherapie. Soc. Psychiat. 2 (1967) 111–124

Dahrendorf, R.: Homo Sociologicus; ein Versuch zur Geschichte, Bedeutung und Kritik der Kategorie der sozialen Rolle. Westdeutscher Verlag Köln 1964

Dörner, K.: Wohin sollen wir den Krankheitsbegriff in der Psychiatrie entwikkeln? Psychiat. Prax. 1 (1974) 123–129

Dörner, K. und U. Plog: Irren ist menschlich, oder Lehrbuch der Psychiatrie/ Psychotherapie. Psychiatrie-Verlag Wunstorf 1978

Dreitzel, H. P.: Die gesellschaftlichen Leiden und das Leiden an der Gesellschaft. Göttinger Abhandlungen zur Soziologie, Bd. XIV. Enke, Stuttgart 1968

Fischer, D.: Soziale Bedingungen und Konsequenzen in der Eingliederung von Patienten psychiatrischer Anstalten in das soziale System. Soziologische Diplomarbeit. Frankfurt 1968

Goffman, E.: Asyle. Suhrkamp, Frankfurt 1972

Held, T.: Herausforderung zur Kooperation bei psychotischen Erkrankungen. Psychiat. Prax. 6 (1979) 119–128

Heim, E.: Aufbauschritte der therapeutischen Gemeinschaft in der psychiatrischen Klinik. Psychiat. Prax. 5 (1978) 14–24

Jaeckel, M.: Zum Begriff der „sozialen Rolle“ des psychisch Kranken. In: Sozialpsychiatrie I, Allg. Teil S. 39–48, hrsg. von Petrilowitsch, M., H. Flegel. Karger, Basel 1969

Kisker, K. P.: Soziotherapie – Fragmentarische Überlegungen zu ihrer Praxis und Ethik. Manuskript 1979

Klein, H. und H. S. Erlich: Is Hospital Democracy possible? Mental Health Soc. 1 (1974) 34–48

Kössler, M.: Die Einstellung des psychiatrischen Pflegepersonals bei unterschiedlichen therapeutischen Konzepten. Med. Dissertation, Gießen 1978

Krüger, H.: Führungsstile und Behandlungskonzepte in der Sozialpsychiatrie. Nervenarzt 43 (1972) 181–188

Krüger, H.: Therapeutische Gemeinschaft – ein sozialpsychiatrisches Prinzip. Enke, Stuttgart 1979

Krüger, H., H. K. Rose: Therapeutische Gemeinschaft – Idee oder Ideologie? Ref. Samml. XXV. Gütersloher Fortbildungswoche, Münster 1972

Pohlen, M., M. Bautz: Eine empirische Untersuchung über die therapeutische Funktion der Krankenschwester in einem neuen klinischen Organisationsmodell. Z. Psychother. Med. Psychol. 22 (1972) 161–176

Rose, H. K.: Rollendefinition und Rollentrainung als Aufgaben einer therapeutischen Umweltgestaltung in der Rehabilitation Schizophrener. In: Schizophrenie und Umwelt, hrsg. von H. Kranz, K. Heinrich. Thieme, Stuttgart 1971 (S. 149–159)

Rose, H. K.: Zur Pathologie der psychosozialen Rehabilitation. Unveröffentlichtes Manuskript 1971

Simon, F. B., B. Albert, Ch. Klein: Gefahren paradoxer Kommunikation im Rahmen der „Therapeutischen Gemeinschaft“ – Versuch einer Kommunikationsanalyse. Psychiat. Prax. 4 (1977) 38–43

Simon, F. B. : Die „Macht der Ohnmacht“ – kommunikationstheroretische Überlegungen zur „emanzipativen“ Therapie. Manuskript 1979

Steffens, W.: Zur Rolle des Arztes in einem psychiatrischen Übergangsheim. Psychiat. Prax. 6 (1979) 22–30

Stephanos, S.: Die Krankenschwester als therapeutische Bezugsperson und das Nachbehandlungsarrangement im Stationsmodell der Psychosomatischen Klinik Gießen. Z. Psychother. Med. Psychol. 24 (1974) 117–131

Wieser, St.: Sozialprozesse bei chronisch psychischen Kranken und zur Frage der Rehabilitation. In: Problematik, Therapie und Rehabilitation der chronischen endogenen Psychosen, hrsg. von F. Panse. Enke, Stuttgart 1967 (S. 349–360)

Wulff, E.: Über den Aufbau einer therapeutischen Gemeinschaft. In: Psychiatrie und Klassengesellschaft. Athenäum, Frankfurt 1972 (S. 214–237)

3.3.3. Die Aufgabe und Rolle des Pflegepersonals

K. Holland-Moritz-Krüger, H. Kayser

Die Diskussion über die Aufgaben und Rollen des Pflegepersonals in einer sich ständig wandelnden Psychiatrie ist auch heute noch durchaus im Fluß. Das traditionelle Berufsbild verstand die Schwester und den Pfleger wesentlich als aufsichtsführende und bewachende Organe. Die psychiatrischen Großinstitutionen dienten in der Vergangenheit in erster Linie der Bewahrung der psychisch Kranken mit dem Ziel, die Öffentlichkeit vor ihnen und die Kranken vor sich selbst zu schützen. Daher wurden die Türen der Krankenstationen geschlossen gehalten; bei der Auswahl des Personals bevorzugte man körperlich robuste und kräftige Menschen. Der potentiell gefährliche Geisteskranke durfte nicht aus den Augen gelassen werden, es gehörte zu den Regeln des pflegerischen Dienstes, einem Patienten nicht den Rücken zuzuwenden. Angesichts der auch heute fortbestehenden Erwartung der Gesellschaft auf Schutz und Sicherheit ist die mit den Liberalisierungsbestrebungen einer Sozialpsychiatrie verbundene weitgehende Aufgabe der „Wärterfunktion" nicht ohne weiteres zu verwirklichen. Besonders bei älteren Schwestern und Pflegern machen sich als Ausdruck des Rollenkonfliktes Ängste und Besorgnisse bemerkbar, wenn eine freizügigere Behandlung der psychisch Kranken angestrebt wird. Sie befürchten Sanktionen seitens der vorgesetzten Behörden und der Gesellschaft für den Fall, daß die Öffnung einer Krankenabteilung negative Auswirkungen nach sich zieht. So gibt es in den meisten psychiatrischen Großkrankenhäusern sogenannte Verfügungen bzw. Dienstanweisungen für das Krankenpflegepersonal für den Umgang mit den ihnen anvertrauten Kranken (z. B. „Patienten dürfen das Bad ohne Beaufsichtigung des Pflegepersonals nicht betreten . . ."). Die Verbote und Gebote solcher Dienstanweisungen stehen natürlich einem freizügigeren Umgang mit den psychisch Kranken entgegen. Es wäre nun aber eine Utopie, wollte man glauben, erst eine Änderung dieser Vorschriften abwarten zu können, um dann quasi auf „legale Weise" zu einer Liberalisierung zu kommen. Mit den Vorurteilen der Gesellschaft gegenüber den Geisteskranken – die sich ja treffend in den o. g. Dienstanweisungen widerspiegeln – sind die Mitarbeiter eines psychiatrischen Krankenhauses durchaus identifiziert. Das zeigt sich u. a. darin, daß es heute noch keineswegs als selbstverständlich gilt, daß die Pflegepersonen einer Krankenstation darüber

nachdenken, wie es beispielsweise zu aggressiven Ausbrüchen eines oder mehrerer Patienten kommen kann; oder was es für einen sich ohnehin schon verfolgt fühlenden Kranken bedeutet, eingeschlossen zu sein oder mit Zwangsmaßnahmen des Pflegepersonals „behandelt" zu werden. Vielmehr erlebt das Pflegepersonal solche Aggressionen als Ausdruck von „Bosheit" ihrer Patienten oder aber bestenfalls als Symptom ihrer Krankheit. Diese und viele andere Beispiele wird man berücksichtigen müssen, wenn sich Widerstände bei der Liberalisierung kustodial ausgerichteter Krankenhäuser ergeben.
Das traditionelle Berufsbild der bewachenden und beaufsichtigenden Pflegeperson hat sich im Laufe der letzten 100 Jahre um fürsorglich-pflegerische Funktionen erweitert.

Mit der Einbeziehung der Psychiatrie in die naturwissenschaftliche Medizin wurde auch der seelisch Kranke als jemand angesehen, der behandelt, gepflegt und besorgt werden muß. Diese Einstellung fand u. a. um die Wende des 19. zum 20. Jahrhundert ihren Niederschlag darin, daß man dem Geisteskranken Bettruhe verordnete. Die Maßnahme ergab sich zwar folgerichtig aus der Auffassung, daß Geisteskrankheiten Gehirnkrankheiten seien, also wie körperliche Erkrankungen der Ruhe und Schonung bedürften, wirkte sich aber ausgesprochen ungünstig aus. Die erzwungene Inaktivität provozierte und begünstigte in der Folgezeit das Auftreten schwerer Hospitalisierungsschäden.

In weit stärkerem Maße noch als der körperlich Kranke wurde und wird der psychisch Kranke oder Gestörte als invalider Mensch eingeschätzt. Er galt und gilt auch heute noch weithin als ebenso hilflos und unfähig zur Selbstverantwortung wie ein unmündiges Kind (White u. Mitarb. 1961). Aus dieser Sicht scheint es selbstverständlich, daß die den Geisteskranken betreuenden Personen von der Notwendigkeit ausgehen, ihn in allen seinen Lebensumständen und Verrichtungen zu behüten, zu unterstützen und zu besorgen, für ihn zu planen und den Tagesablauf für ihn zu gestalten. Es bedarf keiner Frage, daß die Pflegepersonen bei Patienten mit akuten Psychosen und schweren psychischen Defektzuständen Funktionen übernehmen müssen, wie Eltern sie gegenüber ihren hilflosen Kindern ausüben.
Die ausschließliche Verwirklichung von mütterlichen oder väterlichen Funktionen durch das Pflegepersonal auf den psychiatrischen Krankenstationen führt aber zu nicht unerheblichen Konflikten und wird, wie die Erfahrungen in der Vergangenheit gezeigt haben, zu einem therapeutischen Hindernis.
Der väterliche bzw. mütterliche Umgangsstil verweist den Patienten in die Rolle eines unselbständigen, unmündigen, artigen, oder – je nachdem – auch unartigen Kindes. Das „Du" im Umgang mit den psychisch Kranken war und ist immer noch ein prägnanter Ausdruck dieses asymmetrischen Beziehungssystems zwischen Schwestern und Pflegern in ihrer Rolle als Väter und Mütter und den Patienten als erwachsenen Kindern (Winkler 1965, 1970).

Auf seiten der Patienten befriedigt diese Situation infantile Abhängigkeitswünsche und fördert Regressionstendenzen. Passivität und Unselbständigkeit werden bei ich-schwachen und antriebsarmen Kranken rasch zu einer Dauerhaltung. So fühlen sich beispielsweise chronisch Kranke gekränkt, wenn sie vom Pfleger oder der Schwester versehentlich oder absichtlich einmal nicht geduzt werden oder wenn sie sich sonst in ihren kindlichen Erwartungen an das Pflegepersonal enttäuscht sehen.

Auf seiten der Pflegepersonen ergeben sich aus dieser Situation Konflikte, weil sich mit den in der Krankenpflege notwendigerweise zu verwirklichenden mütterlichen oder väterlichen Teilfunktionen Autoritäts- und Machtansprüche verbinden. Als Voraussetzung für Hilfe und Zuneigung werden Disziplin und Gehorsam gefordert; nur der gehorsame Patient ist ein guter, ein angenehmer Patient. Der Anspruch der Pflegepersonen, daß sie am besten wissen, was dem Wohle des Kranken dient, beschneidet seine Selbstverwirklichungsmöglichkeiten; er wird zum Objekt der unbewußten Wünsche und Strebungen der ihn betreuenden Pfleger und Schwestern. Andererseits werden die Pfleger und Schwestern, wie schon erwähnt, zum Objekt der Abhängigkeitswünsche ihrer Patienten. Dadurch geraten die Pflegepersonen in einen Konflikt zwischen den infantilen Erwartungen der Kranken und der Unmöglichkeit, Mutter- und Vaterfunktion in dem von den Kranken gewünschten Ausmaß erfüllen zu können.

In gewissem Gegensatz zu dem genannten Umgangsstil steht die von Punel (1968) beschriebene „permissive" (gewährende) Haltung des Personals zu den Kranken. Sie ist charakterisiert durch eine therapeutisch unengagierte resignative Einstellung, der die Auffassung zugrunde liegt, daß bei bestimmten chronischen Kranken eine Korrektur ihres Sozialverhaltens nicht mehr möglich oder sinnvoll sei. Diese Einstellung führt zu einem „laisseź aller", zur „Narrenfreiheit", d. h. zum Verzicht auf einen situationsgerechten zwischenmenschlichen Umgang.

Ein vielzitiertes Beispiel stellt der Wahnkranke dar, den das Personal als dem Kaiser von China den Hof macht. Winkler (1965, 1970) berichtet, daß ihm noch vor wenigen Jahren bei der Besichtigung eines psychiatrischen Krankenhauses vom führenden Arzt ein Patient als „Majestät" vorgestellt und als solche auch angesprochen wurde.

Gefahren von Fehlentwicklungen im Rahmen sozialpsychiatrischer Therapiekonzepte, die sich meist an dem Leitgedanken der Therapeutischen Gemeinschaft orientieren, liegen im Demokratiemodell, dem Prinzip der weitgehenden Toleranz gegenüber dem Kranken und nicht zuletzt im Teamgedanken selbst.

In einigen meist kleinen sozialpsychiatrischen Einrichtungen mit vorwiegend jüngeren Mitarbeitern herrscht eine verschwommene Solidaritäts- bzw. Partnerschaftsideologie, die eine Identifikation mit mütterlichen oder väterlichen Rollen nur schwer zuzulassen scheint. In Ableh-

nung der schiefen Therapeut-Patient-Beziehung wird der Kranke, auch wenn er schwerer gestört ist, oft schon in den ersten Tagen seines Klinikaufenthaltes als „gleichberechtigter" Partner gesehen und damit überfordert.
Dieser therapeutischen Haltung entspricht es auch, daß man sich in derartigen Modelleinrichtungen ganz selbstverständlich „duzt". Dies gilt sowohl für die Mitglieder der Personalgruppe untereinander als auch gegenüber den Patienten. Das „Du" soll hier die partnerschaftliche Haltung demonstrieren. Nur geschieht dies leider meist unreflektiert und führt zu Mißverständnissen, Ängsten, Kränkungen und Rivalitäten auf beiden Seiten. Viele der jungen Mitarbeiter befinden sich in dem Glauben, daß sie durch das gegenseitige „Du" mehr Vertrauen beim Patienten gewinnen und auf diese Weise mehr aus ihm „herausbekommen".

So haben es beispielsweise depressive Patienten oft ausgesprochen schwer in solchen Einrichtungen. Ungeachtet ihres Unvermögens wird von ihnen nur allzu schnell erwartet, daß sie am von Patienten und Therapeuten bestimmten Tagesablauf teilnehmen. Nur selten ist man geneigt, ihnen ein gewisses Maß an Regression zuzugestehen. Z. B. wird nur selten daran gedacht, daß Depressive in den ersten Tagen ihres Klinikaufenthaltes durchaus viel Ruhe brauchen. So wird man gut daran tun zu tolerieren, daß sich solche Kranke stundenweise in ihre Betten zurückziehen. Indem die Pflegepersonen diesen Kranken beispielsweise das Essen ans Bett bringen oder sie in bestimmten Zeitabständen immer wieder kurz aufsuchen, signalisieren sie ihr Interesse und ihr Verständnis und verhindern auf diese Weise zugleich den totalen Rückzug der Kranken.
Dies gilt in ähnlicher Weise auch für autistische, zurückgezogene Psychotiker.
Generell erwarten Kranke, wenn sie in ein Krankenhaus kommen, vom Pflegepersonal versorgt, bemuttert zu werden sowie gesagt zu bekommen, was sie zu tun und zu lassen haben. Dem Gedanken der therapeutischen Partnerschaft folgend, erwartet das Krankenpflegepersonal jedoch von den Patienten mehr eigenverantwortliches Mittun, dem allzu oft von seiten der Patienten nicht entsprochen werden kann.
Hier liegt also eine wichtige Ursache für eine oft gar nicht versiegende Frustrationsquelle bei den Krankenpflegepersonen.

Von der Auseinandersetzung mit den traditionellen Umgangsstilen wird im allgemeinen die erste Phase gemeinschaftstherapeutischer Bemühungen entscheidend bestimmt. In Zürich begann man die Umstrukturierung einer Krankenabteilung, indem man während eines Monats in täglichen Konferenzen mit dem Personal die Struktur der Abteilung diskutierte. Die bisherigen Aufgabengebiete der Schwestern wurden analysiert und besprochen. Man ermutigte sie, ihre eigenen Ansichten zum Spital- und Abteilungsregime zu äußern und vor allem über ihre emotionalen Bedürfnisse zu sprechen. Sie gewannen dadurch Klarheit über ihre Funktionen und Rollen auf der Station, und es wurden folgende Ergebnisse erarbeitet: Um die traditionelle „kustodiale" Schwesternhaltung zu verstehen, muß man die kurze einjährige Ausbildung früherer Zeiten berücksichtigen. Die meisten Schwestern arbeiten aufgrund ihrer Vorstellung von Disziplin und Abteilungsordnung, ohne sich um ein tieferes Verständnis für die Kranken zu bemühen. Es war ja auch nicht Sache der Schwestern gewesen, nach der Bedeutung krankhaften Verhaltens zu fragen. Dieses war vielmehr ausschließlich Angelegenheit des Arztes. Als eigentliche Aufgabe des Pflegepersonals galt ausgesprochen und unausgesprochen die Aufrechterhaltung der Abteilungsruhe und der Disziplin. Eine straffe Ordnung, die auf das Wohlverhalten der Kranken Wert legte, ohne sich um die Hintergründe des krankhaften Verhaltens zu kümmern, erschien als die einzige Möglichkeit, das Zusammenleben der Kranken erträglich zu gestalten. Als probates Mittel, die Abteilungsdisziplin aufrechtzuerhalten, galt die Drohung, störende Patienten zu verlegen.

Als die Schwestern die gewohnten Reaktionsweisen teils rechtfertigten, teils etwas schuldbewußt darstellten, fiel in den Formulierungen und in dem Tonfall die gleiche tadelnde, ungeduldige Art auf, wie sie langjährig hospitalisierte Patienten im Umgang mit ihren Mitpatienten an den Tag legten. Gleichlautende Zitate von Patienten und von Schwestern wie „Was fällt Ihnen eigentlich ein" oder „Die tut so dumm, die soll man versetzen" legen die Vermutung nahe, daß jene Auffassung von Ordnung und straffer Disziplin von der Personalgruppe auf die Patientengruppe übergegangen war. Das wurde durch die Schwestern bestätigt:
Es sei eben ein Stück alter, starrer Anstaltsordnung von der Patientengruppe übernommen worden. Bewegt schilderten sie, wie auch von ihnen früher ein unbedingter Gehorsam gegenüber der Klinikleitung gefordert worden wäre und daß sie wegen Kleinigkeiten hätten bestraft werden können.
Weiter wurde in den Diskussionen deutlich, daß vor allem die älteren Schwestern gewöhnt waren, den Patienten „alles vorzudenken", ihnen Entscheidungen abzunehmen, für ihr tägliches Wohl und Wehe zu sorgen. Als über den Sinn einer Patientenmitverantwortung gesprochen wurde und man überlegte, welche Aufgaben an die Patienten delegiert werden könnten, hörte man Äußerungen wie diese: „Nehmen Sie uns das nicht auch noch, was bleibt uns denn?" Wenn sie den Patienten all das erledigen ließen, was er erledigen konnte, hatten die Schwestern das Gefühl, „nichts zu tun".
So wurde und wird auch heute noch oft genug von der Krankenpflegedienstleistung bestimmt und beurteilt, was als „Arbeit" anzusehen war (z. B. Putzen etc.). Sich mit Patienten zu beschäftigen, hatte und hat teilweise den Charakter von „Müßiggang", und nicht selten wurde aus

einem solchen oder anderen Grund eine Krankenpflegekraft willkürlich auf eine andere Station versetzt. Versetzungen werden von Pflegedienstleitungen heute auch noch vorgenommen ohne Absprache mit den Betroffenen und oft ohne eigentlich ersichtlichen Grund und Notwendigkeit, nämlich von solchen Stationen, wo die Mitarbeiter das Gefühl der Solidarität und den Wunsch nach Veränderung haben. Dies wird oft als „Cliquenbildung" und Gefahr für das Krankenhaus gesehen. Es scheint also auch auf dieser Ebene die Angst vor dem Verlust von Autorität und Macht zu herrschen. So geschieht es vielerorts ja noch immer, daß die Krankenstation nicht eine bestimmte Anzahl von Pflegepersonen zugewiesen bekommt und für diese die Stationsschwester oder -pfleger in Absprache mit der Krankenpflegedienstleitung einen Dienstplan erstellen, der sich an den Bedürfnissen der Patienten orientiert. Die Krankenpflegedienstleitung behält sich diese Arbeit selbst vor, mit dem Bemerken, daß sie dies am besten überblicken würde, ohne jedoch im Detail zu wissen, wer wirklich zu einer bestimmten Zeit anwesend sein muß.
Im Zuge der Neustrukturierung der Krankenhäuser nach dem Krankenhausgesetz wird der „Pflegedirektor" künftig noch mehr Macht und Einfluß haben.
In einem gemeinschaftstherapeutisch orientierten Krankenhaus werden die Pflegedienstleitungen ein neues reiches Betätigungsfeld finden. Es liegt nicht mehr in der Hand der Klinikdirektoren, die Krankenpflegegruppe mitzudirigieren. Es besteht die große Chance, das inzwischen durchaus auch bei vielen älteren Krankenpflegekräften gewachsene Bedürfnis, mit Patienten anders umzugehen, zu fördern. Aufgaben wie Dienstplangestaltung und Urlaubsplanung sollten künftig von den Krankenpflegedienstleitungen an die Stationsleitungen delegiert werden und lediglich abschließend noch koordiniert werden. Mit der Schaffung von festen Arbeitsgruppen auf den Stationen werden Ängste und Konkurrenzdenken abgebaut. Es ist die Aufgabe der Krankenpflegedienstleitung, diese sich neu zusammenfindenden Teams zu beraten und mit ihnen Konzepte und Dienstzeiten für die verschiedenen Patientengruppen im Krankenhaus zu erarbeiten. Außerdem sollten Konflikte in offenen Gesprächen mit allen Betroffenen besprochen und zu lösen versucht werden. Auf diese Weise beginnt sich das Krankenpflegepersonal zu verselbständigen und sicherer zu fühlen. Denn nur in dem Maß, wie dies geschieht, wird sich das Stationsmilieu und der Umgang mit Patienten und miteinander ändern.

Das bedeutet für die Krankenpflegedienstleitung allerdings, zu erkennen, daß die Mitarbeiter genau wie Patienten erwachsene Menschen sind, die sehr wohl mit den Bedürfnissen und Notwendigkeiten einer Krankenstation umgehen können, aber auch zu ertragen, daß es zunächst sicher Fehlplanungen geben wird, die es auszugleichen gilt, ohne gleich wieder zum alten Stil zurückzukehren.

Das relativ starre System hatte den Vorteil, daß sowohl Schwestern wie Patienten genau wußten, wo sie standen und was sie zu erwarten hatten. Gewisse Verhaltensweisen waren als tragbar und andere als untragbar wohlbekannt. Die Schwestern wußten, wie die Patienten zu kontrollieren und zu „handhaben" waren, nämlich mit der Autorität, die die Vorgesetzten zusammen mit sehr genauen Anweisungen auf die Schwestern übertrugen. Es ist wichtig, diese Vorteile klar zu erkennen; sehr viel Widerstand gegen Änderungen kommt aus Unsicherheit und dem Gefühl heraus, die Autorität zu verlieren, wenn Vorschriften gelockert werden und die Patienten sich freier verhalten dürfen.

Der Übergang von der bewahrenden, pflegend-fürsorglichen Einstellung zu einer teilnehmend assistierenden Haltung löste bei den Schwestern, insonderheit bei denen der älteren Generation, Widerstände und Ängste aus. Befürchtet wurde vor allem der Autoritäts- und Distanzverlust gegenüber den Patienten. Hinzu kam das Gefühl, durch die neuen Bedingungen des Stationslebens überfordert zu werden. In welcher Weise sich die entstehenden Konflikte im Stationsablauf manifestierten, möge ein Beispiel verdeutlichen. Es wurde zunehmend über eine Unordnung auf den Krankenzimmern geklagt, als man den Patienten mehr und mehr nahelegte, Verantwortung selbst zu übernehmen. Die Patienten erwarteten offenbar weiterhin die einspringende Fürsorge der Schwestern und blieben zunächst passiv, als diese sich in ihrer Aktivität zurückhielten. Das war der Abteilungsschwester, die sich besonders für die Ordnung in den Zimmern verantwortlich fühlte, derart unangenehm, daß sie selbst Hand anlegte und u. a. einen liegengebliebenen Haufen schmutziger Strümpfe wusch. Sie fürchtete, daß ihre Kolleginnen von den anderen Abteilungen sie zur Rede stellen würden und daß sie mit einer solchen unordentlichen Abteilung blamiert sei. In der Abteilungskonferenz erklärte sie verzweifelt, man ließe sie mit ihren Pflichten allein, auch andere Schwestern zeigten sich enttäuscht über die Auswirkungen des neuen Regimes, und es bedurfte mehrerer Besprechungen, bis die mit dem Problem „Ordnung" verbundenen Unsicherheiten und Befürchtungen verarbeitet waren.

Die Umstellung, die die Therapeuten auf dem Wege zu einem gemeinschaftstherapeutischen Stil vollziehen müssen, kann nicht von heute auf morgen geleistet werden. Im Dingleton Hospital Melrose berichteten Schwestern, daß sie mit 6–9 Monaten Umstellungszeit rechneten, um in der neuen Aufgabe soviel Befriedigung zu finden, wie sie sie vorher in ihrem ausschließlich pflegerischen Einsatz hatten. Wedell (1965) äußerte sich dahingehend, daß nach einem enthusiastischen 1. Monat eine Periode der Unsicherheit, der Depression, der Suche nach der Autorität folge, bis etwa im 9. Monat der Ausbildung Freude und Interesse an der Arbeit und innere Sicherheit erreicht seien. Wenn Schwestern und Pfleger es gelernt haben, den Freiheits- und Entscheidungsspielraum der Patienten zu respektieren, werden sie eine größere Befriedigung darin

finden, mit den Patienten zu arbeiten, ihnen beizustehen und sie zu stützen, als nach einem traditionellen Verständnis wie Mütter oder Väter mit Milde oder Strenge für das gesamte körperliche und geistige Wohl ihrer Kranken in der Verantwortung zu stehen.
Es sei auch an dieser Stelle wieder ein Hinweis auf bestehende sozialpsychiatrische Einrichtungen erlaubt. Mit dem wachsenden Bewußtsein für die Aufgabe von Verantwortung an die Patienten seitens der jüngeren Mitarbeiter ist oft der gleiche Effekt zu beobachten, den es in der Züricher Klinik zu Beginn der Umstrukturierung gab, nämlich die „Unordnung".

Der hier beschriebene Konflikt hat wohl auch etwas damit zu tun, daß es in den Teams im Zuge der „Demokratisierung" an klaren Funktions- und Verantwortungszuweisungen mangelt – die „Unordnung" in den Patientengruppen spiegelt nichts anderes wider als die Unsicherheit, die in der Therapeutengruppe vorhanden ist.

Viele Patienten werden, wie schon erwähnt, vom ersten Tag ihres Klinikaufenthaltes an damit überfordert, daß sie verantwortlich sein sollen für die Ordnung in ihrem engeren Lebensbereich, darüber hinaus auch noch für die Krankenstation (z. B. von den Patienten selbständig organisierter und durchgeführter Küchendienst u. ä.). Da wir ja davon ausgehen müssen, daß diese Patienten ihren Alltag oft eben nicht mehr allein bewältigt haben, werden sie überfordert, wenn sie nun alles selbständig durchführen müssen. Sie bekommen aus einer falsch verstandenen Delegation von Verantwortung nicht die nötige stützende und begleitende Hilfe, gerade bei Alltagsarbeiten, die es häufig genug wieder zu bewältigen oder gar zu lernen gilt. Die Mitarbeiter können oft nur schwer einsehen, daß ein anfängliches Miteinander von Krankenpflegepersonen und Patienten für diese viel eher zum Erfolg führen kann, als es die Korrektur der Patientengruppe am Anfang des Klinikaufenthaltes möglicherweise zuläßt.

Mit dem Verzicht auf die Verfügungsgewalt über den psychisch Kranken erweitern sich, so paradox das klingen mag, die therapeutischen Funktionen des Pflegepersonals. Neben der Einfüllung ihrer charakteristischen Verrichtungen in der medizinischen Therapie haben die psychiatrischen Krankenschwestern und Pfleger in einem gemeinschaftstherapeutischen System die Aufgabe, den Patienten bei der Entwicklung und dem Ausbau realitätsgerechter sozialer Beziehungen zu helfen. Vordringlich werden sie sich mit Fragen der praktischen Lebensbewältigung ihrer Patienten auseinandersetzen. Dazu gehören neben der Strukturierung des Tagesablaufes und der Gestaltung des Stationsmilieus gemeinsames Kochen, gemeinsame Mahlzeiten, das gemeinsame Aufsuchen der Wohnung des Patienten und seiner Angehörigen, Stadtgänge, Einkäufe, Kino- und Theaterbesuche etc. Im Alltagsleben der Station, das die Krankenpflegepersonen mit den Patienten in einer viel dichteren und engeren Weise als die anderen Mitglieder des Behandlungsteams teilen, können sie dem Kranken beistehen, aktuelle Schwierigkeiten zu bewältigen, wie sie sich z. B. in bestimmten Konfliktsituationen auf der Station ergeben.

Sie sind in der Lage, gestützt auf ihre Lebenserfahrung und auf ihre vertiefte Kenntnis zwischenmenschlicher Beziehungen, mit den Kranken in Konfliktsituationen unter Bezugnahme auf deren Verhalten in der Abteilung Lösungsmöglichkeiten zu besprechen, häusliche Probleme zu diskutieren und Überlegungen für die Zukunftsgestaltung anzustellen. In dieser Konstellation ist auch der behinderte Patient nicht ein zu befürsorgendes Kind, sondern ein ernstzunehmender und ernstgenommener Partner, der trotz seiner reduzierten Fähigkeiten zur Lösung seiner Probleme beitragen kann.

Als sehr hilfreich dabei haben sich das Bezugstherapeutensystem und Stationsgruppengespräche erwiesen. Das Bezugstherapeutensystem beinhaltet, daß jedem Patienten neben dem Arzt eine Krankenpflegeperson zur besonderen Betreuung zugeordnet wird.
Eine Wahlmöglichkeit gibt es in aller Regel in Hannover von seiten der Patienten nicht.
Die Aufgabe des Bezugstherapeuten bestehen hier z. B. darin, die Sozialanamnese zu erheben, mit dem Patienten und dem Arzt Gespräche über die aktuellen Probleme des Patienten zu führen, mit dem Patienten und dessen Angehörigen zu sprechen sowie die oben schon erwähnten Einzelaktivitäten zu entfalten. Bei den in Hannover täglich stattfindenden Stationsgruppengesprächen übernimmt die Leitung im wöchentlichen Wechsel mit dem Arzt und der Beschäftigungstherapeutin jeweils eine Krankenpflegeperson. In den täglich stattfindenden Teamgesprächen werden alle Mitglieder über die wichtigsten Inhalte des Gruppengespräches informiert. Hier berichten und informieren auch die Bezugstherapeuten über ihre Patienten. Durch diese Rückmeldungen sind Kontrolle und Korrektur des Bezugstherapeuten gewährleistet, da die Behandlungsstrategie von allen Teammitgliedern gemeinsam ausgearbeitet wird.
Damit die Patienten auch in einem solchen System ihre Freiheitsgrade ausschöpfen und sich Schwestern und Pfleger auf die genannten Funktionen beschränken können, erscheint es notwendig, die Aufgaben zwischen der Patientengruppe und den Mitgliedern der Personalgruppe abzugrenzen.

Folgende Fragen sollen ständig in der Diskussion sein:

Wer kann die Verantwortung für eine bestimmte Aufgabe übernehmen?
Wer handelt in dieser Sache am zweckmäßigsten unter dem Gesichtspunkt des größeren therapeutischen Nutzens?

Werden diese Fragen im Detail beantwortet, ergibt sich zwanglos, daß die Patienten vieles selbst tun können, was nach traditionellem Verständnis bisher für sie erledigt wurde. So kann beispielsweise unter Mitarbeit der Therapeuten im Rahmen einer Stationsversammlung eine für alle verbindliche Abteilungsordnung erarbeitet werden. Hier können die Patienten durchaus entscheiden, wann sie schlafengehen und wann sie aufstehen wollen. Sie mögen den Hausdienst regeln, sich um ihre Mahlzeiten kümmern und verantwortlich an der äußeren Gestaltung der Krankenabteilung mitwirken. Die Therapeuten ihrerseits werden ein Behandlungsprogramm anbieten und versuchen, die Kranken von der Notwendigkeit eines solchen Therapieplans zu überzeugen. Bestimmte therapeutische Maßnahmen wie die Medikation, die Teilnahme an der Beschäftigungs- und Arbeitstherapie, an sozialpsychiatrischen Aktivitäten werden die Mitglieder des Behandlungsteams notfalls nachdrücklich vertreten müssen.

Die Therapeuten sollen sich aber bei allen Maßnahmen überlegen, inwieweit die Autonomie bzw. die Selbstverfügungsmöglichkeiten der Patienten berührt werden. Dazu ein Beispiel:

Als in Gütersloh die gemeinschaftstherapeutisch geführte Männerstation in eine gemischtgeschlechtliche Abteilung umgewandelt werden sollte, hatte das Behandlungsteam aus Sorge um das reibungslose Funktionieren dieses mit großer Skepsis betrachteten Unternehmens eine neue Hausordnung vorbereitet. Diese stieß, als sie in der Stationsversammlung vorgelegt wurde, auf heftige Kritik von seiten der Patienten. Die Kritik war gerechtfertigt. Das Behandlungsteam hätte besser daran getan, die neue Hausordnung von vornherein gemeinsam mit den Patienten zu erarbeiten. Obwohl man dann übereinkam, die Hausordnung in Zusammenarbeit weiterzuentwickeln, ließ sich der durch das Verhalten der Therapeuten provozierte Widerstand der Patientengruppe nur allmählich abbauen.

Für eine Therapeutische Gemeinschaft gilt weiter die Regel, daß die Patienten es lernen, auch ihre Schwierigkeiten untereinander, soweit das möglich ist, selbst zu bewältigen. Die Therapeuten sollten ihre Zurückhaltung erst dann aufgeben, wenn die Patientengruppe mit der Lösung bestimmter Probleme überfordert ist. Nur auf diese Weise können Selbstverantwortlichkeit und Selbststeuerungsvermögen bei den Patienten erweitert und gestärkt werden. Dazu eine Beispiel aus Gütersloh:

Ein Patient brachte eines Tages voller Stolz einen Schäferhund, den er in einem Tierheim erstanden hatte, auf die Station. Der Hund erfreute sich zunächst allgemeiner Beliebtheit bei den Mitpatienten, weniger bei den Mitgliedern des Behandlungsteams. Als der Hund begann, nachts zu bellen, seinen Schlafplatz im Tagesraum verließ und in das Schlafzimmer seines Herrn drängte, das dieser mit drei anderen Patienten teilte, dort und im Tagesraum Spuren seiner vitalen Bedürfnisse hinterließ, wurde der Hund zum zentralen Thema der Stationsgespräche. Die Gruppe entschied nach heftigen Debatten, daß der Hund von der Station zu entfernen sei und daß sein Herr ihm im Garten eine Hundehütte bauen sollte.

Zu einer neu gestalteten Zusammenarbeit von Therapeuten und Kranken gehört es auch, daß die Schwestern und Pfleger ihre Gefühlsbeziehungen zu den Patienten überdenken. Früher wurde es als Fehler, ja als Ausdruck mangelnder Distanz bezeichnet, Gefühlsregungen im Hinblick auf bestimmte Patienten überhaupt zu haben oder gar zu zeigen. Dabei ist es ein natürlicher und unvermeidbarer Tatbestand jeder zwischenmenschlichen Beziehung, auch wenn sie sich auf einer Krankenstation entwickelt, daß Gefühle der Zu- und Abneigung mehr oder minder stark mitschwingen. Es kommt im therapeutischen Prozeß jedoch darauf an, daß die Therapeuten sich sowohl über die Gefühle Rechenschaft geben, die ihnen von den Patienten entgegengebracht werden, als auch über ihre eigenen Gefühle, die sie gegenüber den Patienten haben. Wenn sich Gefühle der Angst, besondere Sorge und Zuneigung bei der Krankenschwester oder dem Krankenpfleger melden, sollten sie sich gegen solche Reaktionen nicht einfach wehren, sondern sie als vorhanden anerkennen und versuchen, sie zu verstehen. Nur so können sie den Patienten in Offenheit gegenübertreten, ohne diese Gefühlsregungen leugnen zu müssen.

Martin (1964) hat in seinem Leitfaden für das Pflegepersonal darauf hingewiesen, daß die Schwestern sich nicht anklagen oder schuldig fühlen sollen, wenn sich einmal Regungen des Zorns oder Ängste gegen bestimmte Patienten richten sollten. Sie müssen sich aber bemühen, sich über solche Gefühle klar zu werden und sie so beherrscht zum Vorschein kommen lassen, daß sie den Patienten möglichst wenig belasten. Wenn Schwestern und Pfleger für einzelne Patienten besondere Zuneigung verspüren, müssen sie um die Gefahr wissen, daß die Zuneigung übergehen kann in den Wunsch, diesen Patienten zu bevorzugen oder gar in Besitz zu nehmen.
Martin schreibt, daß das Verständnis für die Beziehungen zwischen Therapeuten und ihren Kranken nach zwei Richtungen zu pflegen sei, wenn sie im therapeutischen Prozeß fruchtbar sein sollten:

1. „Die Schwestern müssen die verschiedenen Arten kennenlernen, nach denen die Patienten sie mit Personen aus dem eigenen Leben gleichsetzen (identifizieren). Es können Personen aus der Vergangenheit oder Gegenwart sein, z. B. ein strenger oder übernachsichtiger Elternteil, ein eifersüchtiges Geschwister, ein dominierender Ehepartner usw. Die Patienten projizieren unbewußt Gefühle auf die Schwester, etwa Feindseligkeit oder überstarke Wünsche, die sich auf die Personen ihres bisherigen Lebenskreises beziehen. Wenn die Schwestern sich dieser Tendenzen und der Notwendigkeit, sie zu verstehen, nicht bewußt sind, wird es ihnen sehr schwer fallen, nicht in einer zu persönlichen Weise zu reagieren. Sie werden z. B. beleidigt sein oder sich überstark mit den Patienten verbunden fühlen. Wenn die Personal-Patienten-Beziehung wirklich bei der Behandlung helfen soll, müssen die Schwestern

realisieren, wie die Patienten mit Projektionen ihre infantilen, unreifen Bedürfnisse befriedigen wollen.
2. Die Schwestern müssen auch wissen, daß sie dazu neigen, sich gerade mit derjenigen Rolle zu identifizieren, in die sie der Patient drängen möchte. Wird dieses nicht bewußt, so wird unnötig ein falsches Verhalten erzeugt; die Schwestern geben sich – ohne es zu merken – so, wie wenn sie tatsächlich strenge Eltern, eifersüchtige Geschwister usw. wären. Die Schwestern müssen weiter ihre eigene Vorliebe kennen, ihrerseits auf die Patienten persönliche Gefühlsbedürfnisse zu projizieren, um sie so zu befriedigen. Sie verstricken sich sonst innerlich mit dem Patienten und sie behindern den Heilungsverlauf".
Das zu diesen beiden Punkten Gesagte gilt natürlich in gleicher Weise für die männlichen Pflegepersonen.

Eine besondere Schwierigkeit in der Patienten-Therapeuten-Beziehung liegt in der Übertragung partnerschaftlich-erotischer Gefühle. Durch das neue engere Zusammenleben von Krankenpflegepersonen und Patienten auf der Station und außerhalb des Krankenhauses (z. B. Theaterbesuche) und durch das in vielen Einrichtungen praktizierte Ablegen der Dienstkleidung, wird vor allen Dingen bei jüngeren Patienten das Bedürfnis geweckt, über die therapeutische Beziehung zu den Pflegepersonen hinaus auch mit dem „Mann" oder der „Frau" in Kontakt zu treten. Auf der anderen Seite bringt dieses neue Zusammenleben auch mit sich, daß nicht selten auch Schwestern und Pfleger Liebesgefühle gegenüber den Patienten entwickeln. Probleme der Gefühlsbeziehung zwischen Therapeuten und Patienten gehören zu den wichtigsten Themen der Teambesprechungen. Nur im offenen Gespräch kann das Verständnis für diese Erscheinungen gefördert und das Auftreten von ernsthaften Konflikten verhindert werden. Die auf die Gefühle der Beteiligten reflektierenden Diskussionen des Behandlungsteams setzen einen Lernprozeß in Gang, in dessen Verlauf die Therapeuten den Patienten gegenüber reifer und ausgeglichener reagieren. Dadurch bekommen die Patienten die Möglichkeit, sich im sozialen Feld verläßlich zu orientieren und in einer verständnisvollen Umgebung neue Einstellungen und Haltungen zu erproben. In welchem Umfang derartige Selbsterfahrungsprozesse in Gang kommen und in Gang gehalten werden, hängt weitgehend vom Selbstverständnis des therapeutischen Teams ab. Versteht es sich und sein Behandlungsmodell im Rahmen der Therapeutischen Gemeinschaft als ein mehr psychotherapeutisches, tut es gut daran, sich eines analytisch geschulten Supervisors zu bedienen. Davon wird später noch die Rede sein. Richtet das Behandlungsteam sein Behandlungskonzept mehr soziotherapeutisch aus, wo wird es das Maß an dynamisierender Selbsterfahrung im klinischen Alltag auf die Bedürfnisse einer Behandlungsform beschränken, deren Ziel es ist, gestörte Kommunikationsweisen wiederherzustellen und Hilfe für die praktische Lebensbewältigung zu geben.

Literatur

Martin, D. V.: Gemeischaftsmethoden im Psychiatrischen Spital. Prakt. Psychiat. 43 (1964) 146

Punell, G.: Entwicklung von Anstaltsartefakten und deren systematische Behandlung. Z. Psychother. 18 (1968) 21

Wendell, D.: Change as a learning situation. Psychother. Psychosom. 13 (1965) 201

White, R. B., E. Talbot St., C. Miller: Some aspects of selfconceptions and roledemands in a therapeutic community. J. abnorm. soc. Psychol. 63 (1961) 338

Winkler, W. Th.: Objektivierende Betrachtung und psychotherapeutische Grundeinstellung. Z. Psychother. 1 (1965) 1

Winkler, W. Th.: Die kustodiale Psychiatrie in der Auseinandersetzung mit dem Prinzip der Therapeutischen Gemeinschaft. In: Der psychisch Kranke und die Gesellschaft, hrsg. von H. Lauter, J. E. Meyer. Thieme, Stuttgart 1971

3.3.4. Die Rolle des Arztes

K. Holland-Moritz-Krüger, H. Krüger

Das *herkömmliche Rollenverhalten* des Arztes ist durch medizinsoziologische, historische und rollentheoretische Analysen (Parsons 1951; Finzen 1969; Rhode 1974) gründlich durchleuchtet worden. Es wurzelt in dem geschichtlichen Tatbestand, daß im Zuge gesellschaftlicher Umwälzungen im 14.–16. Jahrhundert (Renaissance) der Arzt Einzug in die Stadtasyle hielt, die (Ordens-)Schwestern und Brüder in ihrer Heilskompetenz weitestgehend beschnitt und sie zu seinen Gehilfen machte (Dörner 1971). Die Ärzte sind dennoch bis heute *Gäste* im Krankenhaus geblieben. Sie gehen zwecks Ausbildung horizontal durch diese Institution und eröffnen später eine Praxis, oder sie durchwandern sie vertikal und werden Chefarzt, während das Pflegepersonal *bleibt*. Dieser uralte Tatbestand ist immer wieder „Quelle für zahllose Mißverständnisse in jedem Stationsteam" (Dörner u. Plog 1978, S. 429).

Die traditionelle Rolle des Arztes – so auch des Psychiaters – wird sowohl von den Bedürfnissen der Patienten als auch von den Rollenerwartungen der Gesellschaft bestimmt. („Doppelloyalität" Rhode 1974). Hieraus ergeben sich beträchtliche Spannungen. Sie ruhen in den Rollenmerkmalen insbesondere des Krankenhausarztes, die von Parsons (1951) u. a. mit den Begriffen der *funktionalen Spezifität* (Facharzttum, objektivierende Betrachtung, Anwendung des medizinischen Krankheitsmodells auch in der Psychiatrie), der *emotionalen Neutralität* (man handelt „als Arzt", gefühlsneutral, es findet ein Persönlichkeitskult statt: Mythos des „Heilers", des „Magiers", des „Zauberers") und der *Universalität* (das mögliche Bezugsfeld der Arztrolle umfaßt alle anderen Mitglieder der Gesellschaft, sofern der Arzt in seiner Rolle in Anspruch genommen wird) belegt wurde.

So ist die tradtitionelle Rolle des Krankenhauspsychiaters gekennzeichnet durch seine Omnipotenzhaltung und durch die Pflege der Zweierbeziehung „Arzt – Patient“, – bei gleichzeitig distanziertem Verhalten gegenüber dem Patienten, um sich ja nicht durch Zeigen von Gefühlen den objektivierenden Blick (Ausfindigmachen von Symptomen) verschleiern zu lassen. Seiner „Verpflichtung zur Doppelloyalität“ (RHODE 1974) – Loyalität gegenüber Patienten und der (die Gesellschaft vertretende) Institution – kam und kommt er oft ungenügend nach, weil er den Zwängen der Institution Krankenhaus letztendlich unterlegen ist. Nach diesem Verständnis hat der Arzt in der Psychiatrischen Klinik die zentrale Position mit weitgehenden Kompetenzen, die sich nicht allein auf die ärztlichen Belange, sondern auch auf die Führung der Abteilung bis hin ins kleinste Detail erstrecken. Die Ärzte des Psychiatrischen Krankenhauses haben vor allem in der Person des Direktors, Weisungs- und Entscheidungsbefugnisse, die das Leben der Patienten in Einzelheiten regeln.

So wird im herkömmlichen Verfahrensstil auf der Krankenabteilung der Arzt von den Patienten und vom Pflegepersonal ständig um „Erlaubnis“ angegangen: Erlaubnis zum Telefonieren, zum Kirchgang, zur mittäglichen Bettruhe, zum Ausgang, Urlaub usw. Dem Patienten werden solche „Vergünstigungen gewährt“ oder„größere Freiheiten eingeräumt“.

Hier wird unausgesprochen vorausgesetzt, daß die Institution und ihre Vertreter zur Gänze über die Freiheit der Kranken verfügen und daß es sich um ein Entgegenkommen des Arztes oder des Krankenhauses handelt, wenn bestimmten Wünschen der Patienten entsprochen wird. In der Tat gilt das schon im vorangegangenen Abschnitt 3.3.3. über die paternistische bzw. maternistische Beziehung zwischen Patienten und Pflegepersonal Gesagte in ungleich stärkerem Maße noch für den Arzt. Er vereinigt in sich die Funktionen eines patriarchalischen Familienvorstandes; in dem asymmetrischen Beziehungssystem zwischen ihm und dem Patienten kommt dem Arzt die Rolle eines allmächtigen Mannes zu, der über und für den Patienten seine Entscheidungen trifft. Angst, Unsicherheit, Proteste, Abhängigkeitswünsche bei den Patienten und eine magische Überhöhung der Person des Arztes sind die Folgen solcher Rollenkonstellationen. Zweifellos hat hier in den letzten Jahren eine wenn auch unterschiedlich intensive Aufweichung und Entflechtung des hierarchisch-kustodialen Rollenprinzips stattgefunden.

In einer internationalen Studie über menschliche Konflikte im Krankenhaus (BARNES 1963) wurde für die körperlich Kranken festgestellt, daß sie sich wie Kinder fühlen und benehmen, kindlichen Phantasien und Ängsten ausgeliefert sind. Sie entwickeln im Krankenhaus eine Überempfindlichkeit, aus der heraus sie den kleinsten Andeutungen, einem Blick oder einer Bewegung des Arztes unerhörte Bedeutung beimessen. Sie sehen ihn als überlebensgroß; was er sagt und tut hat für sie den Hauch des Magischen. Bei manchen Kranken fand man eine so ausgedrückte Scheu vor Ärzten, daß sie diese gar nicht zu fragen wagten oder glaubten, sie dürften gar nicht fragen. Ganz ähnlich hat auch RHODE (1974) die Rolle des Kranken beschrieben. Der Status des psychisch Kranken ist im Vergleich zu dem des körperlich Kranken eindeutig niedriger (STUMME 1975).

Die in der traditionellen kustodial-hierarchischen Krankenhausstruktur begründete, weitreichende Verfügungsgewalt der Ärzte hält nicht nur die Patienten, sondern auch das Pflegepersonal in Abhängigkeit. Eine Strukturänderung des Krankenhauses und der Krankenhausabteilungen in Richtung eines gemeinschaftstherapeutischen Konzeptes muß infolgedessen bei der Neudefinition der Rolle des Arztes beginnen.
Man kann bei der Neuformulierung der Stellung des Arztes davon ausgehen, daß er in der Therapeutischen Gemeinschaft dazu wird bereit sein müssen, sein therapeutisches Handeln durchsichtig zu machen, seine Gefühlsneutralität aufzugeben und seine Allmächtigkeitshaltung zugunsten einer partnerschaftlichen, psychotherapeutischen Grundeinstellung aufzugeben. Diesen Forderungen nachzukommen ist für den Arzt meist sehr schwer, weil sie zunächst einmal als statusmindernd erlebt werden.
Besondere Schwierigkeiten erwachsen ihm erfahrungsgemäß dadurch, daß er sich mit einem *multiprofessionellen Team* auseinandersetzen muß. Er ist hier nicht mehr der allein Kompetente der Diagnostik, die mehr und mehr auch eine Soziodiagnostik wird, die Therapie, die lange nicht mehr allein eine medikamentöse ist, sondern auch eine soziale, und der Stations- bzw. Klinikorganisation – wenn er auch meist ausgesprochener oder unbenannter Leiter einer gemeinschaftstherapeutischen Einheit bleibt. Als Mitglied eines therapeutischen Teams unterscheidet er sich von den übrigen Mitgliedern lediglich durch seinen besonderen medizinischen Sachverstand. Wenn ihm auch aufgrund seiner Ausbildung, seines Wissens, seiner Erfahrung und seiner Stellung im Organisationsgefüge des Krankenhauses im allgemeinen die Funktion des Leiters einer therapeutischen Gruppe zufällt, sollte er sich zu seiner Position im Team auch offen bekennen, seine Handlungsweisungen sollten in Gesprächen mit Mitarbeitern stets reflektiert und durchsichtig gemacht werden. Sein medizinisches Wissen oder gar sein psychologisch-medizinisches Wissen setzen ihn nämlich nicht gleichzeitig in den Stand, sich für sachverständig und entscheidungsfähig in allen anderen Belangen des Krankenhauses und der Krankenstation zu halten, selbst dann nicht, wenn solche Erwartungen von den übrigen Mitgliedern der therapeutischen Gruppe an ihn herangetragen werden. Doch selbst seine Autorität in medizinischen Fragen wird er nicht unreflektiert zur Geltung bringen, sondern sie für seine Mitarbeiter und Patienten als diskutierbar und korrigierbar erscheinen lassen.
Am therapeutischen Prozeß sind ja nicht nur die Ärzte, sondern Patienten, Schwestern und Pfleger gleichermaßen beteiligt; es ist nicht einzusehen, warum nicht auch sie ihre Meinung zur Frage der Medikation, des Behandlungsplanes, des Behandlungsverlaufes und des Behand-

lungszieles äußern sollen. Der Arzt wird es auf jeden Fall vermeiden, kraft seiner Autorität in ärztlichen Dingen Entscheidungen zu treffen, die besser und zweckmäßiger entweder aufgrund gemeinsamer Überlegungen oder durch die nichtärztlichen Mitarbeiter des Teams bzw. durch die Krankengruppe allein gefällt werden können.

Wenn vom Arzt die Impulse zu gemeinschaftstherapeutischen Aktivitäten ausgehen, muß er damit rechnen, daß die an ihn gerichteten Erwartungen und Wünsche sich zunächst verstärken; es ist dann nicht immer leicht, die offen oder versteckt herangetragenen inadäquaten Führungsangebote zu erkennen oder den Appellen nach straffer Führung und Leitung zu widerstehen. In diesem Zusammenhang sei auf die Schwierigkeiten hingewiesen, die sich daraus ergeben, daß Patienten und nichtärztliche Mitarbeiter, in ihren Rollenerwartungen enttäuscht, je nach den situativen Gegebenheiten mit Unruhe, Angst, Passivität, verdeckter Opposition und offenem Protest reagieren, wenn sich der Arzt nicht mehr konform seinem traditionellen Rollenschema verhält.

Seine Rolle als Partner der nichtärztlichen Mitarbeiter und der Patienten kann der Arzt aber nur ausfüllen, wenn er unter Aufgabe seiner rein objektivierenden Betrachtungsweise von Krankheit und Gesundheit zu einer Grundeinstellung gelangt, die WINKLER (1971) die „psychotherapeutische" genannt hat. Der Blick des in naturwissenschaftlichen Kategorien denkenden medizinischen Diagnostikers richtet sich auf die Krankheit als auf eine von der Person losgelöste, apersonale Gegebenheit. Der Patient wird zum bloßen Träger der Krankheit. Dieser Einstellung entspricht die Neigung des Kranken, die Krankheit als von seiner Person unabhängiges Geschehen anzusehen, weil der Tatbestand einer objektiv festgestellten Krankheit leichter ertragen werden kann, als die Ungewißheit eines unbekannten Leidens (WINKLER). In der klassischen deutschen Psychiatrie ist bis heute der objektivierende Standpunkt in Diagnostik und Therapie vorherrschend.

Wie wenig „objektiv" aber diese Einstellung sein kann, davon zeugt das sogenannte „Präcoxgefühl", seit RÜMKE (1958) ein wichtiges differentialdiagnostisches Kriterium der Schizophrenien. RÜMKE sieht in der Resonanz, die „das Schizophrene" im Untersucher auslöst, das entscheidende Diagnostikum. Wenn RÜMKE ein verläßliches Präcoxgefühl nur dem erfahrenen Untersucher zugesteht, also Vorerfahrungen fordert, so wird deutlich, daß mit dem Präcoxgefühl die Wiederholung früherer subjektiver Erlebnisse im Umgang mit Schizophrenen gemeint ist. Das Präcoxgefühl ist demnach eine schizophreniespezifische Gegenübertragung (WINKLER 1970). Die Reaktion des Untersuchers auf das Unverständliche, Rätselhafte und Unheimliche, das ihn affiziert, stellt eine unbewußte Abwehrmaßnahme dar. Das Erstaunliche an diesem Phänomen ist, daß der Psychiater einer typischen Gegenübertragung den Rang eines Diagnostikums zuerkennt.

Wenn auch kein Zweifel daran besteht, daß die objektivierende Betrachtungsweise und ihr Kind, die technische Medizin, das Krankheitsrisiko allgemein erheblich verringert haben, so versagt sie aber in jenen

Fällen, bei denen einem subjektiven Beschwerdesyndrom objektiv ein negativer Organbefund gegenübersteht, wie etwa bei den Neurosen. Gerade in der Psychiatrie, wo nicht mehr allein Krankheit, sondern Kranksein, nicht mehr allein biologische Gesetzmäßigkeiten, sondern vielmehr psychodynamische und psychosoziale Zusammenhänge zur Diskussion stehen, werden die Grenzen einer rein objektivierenden Denkweise offenbar.

Nur eine *psychotherapeutische Grundeinstellung* eröffnet die Möglichkeit, Sinnzusammenhänge und Hintergründe des Krankseins zu erfassen, Einblicke in die Persönlichkeit des Kranken und seine „innere Lebensgeschichte" zu gewinnen (Binswanger 1957). „Wir begnügen uns nicht mehr mit der Beschreibung abnormer psychischer Eigenschaften, sondern wir erstreben nun die innere Wahrnehmung dieser Zusammenhänge, die der Kranke als seine eigenen erkennen kann, im gleichen Maße wie der Arzt, sich einfühlend, diese entdeckt" (Benedetti 1964). Das bedeutet ein gegenseitiges emotionales Ausgeliefertsein von Arzt und Patient, vor allem dann, wenn im therapeutischen Prozeß biographische Erfahrungen und Konflikte aktualisiert werden. Der Arzt kann sich dann nicht auf die Position einer „neutral beurteilenden Person" (Parsons 1951) zurückziehen, sondern er ist gehalten, seine eigenen emotionalen Reaktionen zu reflektieren, um sich adäquat auf den Patienten einstellen zu können (s. a. Benedetti 1954, Balint u. Balint 1954).

Eine für die individuellen und sozialen Bedürfnisse der Kranken offene Haltung des Arztes stellt eine wesentliche Voraussetzung für das Ermöglichen einer freien Kommunikation in der Gemeinschaftstherapie dar. Wenn er als Leiter eines therapeutischen Teams fungiert, sollte er es sich besonders angelegen sein lassen, die Beziehungen der Patienten untereinander und zur Personalgruppe zu beobachten und mit den Beteiligten durchzuarbeiten. Ihm stellen sich dabei eine Vielfalt von Problemen. Als Beispiel mögen die Schwierigkeiten erörtert werden, die sich ergeben, wenn der Arzt die *Gruppengespräche* auf seiner Krankenstation leitet. Die Wünsche und Erwartungen, die sich dann an ihn richten und ihn leicht zum Mittelpunkt der Gespräche werden lassen, beeinträchtigen die Interaktion der Patienten untereinander. Ploeger (1965, 1972) hat versucht, diese führerzentrierte, therapeutisch ungünstige Gesprächssituation dadurch zu überwinden, daß er einen der Patienten veranlaßte, die Gesprächsleitung zu übernehmen (Mitglied – Gesprächsleiter): Der Arzt habe so mehr die Funktion eines sachverständigen Beraters. Der gesprächshemmende Charakter seiner Autorität werde dadurch gemildert, seine Kontakte zu den Gruppenmitgliedern würden unmittelbarer.

Eigene Erfahrungen mit gemischten Patientengruppen, die unselektiert aus einer von uns versorgenden Region („Sektor") aufgenommen werden, haben dagegen gezeigt, daß die meist starke Heterogenität der

Krankengruppen ein solches Vorgehen nicht zuläßt. Der regressiven Erwartungshaltung bzw. auch der krankheitsbedingten Insuffizienz besonders akut Kranker muß eine mehr direkte therapeut- (nicht unbedingt arzt-) zentrierte Gesprächsführung zunächst einmal entgegenkommen.

Das von PLOEGER beschriebene Vorgehen mag seine Gültigkeit für homogene Patientengruppen (z. B. Neurotiker) behalten.
v. ZERSSEN (1964) ist der Auffassung, daß es in Gruppen psychiatrischer Patienten nicht von Nachteil sei, wenn der Stationsarzt selbst die Gespräche leite. Der Arzt werde zwar meist als „väterliche Autorität" erlebt und stelle eine Art „beobachtendes, fragendes, forschendes Über-Ich" dar, um aber nicht zu einer gefürchteten Instanz zu werden, solle er den Nimbus, der ihn kraft seiner Funktion umgebe, in Frage stellen, indem er Kritik auf sich lenke und sich ihr aussetze. Er müsse als reale Beziehungsfigur in Erscheinung treten und durch Eingehen auf Fragen nach psychiatrischen Spezialproblemen zur Entmythologisierung der Psychiatrie beitragen. GENDLIN (1963) fordert sogar eine besondere Expressivität des Therapeuten als Mittel zur Kommunikationsaufnahme bei Schizophrenen. Er solle seine eigenen Gefühle und Wünsche in Offenheit ausdrücken und dadurch auch nicht-verbale Kommunikationsvorgänge in Gang bringen.
Wir meinen, daß man es von der therapeutischen Zielsetzung einer Gruppenveranstaltung abhängig machen sollte, ob Ärzte, Psychologen, Schwestern, Pfleger, Sozialarbeiter, Pädagogen, Laienhelfer oder Patienten die Gesprächsleitung übernehmen. Daß der Arzt nicht in jeder Gruppensituation die führende Position beansprucht und einnimmt, erleichtert es dem Patienten und den Mitgliedern des therapeutischen Teams, sich von ihren Autoritätsabhängigkeiten zu lösen und ihre Selbstverantwortlichkeit zu stärken.
Schwierigkeiten ergeben sich auch, wenn der Arzt an Gruppengesprächen als Mitglied oder Leiter teilnimmt und mit seinen Patienten Einzelgespräche führt, wie das auf psychiatrischen Krankenstationen die Regel ist. Die Patienten versuchen dann vielfach, den Inhalt der Einzelgespräche zur Befriedigung regressiver Bedürfnisse in die Plenumsdiskussion zu bringen oder umgekehrt in Einzelgesprächen unbewältigte Konflikte im Verhältnis zur Gruppe mit dem Therapeuten auszutragen. Was hier für den Arzt gilt, betrifft in zunehmendem Maße auch die Therapeuten der anderen Berufsgruppen, denn längst nicht mehr ist es in Therapeutischen Gemeinschaften alleiniges Privileg des Arztes, Einzelgespräche zu führen.
Wir tendieren in der Gemeinschaftstherapie dahin, die Zahl der Einzelgespräche zugunsten eines gruppenzentrierten Arbeitens einzuschränken. Sicher wird es immer wieder Fälle geben, in denen intensive Einzelgespräche notwendig sind, beispielsweise bei ich-schwachen, mutistischen, zu Angstreaktionen neigenden Schizophrenen, bei stark ge-

hemmten neurotischen Patienten oder bei Depressiven. Starre Regeln lassen sich nicht aufstellen, zumal die Meinungen zum Problem in der Gruppentherapie auch heute noch recht weit auseinandergehen. Wir versuchen, unseren Patienten immer wieder verständlich zu machen, daß auch die anderen, psychiatrisch geschulten Teammitglieder sachkundige Einzelberater und -helfer sind und daß nicht alles Heil allein beim Arzt zu suchen ist.

Die *Widerstandshaltungen* gegenüber gemeinschaftstherapeutischen Arbeiten ergeben sich aus den o. g. Forderungen der Therapeutischen Gemeinschaft nach dem Verzicht auf die traditionell-kustodiale Rolle des Arztes, die „Allwissenheit", „Distanziertheit" und fast unumschränkte Macht und Verfügungsgewalt beinhaltet. Auf dem Wege zu einem neuen Rollenverständnis kommt es nicht selten zu Rückzugsgefechten in Situationen der Rollenverunsicherung und Angst. Ausdruck dieser Gefühle ist dann z. B. ein starres Festhalten an der alten Rolle in der Verneinung des Teams durch Treffen von Anordnungen und deren Erfolgskontrolle, vielleicht auch mit anderen Rollenträgern der ärztlichen Hierarchie (Oberärzte, Direktor). Eine andere Widerstandshaltung ist die, sich überbetont teamkonform zu verhalten, echten ärztlichen Entscheidungen auszuweichen, sich nachgiebig gegenüber Team und Patienten zu verhalten, alles zuzulassen, alles zu erlauben (sog. Permissivität). Damit entzieht sich der Arzt als ärztlich-kompetentes Teammitglied seiner Verantwortung. Eine andere Möglichkeit des Widerstandes, die aus einer Angst vor Gleichmacherei (Egalitarismus) erwachsen kann, ist die, sich einen tiefenpsychologisch-psychotherapeutischen Wissensvorsprung gegenüber den anderen Teammitgliedern durch eine Ausbildung an einem psychoanalytischen Lehrinstitut zu verschaffen, womit hier nur die „unreife" Facette möglicher Motivationen angesprochen sei. Der Gang zur psychoanalytischen Couch kann aber wohl zu einer Flucht geraten, wenn in akuten Fällen von Teamkonflikten der Arzt Hilfe bei seinem Lehranalytiker sucht.
Solche Beispiele gab es in der Therapeutischen Gemeinschaft an der Psychiatrischen Klinik der Medizinischen Hochschule Hannover anfang der 70er Jahre: Nachdem es seit mehreren Jahren eine staatlich anerkannte sozialpsychiatrische Zusatzausbildung für das nichtärztliche Personal gab, konnte jeder hinzukommende, psychologisch-medizinisch nach der Approbationsordnung vorbereitete Arzt als der sozialpsychiatrisch inkompetenteste im Team gelten. Im Rahmen der Facharztweiterbildung und in der Ausbildung vor Ort in täglicher Teamarbeit glich er sich dem allgemeinen Wissensstand an, durch baldigst aufgenommene Weiterbildung im psychoanalytischen Lehrinstitut suchte er schnell über ihn hinauszuwachsen, indem er dem Team psychoanalytische Sichtweisen als die höchst erstrebenswertesten suggerierte.
Meist sind solche Widerstandshaltungen nur in der ersten Periode der Teamerfahrung des Betreffenden zu bemerken: bei stetiger (wenn mög-

lich supervidierter) Bearbeitung dieser Rollen- und Rangprobleme wird psychoanalytisch-psychotherapeutisches ärztliches Wissen fruchtbar in die Teamarbeit eingebracht – parallel gehend mit einem persönlichen Wandel in Richtung von Aufgeschlossenheit und Achtung gegenüber nichtärztlichen Teammitgliedern und deren mittlerweile zunehmendem psychosozialen Erfahrungshintergrund.

Nach E. Heim (1977) ergeben sich durch eben beschriebene Widerstände *Gefahren* wie: Übertragung der Autoritätskonflikte an höhere Instanzen der Klinik, Drängen und forcierte Autonomie der Station oder Abteilung gegenüber der Institution als Gesamtheit, Entscheidungsunfähigkeit im medizinischen Bereich, Vernachlässigung klinikzentrierter und administrativer Aufgaben, zu große Nachgiebigkeit gegenüber Patienten, die noch ungenügend selbstverantwortlich sind, und Überidentifikation mit den Patienten, was nicht selten zu frustrierenden und chaotisch verlaufenden Psychotherapieversuchen ohne entsprechend fundierte Ausbildung führen kann.

Es mag für den Arzt Schwierigkeiten mit sich bringen, seine traditionelle Rolle in Frage zu stellen und in Frage gestellt zu sehen, seine ärztlichen Entscheidungen durchsichtig zu machen und Kritik an ihnen zu akzeptieren; er wird aber für solche Verzichtleistungen die Erfahrung eintauschen, daß er durch die aktiven Beiträge der Mitarbeiter und Patienten in größerer Freiheit seine Kräfte gezielt und ökonomisch einsetzen kann. Durch die Veränderung des Rollenverständnisses wird er erst in den Stand gesetzt, seine Verantwortlichkeiten in einer echten Weise wahrzunehmen.

Literatur

Balint, M., B. Balint: Psychotherapeutische Techniken in der Medizin. Stuttgart 1954

Barnes, E.: Menschliche Konflikte im Krankenhaus. Kohlhammer, Stuttgart 1963

Benedetti, G.: Klinische Psychotherapie. Huber, Bern, 1954

Binswanger, L.: Schizophrenie. Neske, Pfullingen 1957

Dörner, K.: Gesellschaftlicher Nutzen und Schaden des Krankheitsbegriffes. In: Der psychisch Kranke und die Gesellschaft, hrsg. von H. Lauter, J.-E. Meyer. Thieme, Stuttgart 1972

Dörner, K., U. Plog: Irren ist menschlich. Psychiatrie-Verlag, Wunstorf 1978

Finzen, A.: Arzt, Patient und Gesellschaft. Fischer, Stuttgart 1969

Gendlin, E. T.: Subverbal communication and therapist expressivity trends in client-centered therapy with schizophrenics. Existent. Psychiat. 4 (1963) 105

Heim, E.: Therapeutische Gemeinschaft. In: Praktische Psychiatrie, hrsg. von H. Barz. Huber, Bern 1977

Parsons, R.: The social system. Glencoe III Free Press, New York 1951

Ploeger, A.: Der Mitgliedsgesprächsleiter. Prax. Psychother. 4, (1965) 159

Ploeger, A.: Die Therapeutische Gemeinschaft in der Psychotherapie und Sozialpsychiatrie. Thieme, Stuttgart 1972

Rohde, J. J.: Soziologie des Krankenhauses. Enke, Stuttgart 1974
Rümke, H. C.: Die klinische Differenzierung innerhalb der Gruppe der Schizophrenien. Nervenarzt 29 (1958) 49
Stumme, W.: Psychische Erkrankungen im Urteil der Bevölkerung. In: Fortschr. d. Sozialpsychiatrie 1, Urban & Schwarzenberg, München 1975
Winkler, W. Th.: Die kustodiale Psychiatrie in der Auseinandersetzung mit dem Prinzip der Therapeutischen Gemeinschaft. In: Der psychisch Kranke und die Gesellschaft, hrsg. von H. Lauter, H. E. Meyer. Thieme, Stuttgart 1971
v. Zerssen, D.: Stationäre Gruppenpsychotherapie mit relativ jugendlichen Schizophrenen. Psyche 18 (1964) 532

3.3.5. Die Rolle des Psychologen

V. Zumpe

In den vergangenen 10 Jahren sind Psychologen in großer Zahl in Psychiatrischen Krankenhäusern eingestellt worden. Diese Entwicklung beruht weniger auf einer zunehmenden Wertschätzung der Arbeit klinischer Psychologen, sondern ist vielmehr der Tatsache zu verdanken, daß vielerorts – besonders in den fern von größeren Städten gelegenen Landeskrankenhäusern – ärztliche Planstellen nur in begrenztem Umfang mit Psychiatern oder angehenden Fachärzten besetzt werden konnten. Psychologen wurden in einige unbesetzte Planstellen, die später in solche für Psychologen umgewandelt wurden, eingewiesen. Vielfach waren es dann die Psychologen, die – angesichts des katastrophalen Ärztemangels – wesentlichen Anteil an der Aufrechterhaltung der Patientenversorgung in vielen Landeskrankenhäusern hatten.
Die Bedeutung, die der Arbeit von Psychologen dadurch zukam, hat ihnen aber keineswegs nur Anerkennung gebracht. Vielmehr bildete siich unter den Angehörigen der anderen Berufsgruppen eine ausgesprochen ambivalente Einstellung zum Psychologen heraus. In dem Maße, in dem diese es verstanden, ihre Rolle, Methoden und Tätigkeiten den Mitarbeitern deutlich zu machen, wurden sie akzeptiert, andernfalls aber weiter mit Skepsis betrachtet. Immer wieder wird von Mitarbeitern die Frage gestellt: „Was macht der Psychologe, wenn er die Tür hinter sich schließt?“ Noch ist die Kenntnis der Fertigkeiten und Tätigkeiten der Psychologen nicht allgemein verbreitet. Es ist daher deren Aufgabe, immer wieder und trotz großen Überdrusses das Berufsbild des klinischen Psychologen möglichst wirklichkeitsgetreu darzustellen. Nur dadurch können die oben erwähnte ambivalente Einstellung der Arbeitskollegen und oft gehegte Vorurteile allmählich abgebaut werden.
Die Zusammenarbeit mit z. B. Sozialarbeitern, Arbeits- und Beschäftigungstherapeuten sowie mit vielen Ärzten ist weitgehend unkompliziert; problematisch dagegen ist sie häufig mit Schwestern und Pflegern, also mit den Vertretern einer Berufsgruppe, die selbst noch vielfach dem traditionellen Berufsbild verhaftet sind und nicht erkennen, daß

sich ihre Aufgaben und Funktionen in Psychiatrischen Krankenhäusern gewandelt haben. Die Unkenntnis des Berufsbildes des klinischen Psychologen und das Ringen um ein neues Selbstverständnis der Schwestern und Pfleger tragen sicherlich zu den Verständigungsschwierigkeiten und zu manchen Kooperationskonflikten zwischen beiden Berufsgruppen bei. Es ist daher notwendig, daß die Angehörigen beider Berufsgruppen ständig im Gespräch bleiben oder ins Gespräch kommen, die Tätigkeitsbereiche gegeneinander abgrenzen und ihre jeweiligen Rollen im Team definieren.

Die Therapeutische Gemeinschaft stellt u. a. auch einen Organisationsrahmen dar, in dem das Gespräch zwischen allen in der Psychiatrie tätigen Berufsgruppen (in stationären, teilstationären und komplementären Einrichtungen) gefördert wird und in Gang kommen kann. Ohne die Bereitschaft zu solchen Gesprächen ist Therapeutische Gemeinschaft nicht realisierbar. Kooperations- und Rollenkonflikte lassen sich in diesem Rahmen am besten bearbeiten; das Verständnis füreinander kann hier am ehesten entstehen. Die Berufsgruppe der Psychologen, die immer wieder vor dem Problem steht, sich verständlich zu machen und das eigene Berufsbild plausibel darzustellen, hat in diesem Feld die beste Chance, ihre besondere Rolle in der Versorgung psychisch Kranker und Behinderter zu verdeutlichen.

Bevor die verschiedenen Tätigkeitsfelder klinisch-psychologischer Arbeit beschrieben werden, muß auf bestimmte Ausbildungsinhalte während des Studiums hingewiesen werden, die den Psychologen für die Tätigkeit im Krankenhaus, in der Tagesklinik oder in einem Wohnheim in besonderer Weise vorbereiten. Gegenstand des Studiums sind u. a. nämlich Fächer und Übungsbereiche, durch die der Psychologe nach relativ kurzer Einarbeitungszeit in die Lage versetzt wird, sich im Umgang mit Probanden, Klienten, Patienten in besonderer Weise zu verhalten. Er lernt zuzuhören, sich auf den Mitmenschen ganz einzustellen und ihn als Partner zu akzeptieren; er kennt die Einflüsse von Sympathie- und Antipathiegefühlen in ihren Auswirkungen auf die Beziehungen zwischen dem Partner und sich; er kann Übertragungs- und Gegenübertragungsmechanismen erkennen und versuchen, sie nutzbar zu machen; in Gruppen vermag er gruppendynamische Prozesse zu überschauen oder in Gang zu setzen; er lernt, Gespräche zu beginnen, zu führen und dabei seine eigenen Gefühle zu beobachten und zu steuern; er kann Lernprozesse einleiten und Einsichten vermitteln; er bemüht sich, sich nicht autoritär, nicht wertend und möglichst affektfrei zu verhalten. Keine Berufsgruppe wird während des Grundstudiums wohl so damit vertraut gemacht wie Psychologen, den Kommunikations- und Interaktionsprozeß optimal zu gestalten, um dem Probanden, Klienten, Patienten dazu zu verhelfen, sich vertrauensvoll und offen zu geben, seine Persönlichkeit sowie seine Probleme und Konflikte ungehindert darzustellen.

Dörner u. Plog (1978) warnen allerdings zu Recht davor, daß „der Psychologe der Vielfalt menschlichen Handelns nicht gerecht werden" könnte, „weil er bemüht ist, sie auf operationalisierbare Dimensionen zu reduzieren".
Die geschilderten Fähigkeiten und Fertigkeiten, die Psychologen schon während des Studiums erwerben können, haben einen unmittelbaren Bezug zur Praxis und zeigen sich in deren Sozial- und Kontaktverhalten.

Eine weitere im Studium vermittelte Fähigkeit teilen Psychologen freilich mit den Angehörigen anderer Fakultäten. Wegen ihrer Bedeutung für die Arbeit sei sie aber trotzdem erwähnt. Gemeint ist die kritische Einstellung zu Quellen und Methoden. In einer Zeit, in der eine Inflation von psychodiagnostischen und psychotherapeutischen Verfahren erfolgt, ist der Psychologe auf die Fähigkeit zur kritischen Überprüfung und Bewertung dieser Verfahren angewiesen, will er nicht den Dilettanten und Geschäftemachern Tür und Tor öffnen.

Klinisch-psychologische Tätigkeit läßt sich in drei große Bereiche gliedern, nämlich in *patientenbezogenes* Handeln, in *mitarbeiterbezogenes* Tun und in Sonderaufgaben.

Die *patientenbezogene* Tätigkeit umfaßt Psychodiagnostik, Therapie und psychologische Beratung.

Psychodiagnostik war einst Schwerpunkt klinisch-psychologischer Arbeit; sie ist in den letzten Jahren in ihrer Bedeutung zugunsten der Therapie zurückgetreten. Ausschließlich als Diagnostiker tätige Psychologen sind schnell in Isolierung geraten, da sie faktisch in „Einzelkämpferposition" standen, keinen festen Bezug zu einer Station oder zu einem Team hatten und Befunde über Patienten nur dem Arzt mitzuteilen, allenfalls in Teams wiederzugeben hatten. Sie traten als Sachverständige auf, als Experten, die man befragen, mit denen man aber kaum in eine Diskussion eintreten konnte. Sie hatten nur den psychodiagnostischen Aspekt zu berücksichtigen; die Beobachtung des therapeutischen Prozesses, die Verfolgung des weiteren Schicksals der Patienten war ihnen nicht möglich.

Ein Sonderfall psychodiagnostischer Arbeit ist die Begutachtung, die im Auftrag von Justiz, Behörden oder Verbänden erfolgt. Einige Psychologen haben sich hierauf spezialisiert, andere sind gehalten, hin und wieder solche Aufträge anzunehmen.

Psychologen sollten sich dagegen wehren, ausschließlich als Psychodiagnostiker eingesetzt zu werden. Psychodiagnostik sollte *eine* unter mehreren Aufgaben sein, wie überhaupt eine vielseitige Tätigkeit, die mehrere Aspekte psychologischer Kompetenz umfaßt, vor Einseitigkeit bewahrt und die Berufszufriedenheit fördert. Sie setzt die Mitarbeit in einem Team voraus mit all den Möglichkeiten des Informationsaustausches, der Diskussion und der Berücksichtigung der verschiedensten Gesichtspunkte bei allen diagnostischen und therapeutischen Entscheidungen. Der ins Team integrierte Psychologe wird auch bei psychodiagnostischen Aufgaben eher vor Fehldeutungen und Fehlinterpretationen bewahrt als sein isoliert arbeitender und ausschließlich mit dem Testen beschäftigter Kollege.

Psychotherapie ist ein Aufgabenfeld, dem sich Psychologen in den letzten Jahren in eigener Initiative und in besonderer Weise zugewandt haben. Es wurden die verschiedensten psychotherapeutischen Techniken entwickelt und den traditionellen an die Seite gestellt. Dabei spielt es keine Rolle, ob die neueren Verfahren von Ärzten oder von Psychologen erarbeitet wurden; sie werden vorwiegend von Psychologen eingeführt und praktiziert. Als Beispiele seien nur die Verhaltenstherapie, die Gesprächstherapie, das Psychodrama, das katathyme Bilderleben erwähnt. Es gibt zahlreiche Verfahren, die z. T. ihre Bewährungsprobe noch nicht bestanden haben.
Die traditionsreiche Psychoanalyse liegt weiterhin vorwiegend in den Händen von Ärzten, wenn auch die Praktikabilität im Psychiatrischen Krankenhaus begrenzt ist. Über ihre Bedeutung für das Verständnis psychischer Erkrankungen sind sich alle Berufsgruppen einig. Dieser Aspekt ist unverzichtbar geworden.

Psychotherapie erfolgt in Form von Einzel- und Gruppentherapie. Im Rahmen von Einzel- und Gruppentherapie werden manche der oben angeführten Verfahren angewandt. Nicht alle kann der klinische Psychologe beherrschen. Er sollte sich auf mindestens zwei Methoden spezialisieren und mit seinen Teamkollegen besprechen, welche Methode im Einzelfall indiziert ist.
Zwischen Gruppenarbeit und Gruppentherapie gibt es fließende Übergänge. Das Spektrum reicht von der Leitung von Großgruppen (Stationsversammlung, Hausparlament) bis zu Kleingruppen mit gruppentherapeutischer Zielsetzung. Die Leitung von größeren Gruppen ist nicht ausschließlich Aufgabe von Psychologen. Leitungsfunktionen, die eher den Charakter der Moderation haben, können genauso gut von den Angehörigen anderer Berufsgruppen übernommen werden.

Soziotherapeutische Maßnahmen wenden sich gleichermaßen an den einzelnen wie an die Gemeinschaft. Sie sind nicht Domäne des Psychologen; er kann daran aber einen wesentlichen Anteil haben.
Ein wichtiger Bestandteil des Therapiekonzeptes sind soziotherapeutische Programme, die von der Schaffung eines therapeutischen Milieus auf der Station bis zu den sogenannten Aktivitäten reichen.
Zum therapeutischen Milieu gehören u. a. alle organisatorischen und räumlichen Voraussetzungen und mitmenschlichen Umgangsweisen, die ein optimales Klima schaffen, in dem Patienten sich wohlfühlen, als Person geachtet und therapeutisch wirkungsvoll behandelt fühlen können.
Soziotherapeutische Veranstaltungen sollen in der „Freizeit" des Kranken, also an Abenden und Wochenenden, stattfinden, in der Zeit, die nicht mit medizinisch-therapeutischen, arbeits- und beschäftigungsthe-

rapeutischen Verrichtungen angefüllt ist. Es kann Aufgabe eines Psychologen wie auch der anderen Mitarbeiter sein, ein soziotherapeutisches Programm aufzustellen, das Tanzfeste, Besuche von Veranstaltungen und Ausstellungen, Wanderungen, Schallplattenkonzerte, Fortbildungskurse, Vorträge, Filmvorführungen, Bastelabende, themengebundene Diskussionen usw. umfaßt.
Bei allen diesen Unternehmungen müssen die Kranken zur Eigeninitiative, zur Übernahme von Verantwortung und auch zu verbaler Aktivität angeregt und ermuntert werden.
Sowohl vor der Einleitung, als auch während der Durchführung und nach Abschluß der therapeutischen Maßnahmen – seien sie einzel-, gruppen- oder soziotherapeutischer Art – muß der Psychologe intensiven Informationsaustausch mit den Mitgliedern des Teams pflegen, der verschiedenen Zwecken dient.
Indem alle Teamangehörigen ihre Beobachtungen und Wahrnehmungen an Patienten zusammentragen und unter ihrem jeweiligen Berufsaspekt diskutieren, gewinnt der Psychologe Klarheit über die Art und Weise des beabsichtigten Vorgehens, das er seinerseits dem Team vorschlägt und zur Diskussion stellt. Das wechselseitige Erwägen des Für und Wider führt zu Entscheidungen, die mit größerer Evidenz gefällt und auch von allen, zumindest von einer Mehrheit der Teammitglieder, mitgetragen werden. Der Psychologe wird sich hinsichtlich seines Vorgehens und therapeutischen Verhaltens auch der Kritik seiner Teamkollegen stellen und daraus wichtige Anregungen zur Kontrolle des eigenen Verhaltens bekommen.
Der Psychologe kann in der Teamrunde dazu beitragen, daß das Interesse an psycho- und soziotherapeutischen Maßnahmen bei den anderen Berufsgruppen wächst. Er kann die Mitglieder des Teams auf besondere Verhaltensweisen der Patienten mit unterschiedlichen Diagnosen einstellen und diese erklären, insbesondere dann, wenn sie auch zur Deutung gruppendynamischer Prozesse herangezogen werden müssen.

Für den therapeutisch tätigen Psychologen ist das Team ein idealer Partner, mit dessen Hilfe er einen Überblick über die verschiedensten, für therapeutische Maßnahmen wichtige Gesichtspunkte gewinnt, sein eigenes Verhalten kontrollieren, den therapeutischen Prozeß optimal gestalten und damit dessen Effektivität steigern kann.

Die *Beratung* wendet sich sowohl an den Patienten als auch an dessen Angehörige, die beide vom Betreuer Auskünfte bekommen möchten zum Fortgang und zur Art der Therapie, zur Prognose, zur Rehabilitationsmöglichkeit usw. Die Angehörigen insbesondere benötigen Informationen über die Art und Weise, in der sie dem kranken oder genesenden Familienmitglied begegnen können, wie sie bestimmmte Verhaltensweisen zu interpretieren haben, mit welchen Mitteln sie auch später nach der Entlassung den Kranken unterstützen, seine Wiederaufnahme

ins Krankenhaus verhindern und seinen Alltag optimal gestalten können.
Derartige Ratschläge und Empfehlungen des Beraters – sei er Psychologe oder ein anderes Teammitglied – sollten nur nach Absprache und Abstimmung im Team gegeben werden. Einerseits ist es wichtig, daß das Besprechungsergebnis alle Fakten, die von den Teammitgliedern zusammengetragen werden, berücksichtigt und von allen Mitarbeitern mitgetragen und vertreten wird; andererseits sind häufig verschiedene Maßnahmen (ärztliche, psychologische, soziale, pädagogische, pflegerische, rehabilitative) aufeinander abzustimmen und miteinander zu koordinieren. – Von verschiedenen Experten ausgesprochene und deswegen oft unterschiedliche Ratschläge verwirren den Kranken und seine Angehörigen und behindern dessen Wiederherstellung.
Der klinische Psychologe mag bezüglich dieser Aufgabe eine koordinierende Funktion übernehmen. Von seinem Studium her ist er sicherlich in der Lage, die verschiedenen Aspekte zu überblicken, richtig zu bewerten und weiterzugeben, zumal gewichtige diagnostische und therapeutische Elemente in ein Beratungsgespräch einfließen. Es soll aber hiermit nicht gesagt werden, daß Angehörige der anderen Berufsgruppen zum Führen solcher Beratungsgespräche ungeeignet seien. Sicherlich sollte von Fall zu Fall entschieden werden, welches Teammitglied das Beratungsgespräch führt.

Die *mitarbeiterbezogene* Tätigkeit des klinischen Psychologen umfaßt Stationsleiterfunktionen (Stationsmanagement), die Organisation und Betreuung der arbeits- und beschäftigungstherapeutischen Maßnahmen, Übernahme von Supervisionsaufgaben sowie Mitarbeit in Aus-, Weiter- und Fortbildungsprogrammen für die verschiedenen in der Psychiatrie tätigen Berufsgruppen.

Infolge des Ärztemangels in vielen psychiatrischen Großkrankenhäusern wurde es möglich, daß Psychologen *Stationsleitungs*funktionen übertragen wurden. Dies war am besten realisierbar in der Versorgung von Suchtkranken und von psychisch bzw. geistig Behinderten.
In von Psychologen geleiteten Stationen werden die ärztlich-medizinischen Aufgaben von konsiliarisch tätigen Psychiatern erledigt. Im übrigen handelt der Psychologe eigenverantwortlich und koordiniert die Arbeit der Teammitglieder.
Als Stationsleiter aber auch als Mitarbeiter hat der Psychologe im Team wichtige Aufgaben zu übernehmen. Einerseits beziehen sich diese auf alle Vorgänge, die zu Entscheidungen und Klärungen im Team über diagnostische, therapeutische und rehabilitative Maßnahmen bei den Patienten führen (z. B. Erarbeitung von Behandlungsplänen, Besprechung von Therapieverläufen); andererseits muß sich der Psychologe den Beziehungen der Teammitglieder untereinander und zu den Patienten widmen (s. Supervision, Abschnitt 3. 4.)

Ähnliche Probleme stellen sich dem Psychologen im Bereich der *Arbeits-* und *Beschäftigungstherapie.* Beide sind zu einem wichtigen Bestandteil des Therapieprogramms geworden und werden im Sinne eines gestuften *Rehabilitations*prozesses dem Patienten angeboten. Arbeitstherapie hat ihren Charakter als anstaltszentrierte und nur der Institution dienliche Arbeit weitgehend verloren.

Der Einsatz der Patienten in Arbeits- und Beschäftigungstherapie erfordert fast generalstabsmäßiges Planen und Arbeiten. Dies reicht von der Verteilung freier Plätze in Werkräumen und Werkstätten über Probleme der Arbeitsbelohnung bis zur Vermittlungsfunktion zwischen den Behandlungsteams der Stationen und den Arbeits- und Beschäftigungstherapeuten. Denn auch diese Therapieformen erfordern einen kontinuierlichen Informationsfluß zwischen allen Betreuern der betreffenden Patienten. Arbeits- und Beschäftigungstherapie sind oft ineffektiv, weil wegen ständigen Personalmangels die notwendigen Kontakte nicht zustande kommen.
Ein hauptamtlich eingesetzter Mitarbeiter vermag solche Kontakte zu stiften und den Kommunikationsfluß herzustellen. Arbeits- und Beschäftigungstherapeuten benötigen Informationen von den Teammitgliedern, um Patienten gezielt bestimmten Beschäftigungen und Tätigkeiten zuzuführen. Die Mitglieder der Behandlungsteams müssen ihrerseits erfahren, wie Patienten sich am „Arbeitsplatz" verhalten und welche Probleme sie dort haben, um dies mit anderen therapeutischen Schritten koordinieren und den Therapieverlauf bewerten und entsprechend fortführen zu können.
Ebenso wie im Team können Kommunikation und Interaktionen zwischen den Arbeits- und Beschäftigungstherapeuten und den Betreuern auf der Station sowie beider zu den Patienten Gegenstand psychologischer Beratung werden.

Störungen und Konflikte unter den Mitarbeitern der verschiedenen Arbeitsbereiche und zwischen diesen sowie zu den Patienten können kaum ohne Hilfe von außen bewältigt und überwunden werden. In der Regel bedarf es dazu außenstehender und neutraler Personen. Das Bemühen, solche Probleme zu bereinigen, ist unter dem Begriff *Supervision* (im Sinne von *Teamberatung*) bekannt geworden.
Diese Aufgabe kann auch von klinischen Psychologen wahrgenommen werden, wenn sie entsprechend weitergebildet sind und umfangreiche Erfahrungen in der Teamarbeit gesammelt haben.
Supervision kann zur Teamfähigkeit des einzelnen und zur besseren Kooperation im Team und mit anderen Gremien und Instanzen im Krankenhaus beitragen.
(Eingehende Ausführungen zum Thema Supervision s. Abschnitt 3.4.).

Ein weiteres umfangreiches Tätigkeitsfeld für Psychologen liegt in der *Aus-, Weiter- und Fortbildung.* Unterricht in psychologischen Fächern in Krankenpflegeschulen, Beteiligung an der Weiter- und Fortbildung der verschiedenen Berufsgruppen, aber auch Organisation und Durchführung systematisch aufgebauter Weiter- und Fortbildungsprogramme seien als Beispiele genannt. In ihnen hat der Psychologe u. a. die Möglichkeit, die Techniken und Arbeitsweisen, die im Rahmen therapeutischer Gemeinschaften angewandt werden, zu vermitteln und die künftigen Mitarbeiter darauf vorzubereiten.

Sowohl die patientenbezogene als auch die mitarbeiterbezogene Tätigkeit sollte der klinische Psychologe stets vor dem Hintergrund des Prinzips der Therapeutischen Gemeinschaft sehen. Er wird dann bei seiner Arbeit die folgenden Maximen berücksichtigen:

1. Er sucht die Zusammenarbeit mit oder die Mitarbeit in einem Team.
2. Er bemüht sich in der Patientenbetreuung um die Integration möglichst vieler Aspekte, die die verschieden ausgebildeten Mitarbeiter vertreten.
3. Er wird ohne ärztliche Beratung oder ärztliche Konsiliartätigkeit nicht initiativ.
4. Er wird das reichhaltige Angebot an Therapiemethoden kritisch bewerten und sich nur ausgewählte Verfahren ggf. aneignen und im Kreise der Mitarbeiter bekanntmachen.
5. Er bemüht sich um eigene Selbsterfahrung.
6. Er wird Supervision (Teamberatung) in seinem eigenen Team ermöglichen und intensiv fördern sowie bereit sein, selbst für Supervisionsaufgaben in anderen Teams zur Verfügung zu stehen.

Eine Reihe von *Sonderaufgaben* ist von klinischen Psychologen hauptamtlich oder nebenamtlich übernommen worden. Diese sollen hier nur kurz erwähnt werden und auch nur insofern, als sie einen erkennbaren Bezug zum Gedanken der Therapeutischen Gemeinschaft haben. Hierzu gehören *Public-relations-Aufgaben* (Öffentlichkeitsarbeit), die Betreuung von *Laienhelfern* und *Hilfsvereinen* sowie *Forschungsaufgaben*. Public-relations-Aufgaben dienen sowohl den Außenkontakten der Institution zur Öffentlichkeit (Tätigkeit im Sinne eines Pressereferenten) als auch zur Verbesserung der Kommunikation und des Informationsflusses innerhalb der Institution.
(S. auch Abschnitt 3.5., Information und Kommunikation.)

Zu diesem Aufgabenbereich ließe sich auch die Betreuung von Laienhelfern und Laienhelfergruppen (oder: freiwilligen Helfern, freiwilligen Mitarbeitern) sowie Kontakte zu Hilfsvereinen und Bürgerinitiativen für psychisch Kranke zählen, die ja alle Öffentlichkeit repräsentieren. Deren Aktivitäten und Einsätze in der Institution müssen vorbereitet und geplant werden. Laienhelfer sind bei ihrem Engagement und im Umgang mit psychisch Kranken auf fachliche Beratung und auf Aussprachemöglichkeiten angewiesen.

Im Rahmen von Forschungsaufgaben bietet sich für Psychologen ein weites Feld möglicher Aktivitäten, das z. B. von der Evalution therapeutischer Verfahren oder von Aus-, Weiter- und Fortbildungsprogrammen über die Untersuchung von Organisationsstrukturen bis zu Dokumentationsprojekten reichen mag. Art und Umfang von wissenschaftlichen Untersuchungen sind abhängig von den zur Verfügung stehenden Mitteln und in der Regel nur in begrenztem Ausmaße möglich.

Es darf nicht übersehen werden, daß Psychologen sich die Durchführung bestimmter Aufgaben mit den Vertretern anderer Berufsgruppen wie Soziologen und Pädagogen teilen. Psychologen sind sich darüber im klaren, daß sie einige Fachgebiete ihrer Ausbildung mit anderen Bildungsgängen gemeinsam haben. Viele Funktionen können daher sowohl von Psychologen als auch von Pädagogen oder Soziologen ausgeübt werden. Ausgenommen sind psycho-diagnostische und psychotherapeutische Aufgaben.

Literatur

Binder, S., W. Hennig, L. D. Schwede, V. Zumpe: Die Rolle des Psychologen im psychiatrischen Krankenhaus Vortrag XXIV. Gütersloher Fortbildungswoche 1971

Deutscher Bundestag: Bericht über die Lage der Psychiatrie in der BRD; Bundestagsdrucksache 7/4200. Heger, Bonn 1975

Dörner, K., U. Plog: Irren ist menschlich. Psychiatrie-Verlag, Wunstorf 1978

Sektion klinische Psychologie des Berufsverbandes Deutscher Psychologen: Berufsbild und Ausbildungsplan des Fachpsychologen für klinische Psychologie. Informationsbroschüre 1973

WHO: The Role of The Psychologist in Mental Health Services Regional Office For Europe. WHO, Copenhagen 1973

Winkler, W. Th.: Das Teamwork aus der Perspektive des Krankenhausdirektors. Vortrag XXIV. Gütersloher Forbildungswoche 1971

Zumpe, V.: Stellungnahme zum Entwurf eines Gesetzes über den Beruf des Psychotherapeuten; spectrum 6. Deutscher Ärzteverlag, Köln 1978

Zumpe, V.: Ausbildung klinischer Psychologen. In: Kritische Stichwörter zur Sozialpsychiatrie, hrsg. von D. Frießem. Fink, München 1979

3.3.6. Die Rolle des Sozialarbeiters und Sozialpädagogen

G. Theine

3.3.6.1. Vorbemerkung

Ich gehe in meinem Beitrag zur Berufsrolle des Sozialarbeiters und Sozialpädagogen von drei Voraussetzungen aus.

a) Die bis zur Gründung von Fachhochschulen (1970/71) für Sozialwesen getrennt ausgebildeten Berufsgruppen Sozialarbeit und Sozialpädagogik (grad.) werden inzwischen in der Regel in einem Ausbildungsgang ausgebildet. Es besteht der Trend zur einheitlichen Berufsbezeichnung Sozialpädagoge. Wegen der zur Zeit noch andauernden Verwir-

rung hinsichtlich der Berufsbezeichnung verwende ich die derzeit häufig gebrauchte Kompromißformel „Sozialarbeiter/Sozialpädagoge".
Es ist für diesen Beitrag festzuhalten, daß eine Differenzierung der Arbeitsbereiche analog den beiden bisher vorhandenen Berufsgruppen in der Praxis bereits häufig aufgegeben wird zugunsten einer Differenzierung nach Aufgaben in den Arbeitsbereichen, für die grundsätzlich heute jeder Sozialarbeiter/Sozialpädagoge ausgebildet wird, wenn auch der Intensität nach nicht alle in gleicher Weise.
Ich werde deshalb im weiteren auf die in der Vergangenheit vorhandenen unterschiedlichen Aspekte der beiden Berufsrollen nicht eingehen.

b) Ein Blick in die verschiedenen Arbeitsbereiche der Psychiatrie verweist auf das breite Spektrum der Arbeitsmöglichkeiten für Sozialarbeiter/Soziallädagogen. Es erscheint deshalb konstruiert, von einer einheitlichen Berufsrolle zu sprechen. Es muß vielmehr angenommen werden, daß der Sozialarbeiter/Sozialpädagoge in seinem speziellen Arbeitsbereich, z. B. der Kinderpsychiatrie, des Akutkrankenhauses, der sozialpsychiatrischen Beratungsstelle, der Suchtkrankenhilfe etc. je spezifische Berufsrollenausprägungen entwickelt. Diese These läßt sich stützen, wenn man bedenkt, daß für Sozialarbeiter/Sozialpädagogen in ihren primären Berufsbereichen (z. B. Familienhilfe) konstitutiv ist, daß sie auf vielfältige Problemausprägungen, wie sie aufgrund spezifischer gesellschaftlicher und individueller Problematiken (Armut, Devianz, Sozialisationsdefizite, Krankheit und Behinderung) im Alltag erscheinen, reagieren müssen, wofür sie auch ausgebildet werden.
Erst im konkreten Arbeitszusammenhang mit seinen Bedingungen, Problemen und Aufgaben können sie deshalb eine spezifische Berufsrollenausprägung ausbilden.

c) Diese These darf aber nicht dazu verleiten, keine gemeinsamen Merkmale einer Berufsrolle des Sozialarbeiters/Sozialpädagogen anzunehmen. Vielmehr kann davon ausgegangen werden, daß trotz der Vielfältigkeit sozialarbeiterischer/-pädagogischer Berufsrollenausprägungen sich allen gemeinsame Merkmale nachweisen lassen, was sich aus den grundsätzlichen Bedingungen und Funktionen der Dienstleistungsbereiche Psychiatrie und Sozialarbeit/Sozialpädagogik ergibt. Ich werde im folgenden mir zentral erscheinende Merkmale diskutieren und Handlungskonsequenzen, die sich für den sozialpsychiatrisch tätigen Sozialarbeiter/Sozialpädagogen aus ihnen ergeben können, aufzeigen.

Zunächst gebe ich Hinweise zu dem strukturell bedingten sogenannten „ambivalenten Charakter" von Sozaialarbeit/Sozialpädagogik (vgl. Frommann und Schramm bei Thiersch 1977), der Rollenprobleme nach sich zieht und insbesondere Auswirkungen auf die Beziehung zwischen dem Sozialarbeiter/Sozialpädagogen und den Klienten in der Psychiatrie hat.
Im weiteren diskutiere ich Erwartungen, die in psychiatrischen Arbeits-

bereichen an den Sozialarbeiter/Sozialpädagogen gerichtet werden, und was es ihm problematisch macht, mit ihnen adäquat umzugehen. Schließlich versuche ich, eine mögliche Aufgabeninterpretation für die sozialpsychiatrisch tätigen Sozialarbeiter/Sozialpädagogen vorzustellen, und zwar auf der Basis ihres handlungsleitenden Ziels der Hilfe zur Selbsthilfe, das freilich zunächst hinterfragt werden muß. Zum Schluß greife ich die These von den „hilflosen Helfern" (Schmidtbauer 1977) auf, weil das von ihm so bezeichnete „Helfersyndrom", wenn es (unbewußt) die Arbeit des Sozialarbeiters/Sozialpädagogen steuert, besten sozialpsychiatrischen Absichten entgegensteht.

3.3.6.2. Hilfe zu Selbsthilfe

Als handlungsleitendes Ziel von Sozialarbeit/Sozialpädagogik ist von jeher Hilfe zur Selbsthilfe bezeichnet worden. Dieses zentrale Handlungsziel erweist sich in der Praxis wegen der vagen inhaltlichen Bestimmung des Begriffes *Hilfe* als außerordentlich interpretationsfähig. Andererseits werden die Interpretationsspielräume, die durch das Ziel der Hilfe zur Selbsthilfe gegeben sind, durch spezifische, gesetzlich festgelegte sowie institutionell interpretierte Aufgabenkataloge und ihnen zugeordnete Maßnahmen begrenzt und gegebenenfalls aufgehoben. In diese Konstruktion des Handlungsziels der Hilfe zur Selbsthilfe einerseits und den gesetzlich definierten Aufgaben und Maßnahmen andererseits, die der Zieldefinition unter Umständen tendenziell oder total zuwiderlaufen, sind Berufsrollenkonflikte strukturell eingebaut (Kunstreich 1975).

a) Der Interpretationsspielraum, der durch das Ziel der Hilfe zur Selbsthilfe gegeben ist, ermöglicht dem Sozialarbeiter/Sozialpädagogen die Entwicklung sehr verschiedener Handlungsperspektiven für die Begegnung mit Personen, Problemen und Institutionen. Weil aber Hilfe zu leisten dem Laien ebenso Handlungsziel sein kann wie dem professionell Hilfeleistenden, besteht für den Sozialarbeiter/Sozialpädagogen das Problem, daß seine Profession in Abgrenzung zur Laienhilfe als Expertenhilfe erkennbar wird.

b) Die gesetzlich und institutionell festgelegten und in den Arbeitsbereichen interpretierten Aufgaben ermöglichen dem Sozialarbeiter/Sozialpädagogen zwar, daran entlang sein professionelles Handeln nach Inhalt, Richtung und Art zu bestimmen, führen aber häufig dazu, daß Sozaialarbeiter/Sozialpädagogen ihre Berufsrolle ambivalent erfahren, jedenfalls dann, wenn die vorgegebenen Aufgaben mit dem zentralen handlungsleitenden Ziel der Hilfe zur Selbsthilfe in Konflikt stehen.

c) Zum Herausbilden einer beruflichen Identität ist es nötig, daß Sozialarbeiter/Sozialpädagogen zu einer Ziel- und Aufgabeninterpretation finden, wodurch das handlungsleitende Ziel von Sozialarbeit/Sozialpädagogik allgemein mit den Zielen des speziellen Arbeitsbereiches und die Ziele mit den tatsächlichen Aufgabenzuweisungen in Übereinstimmung gebracht werden können (KUNSTREICH 1975). Das ist um so komplizierter, je mehr der Sozialarbeiter/Sozialpädagoge aufgrund von festgelegten Aufgabenzuweisungen genötigt wird, Maßnahmen zur Anwendung zu bingen, die Selbsthilfepotentiale verringern oder gar zerstören, anstatt sie zu fördern, und/oder zu erhalten. Dies ist aber gerade in der psychiatrischen Praxis nur zu oft noch der Fall.

d) Der Sozialarbeiter/Sozialpädagoge erreicht den Klienten in seinem Lebensmilieu, in Verwahrungs-, Beratungs- und Behandlungseinrichtungen. Als Sozialarbeiter/Sozialpädagoge tritt er ihm in doppelter Weise determiniert entgegen, nämlich in seiner Eigenschaft als Fürsorgeinstanz und als Angehöriger eines Medizinbereichs. Diese Konstellation bedeutet für den Klienten in der Begegnung mit Sozialarbeit/Sozialpädagogik, Privatheit gegenüber zwei Instanzen aufgeben zu müssen, die beide gleichermaßen bedrohlich sind. Die Fürsorgeinstanz konfrontiert ihn mit der Möglichkeit oder Notwendigkeit, zum Fürsorgeempfänger degradiert zu werden, die psychiatrische Instanz damit, das Stigma des psychisch Kranken zu tragen oder erwarten zu müssen, mit allen Konsequenzen: z. B. Hospitalisierung, Ausgrenzung aus bestehenden Beziehungsnetzen, Isolierung etc.
Diese Konstellation beantwortet der Klient erfahrungsgemäß häufig ambivalent. Einerseits erwartet er Hilfe bei konkret erlebten und erlittenen Problemen, zu deren Bewältigung kein anderer Hilfepartner vorhanden ist und die er alleine nicht bewältigen kann. Andererseits hat er in der Regel jedoch zugleich das Bedürfnis nach Unabhängigkeit von Fürsorge, um dem Status des Fürsorgeempfängers zu entgehen. Außerdem wird er in einem Medizinbereich zuerst Hilfe durch den Arzt erwarten. Diese ambivalente Hilfeerwartung ist besonders in Berufsbereichen der Psychiatrie von Bedeutung, weil die Klienten in der Regel bereits aufgrund ihrer Befindlichkeit den Status des psychisch Kranken oder Behinderten zugeschrieben bekommen haben. Die Berührung mit Sozialarbeit/Sozialpädagogik bedeutet denn auch u. U. die zusätzliche Zuschreibung des Status eines Fürsorgebedürftigen.
Dieser ambivalenten Hilfeerwartung ist der ambivalente Charakter sozialpädagogischen Handelns analog, weil Sozialarbeit/Sozialpädagogik Hilfe entsprechend ihrem handlungsleitenden Ziel verspricht und einzulösen versucht, aber zugleich, indem sie als Sozialhilfeinstanz (= Fürsorgeinstanz) tätig ist, dem Klienten tendentiell bedrohlich wird. Die Bedrohlichkeit von Sozialarbeitern/Sozialpädagogen ist begründet in ihrer Funktion, nämlich jene, an die sie Hilfe adressiert, eben über das Medium der Hilfe zugleich auch zu kontrollieren (z. B. nach dem Bundessozialhilfegesetz) ggf. zu reglementieren (z. B. über Bewährungshilfen nach dem Niedersächsichen PsychKG) und zu „verschuben“ (z. B. durch Heimeinweisungen), weswegen die Beziehung zwischen dem Sozialarbeiter/Sozialpädagogen und den Klienten sich grundsätzlich durch tendentielle (oder zuweilen totale Komplementarität auszeichnet

(KUNSTREICH 1975). Sozialarbeiter/Sozialpädagogen stehen insofern vor der Aufgabe, die Bedrohlichkeit ihres Handelns reduzieren zu müssen.

Sofern sie das allein dadurch versuchen, die „helfende Beziehung“ nicht komplementär gestalten und ein Klima schaffen zu wollen, wodurch dem Klienten die Annahme von Hilfe und ein Unabhängigwerden davon ermöglicht werden soll, verkennen sie den strukturell determinierten ambivalenten Charakter ihrer Arbeit. Denn indem der Sozialarbeiter/Sozialpädagoge persönliche und materielle Hilfe anbietet, ermöglicht er dem einzelnen u. U. zwar, gemessen an dessen Ausgangslage, eine Verbesserung seiner akuten Lebenssituation, aber indem er dies tut, verfestigt er u. U. zugleich jene Leiden mit, die zu beseitigen oder zu mildern er angetreten ist.

Dieses Problem stellt sich in ganz besonderer Weise in psychiatrischen Arbeitsbereichen, weil der Sozialarbeiter/Sozialpädagoge, der z. B. psychisch Kranke mit entlarvt, der Kranke und „Verwirrte“ mit einweist, der Behinderte in Heime schafft und dort verwahrt, an jener Praxis beteiligt ist, in der es leider auch darum geht, von deklarierter Normalität abweichende Verhaltensformen zu kennzeichnen und zu reglementieren, anstatt davon Betroffene wirklich zu rehabilitieren und zu resozialisieren (BRUSTEN u. HOHMEIER 1975).

Die Konsequenz sollte nun nicht sein, sich dieser gesellschaftlichen Realität rundweg zu verweigern und statt dessen „repressionsfreie Inseln“ zu phantasieren. Eine Konsequenz kann und muß aber sein, daß der Sozialarbeiter/Sozialpädagoge in der Psychiatrie und mit sozialpsychiatrisch Tätigen grundsätzlich darauf bedacht ist,

- im Vorfeld manifester und definierter Devianz, Krankheit und Behinderung zu arbeiten, um Veränderungen schädigender Lebensbedingungen und gefährdender Verhaltensformen zu bewirken,
- im Lebensfeld der Klienten zu arbeiten, also dort, wo von Sozialarbeit/- pädagogik und ggf. von der Psychiatrie Betroffene normalerweise leben, lieben, arbeiten und leiden, und zwar mit dem Ziel, Menschen nicht durch Expertenmaßnahmen ihrer Alltagsrealität zu entfremden, sondern ihnen die Möglichkeit zum Leben gerade dort zu erhalten oder wieder zu erschließen.

3.3.6.3. Problematik der Aufgabeninterpretation

Der Sozialarbeiter/Sozialpädagoge trifft in psychiatrischen Arbeitsbereichen auf sehr verschiedene Arbeitsanforderungen, je nachdem, welche Aufgaben in der ihn beschäftigenden Institution wahrzunehmen sind und wie diese Aufgaben vom Mitarbeiterstab interpretiert werden. Der Katalog der dem Sozialarbeiter/Sozialpädagogen zugedachten Aufgaben reicht von „administrativen Feuerwehrdiensten“ für Hunderte von hospitalisierten Menschen (z. B. in psychiatrischen Großkrankenhäusern) auf der einen Seite und pädagogisch/therapeutischer Arbeit mit Einzelnen und Gruppen sowie Kriseninterventionen (z. B. in sozialpsychiatrischen Beratungsstellen) auf der anderen Seite. Beide Aufgabenzuweisungen sind für den Sozialarbeiter/Sozialpädagogen problematisch. Der notwendige administrative Aspekt seiner Arbeit, über den er Vermittler zwischen bürokratischen Organisationen und den Klienten der Psychiatrie sein kann, führt zu einem verzerrenden Berufsbild, wenn die Arbeit auf diesen Aspekt reduziert wird, weil die dann dominierende technische Seite ihrer Abwicklung vermutlich besser von einem Verwaltungsfachmann geleistet werden könnte, andererseits die kommunikativen Kompetenzen des Sozialarbeiters/Sozialpädagogen, auf die seine professionelle Kompetenz wesentlich gegründet sein soll, nicht genutzt werden. Sie reagieren denn auch auf eine Aufgabenzuweisung, durch die sie überwiegend „Administratoren" sein sollen, in der Regel mit Unzufriedenheit.

Weil aber ihr Berufsbild vage und was die Aufgaben betrifft, vielschichtig definiert ist, muß es grundsätzlich problematisch sein, selbst eine präzise andere Aufgabeninterpretation vorzunehmen, zumal z. B. in Großkrankenhäusern die Realität sie zwingt, die Berge administrativer Aufgaben im Interesse der Klienten zu erledigen. Dem Sozialarbeiter/Sozialpädagogen mangelt es meistens nicht an Phantasie, pädagogisch und therapeutisch motivierte Arbeitsmöglichkeiten zu entwickeln (weil er das während seiner Ausbildung lernt, jedenfalls lernen sollte), wohl aber zuweilen an professioneller Sicherheit, sich mit seinen Vorstellungen in einem Mitarbeiterstab durchzusetzen, dessen gerade für Therapie zuständige und dafür auch verantwortliche Mitglieder (Ärzte, Psychotherapeuten) sich formal als besser qualifiziert ausweisen und meistens ein klarer definiertes Berufsbild vorweisen können (was allerdings von ihnen selbst in sozialpsychiatrisch engagierten Kreisen tendenziell zur Disposition gestellt wird).

Die Schwierigkeiten für den Sozialarbeiter/Sozialpädagogen, berufliche Selbstsicherheit zu entwickeln, zeigt sich gerade auch dort, wo er auf Aufgabenzuweisungen trifft, wie er sie sich u. U. wünscht, nämlich mit Phantasie zusammen mit einem sozialpsychiatrischen Team vielfältige und kompetente pädagogisch-politische, sozio- und psychotherapeutische Arbeit mit einzelnen Klienten, mit Gruppen und ggf. im Gemeinwesen leisten zu sollen. Hier erweist sich, daß die Ausbildung ihn zwar mit vielfältigen Arbeitsformen konfrontiert, in der Regel aber nicht zugleich innerhalb des Kurzzeitstudiums die Möglichkeit zur Herausbildung spezieller Handlungskompetenz, etwa zur Leitung von Therapiegruppen nach bestimmten psychotherapeutischen Prinzipien, bereitstellen kann.

In der konkreten Arbeit wird der Sozialarbeiter/Sozialpädagoge jedoch konfrontiert mit einer Fülle von Techniken und Verfahren, die er häufig zwar kennt, aber nicht auch stets selbst anwenden kann. Das führt, jedenfalls bei Berufsanfängern, wie der Verfasserin von diesen immer

wieder berichtet wurde, oft zu der Frage, was denn nun ihr Arbeitsinstrumentarium eigentlich sei, mit dessen Hilfe sie ihren Berufsbeitrag definieren und ihre Arbeit gestalten könnten. Diesem Problem versuchen sie häufig zu entkommen, indem sie sich durch Weiterbildung für Beratungsarbeit und Behandlungsarbeit qualifizieren, was sie für ihre Arbeit gewöhnlich auch kompetenter macht und ihnen ggf. berufliche Sicherheit verleiht. Aber das hilft ihnen dennoch nicht aus dem Dilemma, dadurch noch nicht beantwortet zu haben, was denn der spezifische Berufsbeitrag des Sozialarbeiters/Sozialpädagogen in der sozialpsychiatrischen Arbeit sei, der sich von denen der anderen Berufsgruppen tendenziell abgrenzen ließe.
Eine Antwort auf diese Frage, die im folgenden versucht werden soll, ist gegenwärtig besonders dringlich, da in dem Entwurf eines Gesetzes über den Beruf des Psychotherapeuten (Psychotherapeutengesetz) des Bundesministers für Jugend, Familie und Gesundheit (BMJFG) vom 12. 7. 1978 die therapieorientierte Arbeit des Sozialarbeiters/Sozialpädagogen (und im übrigen anderer Berufsgruppen auch) ausgegrenzt, d. h. danach faktisch illegalisiert wird.

3.3.6.4. Berufsbild und Selbstverständnis

Weil Sozialarbeiter/Sozialpädagogen in ihrer primären Berufspraxis der Sozial-, Jugend-, Familien- und Gesundheitshilfe entsprechend den heterogenen Problemausprägungen, denen Bürger ausgesetzt sind, mit sehr verschiedenen Hilfeanlässen konfrontiert werden, haben sie gelernt, auf diese mit einer Vielzahl von Arbeitsformen zu reagieren. Dementsprechend entwickelten sie ein an Arbeitsformen orientiertes Selbstverständnis, etwa als Gemeinwesenarbeiter und/oder Gruppenarbeiter, Erzieher, Therapeut, wobei eben gerade die Tendenz zur Entwicklung einer therapieorientierten Professionalität (besonders auch in psychiatrischen Arbeitsbereichen) erkennbar ist (Kunstreich 1975).
Allerdings ist dem jeweils herausgebildeten professionellen Verständnis, das sich aus Arbeitsformen herleitet, berufliche Selbstsicherheit *nicht* in gleicher Weise analog. Findet der Sozialarbeiter/Sozialpädagoge in seinen Arbeitsbereichen doch stets Berufsgruppen vor, die sich insonderheit als Erzieher, Therapeuten etc. empfehlen, was eben auch für psychiatrische Arbeitsbereiche kennzeichnend ist. Der Sozialarbeiter/Sozialpädagoge steht also vor dem Problem, auch sein zu sollen bzw. zu wollen, was andere vor allem sind. Es ist deshalb für ihn wichtig, zur inhaltlichen Bestimmung seines Arbeitsbeitrages in der Psychiatrie ein anderes Kriterium als das der Arbeitsformen heranzuziehen, das erlaubt, seine Professionalität in Abgrenzung von Laienhilfe erkennbar und von anderen Berufsgruppen tendenziell abgrenzbar werden zu lassen.

a) Im Handlungsziel der Hilfe zur Selbsthilfe findet er ein brauchbares Kriterium, wenn er es nicht als Handlungsziel, sondern als Handlungs-

prinzip betrachtet. Selbsthilfe schlechthin zum Ziel zu erheben, ist zynisch angesichts einer Hilfepraxis, durch die Selbsthilfemöglichkeiten tendenziell verkümmmern (z. B. wegen umfassender Expertendienste, die allein das rechte Wissen für sich beanspruchen) oder zerstört werden (z. B. durch eine inhumane Verwahrungspraxis).
Hilfe zur Selbsthilfe aber als Handlungsprinzip zu betrachten, fordert dazu auf, die Arbeit prinzipiell und *zuerst* unter dem Aspekt der Gestaltungsmöglichkeiten (die strukturell und individuell begrenzt sein können) und des Gestaltungswillens des Klienten zu organisieren.
Daraus ergeben sich dann Arbeitsziele, in denen Erhaltung, Förderung und Stabilisierung der Selbsthilfekompetenzen psychisch Gefährdeter, Kranker und Behinderter und gemeinsame Aktionen mit ihnen gegen strukturell verursachte Inkompetenz aufgenommen sind. Eine grundsätzlich so intendierte sozialpsychiatrische Sozialarbeit/Sozialpädagogik ist mit den Zielen von Sozialpsychiatrie in Übereinstimmung.

b) Denn spätestens seit Erscheinen des Sachverständigenberichts über die Lage in der Psychiatrie in der Bundesrepublik Deutschland (1975) ist bekannt, daß eine Verbesserung und Versorgung psychisch Gefährdeter, Kranker und Behinderter insbesondere über den Ausbau präventiver und rehabilitativer Arbeit und über ein verändertes Handlungsverständnis erfolgen muß, wenn erreicht werden soll, daß psychische Gefährdungen verringert bzw. verhindert, Hospitalisierung vermieden bzw. reduziert und Rehabilitation, also Ein- bzw. Wiedereingliederung in tragfähige Gemeinschaften erreicht werden soll. Das aber gelingt nicht nur über die Einrichtung veränderter Versorgungsinstitutionen, sondern dazu bedarf es auch eines veränderten Handlungsverständnisses, weil allein der Begriff Versorgung eine Handlungsorientierung verrät, in der der zu Versorgende in der passiven Rolle des Empfängers von Dienstleistungen durch andere ist. In dieser Konstellation ist der Gestaltungswille und sind die Gestaltungsmöglichkeiten des von Versorgung Betroffenen weitgehend reduziert auf den Empfang von Leistungen. Es kommt jedoch darauf an, seine Möglichkeiten zur Eigenverantwortung, d. h. zum Beispiel, seine Selbsthilfemöglichkeiten und die seiner Bezugsgruppen zu aktivieren bzw. zu reaktivieren, um von Versorgung Betroffene soweit wie möglich unabhängig von psychiatrischen Dienstleistungen und Einrichtungen werden zu lassen.

c) Der Sozialarbeiter/Sozialpädagoge, für den von jeher konstitutiv war, daß er Begegnung mit den Klienten in deren Handlungsräumen arrangierte (Wohnung, Stadtteil) und der immer schon auch mit zuständig war für die materielle Absicherung der Lebensexistenz (Einkommen, Arbeit, Wohnung), könnte sich auf der Basis seines Handlungsprinzips im psychiatrischen Arbeitsteam primär zuständig fühlen, das Draußen, d. h. die Alltagswirklichkeit außerhalb psychiatrischer (stationärer und ambulanter) Einrichtungen, in die Arbeit einzubeziehen.
Dazu ist es aber von entscheidender Bedeutung, daß er seine Alltagsnä-

he, die durch seine Stellung zwischen Laienhilfs- und Expertenhilfssystemen gerade möglich ist, nicht verleugnet zugunsten einer in erster Linie therapieorientierten, alltagsferneren Professionalität, sondern innerhalb sozialpsychiatrischer Arbeit neu interpretiert.
Hierzu ist es erforderlich, daß er seine Arbeit zuerst aus dem Prinzip der Hilfe zur Selbsthilfe und nicht von Arbeitsformen her begründet, vielmehr müssen die Arbeitsformen dem Handlungsprinzip untergeordnet werden. Sozialarbeiter/Sozialpädagogen haben dann die Chance, alltagsnahe, präventivorientierte Arbeit (was Rehabilitation einschließt) zu leisten, wenn sie die über die Nähe zum Laienhilfssystem vermittelte gewisse professionelle Unsicherheit akzeptieren und als eine sinnvolle Entprofessionalisierungstendenz auffassen (FROMMANN u. SCHRAMM bei THIERSCH 1977). Anstatt einen immer mehr alltagsfernen Expertenstatus mit der Möglichkeit einer abgesicherten beruflichen Identität anzustreben, sollte der Sozialarbeiter/Sozialpädagoge seine Möglichkeit nutzen, Formen der Alltagsbewältigung, gegenseitiger Hilfe und Durchsetzungsfähigkeit gegenüber bürokratischen Institutionen gerade der psychisch gefährdeten Populationen zu unterstützen.
Das zu leisten erfordert zwar selbstverständlich professionelle Sicherheit und Kompetenz, jedoch weitgehend den Verzicht auf den gesellschaftlich honorierten Status eines „klinischen Experten“ bzw. einer „klinischen Professionalität“ (vgl. KUNSTREICH 1975), weil durch ihn die Tendenz zur Hinwendung zum Kranken und Wegwendung vom Gesunden zumindest als Gefahr enthalten ist.

d) Unter sozialpsychiatrischen Gesichtpunkten, wonach Prävention, Therapie und Rehabilitation Prozesse sind, an denen Betroffene, verschiedene Berufsgruppen und Institutionen mit unterschiedlichen, ähnlichen und identischen Funktionen beteiligt sind, im Verlauf der Prozesse jedoch bestimmte Arbeitsvollzüge dominieren gegenüber anderen, ist die Arbeit nur im Team und durch Kooperation der Institutionen untereinander zu denken. Im Team müssen notwendige Arbeiten entwickelt, reflektiert und je nach Erfordernis von einzelnen Berufsgruppen oder von mehreren geleistet werden. Im sozialpsychiatrischen Team haben die Berufsgruppen die Verpflichtung, ihren je spezifischen Berufsbeitrag erkennbar zu machen und sich zugleich auf einen gemeinsamen Arbeitsauftrag aller Teammitglieder einzulassen, der einen Bestand an Aufgaben, die von allen zu leisten sind, enthält. Insofern muß Spezifität auch aufgegeben werden.
Um nun zu einer inhaltlich präzisierten Aufgabenbestimmung zu kommen, durch die der Sozialarbeiter/Sozialpädagoge sich im Team mit einem eigenen Berufsbeitrag, der von denen der anderen, zumindest partiell, abgrenzbar ist und darüber hinaus mit Kompetenzen, die er mit anderen Teammitgliedern gemeinsam hat, präsentieren zu können, ist es m. E. erforderlich, spezifisch therapeutische Kompetenzen, verstanden als Fähigkeit, psychosoziale Konflikte mit psychotherapeutischen und

interaktionellen Techniken und Verfahren behandeln zu können, nicht als die spezifische, sondern als erweiterte Kompetenz in sozialpsychiatrischen Arbeitsbereichen betrachten zu lernen.

Andererseits kommmt es darauf an, Therapie, verstanden als Soziotherapie, als einen grundlegenden Beitrag aller Berufsgruppen im Team betrachten zu lernen, wenn Behandlungsaufgaben zu erfüllen sind und diese nach soziotherapeutischen Prinzipien gestaltet werden, wie sie z. B. Dörner beschrieben hat (Dörner u. Plog 1978). Danach wird Soziotherapie begriffen als Basiseinstellung und Handlungsintention der sozialpsychiatrisch Tätigen, die die adäquate Anwendung anderer therapeutischer Techniken erst ermöglicht. Eine soziotherapeutische Handlungsintention soll sicherstellen, daß ein zu behandelnder Mensch nicht nur unter dem Aspekt seiner Krankheit, also seines Defekts, wahrgenommen wird, sondern stets auch unter dem Aspekt seiner unbeschädigten Ausdrucks- und Handlungsmöglichkeiten sowie den normativen Anforderungen, denen er im Alltag ausgesetzt ist. Dieser Begriff von Soziotherapie legt nun nahe anzunehmen, die vorstehend erörterte Aufgabenorientierung des Sozialarbeiters/Sozialpädagogen könnte im Begriff der Soziotherapie aufgehen.
Da aber im Begriff Soziotherapie der Behandlungsaspekt dominiert, Sozialarbeiter/Sozialpädagogen ihre sozialpsychiatrische Arbeit aber gerade auch als eine mit nicht behandlungsbedürftigen Personen auffassen sollten; wenn eben das Prinzip der „Hilfe zur Selbsthilfe" bedeuten soll, daß die Arbeit gerade auch unter dem Aspekt der Verhinderung von Behandlungsbedürftigkeit organisiert und also auch an Gesunde adressiert werden soll, dann wird im Begriff Soziotherapie sozialarbeiterische/sozialpädagogische Praxis nicht angemessen abgebildet.
Es erscheint sinnvoller, die zentrale Tätigkeit des Sozialarbeiters/Sozialpädagogen in der Psychiatrie als Beratungshandeln zu kennzeichnen. Denn sich Rat holen und Rat geben ist ein Moment des Alltagshandelns schlechthin und kennzeichnet noch nicht eine spezielle professionelle Arbeitsform. Beratungshandeln, ob professionell oder nicht professionell, kann beschrieben werden als ein Handeln, das der Tendenz nach auf gegenseitigem Einvernehmen zwischen dem Ratsuchenden und dem Ratgebenden basiert, wobei dem Ratsuchenden im Umgang mit seinen Problemen tendenziell Handlungskompetenz unterstellt wird, was ihm erst erlaubt, einen Rat anzunehmen, zu verwerfen oder in sein Handeln einzuarbeiten (Fromann u. Schramm bei Thiersch 1977).
Sozialarbeit/Sozialpädagogik interpretiert als Beratungshandeln in dem genannten Sinne gewährleistet am ehesten die Gleichzeitigkeit von Alltagsberatung und Spezialberatung und verhindert am ehesten die Umdeutung von Lebensproblemen in behandlungsbedürftige Probleme. Alltagsberatung soll bedeuten, das handelnde Subjekt im Zustande von psychischer Gefährdung, Krankheit oder Behinderung, als mitbetroffenes Familienmitglied, als Nachbar oder Bürger im Gemeinwesen zu er-

reichen zu dem Zwecke, Formen der Bewältigung des Alltags gemeinsam zu erproben, zu erschließen oder zu stabilisieren, sofern Personen und Populationen dazu Hilfe brauchen oder wollen.
Spezialberatung hingegen soll bedeuten, Formen zur Veränderung spezifischer Konflikte aufzuzeigen, ggf. zu Experten hin zu vermitteln, aber auch gemeinsam zu erschließen oder zu erproben, sofern nicht andere Experten dafür zuständig oder erreichbar sind und der Sozialarbeiter/Sozialpädagoge die nötige Qualifikation für diese Arbeit hat.
Diese Aufgabeninterpretation muß bei Sozialarbeitern/Sozialpädagogen Protest hervorrufen, wenn es ihnen womöglich gerade gelungen ist, sich mit ihren Konfliktberatungs- und Behandlungsstrategien im psychiatrischen Team durchzusetzen und sich Anerkennung zu verschaffen. Dem Protest kann aber m. E. begegnet werden, denn es ist nicht intendiert, den Sozialarbeiter/Sozialpädagogen aus Behandlungsfunktionen zu verdrängen, sondern Handlungsprioritäten aufzuzeigen. Es muß ausdrücklich herausgestellt werden, daß die hier besprochene Berufsgruppe stets dort, wo Behandlungsaufgaben zu erfüllen sind, notwendig auch soziotherapeutisch tätig sein muß und spezialtherapeutisch tätig sein kann, wenn eine entsprechende Qualifikation vorhanden ist. Die Ausgrenzung des sozialen Aspekts aus der Behandlung und die Begrenzung derer, die behandeln dürfen, auf Ärzte und Psychologen, wie es bereits im genannten Entwurf eines Psychotherapeutengesetzes vorgesehen ist, kann im Interesse der Klienten denn auch keineswegs hingenommen werden. Denn „es müssen die gesetzlichen Grundlagen dafür geschaffen werden, daß ambulante Dienste ein breites Spektrum von Tätigkeiten im psychosozialen Bereich zusammmenfassen können. Tätigkeiten der Beratung, Prävention, Behandlung, Frühintervention und Rehabilitation lassen sich weder von der Qualifikation der Mitarbeiter her noch vom Institutionstyp her zerstückeln, wenn sie bevölkerungsnah erbracht werden sollen.“ (Stellungnahme der DGSP, DGVT, GwG zum genannten Gesetzesentwurf in DGSP-Rundbrief Nr. 4, 78, S. 22)

e) Der spezifische Arbeitsbeitrag des Sozialarbeiters/Sozialpädagogen läßt sich nun auf der Basis der bisherigen Erörterungen, d. h. abgeleitet aus dem Handlungsprinzip der Hilfe zur Selbsthilfe, der Nähe zu den primären Handlungsräumen der Adressaten und einer Bereitschaft zur tendenziellen Entprofessionalisierung in folgender Weise skizzieren:

– Handlungskompetenz von psychisch Gefährdeten, Kranken und Behinderten in ihren primären Handlungsräumen, also in ihrem Wohnbezirk, innerhalb ihrer Nachbarschaft und evtl. Verwandtschaft, ggf. im Arbeitszusammenhang, im Umgang mit Behörden etc. zum Ausgangspunkt und zum Ziel des Handelns zu machen. Das erfordert die trotz Krise, Krankheit oder Behinderung vorhandene oder verbliebene Handlungskompetenz des Klienten ins Zentrum der Interaktion zu stellen und nicht sein Defizit, wenngleich dies stets *sachkun-*

dig berücksichtigt werden muß. Das hat zum Zweck, Hilfe zu leisten bei der Bewältigung von Problemen, die sich daraus ergeben, daß z. B. Menschen mit einer Behinderung oder/und in Isolation leben, arbeitslos oder finanziell abhängig sind, lange Zeit in Unselbständigkeit leben mußten, Ausbildungs- oder Bildungsdefizite überwinden wollen etc. Es wird vor allem darum gehen, sich mit den Klienten zuständig zu fühlen für die „kleinen" Probleme, die sich ihnen bei der Bewältigung eines jeden Tages stellen wie z. B. Kontakte zu finden, den Tag zu strukturieren, Ärger mit Nachbarn zu überwinden, wieder Bücher lesen zu lernen oder auch ökonomisch einkaufen zu können, einen Garten anzulegen etc.

– Handlungskompetenzen von Bürgern im Gemeinwesen hinsichtlich ihrer Möglichkeit, psychisch Gefährdeten, Kranken und Behinderten und ihren Angehörigen offener begegnen zu können, anstatt sie zu isolieren, oder eigenes gefährdendes Verhalten zu erkennen und ggf. zu verändern, oder schädigende Lebensbedingungen in ihrem Gemeinwesen zu erkennen und etwas dagegen zu unternehmen, zu unterstützen (z. B. durch Zusammenarbeit mit Freizeit- und Hobbygruppen, mit Stadtteilläden etc.).
– Im Gemeinwesen mit anderen Dienstleistungseinrichtungen und Initiativen zusammenzuarbeiten, anstatt neben diesen die eigene „psychiatrische Suppe" zu kochen (ein Gespräch z. B. mit der Familienhilfe verhindert u. U. die „Psychiatrisierung" eines Menschenn, die Unterlassung dieses Gesprächs hingegen provoziert sie bisweilen).

Diese Handlungsprioritäten können m. E. auch für jene Sozialarbeiter/Sozialpädagogen gelten, die in stationären Einrichtungen der Psychiatrie arbeiten, sie erweisen sich gerade dort als besonders wichtig. Denn ein Sozialarbeiter/Sozialpädagoge, der seinen spezifischen Berufsbeitrag in vorstehend skizzierter Weise interpretiert, kann auch in einer psychiatrischen Einrichtung Repräsentant des Draußen bleiben, Kontakt zum Draußen (Erschließung von Arbeitsplätzen, Beschaffung von Wohnung, Besuche bei Verwandten, Behörden etc.) halten und den Hospitalisierten nach draußen begleiten.
Es liegt auf der Hand, daß zuvor skizzierte Aufgaben über individualisierende klientenbezogene Arbeit hinausweisen, sie gleichwohl umgreifen. Klientenbezogene Arbeit wird ergänzt um gemeinde- und institutionenbezogene Arbeit. Dabei tritt der sozialpsychiatrisch tätige Sozialarbeiter/-pädagoge als Teil einer öffentlichen Instanz, hier als Angehöriger einer psychiatrischen Einrichtung, einer anderen Öffentlichkeit gegenüber, z. B. den Bürgern eines Stadtteils, politischen Instanzen, sozialen Institutionen, was zu Interessenkollisionen führen kann, unter Umständen dazu führen muß.
Wenn z. B. der Sozialarbeiter/Sozialpädagoge seine Aufgabe darin sieht, mit Gruppierungen gemeinsam mehr Chancen für relative psychi-

sche Gesundheit zu suchen und durchzusetzen, gerät er u. U. in einen Interessengegensatz zu seinem Anstellungsträger (Kommunen, Länder, freie Verbände), die zwar dem Ideal nach mehr psychischer Gesundheit zustimmen würden, nicht aber den u. U. notwendigen, evtl. kostenintensiven oder strukturverändernden Konsequenzen zustimmen wollten oder könnten aufgrund anderer Interessensbindungen und Prioritäten. Diese Situation bringt den Sozialarbeiter/Sozialpädagogen in einen Konflikt, weil er einerseits ggf. dem Wohlergehen der Bürger entgegenstehende Zustände erkennt und anprangert, andererseits aber in seiner Praxis gebunden ist durch Loyalität gegenüber seinem Anstellungsträger. Es gilt daher, zwischen beiden Polen die Balance zu halten, was aber für den Sozialarbeiter/Sozialpädagogen noch kompliziert wird dadurch, daß auch die Aufgabeninterpretation der ihn beschäftigenden Institution nicht unbedingt der eigenen entspricht. Da in psychiatrischen Institutionen dem Arzt (in der Regel) die Entscheidungskompetenz zukommt, hängt es wesentlich von ihm ab, inwieweit eine bürgernahe Arbeit überhaupt verwirklicht werden kann. Das heißt, um eine umfassende gemeinde- bzw. bürgernahe Psychiatrie im Zusammenwirken *aller* Berufsgruppen zu erreichen, ist ein verändertes Handlungsverständnis aller Beteiligten und ein verändertes Psychiatrieverständnis überhaupt innerhalb der Psychiatrie, bei den politisch Verantwortlichen und in der Öffentlichkeit nötig (z. B. Keupp u. Zaumzeil 1978).

3.3.6.5. Probleme der Klientbeziehung

Der von Schmidtbauer geprägte Begriff des „hilflosen Helfers" (Schmidtbauer 1977) bezieht sich darauf, daß gerade bei den Angehörigen der helfenden Berufe das Risiko, psychisch zu dekompensieren, gegenüber vergleichbaren Populationen in der Gesamtbevölkerung erhöht sein soll.

Andererseits stellt aber der Beruf, so Schmidtbauer, Interaktionsmöglichkeiten bereit, mit Hilfe derer der professionelle Helfer spezifische psychische Probleme vordergründig kompensieren kann. Ein von Schmidtbauer beschriebenes Reaktionsmuster von Helfern, das zu dem von ihm so bezeichneten „Helfersyndrom" gehört, hat die Konsequenz, daß der Hilfeempfänger letztlich in seiner hilflosen Position verbleiben muß zum Zwecke der Stabilisierung des beschädigten Selbst des Helfers, der die komplementäre Position dazu einnimmt und diese wegen der Eigenart seiner psychischen Problemkonstellation auch nicht ohne weiteres aufgeben kann.

Wenn wir uns vergegenwärtigen, daß die Beziehung des Sozialarbeiters/Sozialpädagogen zu den Klienten aufgrund seiner Funktion, Hilfe zu leisten und zugleich spezifische gesellschaftliche Kontrolle über die Hilfsbedürftigen bzw. -begehrenden auszuüben, grundsätzlich tendenziell komplementär ist, wobei sich der Hilfsbedürftige (-begehrende) in einer abhängigen Position befindet, dann wird die psychische Bereitschaft eines Sozialarbeiters/Sozialpädagogen, eine solche Beziehung (unbewußt) auch anzustreben, zu einem doppelten Problem. Die strukturell bedingte Komplementarität der Beziehung wird stabilisiert und nicht so weit wie möglich verändert; die Klienten werden „hintergangen“, wenn und weil die „hilflosen Helfer“ nicht (wirklich) wissen, was sie tun. Sofern der „hilflose“ Sozialarbeiter/Sozialpädagoge Behandlungsfunktionen wahrnimmt, gerät er in die Gefahr, gerade den Anspruch von Soziotherapie, psychisch Kranke Menschen nicht nur unter dem Aspekt ihrer Krankheit, sondern immer auch unter dem Aspekt ihrer intakten Handlungs- und Verhaltensmöglichkeiten wahrzunehmen, damit diese im Gesundungsprozeß vom Kranken eingesetzt werden können, nicht einzulösen. Stattdessen wird er eher (unbewußt) dazu neigen, an einer diagnostizierten Inkompetenz des Kranken festzuhalten oder zusätzliche (z. B. bei den Angehörigen) auszumachen, die weitere Helferaktivitäten legitimieren. Oder er wird versuchen, seine Klienten über Gebühr an sich zu binden, so daß dem psychisch Kranken der meist schwierige Prozeß, Selbstständigkeit zu erlangen, nicht oder nur verzögert gelingen kann. Er wird vielleicht den Hilfsprozeß mit bester Absicht, Freund und Helfer zu sein, auf eine Weise gestalten, daß die Kontaktwünsche des Klienten ganz darin aufgehen können, seine evtl. vorhandene wirkliche Kontaktarmut jedoch ausgeblendet bleibt.

Außerdem wird präventive Arbeit zu einer realen Gefahr für jene, die zwar Probleme haben, ein Gesprächsangebot von Seiten des Sozialarbeiters/Sozialpädagogen auch annehmen und Rat wünschen, aber einen speziell psychiatrischen Kontakt weder brauchen noch wollen, der Sozialarbeiter/Sozialpädagoge diesen jedoch herzustellen versucht. Präventive Arbeit des sozialpsychiatrisch Tätigen kann so in ihr Gegenteil verkehrt werden und zur unnötigen „Psychiatrisierung“ von Menschen werden, anstatt sie so weit wie möglich zu verhindern.

Der so handelnde Sozialarbeiter/Sozialpädagoge wird sich früher oder später überfordert fühlen, daran leiden und sie doch immer wieder suchen zur Stabilisierung seines Selbstgefühls.

Die besten Absichten sozialpsychiatrisch Tätiger taugen jedoch wenig, wenn sie im praktischen Arbeitsvollzug letztlich durch ihre psychischen Probleme vereitelt werden. Sich ihren eigenen Problemen zu stellen, was ja von den Klienten gefordert wird, ist deshalb oberstes Gebot.

Literatur

Barabas, F. u. Mitarb.: Jahrbuch der Sozialarbeit 1978. Rowohlt, Hamburg 1977
Blinkert, B. u. Mitarb.: Berufskrisen in der Sozialarbeit. Beltz, Weinheim 1976
Brusten, M. u. J. Hohmeier: Stigmatisierung, Bd. I u. II. Luchterhand, Neuwied 1975
Deutsche Gesellschaft für soziale Psychiatrie: Rundbrief Nr. 4/1978
Deutscher Bundestag: Bericht über die Lage der Psychiatrie in der BRD, Bundestagsdrucksache 7/4200 u. 7/4201
Dörner, K., U. Plog: Irren ist menschlich. Psychiatrie-Verlag, Wunstorf 1978
Hohm, H.: Berufliche Rehabilitation von psychisch Kranken. Beltz-Verlag, Weinheim 1977
Hollstein, W. u. M. Meinhold: Sozialpädagogische Modelle. Campus-Verlag, Frankfurt/M. 1977
Keupp, H. u. M. Zaumzeil: Die gesellschaftliche Organisierung psychischen Leidens. Suhrkamp, Frankfurt 1978
Kunstreich, T.: Der institutionalisierte Konflikt, Verlag 2000, Offenbach 1975
v. Nussbaum, H.: Die verordnete Krankheit. Fischer, Frankfurt/M. 1977
Rose, H.-K.: Die Rolle des Sozialarbeiters. In: Gruppenarbeit in der Psychiatrie, hrsg. von H. Kayser u. Mitarb. Thieme, Stuttgart 1973
Schmidtbauer, W.: Die hilflosen Helfer. Rowohlt, Hamburg 1977
Thiersch, H.: Kritik und Handeln. Luchterhand, Neuwied 1977
Viefhues, H.: Sozialarbeit im Gesundheitswesen. Deutsche Zentrale für Volksgesundheitspflege e. V., Frankfurt/M. 1975

3.3.7. Die Rolle des Beschäftigungs- und Arbeitstherapeuten

C. Haerlin

Dem Augenschein nach sind Beschäftigungstherapieabteilungen seit Jahrzehnten bunte Oasen *in nüchterner Klinikambiente:* Töpferateliers, Backstuben, Korbflechtereien, Malstudios. Schön geformte Objekte verleiten dazu, die Qualität der Therapie an der „Güte“ des Gegenstandes zu messen. Verwandte sollen beschenkt werden, beim Basar soll verkauft werden. Damit bin ich schon mitten in konfliktreichen Überlegungen zur Rolle des Beschäftigungstherapeuten.
Beschäftigungstherapeuten haben einen spezifischen Vorteil gegenüber anderen Therapeuten: Sie sind nicht alleine auf das Wort, auf Gesten und Mimik angewiesen. Sie haben es mit handfesten Materialien zu tun. Handwerkliche, musische und in der Arbeitstherapie industrielle Arbeitsmaterialien. Sie sind in der Lage, mehr Wert auf Fähigkeiten und Fertigkeiten als auf Störungen, Defizite und Pathologie zu legen. Die Aktivitäten der Beschäftigungs- und Arbeitstherapie sind gestaltungstherapeutischer und lebenspraktisch übender Natur. Das Tun steht an erster Stelle, das Wort kommt hinzu, um zu erklären und bewußt zu ma-

chen. Auf diese Weise kann der Patient begleitet werden: Von der akuten Krankheitsphase durch Stützung und Kontakt bis zur Phase der Rehabilitation durch Training seiner Arbeitsfähigkeiten.
Wie eingangs skizziert, gereicht aber dieser spezifische Vorteil dem Beschäftigungs- und Arbeitstherapeuten auch zum Nachteil. Denn: Handwerkliche und musische Materialien stammen nicht primär aus der therapeutischen Welt, sie sind aus der Welt der Arbeit, des Hobbys, der Freizeit, der Kunst. Unbefangene Betrachter, wozu auch Patienten und Personal immer wieder gehören, verbinden die Tätigkeiten der Beschäftigungstherapie zunächst mit diesen anderen Welten. In der absoluten Konsequenz heißt das: Sollen die Patienten hier zu Künstlern und Handwerkern gemacht werden, nur weil sie in dieser Klinik diese Beschäftigungstherapie vorfinden? Andere sehen es positiver: Vielleicht entdeckt der Patient hier seine künstlerische Ader, vielleicht kann er danach seine beruflichen Ziele ausrichten?
Beide Sichtweisen gehen am therapeutischen Auftrag der Beschäftigungstherapie vorbei, und haben immer wieder dazu beigetragen, daß sie sich fernab vom Stationsgeschehen und von anderen Therapeuten in Kellern oder Dachgeschossen isoliert hat.
Zwei Entwicklungen in den letzten Jahren haben bewirkt, daß der Kampf zwischen bunter Oase und Isolation zugunsten eines klareren therapeutischen Rahmens und einer besseren Integration in andere therapeutische Aufgaben entschieden wird:

1. Die gesetzliche Regelung des Beschäftigungs- und Arbeitstherapeuten auf Bundesebene vom März 1977 und die daraus erwachsenden Konsequenzen;
2. Die Entwicklung der Sozialpsychiatrie in Deutschland.

3.3.7.1. Gesetzliche Regelung und ihre Konsequenzen

Die Ausbildungs- und Prüfungsordnung für Beschäftigungs- und Arbeitstherapeuten ist das Ergebnis eines jahrelangen Tauziehens: Schließlich gewannen jene, die durch einen mutigen Akt zwei ungleiche Brüder zusammenspannten. Die Ungleichheit, wenn nicht sogar Verfeindung zwischen Beschäftigungs- und Arbeitstherapie ist historisch zu verstehen.
Die *Arbeitstherapie*, von Hermann Simon (s. S. 206) in den zwanziger Jahres systematisch aufgebaut und angewandt, entwickelte sich in den darauffolgenden Jahren zu einer Arbeit ohne Therapie. Sie diente häufig nur noch der wirtschaftlichen Erhaltung des Krankenhauses und nicht mehr den individuellen Therapiezielen der Patienten. Obwohl dies heute allerorts erkannt ist, werden diese Fehlentwicklungen in Landeskrankenhäusern nur sehr langsam abgebaut.
Die Beschäftigungstherapie verstand sich in ihrer Gründerzeit, in

Deutschland, nach dem zweiten Weltkrieg als Kontrapunkt zu dieser „Ausbeutung“. Sie wollte individuell auf den Patienten eingehen, seine kreativen Kräfte wecken und dadurch Heilung bewirken. Die „Heilung“ wurde häufig kurzsichtig auf den Einfluß der Materialien zurückgeführt und nicht in Verbindung gebracht mit dem Stellenwert, den diese Materialien in unserer Gesellschaft haben. So entwickeln sich Arbeitstherapie und Beschäftigungstherapie in entgegengesetzten Richtungen, beide gefangen in einer institutionsgebundenen Sichtweise.
Das neue Bundesgesetz will beide Therapieformen durch eine vorgeschriebene Ausbildungsordnung verbessern. Die Fächerkomplexe lassen dies erkennen:

a) Geblieben sind die medizinischen Grundlagen für alle Gebiete, die längerfristige Erkrankungen aufweisen: Innere Medizin, Orthopädie, Neurologie, Psychiatrie.
b) Erweitert haben sich die Grundlagen in pädagogischer, psychologischer und soziologischer Richtung. Sie sollen dazu beitragen, den Stellenwert der Beschäftigungs- und Arbeitstherapie im Rahmen verschiedener Therapieformen und Disziplinen zu verdeutlichen und psychosoziale Zusammenhänge zu erhellen.
c) Geblieben sind die handwerklich-gestalterischen Techniken.
d) Ganz neu hinzu kamen arbeitstherapeutische Techniken und Praktika.
e) Neu gegliedert und betont werden die fachspezifischen Behandlungstechniken in allen medizinischen Bereichen. Im Bereich der Psychiatrie sind dies vor allem gestaltungstherapeutische Verfahren in Einzel- und Gruppentherapie, lebenspraktische Aktivitäten und arbeitstherapeutische Methoden in den fortgeschrittenen Phasen der Rehabilitation. Diese Behandlungsverfahren sind nicht mehr an der Idee orientiert, daß der Umgang mit Material schon an sich heilsam wirkt. Die Materialien sind vielmehr in erster Linie Mittel zu therapeutischen Zielen, wie zum Beispiel:
   - Kontaktaufnahme, Aufbau einer Beziehung zwischen Patienten und Therapeut;
   - Vertrauen in eigene Fähigkeiten wecken;
   - Motivation zu einem Leben außerhalb der Institution fördern;
   - im häuslichen Bereich, der Familie und im öffentlichen Leben wieder zurechtzukommen;
   - Arbeitsfähigkeiten so zu üben, daß eine Tätigkeit auf dem allgemeinen Arbeitsmarkt wieder möglich wird.

Die Realisierung dieses neuen Gesetzes und die damit verbundene Versöhnung der ungleichen Brüder, der Arbeits- und Beschäftigungstherapeuten, wird vor allem von der Entwicklung der Ausbildungsstätten abhängen. Diese haben sich seit Inkrafttreten des Gesetzes beträchtlich vermehrt und begonnen, ihre Ausbildungsprogramme kritisch zu überprüfen. Es ist nicht leicht, die „schöne" Beschäftigungstherapie alten Stils darauf einzustimmen, daß zu der gestalterisch-psychotherapeutisch orientierten Beschäftigungstherapie die rauhere Arbeitstherapie als Pflichtbestandteil hinzukommen muß. Es ist aber wohl noch schwerer zu bewerkstelligen, daß die bisherigen Vertreter der Arbeitstherapie – häufig Handwerker und Pflegekräfte in psychiatrischen Krankenhäusern – eine staatlich anerkannte Qualifizierung zum Beschäftigungs- und Arbeitstherapeuten erreichen. Diese Personalgruppe, meist in der Praxis angelernt, hat einen ganz anderen Werdegang, kommt oft aus einer anderen sozialen Schicht als die Beschäftigungstherapeuten, hat in der Regel jahrelange Erfahrung in psychiatrischen Krankenhäusern zu verzeichnen. Im Unterschied dazu sind die Ausbildungskandidaten der Beschäftigungstherapieschulen jünger, haben wenig Praxiserfahrung, weil sie oft von höheren Schulen direkt zu dieser Ausbildung kommen. Es ist zu hoffen, daß in den kommenden Jahren dieser Spannungsbogen zu einer tragfähigen Brücke wird und die Konzepte beider Berufszweige sinnvoll verbunden werden im Hinblick auf eine realistische Rehabilitationspraxis. Gelingt dieser Brückenschlag nicht und wird der Graben zwischen der „schönen, kreativen" Beschäftigungstherapie und der „harten, bösen" Arbeitstherapie noch tiefer, dann kommen wir in der beruflichen sozialen Eingliederung nicht weiter. Gerade die Entwicklung der 70er Jahre mit ihrer anhaltenden Massenarbeitslosigkeit und den damit verbundenen Eingliederungsschwierigkeiten haben gezeigt, daß es heute mehr denn je gilt, den Patienten zu befähigen, fürs Überleben möglichst beides zu lernen:

- Arbeitsfähigkeit für den Fall einer fairen Chance auf dem Arbeitsmarkt;
- Beschäftigungsfähigkeit für den Fall, daß es gilt, erzwungene Arbeitslosigkeit durch sinnvolles Tun zu bewältigen.

Diese Überlebenskunst ist bei uns auch deshalb selten anzutreffen, weil es so gut wie keine Tageszentren gibt, die eine kreative Tagesgestaltung anbieten, so wie das zum Beispiel in Holland und England der Fall ist.

3.3.7.2. Entwicklung der Sozialpsychiatrie in Deutschland

Viele positive Anstöße bekam die Beschäftigungs- und Arbeitstherapie durch die Fortschritte in der Sozialpsychiatrie in den letzten Jahren. Durch die stärkere Öffnung der psychiatrischen Krankenhäuser zur Gemeinde, durch die Verkürzung der Verweildauer und durch den Aufbau teilstationärer, ambulanter und komplementärer Dienste, wie Tageskliniken, Übergangswohnheime, Wohngruppen und Clubs, sind alle Berufsgruppen in der Psychiatrie gefordert, ihre Rolle zwischen „drinnen und draußen" neu zu überdenken. Je mehr sich eine Einrichtung in die Gemeinde öffnet, desto deutlicher wird, daß Beschäftigungs- und Ar-

beitstherapeuten unter den ersten sein können, die den Patienten hinaus begleiten: Einkaufen, Behördengänge, Benutzung öffentlicher Verkehrsmittel, Besuch von Theater und Restaurants sowie Termine beim Arbeitsamt und potentiellen Arbeitgebern werden Gegenstand von Übungsprogrammen. Beschäftigungstherapeuten haben dies schon seit einigen Jahren getan, wenn auch zu sporadisch. Dadurch wirkte dieses Angebot oft unseriös.
Sozialpädagogen und Sozialarbeiter haben oft ähnliche Aufgaben, und es ist wichtig, statt Konkurrenz Kooperation mit ihnen aufzubauen. Andere Berufsgruppen hingegen wie Ärzte, Pflegepersonal, soweit es keine sozialpsychiatrisch zusatzausgebildeten Mitarbeiter sind, und Psychologen finden oft nicht so leicht aus den auch sie schützenden Mauern des Krankenhauses hinaus.
Das stärkere therapeutische Engagement in der Gemeinde fördert ein intensiveres Bemühen um arbeitstherapeutische Möglichkeiten, um Arbeitserprobungsplätze und um die Wiederaufnahme oder Neuaufnahme von Arbeitsstellen, als dies bisher von Therapeuten wahrgenommen wurde. Nicht nur die Vermittlung einer Stelle, sondern die Betreuung am Arbeitsplatz wird entscheidend den Rehabilitationserfolg beeinflussen. Im Ausbau solcher und anderer arbeitstherapeutischer Stufen zwischen Krankenhaus und Wiedereingliederung am Arbeitsplatz sehe ich eine wichtige Aufgabe der neu orientierten Beschäftigungs- und Arbeitstherapie.
Der Beschäftigungs- und Arbeitstherapeut ist in besonderer Weise auf die Zusammenarbeit im *Team* angewiesen. Der Einsatz seiner Mittel kann ebenso heilsam im Zusammenspiel der verschiedenen Therapieformen, wie auch unheilvoll im isolierten Tun sein. Ein Beispiel soll dies verdeutlichen.

Der Patient nimmt an einer kleinen Gruppe in der Beschäftigungstherapie teil, die einen Wandbehang als Gemeinschaftswerk für die Station fertigen. Wird dies nicht im Team besprochen mit samt den zugrundliegenden Zielen, so kann die Schwester das Aufhängen des Wandbehangs auf der Station als Einmischung ansehen. Der Arzt wird den Patienten aus der Gruppe herausrufen, wenn er Visite abhält, und der Psychologe hat starke Bedenken, daß diese Aktivität seine Gruppentherapie durchkreuzt.

Hat hingegen das Team ein gemeinsames Ziel mit dem Patienten formuliert und daraus einen Therapieplan entwickelt, so kann das Fertigen des Wandbehangs u. a. als milieutherapeutischer Ansporn dazu führen, daß der Patient später die vier Wände seines eigenen Zimmers gestaltet. Der Arzt wird die Entwicklung von Vertrauen und Fähigkeiten in der Gruppe gebührend einschätzen und seine Visite mit der beschäftigungstherapeutischen Gruppe abstimmen. Mit dem Psychologen kann ferner vereinbart werden, welche unterschiedlichen Schwerpunkte seine Gruppe und die der Beschäftigungstherapeutin setzen. Eine gemeinsame

Nachbesprechung oder sogar eine gemeinsam durchgeführte Gruppe könnte das Resultat guter Absprache sein.
Absprachen im Team sind noch unerläßlicher für Beschäftigungstherapeuten, die im Begriff sind, auf Verordnung eines Arztes ambulant zu arbeiten. Die entsprechenden Verhandlungen mit Kostenträgern werden für die nächsten Jahre auch für sozialpsychiatrisch arbeitende Beschäftigungs- und Arbeitstherapeuten neue Möglichkeiten im ambulanten Feld bringen. Ebenso wie bei Ärzten und Psychologen ist hier gegen ein isoliertes Arbeiten und für ein teambezogenes Handeln zu sprechen. Organisatorisch werden sich mehrere Möglichkeiten herauskristallisieren, sei es im Rahmen von Beratungsstellen oder bei einem niedergelassenen Nervenarzt, der gewisse Formen der Teamarbeit verwirklicht hat. Es gibt jetzt schon Nervenärzte, die mit Psychologen und Sozialarbeitern zusammenarbeiten. Eine solche ambulante Kooperation ist auch für Beschäftigungs- und Arbeitstherapeuten sinnvoll. Noch erschwert die ärztliche Gebührenordnung das Anstreben der dringend notwendigen multidisziplinären Teampraxen. Doch ist die Teamarbeit auch dann möglich, wenn verschiedene Partner (Arzt, Psychologe, Sozialarbeiter, Beschäftigungs- und Arbeitstherapeut) in verschiedenen Institutionen (Praxis, Beratungsstelle, Tagesklinik, Sozialstation) angestellt sind, ihre Versorgungsaufgaben aber doch als gemeinsames Anliegen begreifen und entsprechend wahrnehmen.
Häufig empfinden sich Beschäftigungstherapeuten als „Mädchen für alles", und andere Teammitglieder bestätigen dies. Durch das große Spektrum ihrer therapeutischen Mittel haben sich Beschäftigungstherapeuten oft verzettelt. Die Folge war ein diffuses Rollenverständnis. Eine weitere Schwierigkeit ist, daß Beschäftigungstherapeuten als Nichtakademiker oft Minderwertigkeitsgefühle gegenüber Ärzten und Psychologen haben. Sie meinen, sich sprachlich weniger geschickt ausdrücken zu können. Die Folge ist, daß sie ihr Konzept wenig definieren, weder mündlich noch schriftlich. Die Darstellung ihrer Aufgaben und Ziele läßt zu wünschen übrig. Funktion und Bedeutung der Beschäftigungstherapie werden deshalb unterschätzt, ja es kann vorkommen, daß sie im Team einfach vergessen werden. Der Ärger, den Beschäftigungstherapeuten in ihren abseits gelegenen Abteilungen häufig darüber äußern, verändert nur wenig. Was gebraucht wird, sind Beschäftigungstherapeuten, die nicht mit ihrer vermeintlichen Sprachlosigkeit kokettieren, sondern sich verbal mit anderen Teammitgliedern auseinandersetzen.

Es ist wichtig, daß sie auf den Stationen regelmäßig zu informellen Gesprächen und Besprechungen anwesend sind, Berichte und Beurteilungsbögen erstellen und diese an andere Teammitglieder weitergeben. Verbindliche Absprachen zwischen Programmen der Beschäftigungstherapie, der Arbeitstherapie und den Aktivitäten der Stationen sind Voraussetzung für gute Zusammenarbeit. Hilfreich wäre ferner, wenn manche Beschäftigungstherapien beschränkt und etwas sparsamer in

der Wahl der Materialien und Mittel würden, mit dem Gewinn, klarer und gezielter arbeiten zu können.
Es ist aber auch unerläßlich, daß Ärzte, Pflegepersonal, Sozialarbeiter und Psychologen stärker als bisher Ergänzungen und Berührungspunkte ihrer Therapieformen mit der Beschäftigungs- und Arbeitstherapie reflektieren. Seitdem auch sozialpsychiatrisch ausgebildete Schwestern und Pfleger sowie Sozialarbeiter in der Gemeinde aktiv sind, kann es keine rigide Funktionsabgrenzung mehr geben. Jedes Team hat erneut die Aufgabe, praktische Absprachen zu treffen und Rollen so zu verteilen, daß der Patient ein Milieu vorfindet, in dem er durch möglichst viel Selbsthilfe lernen und sein Rehabilitationsziel erreichen kann.

3.4. Supervision/Institutionsberatung

3.4.1. Supervision

A. Veltin

Bei der Verwirklichung des Prinzips der Therapeutischen Gemeinschaft ergeben sich charakteristische Konfliktkonstellationen:
a) Organisiert sich ein stationärer oder teilstationärer Funktionsbereich in einer herkömmlichen psychiatrischen Institution als Therapeutische Gemeinschaft, kommt es in der Regel zu einer Irritation des übrigen Krankenhauspersonals, im Sinne eines Rückkoppelungseffektes aber auch zu einer Verunsicherung des innovativ gewordenen Teams. Die Rückwirkungen der Konstituierung einer gemeinschaftstherapeutischen Gruppe auf die soziale Gliederung psychiatrischer Krankenhäuser sind von vielen Autoren untersucht und beschrieben worden (Jones 1962, Flegel 1963/1968, Gastager 1969, Veltin 1966/1969, Alnaes 1963, Brigl u. Lindinger 1963, Bastoe 1960, Burke u. Lafave 1964, Spivak u. Mitarb. 1962, Post u. Cohler 1965, Heim 1976/78).

Wir haben es erlebt, daß der therapeutischen Gruppe vorgeworfen wurde, man praktiziere die „weiche Welle“, Zucht und Ordnung gingen verloren, auf der Krankenstation herrsche Müßiggang, der Stationsbetrieb sei zu arbeitsaufwendig. In solcher Abwertung gemeinschaftstherapeutischer Aktivitäten äußert sich die Abwehr des nicht an der Unternehmung beteiligten Personals gegen eine neue dynamische Potenz im sozialen Verband des Krankenhauses. Der Konstituierung einer Gruppe besonderer Provenienz im Gefüge großer Organisationen droht einmal die Gefahr, daß sie sich aufgrund ihrer besonderen Normen selbst isoliert oder daß sie als Minorität von der Großgruppe in die Isolierung gedrängt wird (Battegay 1969). Das Team einer solchen Minorität neigt dann zu unkontrollierten Interaktionen mit der Majorität der übrigen Mitarbeiter in der Institution.

b) Vergleichbare Konfliktpotentiale entstehen, wenn eine psychiatrische Einrichtung, die sich als Ganzes als Therapeutische Gemeinschaft versteht, mit psychiatrischen und nichtpsychiatrischen Institutionen ihres Umfeldes Arbeitsbeziehungen aufnimmt. Auch in diesem Fall geben die höchst unterschiedlichen Kommunikations- und Kooperationsmodalitäten zwischen den Partnern Anlaß zu Mißverständnissen, Mißtrauensreaktionen, Kränkungen und Gekränktheiten; diese Störungen können bis zum Abbruch der Kontakte und zum Scheitern der Arbeitsverbindungen führen.

Ein Beispiel: Die Schwesternschülerinnen und Krankenpflegeschüler einer kleineren psychiatrischen Klinik mit gemeinschaftstherapeutischem Konzept besuchten die Krankenpflegeschule eines benachbarten Großkrankenhauses. Das an den gemeinschaftstherapeutischen Regeln orientierte Selbstverständnis der Schüler und Schülerinnen kollidierte nun mit den traditionellen Verhaltensnormen der Schule. Dieses Spannungsverhältnis blieb nicht ohne Einfluß auf die Beziehungen der beiden Krankenhäuser zueinander.

Besondere Akzente bekommen solche interinstitutionellen Konflikte, wenn die Vertreter des gemeinschaftstherapeutischen Ansatzes in missionarischem Eifer versuchen, auf Umgangs- oder Arbeitsstil ihrer Partner Einfluß zu nehmen, oder gar an diese – bewußt oder unbewußt – die Erwartung richten, daß sie als Voraussetzung für eine Zusammenarbeit ihr Konzept ändern.

c) Die Interaktionen der Mitglieder eines Behandlungsteams untereinander und mit den übrigen Mitarbeitern der Institution sind eng verknüpft mit der therapeutischen Situation der Patienten, sie bestimmen über den Erfolg oder Mißerfolg einer gemeinschaftstherapeutischen Unternehmung.
Caudill (1958) berichtet über die Zusammenhänge zwischen Spannungen innerhalb des Personals und deren Auswirkungen auf das Verhalten der Patienten. Er weist darauf hin, daß die auf einer Station tätigen Mitarbeiter häufig die Tendenz zeigen, die Ursache für bestimmte Konflikte beim Patienten zu sehen, anstatt das Problem bei sich selber zu suchen. Nach Stanton u. Schwartz (1954) ließ die Erregung von Kranken nach, als sich das Personal besprochen und seine abweichenden Meinungen über die Kranken aufeinander abgestimmt hatte. Gladstone u. Burnham (1966) entwickelten eigens eine Methode zum Studium der Beziehungen zwischen auftretenden Erregungszuständen bei Patienten und den unterschwelligen Diskrepanzen innerhalb des Behandlungspersonals. Sie stellten eine Bewertungstabelle für verschiedene Verhaltensstörungen der Patienten und für bestimmte Einstellungen des Personals zum Patienten auf. Darüber hinaus mußte sich das Personal über die Rangordnung der einzelnen Patienten äußern. Durch Substraktion der niedrigsten „scores“ von den höchsten „scores“ wurde der „score“ der „unterschwelligen Diskrepanz“ errechnet. Im deutschen Sprachraum hat vor allem Häfner (1967) auf die vielfältigen interpersonellen Pro-

bleme des Behandlungsteams und die Interaktionen zwischen den Patienten und dem Stationspersonal aufmerksam gemacht.
Wie sehr sich die jeweiligen Beziehungskonstellationen innerhalb des Personals unmittelbar auf die Struktur und das Verhalten der Krankengruppe auswirken, möge das folgende Beispiel verdeutlichen. Ein Patient urteilte über eine Krankenabteilung mit den Worten: „Wenn ich gesund wäre, würde ich es hier gerade noch aushalten".

Die Patientengruppe erschien hinsichtlich Alter, Intelligenz, Bildungsgrad und Diagnose äußerst einheitlich. Es handelte sich vornehmlich um jüngere Kranke von überdurchschnittlicher Intelligenz und hohem Bildungsgrad mit Psychosen aus dem schizophrenen Formenkreis. Das therapeutische Programm war außerordentlich vielgestaltig, rekreativ und geeignet, eine Rehabilitationsdynamik in Gang zu halten. Die Gruppentherapie in kleinen Gruppen von 6–8 Patienten wurde betont analytisch gehandhabt. Trotz des guten therapeutischen Programms fielen dem Besucher bei den Kranken dissoziale Verhaltensweisen auf. Sie wirkten laut, betont ungepflegt, Zigaretten bettelnd-distanzlos, Cliquen bildend, miteinander rivalisierend und sich gegenseitig terrorisierend. Offenbar hatten die rehabilitativen Bemühungen lediglich bis zu einem „Acting out in Permanenz" bei ungenügender nachfolgender Sozialisation geführt. Bei der Suche nach den Gründen mußte man feststellen, daß sich die Therapeuten etwa in 70% ihrer Zeit in Teamsitzungen und gruppendynamischen Übungsveranstaltungen mit sich selbst beschäftigten. Das therapeutische Programm wurde von den Therapeuten nicht nachdrücklich genug den Patienten gegenüber vertreten. Mangelnde Beteiligung und unpünktlicher Beginn der Veranstaltungen waren die Regel. Die Werktherapie kam zugunsten mehr unterhaltender Aktivitäten extrem zu kurz. In den Werkräumen traf man lediglich 10–15% der Patienten an. Besonderes Gewicht wurde auf Einzelgespräche gelegt. Die nichtärztlichen Therapeuten identifizierten sich mit den Ärzten und führten zum Teil analytisch orientierte Behandlungen durch. Ärzte und Nichtärzte standen ständig in Ermangelung analytischer Erfahrungen in der Gefahr unkontrollierter Übertragungs- und Gegenübertragungsreaktionen. Bindungen waren entstanden, die nicht ohne schwerste Konflikte auflösbar erschienen. Insgesamt herrschte auf dieser Abteilung eine äußerst permissive Atmosphäre, bedingt durch die geringe Realitätsnähe des Behandlungsprogramms einer ständig miteinander agierenden Therapeutengruppe.
Das als Ausdruck der Binnensozialisierung bei den Patienten sich entwickelnde Hospitalisierungssyndrom hatte folgende Charakteristika: Betont selbstbewußt – realitätsfern, hohes Acting out – wenig kanalisierter Antrieb, Riesenansprüche – geringes Leistungsvermögen.
In der Behandlungsequipe waren hierarchische Strukturen scheinbar eliminiert. Als Ausdruck der Demokratisierung wurde nach einer „Jeder-kann-alles-Devise" ein Egalitätsprinzip praktiziert, das zu Rollendiffusionen, erheblichen Informationsblockaden und zu einem ständigen „Beschäftigen mit sich selbst" geführt hatte. Die Mitglieder des Behandlungsteams waren in ihrer Rolle als Therapeuten mehr oder weniger stark verunsichert. Dabei erwiesen sich die Ärzte noch als am stärksten verwundbar, da sie in Wirklichkeit noch sehr mit ihrer traditionellen Rolle als „Heiler" identifiziert waren. In ihrem Führungsanspruch durch „emanzipierte" nichtärztliche Mitarbeiter erschüttert, kehrten sie immer wieder zur alten Omnipotenzhaltung, die der Statussicherung und Rollenbestäti-

gung diente, zurück. Andererseits kamen Führungsangebote der im Grunde rollenverunsicherten Mittherapeuten auf sie zu. In den Diskussionen überwogen bei weitem die eigenen Probleme der Therapeuten die patientenbezogenen Fragen. Die daraus resultierenden Schuldgefühle führten bei einzelnen Therapeuten zu Wiedergutmachungsbestrebungen im Sinne von „Gewährenlassen" der Patienten. Die Atmosphäre dieser „Laisser-faire-Gemeinschaft" war gekennzeichnet durch eine generelle Toleranz aberranten Verhaltens und durch die Tabuierung jeder Repression. Die Rollenverunsicherung innerhalb der Therapeutengruppe führte überdies zu Überidentifikationsneigungen mit den Patienten. Nicht selten jedoch schlugen Überidentifikation und Laisser-faire-Einstellung in autoritäres Verhalten um, dann nämlich, wenn die persönliche Integrität eines Therapeuten durch dysfunktionales Verhalten eines Patienten gefährdet erschien.
Auf einer anderen Krankenabteilung war vorübergehend durch die Anwesenheit von freiwilligen Helfern und Praktikanten das Behandlungsteam, das sich sonst aus 6 Mitarbeitern zusammensetzte, auf 15 Mitglieder angewachsen. Das führte bald zu Konkurrenzproblemen, Rollendiffusion, Rivalitäten und Eifersüchteleien. Ein Psychologiestudent beispielsweise versuchte sich, zurückgezogen in ein Einzelzimmer, in Verhaltens- und Gesprächstherapie, ohne die übrigen Teammitglieder über sein therapeutisches Tun genügend zu informieren. Einige Gruppenmitglieder fühlten sich frustriert, da die für diese Einzeltherapie ausgewählten Patienten bald Sonderwünsche anmeldeten und sich dabei auf „ihren Therapeuten" beriefen. Der Informationsaustausch auf der Abteilung geriet ins Stocken, die innerpersonellen Probleme des Stabs gewannen die Oberhand gegenüber der sachbezogenen Arbeit am Patienten. Die Teambesprechungen wurden immer länger und strapaziöser. Die alten Mitarbeiter formierten sich zunehmend gegen die vorübergehend tätigen Praktikanten. Es gelang dem ärztlichen Leiter der Station nur ungenügend, klärend und integrierend zu wirken, da er sich sowohl mit seinen alten Mitarbeitern als auch mit den Studenten identifizierte.

Daß sich Rivalitäten und Spannungen innerhalb der Personalgruppe direkt auf die therapeutische Atmosphäre einer Krankenabteilung auswirken, läßt sich etwa am Indikator des Medikamentenverbrauchs bei der Nachtmedikation ablesen. Für dieses „Stanton-Schwartz-Phänomen" ein Beispiel: In einer Abteilung für langfristig hospitalisierte unruhige Frauen herrschte eine gespannte Situation mit Tätlichkeiten und einem hohen Schlafmittelverbrauch. Eine Abteilungsschwester, die diese Station neu übernahm, fand eine sich gegenseitig befehdende Schwesternbesetzung vor. In mehreren Sitzungen der Schwestern untereinander wurden diese Spannungen besprochen und man nahm sich vor, zusammenzuhalten, sich gegenseitig zu informieren und sich nicht in Gegenwart der Patienten zu beschuldigen. In kurzer Zeit entspannte sich die Atmosphäre auf der Krankenabteilung, der Medikamentenverbrauch sank, alle Patienten arbeiteten.
Das Bemühen um eine möglichst dichte Kommunikation zwischen den Mitgliedern der verschiedenen Berufsgruppen und um eine Verringerung der traditionellen Distanz birgt, wie im vorangehenden Abschnitt schon erwähnt wurde, die Gefahr einer Rollenkonfusion in sich. Die

nichtärztlichen Mitarbeiter neigen dazu, sich in ihrem therapeutischen Anspruch an den Funktionen des Arztes zu orientieren und bemühen sich, es ihm gleich zu tun. Die Ärzte hingegen sind ihrerseits der Versuchung ausgesetzt, sich ähnlich wie Schwestern und Pfleger in fürsorglicher und hingebender Weise um die Patienten zu kümmern. Die Tendenz zu einer solchen „Rollenvermischung“ ist im allgemeinen in der Anfangsphase von gemeinschaftstherapeutischen Projekten zu beobachten. Von einigen Autoren, z. B. Jones (1962), wurde dieses „Roll-Blurring“ zum Prinzip erhoben. Es führt aber sehr leicht dazu, daß infolge von Funktions- und Kompetenzüberschreitungen die „Rollenträger“ in der Wahrnehmung ihrer Verantwortlichkeiten unsicher werden und dadurch, wie das Beispiel gezeigt hat, die therapeutische Situation chaotisch entgleist.
Daß Solidarität im Denken und Handeln, das Fundament der Teamarbeit, nicht notwendigerweise eine Aufhebung von Funktionszuweisungen, eine Egalisierung von Berufsrollen bedeutet, sollte man auch bei interprofessionellen psychiatrischen Fort- und Weiterbildungsveranstaltungen beachten. Häfner-Ranabauer (1970) hat auf folgende Gefahren für die Teamarbeit hingewiesen, die sich bei einem berufsgruppenübergreifenden Ausbildungsprogramm ergeben können:

1. Die Gefahr der Rollenverwirrung im therapeutischen Feld, die sich besonders auf die in ihrer sozialen Orientierung gestörten Schizophrenen ungünstig auswirke. Tauchten Phantasie und Realität, Gewährenlassen und Grenzensetzen, einfühlendes Verstehen und sozialorientierte Verhaltenstherapie in allen Rollen vereint auf, dann könne der Patient kaum sein soziales Verhalten am Modell des therapeutischen Teams auf reale Umweltverhältnisse hin orientieren.

2. Die Gefahr des Rivalisierens solcher über die gemeinsame Ausbildung scheinbar gleichgestellter therapeutischer Berufe. Verschiedene Fachkenntnisse und Zuständigkeiten, die zu einer emotional entlastenden Abgrenzung einzelner Arbeitsbereiche führten, würden verwischt und leicht auf den Sektor mitmenschlich gefühlsmäßig aufgeladener Beziehungen verschoben. Es gehe dann bald darum, wer den Patienten mehr liebe, wer ihm mehr helfe, zu wem der Patient mehr Vertrauen habe und dergleichen mehr.

e) In kleineren und größeren psychiatrischen Institutionen, die sich in der Gesamtheit als Therapeutische Gemeinschaft verstehen oder sich auf dieses Ziel hinbewegen, werden auf dem Hintergrund der Basisgruppenarbeit (Patientenversammlungen, Personalkonferenzen) vielfältige soziotherapeutische und psychotherapeutische Gruppenaktivitäten entwickelt. Das Nebeneinander von Gruppierungen unterschiedlicher Zielsetzung, Umgangsformen und Eigendynamik gibt Anlaß zu Rivalitäts- und Konkurrenzproblemen. Schon klassisch zu nennen sind die Konflikte zwischen dem Personal der Verwaltungs- und Wirtschaftsbereiche und den Angehörigen der therapeutischen Dienste. Im therapeutischen Sektor entwickelt sich fast ebenso regelhaft ein Spannungsverhältnis zwischen den Teams, die sich auf die Behandlung von Suchtkranken spezialisiert haben, und den Personalgruppen, die auf den allgemeinpsychiatrischen Stationen arbeiten. Darüber hinaus können die Fürsprecher bestimmter Gruppenmethoden ebenso untereinander in ein Konkurrenzverhältnis treten wie die Vertreter berufsgruppenspezifischer Behandlungskonzepte und Behandlungsformen.

Die Bearbeitung der vorstehend beschriebenen Konflikte stellt die Beteiligten vor nicht geringe Aufgaben. Erschwerend kommt hinzu, daß die auf den genannten verschiedenen Beziehungsebenen entstandenen Spannungspotentiale nicht voneinander unabhängige Größen darstellen, sondern daß sie miteinander in vielfältiger Weise korrespondieren. Selbst Teams, die sich aus in der Gruppenarbeit bewanderten Therapeuten zusammensetzen, sind nicht immer imstande, mit den interaktionellen Schwierigkeiten eines so komplizierten Bezugssystems umzugehen. Es ist nicht zuletzt das für jede gemeinschaftstherapeutische Arbeit notwendige emotionale Engagement, das der Bearbeitung von Problemen Grenzen setzt, die sich innerhalb der Therapeutengruppen ergeben sowie im Verhältnis der Therapeutengruppen untereinander und zur eigenen wie zur fremden Institution. Auch der in der Gruppen- und Soziodynamik Erfahrene ist infolge des eigenen emotionalen Verflochtenseins mit seinem engeren oder weiteren Funktionsbereich nicht frei von der Gefahr des Agierens. Gemeinschaftstherapeutische Unternehmungen tun deshalb gut daran, eine mit der therapeutischen Einheit nicht unmittelbar verbundene fachkundige Person beizuziehen, die in ihrer neutralen Rolle die Bearbeitung auch komplexer Konfliktsituationen katalysierend ermöglichen kann.

Man zählt die Tätigkeit eines solchen Experten zu den Verfahrensweisen, die mit den Begriffen Supervision oder Beratung bezeichnet werden; sie haben ganz allgemein das Ziel, den im psychosozialen Feld Tätigen bei der Weiterentwicklung ihrer Arbeit, insbesondere aber bei der Bewältigung der Probleme zu helfen, die diese Arbeit mit seelisch kranken, gestörten, behinderten oder gefährdeten Menschen behindern. Beratung und Supervision werden in unterschiedlicher Art praktiziert. Sie können in Form der Praxisanleitung und Praxisberatung einen ausbildungsbezogenen Charakter haben; auf die beruflichen Vollzüge des Sozialarbeiters ausgerichtet stellen „ausbildungsorientierte Praxisanleitung“ und „aufgaben- und feldorientierte Praxisberatung“ einen festen Bestandteil der Sozialarbeit und Sozialpädagogik dar (Melzer 1970/75). Beratung und Supervision werden weiterhin als Instrumente eingesetzt, um die Kompetenz von Einzel- und Gruppentherapeuten in der Anwendung bestimmter psychotherapeutischer und soziotherapeutischer Verfahren zu erweitern. Als besondere Beratungsform ist in diesem Zusammenhang die Balint-Gruppenarbeit zu nennen (Balint u.

Balint 1970, Luban-Plozza 1974). Speziell für die Bedürfnisse sozialpsychiatrischer Arbeit haben Caplan u. Lindemann ein Beratungsmodell entwickelt, das von Pörksen (1974) ausführlich dargestellt worden ist.

Bei der Bearbeitung der für eine Therapeutische Gemeinschaft charakteristischen Probleme kommt es entscheidend darauf an, daß Berater und Beratene ihre kontinuierliche Aufmerksamkeit den Interaktionsprozessen zuwenden, die sich auf der Realitäts- und auf der psychodynamischen bzw. soziodynamischen Ebene zwischen der Patienten- und Personalgruppe auf einer Station und im größeren Verband der therapeutischen Einrichtung vollziehen, die im Team selbst bezogen auf die Arbeitssituation ablaufen und die zwischen den verschiedenen Gruppierungen einer Institution wirksam werden. Dieser Beratungsform, der Institutionsberatung, ist wegen ihrer Bedeutung das nachfolgende Kap. 3.4.2. gewidmet.
Vor einer Fehlentwicklung ist zu warnen. Es geschieht immer wieder, daß sich Ärzte und Psychologen mit psychotherapeutischer Fachkompetenz als Supervisoren des Teams verstehen, dem sie selbst angehören. Indem sie die im therapeutischen Feld ablaufenden psychodynamischen und gruppendynamischen Prozesse gewissermaßen aus der Beobachterrolle analysieren und interpretieren, nehmen sie sich aus dem Interaktionsgeschehen heraus; das aus dieser Einstellung resultierende Ungleichgewicht in der Teamstruktur gibt nur Anlaß zu zusätzlichen Arbeitsproblemen. Ein in psychodynamischen und soziodynamischen Fragen besonders sachverständiges Mitglied einer Therapeutengruppe tut besser daran, aus der Position des Mitbetroffenen zu argumentieren und seinen Teampartnern zu vermitteln, wie er sich selbst in der aktuellen Beziehungskonstellation sieht und erlebt. Nur auf diese Weise gelingt es, ohne das Risiko kränkender und Abwehrhaltungen provozierender Deutungen bei den anderen Teammitgliedern Verständnis für ihren Anteil an den Kommunikations- und Interaktionsprozessen zu wecken und ihnen damit gleichzeitig zu einer Verbesserung ihrer therapeutischen Qualifikationen zu verhelfen.

Literatur

Alnaes, A.: Klinische Soziotherapie. Z. Psychother. 2 (1963) 37

Balint, M., B. Balint: Psychotherapeutische Techniken in der Medizin für Krankenschwestern und Krankenpfleger. Mitteilungsblatt der DYPN 3 (1970).

Bastoe, O.: Environmental therapy of chronic femal schizophrenic patients and social psychiatric study of the problems of the nursing staff. Int. J. soc. Psychiat. 5 (1960) 281

Battegay, R.: Der Mensch in der Gruppe, Bd. III. Huber, Bern 1969

Brigl, H., H. Lindinger: Psychotherapeutische Station und Rehabilitationsabteilung in der psychiatrischen Heilanstalt. Nervenarzt 34 (1963) 549

Burke, J. L., G. Lafave: A structure group program for patient-personal-communication. Int. J. soc. Psychiat. 10 (1964) 142

Caudill, W.: The psychiatric Hospital as a small society. Harvard University Press, Cambridge 1958

Flegel, H.: Umgruppierung einer psychiatrischen Abteilung als Soziotherapie. Nervenarzt 34 (1963) 384

Flegel, H.: Vom Wachsaal zur therapeutischen Gemeinschaft. Z. Psychother. 18 (1968) 41

Gastager, H.: Frührehabilitation von Psychosen, Psychother. Psychosom. 17 (1969) 34

Gladstone, A. J., D. L. Burnham: A method of studying the relationship between pathological excitement and staff disagreement. Psychiatry 29 (1966) 339

Häfner, A.: Ein sozialpsychologisch-psychodynamisches Modell als Grundlage für die Behandlung symptomarmer Prozeß-Schizophrenien. Sozialpsychiatrie 1 (1966/67) 33 u. 88

Häfner-Ranabauer, W.: Zur Frage der Sozialpsychiatrischen Zusatzausbildung, Kindler, München 1970

Heim, E.: Therapeutische Gemeinschaft: Verändertes Rollenverständnis. Psychiat. Prax. 3 (1976) 15

Heim, E.: Aufbauschritte der therapeutischen Gemeinschaft in der psychiatrischen Klinik. Psychiat. Prax. 5 (1978) 14

Jones, M.: Social Psychiatrie. Thomas, Springfield/Ill. 1962

Jones, M.: Training in social Psychiatry at ward level. Amer. J. Psychiat. 8 (1962) 118

Luban-Plozza, B.: Praxis der Balint-Gruppen. J. F. Lehmanns, München 1974

Melzer, G.: Ein Konzept von Praxisberatung. In: Praxisberatung (Supervision) in Abgrenzung zur analytisch orientierten Psychotherapie. Eigenverlag des dtsch. Vereins f. öffentl. u. priv. Fürsorge, Frankfurt 1975

Pörksen, N.: Kommunale Psychiatrie. Rowohlt, Hamburg 1974

Post, J. M., J. Cohler: What are they doing to our patients now? Int. J. soc. Psychiat. 11 (1965) 20

Spivak, M., Th. W. Steward, K. B. Moore: The Therapeutic Community. In: Moderne Wege der Krankenhauspsychiatrie, hrsg. von F. G. Stockhausen. Schattauer, Stuttgart 1968

Stanton, A. H., M. S. Schwartz: The Mental Hospital. Basci Books, New York 1954

Veltin, A.: Die therapeutische Gruppe im Spannungsfeld der klinischen Institution. Gruppenpsychother. Gruppendyn. III (1969) 121

3.4.2. Institutionsberatung im Psychiatrischen Krankenhaus

E. Lellau

3.4.2.1. Vorbemerkung

Kritischen Beobachtern wurde in den letzten Jahrzehnten immer bewußter, wie unzureichend Institutionen ihre Ziele, für die sie organisiert wurden, erreichen. So hat sich in den letzten 25 Jahren in verschiedenen Ländern eine Beratertätigkeit für Institutionen entwickelt. Es gibt aber keine einheitliche Methode dieser Form von Beratung. Organisationspsychologen und -soziologen, Sozialpsychologen, die von der Lewinschen Feldtheorie und der sich daraus entwickelnden Gruppendynamik oder von der Interaktions- und Kommunikationsforschung her kommen, werden ihre theoretischen und methodischen Ansätze anders sehen als jene, die die psychoanalytische Theorie als ihre Grundlage verstehen, die Aspekte der Sozialwissenschaften aber mit einbeziehen. Bevor ich die Institutionsberatung darstelle, die den psychoanalytischen Ansatz für grundlegend wichtig hält, werde ich über den organisations- und sozialpsychologischen Ansatz referieren.

3.4.2.2. Beratungsformen, die sich aus sozial- und organisationspsychologischen Gesichtspunkten entwickeln

Bennis beschreibt 1965 in seinem Beitrag „Organisationswandel" die „Bürokatrie" als die Organisationsform, die sich im Lauf der industriellen Revolution herausgebildet hat. Sie ist der weitestentwickelte Organisationstyp, wo immer Menschen gemeinsam ein Ziel zu verwirklichen suchen. Er beschreibt sie als eine gesellschaftliche Einrichtung, die sich auf die Macht stützt, durch Vernunft, Vorschriften und Gesetze Einfluß auszuüben. Sie entstand aus dem Bedürfnis nach Ordnung und Vorausplanung, um mit allen Zufälligkeiten der Arbeitsprozesse fertig zu werden. Dazu gehört eine genau festgelegte Autoritätshierarchie.
Er sieht zwei Hauptgründe für die Notwendigkeit eines Wandels dieser Organisationsform: einmal die Bevölkerungsexplosion und zum zweiten die sprunghafte Vermehrung des Wissens und der damit verbundenen Veränderung der Gesellschaftsstruktur. Mit der Vermehrung des Wissens gehe parallel ein Streben des Menschen nach Selbstverständnis, nach Gebrauch seiner Vernunft, um seine eigenen Fähigkeiten und Möglichkeiten zu erweitern. Das bringe Verschiebungen und Änderungen von Werten und Perspektiven mit sich. Die neuen Wertvorstellungen beruhten auf humanistisch-demokratischen Idealen und ersetzten langsam das entpersönlichte, mechanistische Wertsystem der Bürokratie. Die Entwicklung gehe dahin, daß Menschen nicht mehr von oben

nach unten eingestuft werden, sondern funktional der jeweiligen Situation und der neuen Zielsetzung entsprechend nach Berufserfahrung und Fähigkeiten. So werde die Bürokratie nach und nach von einer Organisationsform abgelöst, die er als *„organisch-adaptiv"* bezeichnet. Er meint, daß immer wieder anpassungsfähige, auf Zeit zusammengestellte Gruppen von Spezialisten aus unterschiedlichen Arbeitsbereichen die Lösung von Problemen angehen. Diese Gruppen nun wieder stehen in einem ständigen Austausch ihrer jeweiligen Lösungsschritte, so daß frühzeitig genug Rückmeldungen und Korrekturen vorgenommen werden können, bevor Lösungsschritte einer Expertengruppe in eine Sackgasse geraten können.

Ein Beispiel aus meiner Beratertätigkeit: Im Psychiatrischen Krankenhaus planen die Experten aus dem therapeutischen Bereich die Einrichtung einer klinischen Langzeitgruppe für „depravierte" Alkoholkranke. Die Therapeuten denken dabei an eine Zeitdauer der klinischen Behandlung von mindestens 6 Monaten bis zu zwei Jahren. In 4 Wochen kann mit der Aufnahme der ersten Patienten, die man bereits kennt, begonnen werden. Die darauf folgende gemeinsame Sitzung mit dem Experten aus der Verwaltung und dem Vertreter des Krankenhausträgers ergibt, daß die zuvor erforderliche bauliche Veränderung für die dafür vorgesehene Station noch nicht begonnen werden kann, weil a) die Gelder von der zuständigen Behörde noch nicht bewilligt sind und weil b) Verhandlungen mit den Kostenträgern geführt werden müssen, die die Annahme entsprechend hoher Tagespflegesätze akzeptieren müssen; dafür braucht c) der Verhandlungspartner (die Krankenhausverwaltung) der Krankenkassen und Versicherungsanstalten ein von den Therapeuten begründetes und für den Laien verständliches Behandlungskonzept. So konnte vermieden werden, daß die für die neue Station vorgesehenen Patienten zu früh ihre Aufnahmetermine erhielten.

Bennis meint: Wenn erst einmal die „organisch-adaptive" Organisationsform zur Norm geworden sei, werde die Arbeit selbst befriedigender und man könne annehmen, daß sich in der organisch-adaptiven Struktur die Motivationen, in der Institution zu arbeiten, verstärken werden und damit die Leistungsfähigkeit zunehme. Er weist darauf hin, daß die Menschen im organisch-adaptiven System lernen müssen, bei der Arbeit schnell zu intensiven Beziehungen untereinander zu kommen, andererseits aber mit dem Tatbestand vertraut werden müssen, sich mit dem Verlust dauerhafterer Beziehungen in der Arbeit abzufinden.

Greenfield (1975) weist in seinem Beitrag auf zwei Organisationskonzepte hin, auf die „Systemtheorie" und ebenfalls auf die „Theorie der Bürokratie". Bei der systemtheoretischen Auffassung ist die Institution ein Organismus, der auf seine Umwelt reagiert; d. h., die Institutionsmitglieder entdecken neue Organisationsformen und Ziele, indem sie auf die von außen kommenden veränderten Einflüsse reagieren. Auf diese Weise bleibe die Institution im Gleichgewicht, um ihr Ziel *(Hilfe für den psychisch Kranken z. B.)* weiter verfolgen zu können. Im Gegensatz dazu folgt die Institution nach der „Theorie der Bürokratie" quasi mechanisch den von oben gesetzten Zielen gewissenhaft. In ihr müssen die Mitglieder den Zwecken der Institution dienen. Er sagt, Institutionen, die nicht lernen können, sich zu ändern, werden sterben.

Veltin (1974) hat darauf aufmerksam gemacht, daß eine Reaktion, wie sie für bürokratisch organisierte Institutionen beschrieben ist, auch für das Psychiatrische Krankenhaus zutrifft: Wie nämlich gegen die von oben gesetzte Ordnung eine „heimliche" antibürokratische „Ordnung" gesetzt wird; wie sich ein informelles Netz von Beziehungen entwickelt, in dem Untergruppen von Mitarbeitern den offiziellen Zielen entgegenarbeiten. Auf dieses Phänomen gehe ich bei der Beschreibung der „institutionalisierten Abwehr" später noch ausführlich ein.

Ein Beispiel dafür, wie eine Institution zweckmäßigerweise auf die von außen kommenden Veränderungen und Entwicklungen reagieren sollte: Eine Suchtklinik z. B. – oder der Suchtbereich im Psychiatrischen Krankenhaus – wird lernen müssen, die Rückmeldungen, die sie von den vorhandenen Sozialdiensten in den Gemeinden, von den Angehörigen der Patienten, den Arbeitskollegen oder von sozialpolitisch engagierten Gruppen erhält, ernstzunehmen, um sie ständig in ihr Konzept einbauen zu können. Das bedeutet natürlich auch, daß ein einmal erarbeitetes Konzept nicht über viele Jahre Gültigkeit haben kann. Die Institutionsmitglieder müssen also bereit und in der Lage sein, wahrzunehmen, was um sie herum geschieht. Ebenso gilt das u. a. für die Arbeit in geriatrischen Einrichtungen bzw. für geriatrische Bereiche im Psychiatrischen Krankenhaus; denn es läßt sich auf Dauer die Belastung der Pflegearbeit nicht leisten, wenn man nicht bereit und in der Lage ist, die vielfältigen Anregungen von außen (von anderen Stationen und Bereichen, den Angehörigen, Laienhelfern usw.) einzubeziehen.

In einer so verstandenen Institution geht es ständig um die Erhaltung eines gesunden Gleichgewichtes zwischen den beiden Komponenten „Erfüllung der gestellten Sachaufgabe" (hier Hilfe für den psychisch Kranken) und „persönliche Befriedigung durch die Arbeit".
Chin u. Benne (1969) haben drei Strategien zur Veränderung sozialer Systeme beschrieben: die empirisch-rationalen, die normativ-reedukativen und die Macht- und Zwangsstrategien. Bei der *ersten Gruppe* von Strategien, den „*empirisch-rationalen*", gehen die Autoren von der Annahme aus, daß der Mensch seinem rationalen Eigeninteresse folge. Wenn also ein Fachmann seine Informationen an eine Gruppe weitergebe und die Menschen dieser Gruppe (Institution) mit Vernunftgründen davon überzeugen könne, daß die Annahme der neuen Einsichten in ihrem eigenen Interesse liege, etwa der Arbeit, die sie verrichten, nütze, dann würden diese Menschen dieser rationalen Einsicht folgen. Schulisches Lernen basiert vorwiegend auf dieser Grundannahme. Bei der *zweiten Gruppe*, den „*normativ-reedukativen Strategien*" (= normenverändernden Strategien), werden Intelligenz und Rationalität nicht geleugnet, aber die Grundmuster des Handelns und des praktischen Verhaltens sind von soziokulturellen *Normen* und von den Verpflichtungen der Individuen gegenüber diesen Normen geprägt. Veränderungen des

Handelns werden nach dieser Meinung erst dann erfolgen, wenn die betroffenen Personen dazu gebracht werden, ihre normativen Orientierungen zu ändern und Verpflichtungen gegenüber neuen Normen zu entwickeln. Änderung in der normativen Orientierung sei aber nicht nur eine Änderung im Wissen oder der intellektuell-rationalen Grundlage des Handelns, sondern schließe Veränderungen von Einstellungen und Werten mit ein. CHIN u. BENNE stellen dann Bedingungen zusammen, die für den normativ-umerziehenden Ansatz wichtig erscheinen; ich nenne hier einige:
Die Vertreter der Institution sind in die Erarbeitung von Programmen zur eigenen Veränderung und Verbesserung mit einbezogen, d. h. es muß zu einem Dialog kommen zwischen den Vertretern der Fachbereiche, die dann später das erarbeitete Programm durchführen werden. Sie müssen sich *vorher* austauschen, wie sie ihre Probleme sehen und zu Kompromissen kommen. Elemente, die die Problemlösung behindern, aber noch nicht klar genug gesehen werden können, müssen angesprochen und offen diskutiert werden. All diese Ansätze „kreisen um die Vorstellung, daß eine Humantechnologie zur Erarbeitung wünschenswerter Veränderungen in menschlichen Bezügen genauso wichtig ist wie die Sachtechnologie." Um es zu wiederholen, bei dieser Strategie geht es darum, Veränderungen von Wertorientierungen und Motivationen zu fördern. Dabei soll einmal die *persönliche Entwicklung der Mitglieder* der Institution als Voraussetzung für die geplante Veränderung der Institution gefördert und gleichzeitig die *Kapazität von Möglichkeiten zur Problemlösung* in der Institution vergrößert werden. Auch bei der zweiten Gruppe, der normativ-umerziehenden, wird Wissen als Quelle von Macht nicht geleugnet, vor allem nicht in der Form fundierten wissenschaftlichen Könnens. Bei der *dritten Gruppe* beruht dagegen der Einsatz von *Macht- und Zwangsstrategien* auf politischen, moralischen und ökonomischen Sanktionen bei der Ausübung von Macht.
Alle drei Strategien müßten als Veränderungshilfen eingesetzt werden, wobei der zweiten die Sonderstellung zukomme, denn sie biete in der gegenwärtigen gesellschaftlichen Situation die Gewähr für verantwortlicheres Umgehen miteinander und mit den Technologien. Aber es könne keine Umerziehung nur über die Änderung der Normen erfolgen, wenn dabei nicht auch die empirisch-rationalen Einsichten zu Hilfe genommen und mit „politischem Druck" kombiniert würden.

Untersuchungen von COOPER u. FOSTER (1971) führten zu dem Ergebnis, daß der Mensch keine Verantwortung für seine Arbeit übernehme, wenn der Verantwortlichkeitsbereich nicht klar abgegrenzt und wenn er nicht mit den erforderlichen Hilfsmitteln ausgestattet sei, diesen Verantwortungsbereich wirksam zu kontrollieren. Zum anderen werde er seine Flexibilität und sein Urteilsvermögen nicht einsetzen, wenn die Arbeitsaufgabe nicht zu einer Herausforderung werde. Bei seinen Aktivitäten werde er darauf bedacht sein, sich eine angemessene Einflußsphäre zu schaffen. Der einzelne in einer Institution stehe damit ständig vor der Notwendigkeit, die Frage der Selbstachtung mit den Vorstellungen und Handlungen der anderen zu koordinieren oder – wenn das nicht gelingt – mit ihnen zu kollidieren. Hieraus wird deutlich, welcher Grad von Gruppenfähigkeit erreicht sein muß, damit die vielen in einer Institution sich nicht ständig „ins Gehege" kommen, sondern dieses jedem zustehende Bedürfnis so miteinander zu koordinieren lernen, daß das gemeinsame Ziel nicht immer wieder aus den Augen verloren wird. Wenn sich z. B. in einer Institution die Vertreter der unterschiedlichen Gruppen treffen (etwa in der Bereichskonferenz, Krankenhaus-, oder Wirtschaftskonferenz usw.), um ihre Arbeit zu koordinieren, dann stellt sich die Frage, wie werden die Mitglieder der Kleingruppe mit ihrem in die Gesamtkonferenz entsandten Mitglied umgehen, wenn dieses Mitglied mit einem Beschluß zurückkommt, der wohl für das Gesamtkrankenhaus von Nutzen ist, diese Gruppe aber zusätzlich belastet? CLAESSENS spricht hier von den *Zwängen von Vergesellschaftung* – auf Kosten des Individuums oder der Kleingruppe –, *die unumgänglich sind.*

Die aus der Lewinschen Sozialpsychologie hervorgegangenen Gruppendynamiker haben die wohl am weitest entwickelten, zeitlich begrenzten Strategien von Interventionen und Übungen für umschriebene Ziele von Veränderung und Verbesserung der Kooperation und Effektivität in Institutionen entwickelt. ECKENSBERGER (1971) bespricht die Methode der Organisationsentwicklung, die Harvey, Oshry und Watson beschrieben haben. In diesen Organisationsentwicklungslaboratorien (OEL) soll sich in der Laborsituation eine lebendige Institution entwickeln, um daran zu lernen. BROCHER, DEICHMANN, FÜRSTENAU (1972), die den psychoanalytischen Ansatz einbeziehen, beschreiben ein Konzept berufsbezogener gruppendynamischer Laboratorien, in denen die sich im Labor entwickelnden Organisationsaspekte zu den Aufgaben und Erfahrungen des jeweils anders organisierten Berufsfeldes der Teilnehmer in Beziehung gesetzt werden sollen. Somit sei der Verlauf in diesen berufsbezogenen Laboratorien dosierter, strukturierter und weniger regressiv als in den OEL. Seit 1970 – so zeigen DOPPLER u. VOIGT (1977) auf – verlagert sich die gruppendynamische Arbeit zunehmend von den Labors in die Institutionen. Dabei machen gruppendynamische Veranstaltungen immer häufiger einen Teil eines umschriebenen Projektes in der Institution aus. Der Einsatz strukturierender Plan- und Rollenspiele zur Erlangung bestimmter Fertigkeiten (skills) steigt seit 1969 stetig an; das gilt ab 1972/73 auch für das Erlernen von Techniken im Umgang mit Arbeits- und Entscheidungsstrukturen. Ferner gewinnt die Wahrnehmungseinstellung auf Interaktionsprozesse und deren Rückmeldung an Bedeutung. Übungsverfahren, die bei solcher, zeitlich begrenzter, zielgerichteter Beratertätigkeit eingesetzt werden, sind u. a. Rollenspiele, Psychodrama, strukturierende Spiele, Konfrontationsübungen, Verhaltenstraining, Sensitivitytraining; Elemente aus der Organisa-

tionsplanung wie Entscheidungstechniken; Thematisierung von Sachproblemen und daraus sich entwickelnden Aktionsplänen.
NELLESSEN u. SCHMIDT (1975) haben die Durchführung von Trainings in einer Institution beschrieben. Sie konnten dabei aufzeigen, daß die dargestellten Trainingsformen einen ersten Schritt für die Veränderung institutioneller Strukturen darstellen.

PÖRKSEN (1974), der sich an Lindemann und vor allem an Caplan orientiert, führt u. a. aus: „Sozialpsychiatrische Beratung" ist ein Interaktionsprozeß zwischen dem Berater und den Vertretern der verschiedenen Berufsgruppen in einer Institution. Ziel ist es, die Arbeit mit seelisch gestörten Personen zu fördern und die Probleme lösen zu helfen, die diese Arbeit beeinträchtigt. Ferner sind Förderung der Information, der Fortbildung und Hilfen bei Entscheidungen Aufgaben des Beraters. Dabei geht es auch um die Förderung der Fachleute selbst. Viele der Fachleute in der Institution müßten lernen, *nicht* mehr in erster Linie für den Patienten *zu sorgen* und alles für ihn zu entscheiden, sondern mit ihm zu arbeiten. Immer wieder erneut gelte es, die Motivation zur problembezogenen Arbeit zu fördern, Informations- und Ausbildungslükken schließen zu helfen, neue therapeutische Ziele und Methoden suchen und aufbauen zu helfen; Probleme im Umgang mit den Patienten und den Mitarbeitern aufzuarbeiten zu helfen; die Befähigung zu fördern, die Bedürfnisse der Mitarbeiter hinter denen der Patienten zurückzustellen.
Hier noch einige allgemeine Ausführungen zu dem bisher Gesagten, also zu dem Thema „Konflikt zwischen Bürokratie und Demokratie": Im Zuge der sich immer schneller verändernden und vorwiegend technisch sich weiterentwickelnden Welt, vor allem in den letzten 50 bis 60 Jahren (MEAD 1971), kommt es zu einer zunehmend kritischen Betrachtung und Infragestellung der Strukturen in Institutionen und damit auch zu einer indirekten Infragestellung der institutionalisierten Abwehrkonstellationen (s. S. 164). Die von Passivität gekennzeichnete Haltung gegenüber hierarchisch organisierten Institutionen und den in diesen Institutionen die Macht innehabenden Einzelpersonen läßt sich nicht mehr aufrechterhalten. Mittlerweile ist einem zu großen Kreis derer, die in Institutionen arbeiten, bewußt geworden, daß Herrschaftsinteressen auf der einen Seite und Ängste und Schutzbedürfnisse auf der anderen Seite den sachlichen Notwendigkeiten, für die man einst die Institution begründet hat, nicht dienlich sind. Im Psychiatrischen Krankenhaus hatte sich in den zurückliegenden Jahrzehnten zwischen Pflegepersonal und Ärzten eine Übereinkunft über Status und Rollenverhalten entwickelt. Jeder wußte, für welche Aktivitäten mit den Patienten er verantwortlich war. Aber viele Aufgaben waren von den beiden Berufsgruppen nicht mehr zu bewältigen. Es kam zu Mißständen, die von den meisten Institutionsmitgliedern kaum wahrgenommen wurden. Das führte in den letzten 15 Jahren zur Hereinnahme, zum Teil auch zum Hereindrängen

von Vertretern anderer Berufsgruppen in das Psychiatrische Krankenhaus. Damit änderte sich das Bild grundlegend. Arbeits- und Beschäftigungstherapeuten, Sozialarbeiter, klinische Psychologen, Sozialpädagogen, Physiotherapeuten, Sport- und Gymnastiklehrer, Psychotherapeuten, Soziologen und andere konnten die Rolle von „Hilfspersonal" des Arztes nicht mehr akzeptieren. Das bis dahin klar gegliederte hierarchische Prinzip wurde mehr und mehr in seiner Effektivität in Frage gestellt und an seiner Stelle mehr Offenheit gefordert. Bei der Umsetzung dieser Forderung in die Institutionswirklichkeit kam und kommt es nun aber zu erheblichen Mißverständnissen und Rollenverunsicherungen; nicht nur bei den Vertretern der altangestammten Berufsgruppen. So wird noch deutlicher, daß viele Aufgaben in der Institution von einzelnen nicht mehr zu bewältigen sind, weil der einzelne die Zusammenhänge nicht mehr überblicken kann und alleine die Verantwortung für Entscheide nicht mehr zu tragen vermag. Denn eine Institution kann nur dann die vorhandene, aber noch nicht voll genutzte Kapazität ihrer menschlichen Hilfsmittel und Möglichkeiten voll ausschöpfen, wenn jedes Mitglied der Organisation einer oder mehreren gut funktionierenden Arbeitsgruppen angehört. Das heißt, es müssen die Mitarbeiter, die eine bestimmte Arbeit ausführen, an der Organisation dieser Arbeit beteiligt werden. Die Verlagerung organisatorischer Entscheidungsbefugnis nach unten stellt die Beteiligten dann vor die Aufgabe, ihre Kooperation in Arbeitsgruppen und die Zusammenarbeit zwischen den Arbeitsgruppen zu organisieren und auch bei Belastungen aufrechtzuerhalten (Fürstenau 1970). Der Gruppenbildung, -pflege und -entwicklung kommt deshalb für die Gesunderhaltung und Funktionsfähigkeit einer Institution entscheidende Bedeutung zu (Zobrist 1975). Bei der Umsetzung dieses neuen Führungsstils kommt es zum einen zu starken Irritationen bei den Mitarbeitern, die die bisherigen Strukturen für richtig hielten, bei anderen löst er u. U. illusionäre Erwartungen aus.

Dies geschieht etwa, indem Mitarbeiter – weitgehend ungeübt in Demokratie – empört sind, wenn ihre jeweilige Sicht nicht sofort und voll akzeptiert wird. Hinweise, daß dies jetzt aus sachlichen Gründen nicht geht, lösen Wut und entsprechend unsachliche Reaktionen aus. Das nun zu „bestrafen", etwa durch scharfe Zurückweisung oder gar durch sarkastisch-abwertende Bemerkungen, führt nicht selten zu Resignation oder ernsthaftem Widerstand in kleinen Oppositionsgruppen. Das kann sich u. U. in einem besonders kämpferischen Engagement in der Gewerkschaftsbetriebsgruppe oder in politischer Frontstellung unter den Mitarbeitern darstellen, so daß mit solchen dynamischen Gruppenprozessen Unerfahrene gar nicht begreifen können, weshalb sich hier plötzlich „Rote" und „Schwarze" (also politisch „Linke" und „Rechte") bekämpfen und die Sachaufgaben für das Psychiatrische Krankenhaus fast aus dem Blick verlieren.

Bevor also die Veränderung beginnen kann, muß die neue Idee von den Menschen, die sie vor Ort Tag für Tag ausführen sollen, angenommen werden können. Wenn das nicht geschieht, kommt es zu Blockaden im Arbeitsablauf, zu Blockaden als Ausdruck von emotionalem Widerstand. Es hilft dann nicht weiter, auf die Mitarbeiter zu schimpfen, „die nicht wollen“, „die im übrigen ja unfähig sind“. Statt dessen sollte man Möglichkeiten schaffen, damit die vorhandenen, noch nicht genutzten Kapazitäten der Menschen im Krankenhaus geweckt werden und sich entfalten können. Da, wo sie schon wach sind, sollten sie Förderung und nicht Diskriminierung erfahren.

Noch einige Bemerkungen zu dem Begriff „Demokratie“: In diesen Ausführungen ist nicht der politische Demokratiebegriff gemeint, der die Gleichheit aller Menschen annimmt und davon ausgeht, daß Mehrheitsentscheidungen auch sachgerecht sind. Im therapeutischen System der 'Therapeutischen Gemeinschaft' kann man von Gleichrangigkeit und Gleichberechtigung sprechen, was die Individualität und menschliche Würde der Mitglieder, ihre Ansprüche auf Unterrichtung, Gehör, Bedürfnisbefriedigung, Vertrauen und Selbstverfügbarkeit angeht. Man kann jedoch nicht davon ausgehen, daß allen Mitgliedern eine im Umfang gleiche Verantwortlichkeit möglich ist. Die vorhandenen Unterschiede in der sozialen Kompetenz bei den Mitarbeitern und bei den Patienten und die dadurch bedingten Abhängigkeiten sind eine Realität (Veltin 1974).

3.4.2.3. Einbeziehen des psychoanalytischen Ansatzes in die Institutionsberatung

Ich beschreibe im folgenden die Institutionsberatung, bei der zusätzlich der psychoanalytische Ansatz eine wichtige Rolle spielt: A. Freud (1965) hat in den 30er Jahren in ihrem Buch „Einführung in die Psychoanalyse für Pädagogen“ verständlich dargestellt, mit welchen Erschütterungen, Frustrationen und Enttäuschungen jedes Kleinkind, vor allem in den ersten 5 Lebensjahren, fertig werden muß und wie existentiell wichtig die Bindungen an die mehr oder weniger fürsorglichen erwachsenen Personen in den ersten 15 Lebensjahren sind. Aus den seelischen Erschütterungen bei der Erfahrung der sogenannten realen Welt ergeben sich die Ich-Leistungen, die A. Freud als „Abwehrmechanismen“ dargestellt hat (wie Verdrängung, Regression, Projektion, Verschiebung u. a.). Diese Abwehrmechanismen schützen zum einen das Ich vor diesen früh erlebten und nie ganz bewältigten seelischen Schmerzen wie Unlust, Scham, Schuld, depressives Reagieren und vor allem vor der Angst des Ich-Verlustes. Zum anderen stecken hinter diesen Abwehrmechanismen eigene Triebimpulse, von denen das Ich fürchtet, überwältigt zu werden, d. h. die Kontrolle darüber zu verlieren. Kein Säugling, Kleinkind, Schulkind, kann also seine frühen Erfahrungen mit der Umwelt (Eltern, Geschwister, Spiel- und Schulkameraden, Lehrer, Nachbarn, Verwandte, Medien, Institutionen usw.) frei von Ängsten machen. Sind diese Situationen, in denen in der Kindheit gelernt wurde, zu oft und zu intensiv mit dem Erleben von Angst, Scham, Kränkung und Ich-Gefährdung verbunden, dann kommt es zu Notlösungen von Realitätsbewältigung. Wenn diese Formen von Realitätsbewältigung beibehalten werden müssen, um im seelischen Gleichgewicht bleiben zu können, sprechen wir von *neurotischen* (also der ak-

tuellen Situation nicht optimal entsprechenden) oder, wenn gemindert (also neurotisch angehaucht) von *neurotoiden* Verhaltensweisen. So gesehen wird es keinen Menschen geben, der nicht in schwierigen Situationen zumindest neurotoid reagiert, also nach den alten, früh erlernten Mustern. Die paranoide und die depressive Reaktionsweise, die wir psychotisch nennen, wäre nach der psychoanalytischen Theorie und Erfahrung eine Form von „Realitätsbewältigung", die noch weit weniger der augenblicklichen realen Situation gerecht wird als die neurotische. In all diesen Formen das Leben zu bewältigen, geht es für die Einzelperson darum, sich ein Bewußtsein für „das bin ich in dieser Situation" (Ich-Identität) zu bewahren. Dieser Vorgang, der der Ich-Entlastung dient, kommt selbst in der akuten Psychose noch zum Tragen. Winkler (1971) hat aufgezeigt, wie es in der Psychose zu einer Folge bestimmter Abwehrmaßnahmen des Ichs – also zu Ich-Leistungen – kommt, verbunden mit einer Regression auf vorödipale Entwicklungsstufen und der daraus nachfolgenden Veränderung der Ich-Struktur. Die veränderte Ich-Struktur prägt dann das Bild der Psychose. Mit anderen Worten, die Psychose wird unbewußt in Kauf genommen, um sich der direkten Auseinandersetzung mit eigenen Triebwünschen und mit Sehnsüchten nach Geborgenheit, Nähe und Sicherheit zu entziehen, deren Dynamik – etwa in einer Übertragungssituation – so ungeheuer stark geworden ist, daß sie als eine die Existenz vernichtende Gefährdung erlebt wird. Soweit diese Vorbemerkungen.
In den nun folgenden Ausführungen beziehe ich mich auf Mentzos (1976), der die Phänomene „interpersonale* und institutionalisierte Abwehr" ausführlich dargestellt hat: In der psychoanalytischen Forschung wurden die intrapsychischen Abwehrmaßnahmen also schon früh beschrieben. Durch den Einfluß von Rollen-, Interaktions- und Kommunikationstheorien, der Gruppendynamik und Gruppentherapie kamen Psychoanalytiker in die Lage, die „interpersonalen Abwehrkonstellationen", die sogenannten „Psychosozialen Abwehrmechanismen" (Richter 1976) schärfer zu sehen.

Ein Beispiel für eine interpersonale Abwehrkonstellation: Eine junge Frau heiratet einen jungen Techniker. Die junge Frau, die noch sehr an ihren Vater gebunden ist – d. h. in ihren Bedürfnissen in bezug auf den Vater unbefriedigt geblieben ist –, erwartet nun unbewußt diese Befriedigung durch diesen jungen Mann. Er kann und tut dies auch in der ersten Phase der Ehe. In diese Zeit fällt die Zeugung des ersten Kindes, eines Sohnes, der sehr erwünscht ist. Aber die junge Frau erwartet von dem „Vater" in ihrem Mann auch eine großzügige Geborgenheit. Er baut ihr ein Haus. Dabei kommt ihm seine beginnende Karriere in einem großen stahlverarbeitenden Unternehmen sehr zugute. Dieser berufliche Aufstieg erfordert nun aber seine ständige wache Bewußtheit und viele Rei-

* interpersonal = zwischen verschiedenen Personen sich abspielend; dagegen intrapsychisch = innerhalb der eigenen Person sich abspielend

sen. Er wird einer der verantwortlichen Leiter für große Stahlbauten. Die Folge davon ist, daß er sich emotionale Hingabe an seine zärtliche und zärtlichkeitsbedürftige Frau und häufige Anwesenheit in der Familie nicht mehr leisten kann. Rational sieht das seine Frau ein und bestätigt auch die Richtigkeit seines Verhaltens. Unbewußt aber ist sie schwer enttäuscht und entwickelt im Laufe der Jahre einen mörderischen Haß gegen diesen, sie nun noch mehr enttäuschenden „Vater" im Ehemann. Wohlbemerkt, das wird ihr nicht bewußt. Statt dessen entwickelt ihr Söhnchen ein hohes destruktives Potential. Sie kann ihn nicht mehr aus den Augen lassen, wenn er in der Wohnung ist; und später geht es anderen Leuten so mit ihm in der Schule, der Nachbarschaft usw. Unbewußt hat sie ihre ohnmächtige Wut an diesen Jungen delegiert (STIERLIN 1975) und bekämpft nun ihre eigenen delegierten destruktiven Impulse dem Ehemann gegenüber in ihrem Sohn. Denn daß die Destruktivität des Kindes zu bekämpfen sei, darin ist sie sich mit ihrem Mann einig und damit erhält sie sich auch ihre Gemeinsamkeit mit ihm. Dieses komplexe, unbewußte Arrangement benötigt die junge Frau, um in ihrem seelischen Gleichgewicht zu bleiben; in diesem Beispiel, um nicht in mörderischen aggressiven Durchbrüchen ihre Ich-Identität zu gefährden. Diese *interpersonale* Abwehrkonstellation, bei der sie den Sohn braucht, hat also den unbewußten Sinn, die Information und die dazugehörige gefühlsmäßige Aktion gegen den Ehemann vom Bewußtsein fernzuhalten, die da heißt: „Ich habe eine mörderische Wut auf dich, den mich ständig neu enttäuschenden Vater".

Diese intrapsychischen und interpersonalen Phänomene geben aber nicht nur Schutz vor den genannten seelischen Erschütterungen; sie dienen auch der *Teilbefriedigung von Triebbedürfnissen.* In dem genannten Beispiel hatte die junge Frau große Mühe, ihre hohe identifikatorische Lust, die sie bei den Aktionen ihres Jungen miterlebte, zu verbergen.

Schizophrenie und Familienforschung: Auch die Schizophrenieforschung, vor allem die Untersuchungen der Familien Schizophrener, haben wesentlich zum Verständnis dieser „pathologischen" – richtiger: die Ich-Identität sichernden – Interaktionsmuster beigetragen. Innerhalb eines solchen Familiensystems stabilisieren sich die gefährdeten Familienmitglieder mit Hilfe des Symptomträgers und der Symptomträger sich mit Hilfe der Familienmitglieder. Die Familienmitglieder brauchen sich also gegenseitig als reale Personen mit ihrem realen Verhalten für die Ich-Stabilisierung des jeweils einzelnen. Die anderen Personen sind also in die jeweils *eigene* Abwehrorganisations eingebaut und nötig. Der unbewußte Anteil bei diesen Prozessen dient somit der Verhinderung neurotischer bzw. psychotischer Desintegration. Sie sind nicht der Realität entsprechend, sondern entsprechen den alten, in der frühen Kindheit vorgeformten Mustern. Es handelt sich um regressive Vorgänge. Wesentliche Befunde dieser Forschungsrichtung seit den 50er Jahren hat MATUSSEK (1976) u. a. so zusammengefaßt: Die Eltern von schizophren erkrankten Patienten verhalten sich zueinander und zu ihren Kindern nicht alters- und nicht geschlechtsadäquat. Die Informationen, die solche Eltern ihren Kindern geben, enthalten einen hohen Grad von Widersprüchen. Die schizophren erkrankten Mitglieder sind nur die auffälligsten Symptomträger in der gestörten Familie.
Autoren wie JAQUES u. PAGES (zit. bei MENTZOS 1976) sind der Meinung, daß die Einrichtung sozialer Institutionen aus der kollektiven Abwehr psychosenaher Ängste zu verstehen sei; letztlich hätten solche Großgebilde die Funktion

kollektiver Abwehr von Trennungsängsten. Der Soziologe GEHLEN (zit. bei MENTZOS 1976) sieht in den Institutionen auch einen „Instinktersatz" zur Stabilisierung menschlichen Verhaltens.

Diese Vorbemerkungen über intrapsychische Prozesse im einzelnen Menschen und interpersonale zwischen Individuen sollen eine Möglichkeit des Verstehens für die unbewußten Abläufe unter den Mitarbeitern in einer Institution und für die *„institutionalisierten"* Abwehrkonstellationen herstellen. So können sich in Institutionen Strukturen entwikkeln, in denen sich regressive Triebbedürfnisse befriedigen lassen, bei denen Schutz vor real nicht begründeten Ängsten gewährt werden kann; wo egozentrische Macht- und Prestigebedürfnisse gestillt werden können, wo sich Pseudowertsysteme etablieren können. Die von der Institution geduldete oder gar garantierte Sicherung solcher „pathologischer" Abwehrformen – man denke an die „Nebeneinkünfte" der Direktoren, an die Übersicherungen im Beamtenrecht, an die Selbstzuweisung der Höhe der Bezüge unserer Abgeordneten – verstärkt bei dem einzelnen die Motivation, die Sicherung der Institution mitzutragen. Das nun wieder stabilisiert die bis dahin gewachsene Struktur der Institution. So kann RICHTER (1976) sagen: Institutionen drängen die Betreuer, sich von den Betreuten und von sich selbst zu entfremden.

Ein ärztlicher Mitarbeiter z. B., mit eigenen starken Arbeitsbehinderungen, der kaum eine Bitte, die an ihn herangetragen wurde, abschlagen konnte, drohte in den von ihm übernommenen Arbeiten – so auch das Erstellen von Gerichtsgutachten – zu ersticken. Vor allem konnte man sicher sein, daß er, wenn man eine Urlaubsvertretung für die eigene Station suchte, dies nicht abschlagen würde. Er pflegte zu sagen: „Wenn die Zahl der von mir zu betreuenden Patienten 300 überschreitet, werde ich ganz ruhig und habe ein gutes Gewissen". Denn bei dieser akuten Überlastung konnte ihm kein Kollege, kein Direktor, kein Richter einen Vorwurf machen, wenn weniger akute Arbeiten liegen blieben und differenziertere Behandlungsmaßnahmen ausblieben.

Bei einer extremen Fehlentwicklung einer Institution läßt sich denken, daß sie sich immer mehr von den ihr gestellten Sachaufgaben fort- und immer mehr zu einem Ort psychosozialer Abwehr hin entwickelt. Dann kommt es zu relativ starren Handlungs- und Beziehungsmustern, die den Umgang der Mitglieder untereinander und in bezug auf ihre Sachaufgaben regeln (etwa die alten Pflegedienst- und Anstaltsordnungen). Abweichler im Sinne von Reformern werden dann leicht an den Rand gedrängt oder ausgeschieden. Um es zu wiederholen: Zwischenmenschliche Interaktionen sind eine der Voraussetzungen unserer seelischen Existenz. Wenn aber die neurotischen oder gar psychotoiden Verhaltens- und Interaktionsweisen unter den Mitarbeitern benötigt werden, um annähernd im seelischen Gleichgewicht zu bleiben, dann kommt es zu den interpersonalen Abwehrkonstellationen, zu mehr oder weniger pathologischen Verformungen der zwischenmenschlichen Aktionen. Da diese wenig optimalen Verhaltensweisen in der Regel schon in der frühen Kindheit als Notlösungen entwickelt wurden und jetzt wiederbelebt werden, sind sie dem jeweiligen Träger nicht bewußt. Selbst wenn sie ihm rational bewußt wären, könnte er sie nicht von heute auf morgen durch optimalere Verhaltens- und Interaktionsweisen ersetzen. Man wird also eine auf lange Sicht angelegte Strategie von Beratung entwikkeln müssen, um den Mitgliedern in Institutionen Zeit zu lassen, sich Interaktionsweisen zu erwerben, die ihre persönlichen Freiheitsgrade fördern und die den Sachaufgaben gerechter werden. Die Gefahr von Verunsicherung, Verwirrung bis hin zu Dekompensationen wäre groß, wenn Veränderungen zu schnell durchgesetzt werden sollten; denn die bisher gewachsenen Strukturen der Institution haben ja die aufgezeigten Schutzfunktionen für die in dieser Situation arbeitenden Menschen. Das Sich-Erarbeiten – also nicht Anordnen oder Verfügen – einer sachgerechteren psychosozialen Abwehr dagegen würde die bis dahin ungenutzten persönlichen Möglichkeiten mobilisieren, die dem Institutionsmitglied für seine Lebensbewältigung und für seine berufliche Aufgabe zugute kämen.

Die Institution als Einheit: Warum ist die Tendenz so groß, eigene Bemühungen von besserer Koordination und stetigerer Zusammenarbeit immer wieder resignativ einzustellen? Die bei den Mitarbeitern vorhandenen neurotoiden, neurotischen, oder u. U. psychotoiden Interaktionsweisen reichen zur Erklärung dieser Strukturphänomene im Psychiatrischen Krankenhaus allein nicht aus. So wie eine Einzelperson die widerstreitendsten Strebungen in sich vereint und doch als Einheit erlebt wird, so kann man auch die Institution als eine Einheit mit ihren verschiedenartigsten Strebungen – in den einzelnen Mitgliedern personifiziert – verstehen. So wie man in der Psychoanalyse einer Kleingruppe die Äußerungen der einzelnen Gruppenmitglieder als eine Mitteilung der unbewußten Phantasie der Gesamtgruppe versteht, so kann man die Äußerungen jedes Mitglieds einer Institution als eine ernstzunehmende, mehr oder weniger wichtige Strebung in dieser Institution verstehen. Man kann sicher sein, daß der, der sich zu Wort meldet und das immer wieder tun kann – oder gar muß – eine, wenn auch oft noch sehr unklare Mitteilung dieser Institution formuliert. *Dabei konzentriert sich der Berater in seiner Wahrnehmungseinstellung nicht auf persönliche Bedürfnisse oder Schwierigkeiten des Sprechenden, sondern auf den Anteil, der für das Arbeitsanliegen relevant ist, für das ihn diese Einrichtung engagiert hat, behilflich zu sein, Arbeitsblockaden aufzuspüren und bearbeitbar zu machen.* Bei dieser ganzheitlichen Auffassung der Institution und ihrer Bereiche, hilft das Verstehen des Phänomens „Induziertes Spontanphänomen in der Gruppe“ (ARGELANDER 1967, KLÜWER 1971) weiter. Ich selbst habe darüber eine Darstellung in „Drogenarbeit anders“ gegeben (LELLAU 1976). Ich wiederhole das hier in Kurzform und in Abwandlung auf die Situation der Beratung einer Institution:

Mit dem „induzierten Spontanphänomen in der Gruppe“ ist die Repräsentation der sachlichen und emotionalen Situation des Arbeitsfeldes in der jeweiligen Arbeitskonferenz der Mitarbeiter gemeint. In jeder Arbeitsgruppe, in der die Mitglieder spontan über die anstehende Arbeitssituation miteinander sprechen, entwickelt sich auch eine unbewußte Phantasie, die oft mehr Auskunft über Arbeitsschwierigkeiten gibt, als die bewußt artikulierten Aussagen und Behauptungen. Die sogenannte unbewußte Phantasie (Ezriel 1950) ist ein Phänomen, das sich ad hoc in der jeweiligen Arbeitsgruppe aus den Ich-Erfahrungen in den früheren Lebenssituationen und den Wahrnehmungen der gegenwärtigen Arbeitssituationen aller Teammitglieder konstelliert. Sie stellt damit bereits eine erste Verarbeitungsform von unbewußten und realen Konflikten, hier Arbeitsschwierigkeiten, dar (Klüwer 1971). Wenn nun in einer solchen Arbeitsgruppe über die Arbeitssituation dieses Teams gesprochen wird (sei es die Krankenhauskonferenz, die Zielplanungsgruppe, sei es eine Stationskonferenz), so kommt es bei dem jeweiligen Sprecher bzw. Berichterstatter zu einer Teilidentifizierung mit dem Thema, dem Problem, über das er berichtet. Die Zuhörer können ihm nur folgen, wenn es auch bei ihnen zu solchen Teilidentifikationen kommt. Im Gespräch und durch die ständig wechselnden Identifikationsvorgänge – das Für und Wider – kommt es in der Arbeitsgruppe zu dem „induzierten Spontanphänomen in der Gruppe“. Mit anderen Worten, in der jeweiligen Arbeitsgruppe konstelliert sich ebenfalls ad hoc die unbewußte Phantasie über die sachliche und emotionale Situation wieder, die im unmittelbaren Arbeitsfeld (etwa dem Thema auf der Station, oder zwischen Vertretern der Verwaltung und der Therapeuten) u.U. zu Arbeitsbehinderungen geführt hat. Wenn es dem Berater gelingt, Thema und Problematik dieser unbewußten Phantasie zu erkennen – der Berater selbst ist dabei mit der Arbeitsgruppe über weite Strecken emotional im Dialog –, dann kann er sie rückmelden und damit einen Beitrag zur sachgerechteren Lösung der Schwierigkeiten leisten.

Dabei kann schon viel gewonnen sein, wenn die „Lösung“ eine versöhnliche Übereinstimmung darüber ist, daß man in dieser Sache noch nicht einer Meinung sein kann und das akzeptiert. Das heißt, daß man die Teilbereiche, die man gemeinsam tragen kann, angeht, statt sich wegen der noch strittigen Sachverhalte zu bekämpfen. Das geschieht allerdings gerne und oft, weil der Streit in der Regel leichter zu ertragen ist, als sich einzugestehen, das Sachproblem nicht befriedigend bewältigen zu können.

Um die Bedeutsamkeit induzierter Phänomene zu verdeutlichen, will ich auf die Patienten aus dem schizophrenen Formenkreis eingehen und ein zentrales Thema herausstellen, nämlich ihre Problematik von Nähe und Distanz. Die Menschen mit dieser seelischen Strukturierung haben eine ungemein starke Sehnsucht nach Nähe, nach dem „primär narzißtischen“ Zustand. Sie müssen aber die Nähe fürchten, weil die Intensität ihrer Sehnsucht sie in die Gefahr der *Ich-Auflösung* in der symbiotischen Verschmelzung mit dem Mitmenschen oder der Gruppe, in der sie leben, führt. Also müssen sie Distanz wahren. Aber der Spielraum zwischen Nähe und Distanz ist bei dieser Personengruppe so eingeengt, daß ein Überschreiten der Grenze in Richtungg Distanz viel früher als beim sogenannten Normalen erreicht ist und damit die Gefahr des *Ich-Zerfalls* heraufbeschworen werden kann (Rohlfs 1976). *Wenn das Mitarbeiterteam mit einer solchen Patientengruppe arbeitet, so werden die Be-*

dürfnisse nach Nähe (um bei diesem Teilaspekt zu bleiben) und die Abwehr dagegen, beides wenig strukturiert, verbal kaum mitteilbar, als induzierte Phänomene in dem Mitarbeiterkreis wiederbelebt, d. h. in jedem Teammitglied werden durch den Umgang mit dem psychisch Kranken eigene ähnliche, wenig bewußte, mehr oder weniger gut in das eigene Selbst integrierte frühe und früheste Erlebnis- und Verhaltensweisen wieder geweckt, deren Integration den psychisch Kranken so große Schwierigkeiten bereiten. Die Patienten spüren, daß sich ihre eigene Problematik in den Mitarbeiterkreis induziert hat und bei den Patienten wächst eine Hoffnung, die werden es jetzt für mich bewältigen, was ich sowieso nie schaffen werde. Das schafft bei den Teammitgliedern – je engagierter, um so mehr – eine ungemein kränkende Ohnmacht. Sie möchten die Patienten dafür anschuldigen, sie bestrafen, weil sie nicht mitmachen. Das verbietet aber das Berufsethos, und so kommt es dazu, sich gegenseitig die Schuld in die Schuhe zu schieben, wenn die therapeutischen Bemühungen nicht vorangehen wollen.

Ein Beispiel, wie sich ein z. T. sehr belastendes Thema als induziertes Phänomen in allen Konferenzen eines Tages, deren Teilnehmer jeweils ganz unterschiedlich zusammengesetzt sind, darstellt: In der Ärztekonferenz wird verhalten, aber doch spürbar ungehalten über die Suchtstation im Krankenhaus gesprochen; über deren „Ansprüchlichkeit", „Überheblichkeit", deren „elitäres Sichabkapseln". In der Krankenhauskonferenz beklagt sich die Vertreterin des ärztlichen Schreibdienstes über die „Knauserigkeit" und das „selbstherrliche Verhalten" des Magazinverwalters bei der Herausgabe von Schreibmaterial. Erst auf langen Umwegen und nach zähem Hin und Her kann der Magazinverwalter seinem Unmut Luft machen über die ganz ungewöhnlich hohen Anforderungen der Suchtstation für Putzmaterial, Geschirr usw. Erst Wochen später können die Mitarbeiter der Suchtstation von ihrer damaligen Not mit ihren Suchtpatienten sprechen, die sie ganz vereinnahmen wollten. Es sei ihnen damals unmöglich gewesen, über ihr Unvermögen zu sprechen. So hätten sie sich nach außen stark gemacht und eben die entsprechenden Reaktionen bei den Mitarbeitern ausgelöst, die ganz ähnlich denen gewesen wären, die ihre Suchtpatienten mit ihrer Unersättlichkeit bei ihnen ausgelöst hätten.

Was der Psychoanalytiker als Berater der Institution einbringt, hat FÜRSTENAU (1977) u. a. so zusammengefaßt: In der Institution findet sich eine größere Anzahl von Vertretern verschiedener Berufe zur Erfüllung einer gemeinsamen Zielsetzung zusammen. Diese Gruppe von Menschen braucht Regelungen, um sich für dieses Ziel organisieren zu können. Wie nun diese Zielsetzung von den Mitgliedern der Institution interpretiert und durch Regelungen (Normen) realisiert wird, ist der eine Fokus für den psychoanalytisch orientierten Berater. Dabei gilt es für ihn, die Behinderungen (Arbeitsblockaden) in den Arbeitsgruppen wahrzunehmen, die von unbewußten Konflikten und defensiven Konfliktverarbeitungen bestimmt sind. Mit anderen Worten, er muß seine Wahrnehmung auf die institutionalisierten, interpersonalen Abwehrmechanismen einstellen. Denn die institutionalisierten Abwehrformen stel-

len eine kollektive Form der Triebabwehr und der Abwehr von Sehnsüchten nach dem primär narzißtischen Zustand (= Auflösung in der symbiotischen Vereinigung) dar und führen in der Institution zu einer „Kultur" und zu Normierungen des Arbeitsstils. Sie dienen in erster Linie der *Entlastung der Institutionsmitglieder von Verantwortung.* Diese unbewußten, kollektiven Abwehrformen nehmen also Einfluß auf die Interpretationen der Zielsetzung durch die Institutionsmitglieder. Wenn diese wenig optimalen Normen sich im Hier und Jetzt arbeitsbehindernd bemerkbar machen, wird sie der Berater ansprechen. So wie der Psychoanalytiker die persönliche Grenze eines Analysanten akzeptieren muß, um mit ihm arbeiten zu können, so muß der Berater die kollektiven Normierungen erst einmal akzeptieren, um in eine Arbeitsbeziehung mit der Institution zu kommen und dabei zu bleiben. Die Chance besteht also darin, in der aktuellen Arbeitssituation einer Arbeitsgruppe – und nicht in Deklarationen und bloßstellenden Anklagen – auf die Behinderungen und den damit verbundenen innerbetrieblichen Kräfteverschleiß hinzuweisen, die solche „Normen" mit sich bringen. Auf diesem Weg können sie von den Institutionsmitgliedern langsam durch optimalere ersetzt werden; zum Wohl der Patienten und der Mitarbeiter. Somit ist die Bearbeitung und Auflösung dieser unbewußten Determinanten der Behinderungen und Einschränkungen der persönlichen Arbeitsgestaltung ein wesentliches Ziel dieser Beratungsform; es handelt sich dabei um eine kritisch-aufarbeitende Tätigkeit.
Falsch wäre es, wenn sich der Psychoanalytiker im Berater direkt zu Wort melden würde, indem er Deutungen von unbewußten oder von Übertragungsprozessen geben würde. Das gehört in eine persönliche Psychoanalyse, nicht aber in die Beratung einer Institution. Es gilt dagegen, eine Strategie zu fördern, die auf lange Sicht gesehen ermöglicht, die eigene emotionale Bewegtheit in *Arbeits*situationen wahrnehmen zu lernen, um sie für das Verstehen der Situation nutzen zu können. Das wieder ermöglicht den Mitarbeitern Schritte, die sie mit der Situation besser umgehen lassen.
Demnach bedarf es einer Form der Beratung, die sich von rein fachlicher oder organisatorischer Beratung unterscheidet. Eine auf Innovation oder Veränderung der Institution „Psychiatrisches Krankenhaus" ausgerichtete Beratertätigkeit muß diese unbewußt gewachsenen Strukturen und die darin befriedigten Bedürfnisse miterfassen und Hilfestellungen geben, sie durch brauchbarere zu ersetzen.

Zwei eminent wichtige Fragen, die hier aus Platzgründen nicht mehr abgehandelt werden können, sind: 1. Wie koordiniert man die psychodynamisch orientierte Sicht- und Arbeitsweise auf den Stationen mit der ebenso orientierten Beratung der Gesamtinstitution? Mit anderen Worten, wie organisieren die psychoanalytisch orientierten Fachleute ihre Arbeit so miteinander, damit diese Arbeit auch den anderen therapeutischen Bereichen – vor allem auch den so wichtigen lerntheoretisch ausgerichteten – und dem Gesamtkrankenhaus zugute kommt? 2. Wie koordiniert man die Zusammenarbeit mit den sozialen Diensten in den Gemeinden und mit den dort etablierten Institutionen?

Zu dem bisher Gesagten noch einige konkrete Ausführungen: Bei den Mitarbeitern im Psychiatrischen Krankenhaus kann man drei Gruppen unterscheiden: einmal die für einen größeren Bereich Verantwortung tragenden und damit auch über relativ mehr Machtmittel verfügenden. Zum zweiten die Personen an der Basis; damit meine ich die durch eine längere Tätigkeit im Arbeitsfeld Psychiatrisches Krankenhaus berufserfahrenen. Das können Vertreter aller Berufsrichtungen sein. Zum dritten die Mitarbeiter an der Peripherie; in der Regel die jüngeren, in der Psychiatrie noch weniger erfahrenen, engagierten Mitglieder – natürlich sind auch sie den Patienten gegenüber Machtträger.

Melden sich nun von der Basis oder von der Peripherie neue Ideen von Veränderung im Sinne von besserer Zusammenarbeit und damit der Verbesserung der Situation der psychisch Kranken, dann werden sie bei den Verantwortlichen (= Machthabenden) Verunsicherungen auslösen. Das um so mehr, je unausgegorener (also noch wenig strukturiert) die neuen Ideen sind und je fordernder sie vorgetragen werden. Das kann zu Befürchtungen von chaotischen Entwicklungen führen und damit zu Ängsten um den Bestand der Gesamtinstitution. Als Reaktion darauf ist die Gefahr groß, daß die Verantwortlichen mit dem Abblocken der neuen Ideen reagieren. Damit kommt es dann reaktiv eher zur Festigung der alten, scheinbar „bewährten" institutionalisierten Abwehrkonstellationen.

Ein Beispiel: Die Schüler und Schülerinnen der Krankenpflegeschule eines Psychiatrischen Krankenhauses haben unter ihren Dozenten mehrere junge engagierte Ärzte, Psychologen, Soziologen und andere, die mit den unbewußt wirksamen psychodynamischen Vorgängen bei den psychisch Kranken wenig vertraut sind und die den Widerstand nicht kennen, den der Kranke braucht, um in einem wenigstens labilen seelischen und existentiellen Gleichgewicht bleiben zu können. Sie kennen auch wenig von den Induktionsphänomenen, denen jeder Mitarbeiter, der mit psychisch Kranken umgeht, ausgesetzt ist. (Ein junger Dozent sagt z. B.: „Wo ist mein Schwung, mein Einfallsreichtum geblieben? Ich fühle mich wie gelähmt!"). Sie können somit auch nicht einordnen, daß die Mitarbeiter, die länger, also über Jahre, ihre Arbeit vor Ort tun, unbewußt zum eigenen Schutz bestimmte Verhaltensweisen als Notlösungen entwickeln mußten, um arbeitsfähig bleiben zu können. Aber gerade diese, dem psychisch Kranken oft nicht dienlichen Verhaltensweisen, die Mitarbeiter im beruflichen Alltag entwickelt haben, um die Belastungen auszuhalten, sind für die engagierten jungen Mitarbeiter leicht zu sehen. Da sie aber die genannten, unbewußt wirksamen psychodynamischen Kräfte beim Patienten wahrzunehmen nicht gelernt haben, werden die genannten beruflichen Verhaltensweisen verurteilt und deren Träger diskriminiert. Einer der jungen Dozenten bekennt: „Ich hab's aufgegeben, mit den ‚Alten' (aller Berufsgruppen vor Ort) zusammenarbeiten zu können. Deshalb setz' ich jetzt all' meine Hoffnung auf die Schüler und versuche, einen guten Unterricht zu machen." Die Schüler, die in ihrem praktischen Einsatz auf den Stationen aber mit den „Alten" zusammenarbeiten müssen, kommen bald in eine sie sehr irritierende Situation. Sie sagen: „Die Wirklichkeit auf den Stationen sieht so viel anders aus, als sie uns von unseren Dozenten in der Schule vermittelt wird. Aber wir haben Angst, es laut zu sagen, was uns auch als verbesserungsnotwendig auffällt, denn wir sind von der Beurteilung der Stationsleiter abhängig und damit von einer späteren Anstellung hier im Krankenhaus nach unserem Examen." Von der Arbeitsgruppe „Schüler/Praxisanleiter" ziehen sie sich immer mehr zurück. Statt dessen schreiben sie in ihrer Schülerzeitschrift anonym inhaltlich ernstzunehmende, in der Form aber äußerst verletzende Artikel. Resignation droht sich bei einigen der so angegriffenen Verantwortlichen breitzumachen. In dieser Situation kann es dem Berater gelingen – der inzwischen die „Not" beider Seiten kennt – zu intervenieren, so daß ein neuer Anlauf für eine sachlichere, verbale, von Gesicht zu Gesicht erfolgende Auseinandersetzung gemacht werden kann.

Es gilt also ständig, den kollektiven Klärungs- und Lernprozeß mit in Gang zu bringen und zu halten. Wenn die für eine Arbeitsgruppe notwendigen Fachleute auch wirklich mitarbeiten – dazu gehört als erster Schritt, daß sie zu den Arbeitssitzungen regelmäßig kommen –, dann genügt das Kommen des Beraters in Abständen von 4 Wochen bei ganztägiger Anwesenheit. Kommt er zu selten, kann die in Gang gekommene Kontinuität des Bewußtwerdens der Prozesse immer wieder abreißen; kommt er zu oft, ist die Gefahr des Weckens regressiver Tendenzen hoch. Die Zusammenarbeit erstreckt sich über Jahre.
Das regressive Verhalten äußert sich vor allem in der Erwartung und in dem Wunsch, der Berater wird es jetzt für uns machen; wir können uns endlich zurücknehmen und ausruhen. Darin steckt ebenfalls ein Teil der von den Patienten induzierten Thematik, eine „Erlöserphantasie" der Patienten an die Therapeuten.

An dem Tag, an dem der Berater in der Klinik anwesend ist, geht es also nicht um Trainings- oder Selbsterfahrungsgruppen, sondern um die Zusammenkünfte von Arbeitsgruppen, die für das Funktionieren des Krankenhauses ohnedies erforderlich sind und in denen sich jeweils die Vertreter verschiedener Bereiche treffen. Dabei erfordert es viel Erfahrung, die Problemlösungkapazität der Rolleninhaber – und auch der Arbeitsgruppen – und deren Belastungsfähigkeit richtig einzuschätzen. Oft ist der Berater in Gefahr, zu schnell vorzugehen, wahrgenommene Blockaden zu früh zurückzumelden. Das mobilisiert Abwehr und Ablehnung. Oder umgekehrt, für engagierte, theoretisch begabte, aber mit der so belastenden Realität der Psychiatrie noch wenig vertraute Mitarbeiter geht alles viel zu langsam; sie geraten in die geschilderten ohnmächtig-verzweifelten Situationen. Die sind schwer zu ertragen und sie sind in Gefahr, sie nicht aus dem Sachproblem „Psychisch-krank-Sein" abzuleiten, sondern sie dem „Unvermögen" der Partner, auch des Beraters anzulasten. Man wird versuchen, seinen Einsatz umzufunktionieren (indem er z. B. therapeutisch orientierte Supervision auf den Stationen übernehmen soll), damit er effektiver und hilfreicher wird; oder man wird die Kontinuität von Mitarbeit nicht mehr ernst nehmen. Zweifel kommen hoch, ob seine Anwesenheit überhaupt zu etwas nütze sei? Man wünscht ihn sich weg; denn zu oft geht es bei den unbewußten Prozeßanteilen um die beschriebenen Existenzfragen und -ängste. Es wird also nicht ausbleiben, daß auch der Berater mal von den „Abweichlern", mal von den etablierten Gruppen in Frage gestellt wird. Denn auch er gibt bei seinen Rückmeldungen in der jeweiligen Arbeitsgruppe seinen Teil der dialogischen Prozesse zurück, die in den Arbeitsgruppen zwischen den Arbeitsgruppen und ihm laufen. Er ist dabei ebenfalls in Gefahr, sich in die gruppendynamischen und unbewußten Abläufe zu verstricken. Hinzu kommt, daß es auch bei den „Neuerern" vielfältige, oft sich widersprechende Ideen und Interessen gibt, die ebenfalls aufeinanderstoßen. Es sind dann oft weniger die Sachprobleme, deren Bewältigung Schwierigkeiten macht, als die so untereinander entstehenden Interessenkollisionen, die u. U. so heftig sein können, daß der Meinungskampf weit belastender wird als die therapeutische Arbeit mit den Patienten. Das Auftreten von psychosomatischen Reaktionen bei den Mitarbeitern ist dann keine Seltenheit und oft ein Hinweis, daß hier persönliche Ängste und Bestrebungen nach Absicherung im Gewand von scheinbar neuen Ideen auftreten. In dieser Situation kann die Tendenz unter solchen Mitarbeitern stark werden, sich unbewußt Entlastung zu verschaffen, indem sie sich einem regressiven Hang hingeben und hoffen, der Berater werde nun alle Konflikte lösen. Da aber auch er diese Erwartungen nicht erfüllen kann, kommt Enttäuschung und Wut gegen ihn auf. Kommt es in dieser Phase von Zusammenarbeit zwischen Institution und Berater nicht zum Bruch und kann auf dem vorhandenen Vertrauen weiter aufgebaut werden, dann kann es zu Formulierungen kommen wie: „Wir müssen wieder Arbeitsthemen finden. Dabei müssen Sie uns helfen!" Später dann: „Wir sind jetzt im Team relativ gut arbeitsfähig; es macht Spaß zu arbeiten. Aber persönlich miteinander (mit der menschlichen Nähe), da tun wir uns schwer. Vielleicht ist es im Interesse der Arbeit gut so."

Ein Beispiel, das Jahre zurückliegt: Von der Krankenhausleitung und dem Kollegium wurde einem Arzt zugemutet, drei Stationen mit über 200 Patienten zu versorgen. Das kann er nur, indem er den Mitarbeitern unter den Pflegekräften Kompetenzen – wie etwa i. v. -Injektionen oder die Durchführung von Elektroschockbehandlungen – überträgt, die nicht in deren Verantwortungsbereich fallen. Als nun dieser Arzt und das Pflegepersonal mit der Zusammenarbeit mit Vertretern anderer Berufsgruppen (Psychologe, Sozialarbeiter) konfrontiert werden, kommen Ängste auf. Und je mehr bei ihnen das Bewußtsein dafür wach wird, daß man so wie bisher die Arbeit weder ethisch noch juristisch weiter verantworten kann, kommt ein Gefühl von Ohnmacht auf, den Rückstand nicht mehr aufholen zu können, der es notwendig macht, sich ständig fort- und weiterbilden zu müssen; und die Fähigkeit einzuüben, in immer neuen Situationen und Auseinandersetzungen, Lösungen für heute und morgen zu finden. Das hat zur Folge, daß dieser Personenkreis versucht, beide Augen zuzudrücken, das „neue Zeug" bekämpft und den alten Zustand, in dem doch „alles viel reibungsloser lief", zu verteidigen; d. h. die Mitarbeit bei den sozialpsychiatrisch orientierten Bemühungen zu verweigern.

Hier muß es gelingen, gerade auch diesen Personenkreis zu regelmäßigen Gesprächssitzungen zusammenzubringen. In diesen Gesprächen haben dann Vorwürfe und Anschuldigungen keine Berechtigung. Viel ist gewonnen, wenn solche arbeitsorientierten Gesprächsversuche nicht in einem „Kaffeeklatsch" versanden; d. h. es muß jemand – unter Umständen reihum – für die Strukturierung solcher Gespräche und zum Beispiel auch für deren pünktliches Beginnen und Schließen verantwortlich sein.

Ein Beispiel, welcher Art die Konfrontation etwa mit der Stationswirklichkeit sein kann: Ein Mitarbeiter, der sich zur Lösung von Sachproblemen oft und engagiert zu Wort meldet und oft die mangelnde Mitarbeit sowohl der Teammitglieder als auch der Patienten beklagt, möchte ein „vernünftiges" Konzept von Therapie bei chronisch Alkoholkranken einführen. Aber bald ist er verzweifelt über diese „undankbaren Menschen", die wo immer sie können, diesem Therapieangebot ausweichen und es „sabotieren". Aber abends – so klagt er – wenn alle Therapeuten längst von der Station sind, fangen sie an, und dann entfalten diese zum Teil schon hirnorganisch geschädigten Menschen eine geradezu kreative Aktivität im Bruzzeln und Herrichten eines urgemütlichen gemeinsamen Abendessens, das sich über Stunden hinzieht.
Diese Patienten haben also dem Therapeuten vorgelebt, welche Elemente ein Therapiekonzept für diese Personengruppe enthalten müßte.
Und ein Beispiel, daß auf die Zusammenarbeit zwischen therapeutischem Bereich und Verwaltung hinweist: Die Mitarbeiter einer Station erbitten sich und bekommen auch vom Verwaltungsleiter – über den Gärtner – ein Stück Gartenland, um mit den Patienten ein wirklichkeitsbezogenes Lernprogramm durchzuführen. Als sich herausstellt, daß dieses zur Verfügung gestellte Land einem Schuttabladeplatz gleicht, mit Betonresten und Draht durchsetzt ist, entlädt sich die Wut und Verärgerung auf die „Verwaltung", auf den Verwaltungsleiter. Ihn deshalb anzusprechen, eine Beschwerde vorzutragen, war nicht eingeübt, galt eher als gefährlich. So gärte der Groll bei den Stationsmitgliedern und den am Programm beteiligten Patienten insgeheim weiter und vergiftete die Atmosphäre dieser beiden Arbeitsbereiche Station/Verwaltung. Als der Verwaltungsleiter diesen Sachverhalt über ein Protokoll erfuhr, sprach er das in der nächsten gemeinsamen Sitzung an. Dabei stellte sich heraus, daß auch er – den tatsächlichen Sachverhalt nicht wissend – darüber empört ist, daß die Gärtnerei gerade dieses Stück Land zur Verfügung gestellt hatte.

Wenn also bei den Mitarbeitern keine Sensibilität für berechtigte Bedürfnisse bei ihnen selbst und bei den Patienten entwickelt wird, um mit diesen Elementen realisierbare, meist bescheidenere Therapieziele in methodisch handhabbare Konzepte umzuformen, besteht eine große Gefahr, daß organisatorische oder ideologische Vorstellungen zum Selbstzweck werden in dem Maße, wie die Schwierigkeit der Arbeit zunimmt, und zunehmend das Gefühl von Ohnmacht in Arbeitssituationen auftritt. Wenn dem Berater in einer der Arbeitsgruppen eine solche Situation erkennbar wird, wird er versuchen, zu verdeutlichen, wie der

Berichterstatter bereits erste Bausteine für eine erfolgreichere Arbeit in Händen hält, nur ihren Wert noch nicht so recht erkennen kann; denn die Vorstellung der Therapeuten ist wie in dem vorletzten Beispiel oft zu „anspruchsvoll", zu „wissenschaftlich", zu „akademisch", zu wenig nah an der Banalität und Not der Wirklichkeit orientiert. Weiter ist zu verdeutlichen, daß hier kein persönliches Versagen der Mitarbeiter vorliegt, sondern daß die Schwierigkeit der Arbeitssituation mit diesem Personenkreis solche „Mißerfolgserlebnisse" unter den heutigen Bedingungen immer wieder entstehen läßt. Vor allem gilt es dabei auch auf Anzeichen zu achten und diese zu verstärken, an denen deutlich wird, wie die Teammitglieder eine Ahnung entwickeln, daß Einzelkämpfertum hier nicht weiterhilft.

In der Regel hat keine der im Psychiatrischen Krankenhaus tätigen Berufsgruppen hinreichende theoretische Kenntnis dieser Phänomene, noch weniger eine Ausbildung und methodische Erfahrung, um optimal damit umgehen zu können. Folglich ist jeder Mitarbeiter in Gefahr, den in die Mitarbeitergruppe induzierten Phänomenen zu erliegen. Mit anderen Worten, im Mitarbeiterteam kommt es offen, meist aber nur latent zu der hohen, die Existenz bedrohenden Konstellation von Nähe und Distanz; auch der anderen vielfältigen Phänomene, die für den Patienten eine ständige Ich-Gefährdung darstellen. Diese Induktionsphänomene wirken sich auf alle Arbeitsbereiche des Krankenhauses aus, also auch auf die der technischen Betriebe und der Verwaltung. Aber der ständige Quellort, an dem sie sich konstellieren, ist die Patientenstation mit ihrem Team. Ein Mitarbeiter hat dieses Arbeitsfeld einmal als den „Hauptkriegsschauplatz" bezeichnet. Geht nun ein Team – oder einzelne darin – mit menschlichem Engagement und mit seinem bescheidenen beruflichen Rüstzeug an die Erarbeitung und Realisierung eines Therapiekonzeptes, so ist in aller Regel mit einem Scheitern der Bemühungen zu rechnen, zumindest so lange, wie nicht gesehen werden kann, welche hohen Ich-Leistungen die Patienten erbringen, wenn sie sich so mancher gut gemeinten therapeutischen Bemühung, die sie gefährdet, entziehen und damit ihr labiles Gleichgewicht aufrechterhalten konnten. Da man diese Sachverhalte bei dem z. Zt. vorhandenen Rüstzeug so schwer sehen kann, werden engagierte Konzeptträger immer wieder in die Gefahr kommen, eine neue „Attacke" von „Scheitern ihrer Konzepte" einzuleiten. So kommt es dann zu einer Serie von „Niederlagen" (schwerste narzißtische Kränkungen) und kaum je wird ein „Sieg" errungen.

Mit „narzißtischer Kränkung" ist die Kränkung des „sekundären Narzißmus" gemeint, bei dem sich das Ich (nach LACAN) als eine Identifizierung mit dem Bild des anderen definiert. Nach KOHUT (1973) besetzen wir ein Objekt (sekundär) narzißtisch, wenn wir es nicht als Zentrum seiner eigenen Aktivitäten erleben, sondern als Teil von uns selbst. Verhält sich das Objekt nicht, wie wir es erwarten oder brauchen, so sind wir maßlos enttäuscht oder gekränkt. Das heißt, der Therapeut „liebt" und erlebt sich im anderen; er ist quasi der andere (als ein Teilaspekt). Wenn nun der andere, in dem Fall der Patient oder auch Teammitglieder, keine entsprechend positive Rückantwort geben, dann ist das Ich des Therapeuten (zum Teil) in Frage gestellt.

Die narzißtischen Kränkungen also, die man erlebt, wenn bestgemeinte Bemühungen scheinbar „sabotiert" werden, sind kaum zu ertragen. Man kann sich die Begrenztheit der eigenen Möglichkeiten zu helfen nicht eingestehen. So kommt es zur Schuldentlastung, indem man die anderen Mitarbeiter zu Gegnern macht und bekämpft. Die Formulierungen dazu im induzierten Feld lauten dann aggressiv und empört etwa: „Keiner erkennt und würdigt meine Arbeitsleistung!" – „Die Pfleger sind an allem schuld!" – „Die Ärzte sind inhuman und korrupt!". – Auf solche Schuldentlastungen, Ausdruck der eigenen Ohnmacht, kann die Resignation folgen, das Sichzurückziehen auf den eigenen Bereich und die Verweigerung von Zusammenarbeit, weil die wegen der „Unzulänglichkeit der anderen" ja doch nicht klappe. Was bleibt, ist ein dumpfes Gefühl großer Unzufriedenheit mit der eigenen Arbeit, mit den Kollegen, mit der Verwaltung – auf seiten der Verwaltung mit den Therapeuten –, letzlich mit der Institution. So wurden und werden die Kränkungen, die engagierte Träger einer neuen Konzeption ertragen müssen, an die weitergegeben, die z. T. über Jahrzehnte die schwere Arbeit mit den ihnen zur Verfügung stehenden unzureichenden Mitteln getragen haben. Die Folge davon war – und ist – Bitterkeit und Wut bei den so Beschimpften bis hin zu Feindschaft mit den „Neuerern". So enstand – und entsteht – im großen Mitarbeiterkreis ein Phänomen von Spaltung. Dabei hatten nicht wenige der engagierten „Neuerer" das Empfinden, hinausgedrängt zu werden und nicht wenige gingen auch bald wieder. Wiederholt sich das relativ schnelle Ausscheiden mit erneuten Versuchen eines anderen Trägers einer neuen Konzeption der beschriebenen Art, so entsteht eine unzumutbare Belastung und Verunsicherung bei denen, die bereit sind, die Arbeit mit dem psychisch Kranken auch weiterhin zu tragen und schließlich auch bei den dabei betroffenen Patienten. Noch bestehen nur unzureichende Möglichkeiten, das Potential an Engagement und Ideen bei den „Neuerern" so zu kanalisieren, daß diese Energien a) den Patienten in ihrer psychischen Erkrankung, b) den „älteren" Mitarbeitern vor Ort und c) den „Ideenträgern" selbst so zugute kommen, daß die Befriedigung eigener Bedürfnisse bei allen drei Gruppen annähernd gleich groß ist, statt daß in vielfältiger Form bei allen drei Gruppen resignative Reaktionen überwiegen. Weil noch keine einheitliche Vorstellung über die Psychodynamik psychischer Erkrankungen vorliegt, ergeben sich auch immer wieder auseinanderstrebende Vorstellungen in bezug auf Therapiekonzepte. Dadurch entstehen natürlich auch erhebliche Konflikte schon innerhalb einer Berufsgruppe; um wieviel mehr dann unter den Trägern verschiedener beruflicher Richtungen. In dieser Situation entsteht oft das Bedürfnis nach klaren Direktiven, die von der Krankenhausleitung gesetzt werden sollen. Es ist dann für die Mitarbeiter nur sehr schwer zu realisieren, daß die Vertreter der Krankenhausleitung, der Ärzte, Psychologen oder wessen auch immer keine Rezepte haben; daß das Neue gerade darin besteht, daß der Mitarbeiterkreis – d. h. alle Berufsgruppen – gemeinsam mit den Patienten neue Konzepte entwickeln müssen, die sich an den berechtigten und existenznotwendigen Bedürfnissen der psychisch Kranken und der Institutionsmitglieder orientieren. Nur in einem langen Lernprozeß in den jeweiligen Arbeitssituationen wird man gemeinsam diese neuen Wege finden können. Weil das aber oft als unmöglich erlebt wird, werden Mißverständnisse geradezu gepflegt; z. B. die Behauptung, der Chef selbst habe doch gesagt, bei dieser neuen Konzeption „Therapeutische Gemeinschaft" könne jeder unabhängig von beruflicher Vorbildung und Erfahrung alles. Gelingt es dagegen, daß die „alten" Mitarbeiter mit den „neuen", aber unerfahrenen „Konzeptträgern" in einen Dialog kommen, bei dem die unausgesprochenen Blokkaden offengelegt werden können, dann werden die Meinungen zwar aufeinanderstoßen, eine starke kollektive Beunruhigung kann eintreten mit Befürchtungen, alles könnte einen destruktiven Ausgang nehmen. Wenn es aber gelingt, die dialektischen Aspekte sichtbar zu machen, wegzuführen von persönlichen Diskriminierungen, dann steigt die Wahrscheinlichkeit von realistischerer Zusammenarbeit, unter Umständen auf einem weniger anspruchsvollen Niveau. *Um es zu wiederholen, in der Regel sind die Erwartungen an die Mitarbeit der Kollegen und der Patienten zu hoch; dies um so mehr, je größer das therapeutische Engagement der oder des Mitarbeiters und je geringer seine Erfahrung, sein Wissen und sein Gespür ist, was es für den psychiatrisch psychisch Kranken bedeutet, ständig in der Gefahr zu leben, seine Ich-Identität zu verlieren, also vor der psychischen Vernichtung zu stehen.*

Die beschriebenen unbewußten Phantasien, Ängste und Erwartungen induzieren sich aber nicht nur von den Patienten in die Gruppe der Mitarbeiter und können so zu den schweren Arbeitsbehinderungen führen, sondern solche Induktionsphänomene laufen auch in umgekehrter Richtung: Von den Mitarbeitergruppen gehen unbewußte „Botschaften" verschiedenster Art an die Patienten. Dort treffen sie ebenfalls auf die anfangs dargestellten neurotischen oder psychotischen Strukturanteile und mobilisieren diese. Wenn z. B. das therapeutische Engagement des Teams noch eine Überforderung für die Patienten darstellt und das gemerkt wird, kann z. B. ein Mitarbeiter erstaunt ausrufen: „Mein Gott, was machen wir?! Wir erwarten und fordern von den Patienten Verhaltensweisen und Leistungen, die wir untereinander nicht zustande bringen! Als wenn die es für uns schaffen sollten!" – *Erst in dem Maße, wie es dem einzelnen Mitarbeiter, dem Team einer Station, der Krankenhausleitung gelingt, mit diesen induktiv empfangenen und selbst ausgesendeten Erwartungen, Wünschen, Ängsten usw. und mit den dazugehörigen intrapsychischen und interpersonalen Abwehrformen umzugehen, kann auch bei den Patienten eine angstfreiere Atmosphäre hergestellt werden und damit können konstruktivere Lernprozesse bei ihnen eingeleitet werden.*

Ich möchte noch einmal hervorheben, der Berater versteht sich als Agent von Veränderung insoweit, als die Notwendigkeit von Veränderung der Institution von Institutionsmitgliedern wahrgenommen und selbst gewollt wird. Der Berater stellt also den in der Institution Arbeitenden, die selbst Veränderung in Richtung optimalerer Lösung der gestellten Sachaufgaben wollen, seine Fachmannschaft zur Verfügung. Um dazu befähigt zu sein, muß er mit den Strukturen der Institution, die er berät, vertraut sein, also über Sachwissen, praktische Erfahrung und über Status- und Rollenverhalten der Verantwortlichen bis in die Funktionsbereiche an der Basis verfügen; und er muß vertraut sein mit individuell-menschlichem und sozial-menschlichem Verhalten in Gruppen. Die Frage, ob in einem Psychiatrischen Krankenhaus – das gleiche gilt für jede Institution, die mit psychisch Kranken zusammenarbeitet – eine Innovation gelingt, wird also sehr davon abhängen, ob auch die machthabenden Funktionsträger bis in die unteren Bereiche (pflegerische und therapeutische, technische Dienste, Verwaltung usw.) sich diesem langdauernden Lernprozeß in den Arbeitssituationen auch aussetzen, den man bei den Patienten anstrebt und von denen man eine entsprechende Mitarbeit erwartet. Gemeint ist die Konfrontation mit dem jeweils eigenen Arbeitsverhalten im Team und das eigene Erleben in Arbeitssituationen.

Literatur

Argelander, H.: Gruppenprozesse. rororo studium 5, Nr. 580

Argelander, H.: Das Erstinterview. Psyche 21 (1967) 496

Argelander, H.: Ein Versuch zur Neuformulierung des primären Narzißmus. Psyche 25 (1971) 358

Bateson, G. u. Mitarb.: Schizophrenie und Familie. Suhrkamp, Frankfurt/M. 1974

Bennis, W. G.: Organisationswandel. Gruppendynamik 1 (1970) 9–19, 1965

Berne, E.: Spiele der Erwachsenen. Rowohlt, Reinbek 1974

Brocher, T., Ch. Deichmann, P. Fürstenau: Zur Konzeption berufsbezogener gruppendynamischer Laboratorien. Gruppendynamik 4 (1972)

Chin, R., K. D. Benne: Strategien zur Veränderung sozialer Systeme. Gruppendynamik 4 (1971)

Cooper, R., M. Foster: Soziotechnische Systeme. Gruppendynamik 4 (1971)

Doppler, K., B. Voigt: Die Anwendungsfelder der Gruppendynamik; ein Befragungsergebnis. Arbeitspapier auf der Fortbildungstagung der Sektion Gruppendynamik im DAGG, Febr. 1977

Eckensberger, D.: Methoden der Organisationsentwicklung. Gruppendynamik 2 (1971)

Ezriel, H.: A psychoanalytic Approach to Group Treatment. Brit. J. med. Psychol. 23 (1950) 59–74

Freud, A.: Einführung in die Psychoanalyse für Pädagogen, 4. Aufl. Huber, Bern 1965

Freud, A.: Das Ich und die Abwehrmechanismen. Geist und Psyche, Bd. 2001. Kindler, München, 9. Aufl. 1977

Freud, S.: Die Traumdeutung. Bücher des Wissens, Nr. 428/29. Fischer, 1961

Fürstenau, P.: Institutionsberatung. Gruppendynamik 3 (1970) 219–233

Fürstenau, P.: Über die politische Relevanz psychoanalytischer Praxis. Gruppendynamik 8 (1977) 49–65

Gehlen, A.: zit. nach S. Mentzos

Greenfield, T.: Organisationen als soziale Erfindungen: Annahmen über die Veränderung – neu überdacht. Gruppendynamik 1 (1975) 2–21

Hürter, O., K. Krämer: Voraussetzungen, Implikationen und Methoden der Organisations- und Institutionsberatung. Arbeitspapier auf der Fortbildungstagung der Sektion Gruppendynamik im DAGG, Febr. 1977

IFSS (Institut für Sozialarbeit und Sozialpädagogik), W. Bäuerle: Sozialforschung und Institutionsberatung. Blätter der Wohlfahrtspflege, Heft 7. Kohlhammer, Stuttgart 1973

Jaques: zit. nach S. Mentzos

Klüwer, C.: Zur Verwirklichung demokratischer Lebens- und Erziehungsformen in Einrichtungen der Jugendhilfe – Möglichkeiten und Grenzen – aus psychoanalytischer Sicht. Mitgliederrundbrief des Allg. Fürsorgeerziehungstages e. V., 5/6, S. 63–67, 1971

Kohut, H.: Narzißmus und narzißtische Wut. Psyche 6 (1973) 513

Lacan, J.: zit. nach J. Laplanche, J. B. Pontalis

Laplanche, J., J. B. Pontalis: Das Vokabular der Psychoanalyse. Taschenbuch Wissenschaft 7. Suhrkamp, Frankfurt/M. 1973

Leavitt, H. J.: zit. nach P. Morin

Lellau, E.: Drogenarbeit anders. Erfahrungsbericht . . . unter Berücksichtung des induzierten Spontanphänomens in der Gruppe. Materialien zur Psychoanalyse, Serie III, 2. Lieferg. Vandenhoek & Ruprecht, Göttingen 1976

Lindner, T.: Das monarchisch-aristokratische Organisationsmodell. Gruppendynamik 1 (1971)

Lorau, R.: Die institutionelle Gegenübertragung und der Analysator. Gruppendynamik 4 (1971)

Matussek, P.: Psychotherapie schizophrener Psychosen. Hoffmann & Campe Reader, Hamburg 1976

Mead, M.: Der Konflikt der Generationen, 2. Aufl. Walter, Olten 1971

Mentzos, S.: Interpersonale und Institutionalisierte Abwehr. Literatur der Psychoanalyse. Suhrkamp, Hamburg 1976

Morin, P.: Einführung in die angewandte Organisationspsychologie, Konzepte der Humanwissenschaften. Klett, Stuttgart 1974

Nellessen, L., J. Schmidt: Kein Anschluß unter dieser Nummer? – Erfahrungen mit Trainings in einer Institution. Gruppendynamik 4 (1975) 276–294

Nellessen, L.: 12 Jahre Gruppendynamik in Deutschland. Vandenhoek & Ruprecht, Göttingen 1977

Neubauer, W.: Im Netz der Institutionen: beschützt und gefangen. SIO, Sozialarbeit in Österreich, Nr. 35. Wien, April 1977

Pages, M.: zit. nach Mentzos, S.

Pörksen, N.: Kommunale Psychiatrie. Rowohlt, Reinbek 1974

Richter, H. E.: Patient Familie. Rowohlt, Reinbek 1970

Richter, H. E.: Flüchten oder Standhalten. Rowohlt, Reinbek 1976

Rohlfs, T.: Ein Modell psychoanalytischer Sozialpsychiatrie. Arbeitspapier für den Bundesverband der Arbeiterwohlfahrt, 1976

Sievers, B.: Theorien und Methoden der Organisationsentwicklung in den USA. Gruppendynamik 1 (1975)

Sievers, B.: Organisationsentwicklung als Problem. Klett, Stuttgart 1977

Stierlin, H.: Eltern und Kinder im Prozeß der Ablösung. Literatur der Psychoanalyse. Suhrkamp, Hamburg 1975

Vansina, S.: Die Psychologie der Beratung. Gruppendynamik 1 (1971) 12–21

Veltin, A.: Vortrag in Salzburg 1974

Winkler, W. Th.: Übertragung und Psychose. Huber, Bern 1971

Zaleznik: Das menschliche Dilemma der Führung. Gabler, Wiesbaden 1975

Zobrist, A.: Methoden der Teambildung in Institutionen. Gruppentherapie und soziale Umwelt. Huber, Bern 1975

3.5. Information und Kommunikation

H. Kayser, A. Veltin, V. Zumpe

Die Teamarbeit, die sich heute in allen Wissenschafts- und Wirtschaftsbereichen entwickelt, setzt voraus, daß die Teammitglieder über die Vorgänge innerhalb ihres Arbeitsbereiches ausreichend informiert werden. Probleme ergeben sich aber, wenn mit steigender Zahl der Mitarbeiter in den verschiedenen Arbeitsbereichen der Kommunikationsmodus Zeit aufwendig wird. Hier liegt einer der Widerstände gegen eine Gemeinschaftsarbeit in psychiatrischen Kliniken. Insbesondere wird vom älteren Personal immer wieder geltend gemacht, daß das „unnötige Diskutieren" ihnen nur die Zeit stehle. Tatsächlich beanspruchen in einer Klinik, die gemeinschaftstherapeutisch geführt wird, die Konferenzen auf unterschiedlicher Ebene einen nicht geringen Teil der Arbeitszeit. Besucher im Dingleton-Hospital in Schottland (Jones 1962) haben sich deshalb gefragt, ob die Ärzte noch Zeit haben, sich um ihre Patienten zu kümmern. Wenn man aber weiß, daß die affektiven Beziehungen der Mitarbeiter zu den Patienten und untereinander wesentlich die therapeutische Atmosphäre bestimmen, wird man auf eine ausgedehnte Information und Kommunikation allergrößten Wert legen müssen.
Während in einer Klinik herkömmlicherweise die Anordnungen von „oben nach unten" weitergegeben werden, ist der Stil der therapeutischen Gemeinschaft dadurch gekennzeichnet, daß man Gelegenheit für eine ausgedehnte Rückkoppelung (feed back) von Informationen schafft. Das System wird dadurch zweifellos komplizierter. Da durch die Miteinbeziehung des Personals und der Patienten in den Kreis der Informanten die Informationsdichte aber erhöht wird, sind die Entscheidungen, die schließlich fallen, realitätsangemessener, als wenn sie nach dem System hierarchischer Einwegkommunikation getroffen werden.
Prinzip eines mit rationellem Einsatz von Zeit und Kraft arbeitenden Informationssystems sollte sein: jeder Mitarbeiter erhält soviel an Informationen, wie es für seine Arbeit notwendig ist. Er gibt seinerseits nur soviel Informationen, wie es die Entscheidungsbildung auf der jeweiligen Teamebene verlangt. Im traditionellen hierarchisch ausgerichteten Krankenhaus fungierte lediglich ein kleiner Personenkreis, die Schaltpersonen wie Ärzte und leitendes Pflegepersonal, als Informationsträger. Es ist aber bei dem neuen Informationsprinzip nicht notwendig, daß alle am Informationsprozeß Beteiligten in ein anderes Extrem verfallen, in die Vorstellung nämlich, daß jeder von jedem alles wissen müßte. Bei einer zu hohen Informationsdichte verlieren entscheidende Nachrichten an Relevanz, Wichtiges wird von Unwichtigem nicht mehr unterschieden. Ein solch ungefilterter Informationsfluß ist zeitökonomisch untragbar, er macht ein sachbezogenes Arbeiten unmöglich.
Für das Informations- und Kommunikationsgeschehen einer Gemeinschaftstherapie hat die *Abteilungsversammlung* (ward meeting) eine we-

sentliche Funktion. In der Regel sollte sie 3–6mal wöchentlich stattfinden, da sie dann auch die klinische Einzelvisite im Sinne einer Gruppenvisite ersetzen kann. An der Abteilungsversammlung nehmen außer den Patienten alle Mitglieder des therapeutischen Teams teil. Man sitzt am besten in einem offenen Kreis, die Teammitglieder mischen sich zwanglos unter die Patienten. Man sollte es vermeiden, den Kreis der Sitzgelegenheiten zu eng zu fassen, da autistische und zurückgezogene Kranke besonders gern einen zweiten, äußeren Kreis bilden oder sich in kleinen Gruppen außerhalb der Gesprächsrunde niederlassen. Aus der Sicht der „hinteren Ränge“ können sie wohl das Gespräch relativ angstfrei verfolgen („Zuschauertherapie“), im Sinne von Slavson (1968) werden sie aber in den eigentlichen Kommunikations- und Interaktionsprozeß nicht einbezogen. Es besteht überdies die Gefahr, daß es immer dieselben aktiven Kranken sind, die aus der ersten Reihe heraus das Gespräch gestalten, und daß einzelne geltungsstrebige Patienten sich in den Vordergrund spielen. Es ist auch immer wieder zu beobachten, daß sich anonymitätsuchende, rollenverunsicherte Therapeuten in die hinteren Ränge zurückziehen.

Um eine möglichst freie Kommunikation zwischen den Beteiligten zu ermöglichen, sollte die Diskussion ungezwungen und undirigiert ablaufen. Jeder Teilnehmer hat die Möglichkeit, ihn bewegende Probleme vorzutragen, alle Angelegenheiten, die das Leben auf der Station und im Krankenhaus mit sich bringt, können besprochen werden. Die Abteilungsversammlung dient so in erster Linie als Mittel zur Kommunikationsförderung im weitesten Sinne, in zweiter Linie als Ort der Ermöglichung sozialer Lernprozesse, in dritter Linie als Instrument einer spezielleren Gruppentherapie. Davon wird im einzelnen noch im Kap. 4, S. 184, die Rede sein.

Die Mitglieder des therapeutischen Teams einer Krankenabteilung haben in der *Personalkonferenz* (staff meeting) die Möglichkeit, ihre Probleme miteinander zu besprechen und die Art und Weise ihrer Zusammenarbeit festzulegen. Die Konferenz sollte täglich stattfinden – wenn es sich in den Tagesplan einfügen läßt, unmittelbar im Anschluß an die Abteilungsversammlung, bei Schichtdienst in der Zeit des Schichtwechsels. Sinnvollerweise gliedert man den Ablauf der Konferenz in zwei Abschnitte; in dem einen können Informationen weitergegeben und Organisationsfragen besprochen, im zweiten die auf der Abteilung ablaufenden gruppendynamischen Prozesse und Strukturprobleme diskutiert werden. Der Zugang zu diesen Fragen ergibt sich zwanglos aus der Reflexion über den formalen, inhaltlichen und dynamischen Ablauf der vorausgegangenen Abteilungsversammlung. Alle Mitarbeiter werden sich bemühen, ihre Beobachtungen differenziert wiederzugeben, ohne die gewohnten Klischees herkömmlicher Verhaltensbeobachtungen zu benutzen. Darüber hinaus sollten es die Teammitglieder allmählich lernen, neben der Darstellung ihrer Wahrnehmungen auch ihre Empfindungen und Gefühle mitzuteilen, die sie in den geschilderten Situationen gehabt haben. Dadurch wird, wie schon an anderen Stellen dieses Buches angemerkt ist (s. insbesondere das Kap. 4), ein Erfahrungsprozeß in Gang gesetzt, der zu einem besseren Verständnis der Kranken und ihrer Beziehungen zur Umwelt führt. Jones (1976) bezeichnet solch „lebendiges Lernen" als den entscheidenden Faktor für die Ausbildung und die persönliche Reifung der Teammitglieder.

3.5.1. Krankenhauseigene Informationsorgane

Viele Psychiatrische Krankenhäuser sind Großkrankenhäuser mit mehreren hundert Betten bzw. Behandlungsplätzen, mit vielen hundert Mitarbeitern und mit einer differenzierten oft unübersichtlichen Infrastruktur. In solchen „Großbetrieben" klagen Mitarbeiter über Informationsdefizite, über Mängel in der Kommunikation trotz zahlreicher Konferenzen auf den verschiedenen Ebenen und häufiger Teamgespräche. Sicherlich ist es in großen Krankenhäusern schwieriger, Informationen gezielt zu verteilen und für die vielen Empfänger notwendiger Informationen die richtigen Kommunikationsmittel und -wege zu finden.
Nun gibt es unter der Fülle von Informationen und täglich neu anfallenden Nachrichten auch solche, die nicht nur für bestimmte Personen, Berufsgruppen oder Funktionsbereiche von Wichtigkeit, sondern die von ganz allgemeinem Interesse sind und jeden angehen. Zur Verbreitung dieser Mitteilungen eignen sich betriebsinterne, krankenhauseigene „Zeitungen", die allen Mitarbeitern zugänglich sind und bei ihnen das Interesse an den Vorgängen im Krankenhaus befriedigen bzw. wecken können.
Welche Bedeutung der Tatsache zukommt, wenn Mitarbeiter informiert werden und sind, ist bekannt. Der einzelne lernt, den Stellenwert seines Tuns und seiner eigenen Rolle in dem komplizierten Gefüge eines Krankenhausbetriebs zu sehen und die Abhängigkeiten der verschiedenen Funktionsträger voneinander zu erkennen. Es entwickelt sich ein vertieftes Verständnis für die Arbeit; man kann sich mit dem „Betrieb" identifizieren. Dieses bedeutet u. a., daß auch Mitarbeiter, die mit der Patientenversorgung nicht direkt betraut sind (Mitarbeiter in der Verwaltung, im technischen Versorgungsbereich, in den Handwerksbetrieben), in ihren Leistungen Hilfe für den psychisch Kranken und Unterstützung der Funktionen der therapeutisch wirkenden Arbeitskollegen erkennen. Dies steigert die Arbeitsmotivation, fördert auch das Verständnis für die Arbeit des Kollegen und stärkt die Solidarität.
In vielen Krankenhäusern werden seit einigen Jahren hauseigene Informationsorgane herausgegeben, die sich entweder nur an Mitarbeiter oder auch an Patienten und Mitarbeiter gleichzeitig wenden, die regelmäßig oder unregelmäßig erscheinen, die mehr fortbildenden, pädagogischen oder mehr informierenden, benachrichtigenden Charakter haben (Abb. 3–6).

PRISMA

INFORMATIONSHEFT
FÜR ALLE BESCHÄFTIGTEN
DES LKH-SCHLESWIG

Je nach Schwergewicht betreffen die Inhalte Personalvorgänge (z. B. Einstellungen, Jubiläen), tarifrechtliche Probleme, die Arbeit der Personalräte, geplante Baumaßnahmen, Themen der therapeutischen Konzeption und über rehabilitative Maßnahmen, Fragen der Aus-, Weiter- und Fortbildung, Entscheidungen der Krankenhausleitung oder des Krankenhausträgers, Öffentlichkeitsarbeit usw. Auch Stellungnahmen zu bereits veröffentlichten Informationen, zu Entscheidungen oder Vorgängen im Krankenhaus sollten in Form von Leserbriefen möglich sein. Die Resonanz, die ein hauseigenes Informationsorgan unter den Mitarbeitern findet, und das Spektrum der Themen der Informationen hängen u. a. auch von der Zusammensetzung des Redaktionsgremiums ab. Je mehr Vertreter verschiedener Berufsgruppen und verschiedener Krankenhausbereiche mitarbeiten, um so reichhaltiger und vielseitiger werden die herauszugebenden Informationen. Dagegen wird ein Informationsorgan desto einseitiger und steriler, je weniger Redakteure sich beteiligen und je höher das Redaktionsgremium in der Leitungshierarchie angesiedelt ist. Optimal ist eben eine möglichst heterogene Zusam-

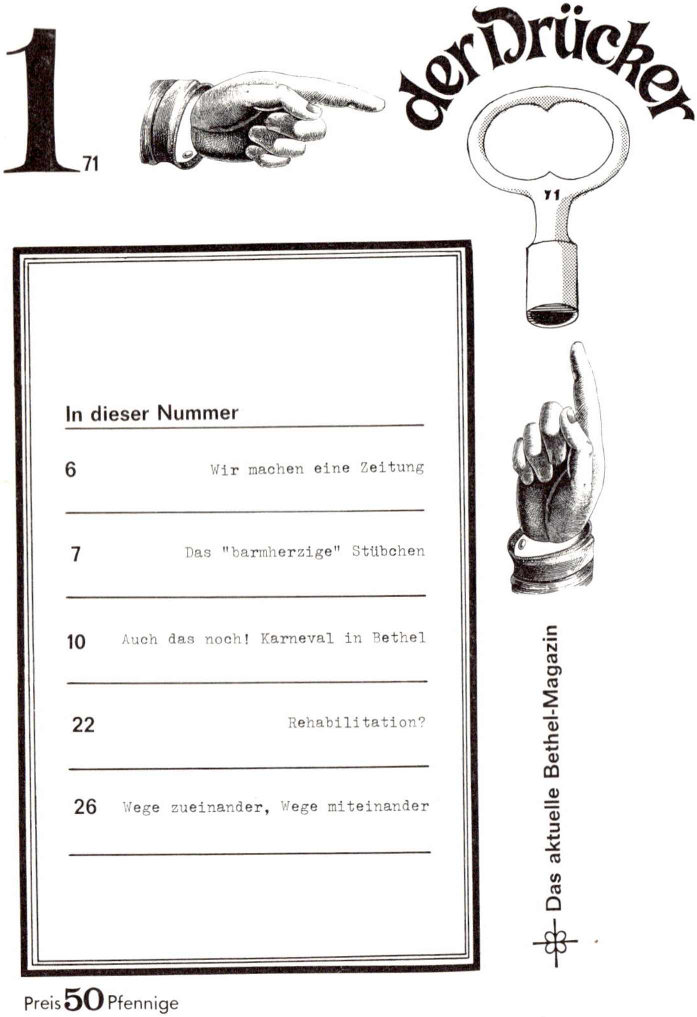

mensetzung der Redaktionsgruppe hinsichtlich Berufsgruppen, Krankenhausbereichen und hierarchischen Ebenen. Die Mitarbeiterzahl ist natürlich auf gruppendynamisch vertretbare Dimensionen zu begrenzen.

Auch in diesem Gremium sollten die Mitarbeiter sich als ein Team verstehen, das sich dem Gedanken der Therapeutischen Gemeinschaft verpflichtet fühlt und in diesem Sinne wirkt.

Literatur

Jones, M.: Prinzipien der Therapeutischen Gemeinschaft. Huber, Bern 1976
Slavson, S. R.: Gruppenpsychotherapie. In: Psychotherapie der Gegenwart. Handbuch der klinischen Psychologie. Rascher, Zürich 1968

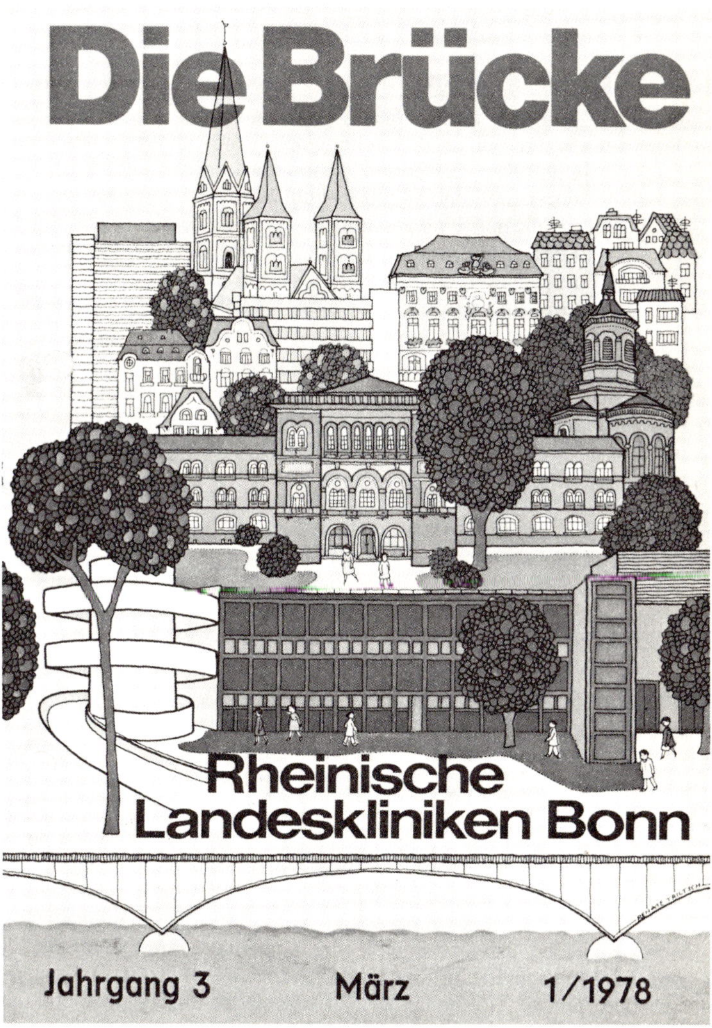

4. Methoden der Gruppenarbeit in der Therapeutischen Gemeinschaft

4.1. Gesprächsgruppe

H. Krüger, A. Veltin, V. Zumpe

4.1.1. Struktur und Funktion

Die *Struktur einer therapeutischen Gruppe* ist abhängig von ihrer Zusammensetzung und von der Einstellung des Gruppenleiters. Diese Fragen wurden in den Kap. 2.4 und 3.2 schon ausführlich erörtert. Ergänzend soll an dieser Stelle noch einiges zum Einfluß des Gruppenleiters gesagt werden. Seit den Untersuchungen von Lewin (1963) weiß man, daß das Verhalten von Gruppen von der Art der Führung abhängig ist. Lewin selbst unterschied schließlich *drei Führungsstile:* den autoritären, den Laissez-faire- und den freiheitlich demokratischen Stil.

Eine „*leiterzentrierte Gruppe*" (Battegay 1963/1967) wird ihren direktiv und autoritär intervenierenden Therapeuten als omnipotenten Vater erleben, sich jeder Verantwortlichkeit entziehen, mehr und mehr eine regressive Haltung einnehmen und Gefahr laufen, zu einer Masse im kleinen zu entarten. Ähnliches geschieht auch, wenn der Gruppenleiter versucht, jegliche Angst, die in der Gruppe aufkommt, zu besänftigen, indem er die Gruppe dazu bewegt, den Charakter einer alles bergenden, beschützenden, engenden Gemeinschaft anzunehmen. Battegay spricht in diesem Zusammenhang von der Funktion der Gruppe als „große Mutter". Die Gruppenmitglieder fühlen sich darin nur noch wohl und angenommen und sind nicht motiviert, in eine Auseinandersetzung um ihre krankhaften Verhaltensweisen einzutreten.

Der „*Laissez-faire-Stil*" zeichnet sich durch Passivität und Nachgiebigkeit des Gruppenleiters aus und führt letztlich zu einer Verwahrlosung und Auflösung der Gruppe, da emotionale und triebhafte Tendenzen dominieren und die Gruppenmitglieder beginnen, miteinander zu rivalisieren, Cliquen zu bilden und sich gegenseitig zu terrorisieren.

Die „*freiheitlich demokratisch*" (besser „*sozial integrativ*" – Tausch u. Tausch 1965) geführte Gruppe gewährleistet dagegen ein optimales Maß an Rollendifferenzierung; sie fordert den Gruppenmitgliedern Anpassungs- und Durchsetzungsfähigkeiten ab. Das freie Rollenspiel bewirkt eine hohe Realitätsbezogenheit. Durch die Auseinandersetzung mit den verschiedensten sozialen Rollen können die Gruppenmitglieder einen wesentlichen Erfahrungszuwachs erzielen. Im freiheitlich-demokratischen Führungsstil behält der Gruppenleiter noch weitgehend die Führung, gibt aber der Gruppe Hilfen bei der Lösung von Problemen.

Er versucht jedoch „seinen Einfluß durch eine gewisse Lenkung der Diskussion und durch die sokratische Methoden auf den Fortgang des Reifungsprozesses der Gruppe so minimal wie möglich zu halten, bis die Gruppe in der Lage ist, sich selbst verantwortlich zu fühlen.“ (BROCHER 1967).

In der Therapeutischen Gemeinschaft herrscht das *Prinzip der geteilten Leitungsfunktion.* Leitung wird hier nicht mehr als Funktion einer Person, sondern als Funktion der Gruppe selbst, d. h. aller Gruppenmitglieder angesehen. Jedes Gruppenmitglied ist an der Verantwortung für die Gemeinschaft beteiligt. Entscheidungen werden im Einvernehmen und Einverständnis der Beteiligten gefällt. Daß dies nicht immer der Fall sein kann, zeigt die tägliche Erfahrung bei der Gruppenarbeit. Bei der Diskussion um organisatorische Fragen, etwa bei notwendigen Änderungen der Hausordnung, kommt man nur selten ohne Mehrheitsentscheidungen aus. Dabei muß allerdings in Kauf genommen werden, daß keine vollkommene Zufriedenheit bei den Gruppenmitgliedern erreicht werden kann.

AHRENS (1966) zeigte in einer eindrucksvollen Studie, daß eine Gruppenentscheidungsstrategie mit auferlegtem sozialen Druck unter Berücksichtigung von Einzelentscheidungen (Präferenzstärke) höhere Zufriedenheitswerte bei den Versuchspersonen ergab als die demokratische Strategie der Mehrheitsentscheidung. Ein Gruppenbeschluß ist um so vollkommener,

- je mehr Bedürfnisse des einzelnen berücksichtigt werden,
- je mehr Lösungsmöglichkeiten vorgeschlagen werden,
- je größer die Zahl derer ist, die dem Beschluß zustimmen können,
- je mehr Mitglieder die Durchführung tragen,
- je genauer die Mitglieder den Erfolg der Maßnahmen kontrollieren können (HEYN, pers. Mittl.).

Auch die freiheitlich-demokratisch geführte therapeutische Gruppe wird nicht ohne Freiheitsbeschränkungen für den einzelnen auskommen. Auf der einen Seite wird sich das Gruppenmitglied in die Gruppenformen einfügen müssen; auf der anderen Seite wird es in der Gruppe eine Freiheit erlangen können, die es als Einzelindividuum kaum erzielt hätte. Aus diesem polaren Charakteristikum: Unterordnung – Freiheit (BATTEGAY 1963/1967) in der Therapeutischen Gemeinschaft ergibt sich eine *weitere Funktion* des Gruppengesprächs, nämlich die der sozialen Anpassung, des *sozialen Lernens* (JONES 1952/1968). JONES setzt den Begriff der Behandlung mit dem des sozialen Lernens gleich. Der einzelne lernt nicht nur Kritik zu üben, Verantwortung zu tragen, inadäquates Verhalten zu tolerieren und zu korrigieren, sondern er lernt auch, daß er zu Kompromissen bereit sein muß, soll in Konfliktfällen eine allseits weitgehend befriedigende Lösung gefunden werden.
Anders formuliert heißt soziales Lernen all das, was NAPOLITANI (1963) als die *entscheidenden therapeutischen Faktoren* bezeichnet hat, daß nämlich in der Therapeutischen Gemeinschaft

1. das krankhafte Verhalten des einzelnen der Gruppe deutlich wird und daß der einzelne durch die Gruppe darauf aufmerksam gemacht wird;

2. die Gruppe und der einzelne sich bemühen, dieses krankhafte Verhalten zu verstehen;

3. diejenigen Situationen gefördert werden, die korrigierende Erfahrungen ermöglichen;

4. die gesunden Seiten der Persönlichkeit durch die Gruppe anerkannt und durch adäquate Rollen entwickelt werden.

Die genannten Faktoren sind in der *themen- und problemorientierten Gesprächsgruppe* im besonderen Maße wirksam. Sie hat im Leben der Therapeutischen Gemeinschaft – insbesondere in Form der Stationsversammlung (ward-session) – eine zentrale Funktion. Das gemeinsame Gespräch erfüllt am besten die Grundforderungen der Therapeutischen Gemeinschaft nach lückenloser Kommunikation der Mitglieder untereinander, nach wechselseitigem, rückgekoppeltem Austausch von Informationen sowohl in der horizontalen als auch in der vertikalen Richtung. Die regelmäßig stattfindenden Zusammenkünfte von Patienten und Therapeuten einer kleineren oder größeren therapeutischen Einheit dienen jedoch nicht nur dem wechselseitigen Informationsaustausch, sie geben den Beteiligten auch Gelegenheit, die Modalitäten des Zusammenlebens und der Zusammenarbeit zu diskutieren, Meinungen auszutauschen, Wünsche zu artikulieren, Konflikte auszutragen und gemeinsame Vorhaben zu planen.

Die themen- und problemorientierte Gesprächs- und Aussprachegruppe ist den *soziotherapeutischen Gruppenverfahren* zuzuordnen. Diese unterscheiden sich im Prinzip nicht von den psychotherapeutischen Gruppenmethoden. Beide Behandlungskategorien bedienen sich der Gruppe als therapeutischem Faktor und nehmen sowohl die Gruppe selbst als auch das einzelne Gruppenmitglied als Therapieziel; für beide Formen gelten die Erkenntnisse der Kleingruppenforschung: über gruppeninterne und nach außen gerichtete Kommunikations- und Interaktionsstrukturen, Gruppenzusammenhalt (Kohäsion) und Wir-Gefühl-Entwicklung, über Rollen- und Status-Differenzierung, Führerschaft und Führungsverhalten, Entstehung und Kontrolle von Gruppennormen, Entwicklung von Gruppenzielen, über Gruppenleistungen und Prozesse der Gruppendesintegration und Entartung (Veltin 1979).

Soziotherapeutische und psychotherapeutische Gruppenmethoden unterscheiden sich insofern, als die soziotherapeutischen Verfahren darauf ausgerichtet sind, die gesunden Anteile der Persönlichkeit anzusprechen und sich um eine Förderung nicht ausgeschöpfter Ich-Potentiale und um das Training bereits verfügbarer Ich-Funktionen bemühen; die psychotherapeutischen, insbesondere die psychoanalytischen, psychoanalytisch orientierten oder tiefenpsychologisch fundierten Verfahren setzen dagegen an den psychopathologischen Anteilen der Persönlichkeit an und intendieren eine Integration abgewehrten Erlebens, von konfliktgebundenem Potential in das Ich (Heigl-Evers u. Heigl 1973). Zur Gruppenpsychotherapie sind nach diesen Unterscheidungsmerkmalen also die Vorgehensweisen zu zählen, die davon ausgehen, daß die in der Gruppensituation auftretenden interpersonellen Konflikte den psychosozialen Widerhall intrapsychischer Spannungen der Gruppenteilnehmer darstellen, und die darauf abzielen, diese unbewußten intrapsychischen Konflikte und die damit in Zusammenhang stehenden Abwehrsysteme aufzudecken (Änderung der intrapsychischen Struktur der Gruppenteilnehmer). Der soziotherapeutischen Gruppenarbeit sind die Maßnahmen zuzuordnen, bei denen man die interpersonellen Konflikte als Ausdruck exogener Spannungen im momentan gegebenen sozialen Feld betrachtet und versucht, die Probleme von Macht und Autorität, Schwäche und Abhängigkeit, von Urteilen und Vorurteilen, von Sanktionen und Gratifikationen auf dem Wege über Meinungsbildung und Entscheidungsfindung zu bearbeiten (Änderung der Verhaltensstruktur der Gruppenmitglieder). Für die soziotherapeutische Gruppenarbeit haben infolgedessen die Aspekte des Gruppengeschehens eine besondere Bedeutung, die auf die Bewältigung der gemeinsamen Gruppenaufgaben und auf die Einhaltung des sozialen Bestandes der Gruppe hinzielen, ohne jedoch die individuellen Bedürfnisse der einzelnen Gruppenteilnehmer außer acht zu lassen. Die Gruppenmitglieder finden in der Auseinandersetzung mit den Gegebenheiten der aktuellen Situation am ehesten Gelegenheit, beim Aufbau, bei der Erhaltung und Veränderung ihrer sozialen Beziehungen – über eine wechselseitige Rückkoppelung (Feedback) – ihre sozialen Fähigkeiten zu entwickeln und damit ihre soziale Kompetenz zu erweitern (Veltin 1979).

4.1.2. Organisation

Wir wollen im folgenden über die Erfahrungen berichten, die wir während unserer gemeinsamen Tätigkeit auf der Station „Hermann-Simon-Haus" des Westfälischen Landeskrankenhauses Gütersloh mit Gesprächsgruppen gemacht haben. Dort fand sich die Gemeinschaft an 5 Tagen in der Woche, außer samstags, um 11.45 Uhr zu einem ¾stündigen Gespräch zusammen. Das in der von den Patienten wie vom Personal erarbeiteten Hausordnung verankerte Gruppengespräch galt als obligatorisch. Es gab jedoch im Laufe der Jahre Situationen, in denen die Patienten die Anzahl der Gruppengespräche zu reduzieren suchten. Es gelang nach reflektierendem Durcharbeiten der Widerstandssituation immer, die Mehrheit der Patienten von dem therapeutischen Nutzen der Gruppengespräche zu überzeugen. Von der Personalgruppe wurde darauf geachtet, daß das Gruppengespräch pünktlich begann und pünktlich endete. In der Gesprächsleitung wechselten sich die Teammitglieder von Woche zu Woche ab. Das Gespräch entwickelte sich frei, abgesehen von Stunden, an denen von seiten des Behandlungsteams Informationen gegeben oder organisatorische Fragen wie Einteilung zur Arbeits- und Beschäftigungstherapie, Urlaub und Entlassung angeschnitten werden mußten. Diesen Fragen war im allgemeinen das Gespräch am Donnerstag vorbehalten.

Tabelle 1

Durchschnittswerte	Therapeutische Gemeinschaft - HSH				Gruppe chronisch Kranker
	Untergruppe		Gesamtgruppe		
	I–1967	II–1967	1966	1967	
Sitzungen/Monat	6	6	15	9	4
Teilnehmer/Sitzung	13	14	19	24	25
Themen/Sitzung	2,3	1,4	2,1	2,1	3,2
'Schweiger' in %	20	26	28	34	46
'Schweiger' (Schwankungsbreite)	18–40	12–35	19–35	31–45	40–62

Tabelle 2

Gesprächsbeteiligung		Gesamtgruppe		Untergruppe	
		1966	1967	I–1967	II–1967
Verteilung der Schätzwerte in Prozenten	1	0,2	0,1	0,8	1,5
	2	5,1	5,2	9,8	8,4
	3	16,7	18,5	28,6	24,2
	4	50,2	41,2	40,3	39,8
	5	27,7	35,1	20,4	26,0
Mittelwert		4,0	4,1	3,7	3,8
Standardabweichung		0,8	0,9	0,9	1,0

(chi-Quadrat = 68, df 3, $p < 0{,}001$)

Im Jahre 1967 wurde die Stationsgruppe über 5 Monate in zwei Untergruppen geteilt. Es wurden neben den Gruppengesprächen mit der Gesamtgruppe Gespräche mit den Kleingruppen, die jeweils 13 bis 14 Mitglieder zählten, geführt. Es bestand der Trend zu einer Intensivierung der *Gesprächsbeteiligung* bei den Kleingruppen gegenüber der Großgruppe (Tab. 1, 2, 3, 4). Eine Zu- oder Abnahme der *Themenzahl* mit wachsender oder sinkender Teilnehmerzahl ließ sich nicht feststellen (Tab. 1). In den Kleingruppen waren aber die *themenanregen-*

den Patienten gesprächsaktiver als in der Gesamtgruppe. In der Tab. 4 läßt sich ablesen, daß in der Gesamtgruppe 27,7% der Teilnehmer ein Thema angeregt hatten und gleichzeitig eine Gesprächsintensität vom Schätzwert 2 zeigten. In der Teilgruppe waren es dagegen 45,5% der Teilnehmer mit dem Schätzwert 2, die sich themenanregend betätigten. Wenngleich sich aus diesem Experiment die Vorteile für die Gruppentherapie in kleinen Gesprächsgruppen ergaben, so sind die Unterschiede wiederum nicht so markant, daß man unbedingt danach streben müßte, die Gesprächsgruppen möglichst klein zu halten. Die relativ geringen Differenzen sprechen eher dafür, daß man auch mit Gruppen von 20, 25 oder gar 30 Patienten erfolgreich arbeiten kann. Das muß betont werden, da die herkömmliche, auf die Behandlung von Neurotikern zugeschnittene Gruppentherapie mit Gruppen von 6–8, höchstens 12 Personen, hierzulande leider den Blick dafür verstellt hat, daß auch Gruppen mit größerer Mitgliederzahl, vor allem auch Gruppen psychotischer Patienten, unter vorwiegend soziotherapeutischen Zielsetzungen fruchtbar zu handhaben sind.

Tabelle 3

Teilnehmer/Sitzung	Mittelwert	Standard-abweichung	Nichtbeteiligte in Prozenten
7–12	3,8	1,0	27
13–18	4,0	0,9	27
19–24	4,0	0,8	32
25–30	4,1	0,8	32

Tabelle 4

Skalenwert	Prozentuale Verteilung in der	
	Gesamtgruppe	Teilgruppe
1	0,7	5,7
2	27,7	45,5
3	45,6	37,5
4	26,0	11,3

Wir sind so vorgegangen, daß wir nach den Gruppensitzungen die Intensität der sprachlichen Beteiligung jedes Patienten aufgrund einer fünfstufigen Schätzskala beurteilten. Den Skalenwert 1 erhielten verbal dominierende Gruppenmitglieder, die ihre Gesprächspartner kaum oder gar nicht zu Worte kommen ließen, den Skalenwert 5 sprachlich an der Diskussion Nichtbeteiligte. Zwischen diesen Extremwerten wurden die Teilnehmer mit dem Skalenwert 2 eingeordnet, die sich intensiv am Gespräch beteiligten, ohne in Monologe zu verfallen. Mit dem Skalenwert 3 bezeichneten wir eine mittlere Gesprächsbeteiligung. Der Schätzwert 4 wurde vergeben, wenn Gruppenmitglieder nur durch kurze Einwürfe und

Bemerkungen am Gespräch partizipierten. Weiterhin wurden diejenigen Gruppenmitglieder noch besonders erfaßt, von denen die Gesprächsthemen angeregt wurden.

Im Anschluß an die Gruppengespräche fanden, nach kurzer Pause von 5 Minuten, die *Teamgespräche innerhalb der Patientenrunde* statt, wobei den Patienten die Teilnahme freigestellt war. Der so in die Öffentlichkeit verlegte Teil der Teambesprechungen dauerte bis zu 30 Minuten.

In dieser Sitzung wurden beispielsweise die Dosierung der Psychopharmaka mit den Patienten diskutiert. Die Kranken gelangten so zu einer positiven Einstellung zu ihrer medikamentösen Behandlung, weil sie etwas über Wirkung und Nebenwirkung der Neuroleptika erfuhren. Auf diese Weise aufgeklärte Patienten achten dann auch später viel selbständiger auf ihre Medikation. Darüber hinaus wurden vor diesem Forum unangepaßtes wie auch angepaßtes Verhalten der Patienten, mangelnde oder gute Einstellung zur Arbeits- und Beschäftigungstherapie, die Einhaltung der Arbeitstherapiezeiten usw. behandelt. Fehlverhalten wurde vom Behandlungsteam nicht kritisiert, sondern sachlich aufgezeigt. Die betreffenden Patienten äußern sich dann selbst dazu, und die aktuellen Schwierigkeiten, die ein Kranker beispielsweise beim morgendlichen Aufstehen oder beim Einhalten der Arbeitstherapiezeiten hat, wurden gemeinsam angegangen. Der edukatorische Wert eines derart verbalen Konditionierens darf nicht hoch genug veranschlagt werden. Er liegt nicht nur in der Förderung sozialer Lernprozesse bei den Patienten, sondern auch in der Schulung nicht kränkenden Urteilens bei den Teammitgliedern. Das „öffentliche Teamgespräch", das im Hermann-Simon-Haus und später auch im Albert-Schweitzer-Haus (dort Gruppenvisite genannt) durchgeführt wurde, trug darüber hinaus dazu bei, therapeutisches Denken und Handeln zu entmythologisieren und damit das partnerschaftliche Verhältnis zwischen Therapeuten und Patienten zu stärken.
Der zweite *„gruppendynamische Teil"* der Teamsitzung war nichtöffentlich. Hier bemühten sich die Teammitglieder um eine Prozeßanalyse des vorangegangenen Gruppengesprächs und der Abteilungssituation.

4.1.3. Gesprächsthemen

Die in den Gruppengesprächen der Therapeutischen Gemeinschaft von den Patienten behandelten Themen sind nach unseren Untersuchungen sehr variabel. Bestimmte Themen kehren jedoch mit einiger Konstanz immer wieder und überwiegen stark. Sie entsprechen im großen und ganzen dem von v. ZERSSEN (1964) aufgestellten Themenkatalog und decken sich mit den Beobachtungen von BOSCH (1967).

Nach v. ZERSSEN wurden von den Patienten folgende Themenkreise intensiver bearbeitet: das Gefühl, zur Gruppe der sozial verfemten Kranken zu gehören –

eingesperrt zu sein – im Leben versagt zu haben – die Schwierigkeiten des Zusammenlebens mit anderen auf der Station – die Sorge, den Kontakt mit den realen Aufgaben des Lebens zu verlieren – die Angst, chronisch krank zu werden – die Angst vor erneutem Versagen – der Wunsch, aus den Erfahrungen zu lernen und neue Wege zur Bewältigung der Lebensaufgaben zu finden. Das psychische Kranksein selber kam nur ganz selten zur Sprache. Die Tendenz zur Verleugnung oder Verheimlichung des Krankseins blieb ein durchgehender Zug des Verhaltens der Patienten. Zu den großen Tabus zählten auch Fragen der Sexualität und familiäre Konflikte.

Wir werteten die Protokolle von 180 Gruppensitzungen, die 1965 im Hermann-Simon-Haus stattfanden, aus und fanden, daß in den Gesprächen die Themen dominieren, die in *unmittelbarer Beziehung zum Leben auf der Station* und zum Aufenthalt im Krankenhaus standen. Allein 134mal wurde über derartige Fragen gesprochen. Davon waren es in 62 Fällen Probleme der formalen Ordnung des Krankenhauses, der Stationsorganisation, des Tagesablaufs usw. 31mal stand das *gemeinschaftsstörende Verhalten* von Gruppenmitgliedern zur Debatte, in 11 Fällen wurden ernsthafte *Differenzen zwischen den Gruppenmitgliedern* ausgetragen. Über das Thema *Gruppengespräch* wurde 7mal diskutiert. Gerade bei diesem Themenkreis wird deutlich, daß die Gespräche zur Bereinigung der Atmosphäre und zur Entspannung auf der Station beitragen. Erfährt man, daß in 2 von 3 Gruppengesprächen Themen zur Sprache kommen, die das Leben auf der Krankenstation und im Krankenhaus angehen, kann man ermessen, wie sehr die Patienten frustriert werden, wenn ihnen nicht die Möglichkeit einer solchen Aussprache gegeben wird. Die Thematik der Gespräche erschöpft sich aber keineswegs in der Kritik an der Institution, sondern es werden auch Verbesserungs- und Änderungsvorschläge gemacht, die in Zusammenarbeit mit dem Behandlungsteam nach Möglichkeit verwirklicht werden. Es gehört zu den entscheidenden Kriterien einer funktionierenden Therapeutischen Gemeinschaft, daß sie Wege findet, Vorschläge und Anregungen in die Tat umzusetzen. Das Ergebnis solcher Aktivitäten waren beispielsweise die Gründung der „Gesellschaft für geistige Gesundheit e. V.“, die Einladung des Wohlfahrtsausschusses des Landtags zum Gruppengespräch und eine Pressekonferenz zur Eröffnung der gemischten Station mit einem Rundfunkinterview für das WDR-Mittagsmagazin. Die in den Gesprächen immer wieder vorgebrachte Kritik an dem Verhalten der Öffentlichkeit gegenüber den psychisch Kranken mündete in der Frage, was man unternehmen könne, um diesem Spannungsverhältnis abzuhelfen. Die Gruppe bildete dann einen speziellen Ausschuß, der energisch die Vorbereitungen für die Gründung der „Gesellschaft für geistige Gesundheit e. V.“ vorantrieb. Sie verdankt so ihre Entstehung einzig und allein dieser Aktion der Therapeutischen Gemeinschaft. Die ständige Diskussion über das Thema der sozialen Verfemung führte auf die gleiche Weise auch zur Einladung des Wohlfahrtsausschusses des Landtags zum Gruppengespräch am 8. 5. 1969.

Die Einladung lautet wörtlich: Sehr geehrte Herren! Durch die Leitung des Landeskrankenhauses haben wir erfahren, daß Sie am Donnerstag, den 8. 5. 1969, unserem Krankenhaus einen Besuch abstatten werden. Wir erlauben uns, Sie zur Teilnahme an einem Gruppengespräch am 8. 5. 1969 in der Zeit von 11.45 Uhr bis 12.30 Uhr einzuladen. Wir haben ein dringliches Interesse daran, die Probleme des psychiatrischen Landeskrankenhauses aus unserer Sicht mit Ihnen zu diskutieren: *Wir wollen nicht anstaltssozialisiert, sondern gesellschaftssozialisiert sein!*

Arbeitstherapie = Arbeit ohne Lohn = Therapie fürs Krankenhaus!

Warum für uns nur einen Pflegesatz von DM 18,75?

Wir erwarten Ihren Besuch.

Im einzelnen wurden von den Patienten folgende fünf Themenkreise erarbeitet und im Gruppengespräch mit den Landtagsabgeordneten diskutiert:

1. Das Problem der sozialen Wiedereingliederung in die Gesellschaft.
2. Die Problematik der anstaltsdienlichen Arbeitstherapie.
3. Die Situation der von den Krankenkassen ausgesteuerten chronischen Kranken.
4. Die mangelnden Zuschüsse für die Unterhaltung eines Gesellschaftsprogramms.
5. Der Pflegesatz im Krankenhaus.

Die scharf geführte Diskussion über die Problematik der anstaltsdienlichen Arbeitstherapie trug mit dazu bei, daß es zu einer Neuregelung der Arbeitstherapieentlohnung durch den Krankenhausträgerverband kam.

Diese und andere Aktionen der therapeutischen Gemeinschaft sind ein Beweis für die These, daß funktionierende Gruppen, eben auch Gruppen von Kranken, zu besonderen Leistungen imstande sind.
Bei dem *zweiten großen Themenkreis,* der in den Gruppengesprächen diskutiert wurde, handelte es sich um die Probleme des psychischen Krankseins. In den 180 ausgewerteten Gruppenprotokollen aus dem Jahre 1965 stand dieses Thema 117mal zur Debatte. In 43 Gruppensitzungen gaben einzelne Patienten ausführliche Schilderungen ihrer Krankheitssymptome und des Krankheitsverlaufes. Z. B. berichtete ein jugendlicher Schizophrener auf die Frage: „Was ist Schizophrenie?“ ausführlich über sein Beziehungsdenken in dem akuten Stadium seiner Erkrankung und sagte im Gruppengespräch u. a. wörtlich: „Du siehst an einer Ampel grünes Licht und glaubst, daß das für dich bedeutet, daß du 150 Jahre alt wirst.“

Daß der Themenkreis des psychischen Krankseins bei uns an zweiter Stelle rangiert, steht im Gegensatz zu den oben mitgeteilten Beobachtungen v. Zerssens. Naturgemäß lassen sich die Ursachen für solch unterschiedliche Beobachtungen nicht ohne Erfahrungsaustausch und in ihren Kriterien übereinstimmende Vergleichsuntersuchungen klären.

Dem von v. Zerssen (1964) aufgestellten Themenkatalog sind, was die Rangfolge der Themenkreise betrifft, noch am ehesten die Gesprächsin-

Tabelle 5

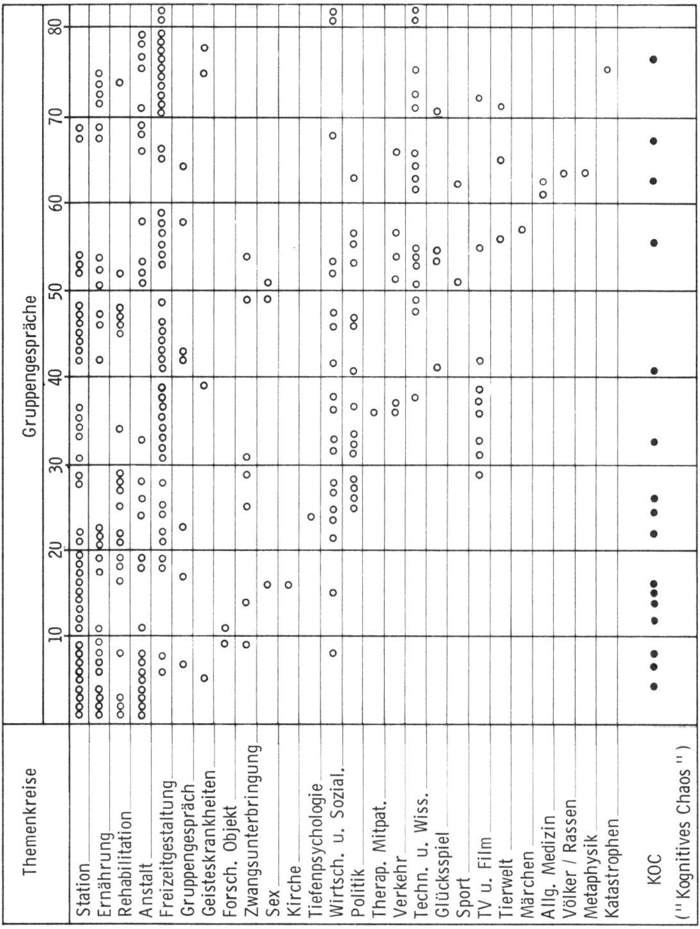

halte auf einer von uns betreuten Station mit *42 langjährig hospitalisierten Schizophrenen* vergleichbar, von der auch an anderer Stelle die Rede ist (Kap. 4.2.4.). In den ersten, wöchentlich einmal stattfindenden, insgesamt 80 ausgewerteten Gruppensitzungen, die nicht obligatorisch waren, wurden 263 Themen diskutiert. In einer Sitzung wurden durchschnittlich 3 (3,28) Themen – mehr als in der therapeutischen Gruppe des Hermann-Simon-Hauses (2,1) – angeschnitten. Im Laufe der Zeit kam es zu einer Ausweitung des Themenspektrums von 3 auf 26 Themenkreise (s. Tab. 5, 6).

Während anfänglich Fragen des Zusammenlebens auf der Station, der Qualität des Essens, Fragen nach Rehabilitationsmöglichkeiten und der Krankenhausstruktur vorrangig diskutiert wurden, standen später Fragen der Freizeitgestaltung und die Themen Wirtschaft und Sozialpolitik, Technik und Wissenschaft, Film und Fernsehen im Brennpunkt des Interesses.

Tabelle 6 Die Kategorien „Stationsleben", „Freizeitgestaltung" und „Gruppengespräch" wurden in der Kategorie „Stationsgemeinschaft" zusammengefaßt. Die Kategorien „Ernährung" und „Anstalt" wurden in der Kategorie „Anstaltsfragen" zusammengefaßt

263 Themen in 80 Gruppensitzungen.
Im Durchschnitt 3,28 Themen je Sitzung.

Themenkreise	Prozent
Stationsgemeinschaft	34,6 %
Anstaltsfragen	20,15
Rehabilitation	7,6
Wirtschaft / Soziales	7,22
Technik / Wissenschaft	6,08
Politik	5,7
TV / Film	3,42
Zwangsunterbringung	2,66
Verkehrsfragen	2,28
Geisteskrankheiten	1,52
Glücksspiel	1,52
Sex	1,14
Tierwelt	1,14
Sport	0,76
Pat. - Forschungsobjekt	0,76
Allgem. Medizin	0,76
Kirche	0,38
Märchen	0,38
Völker / Rassen	0,38
Metaphysik	0,38
Katastrophen	0,38

Besonders beeindruckend waren die Schwierigkeiten dieser Kranken, in der Gruppensitzung verbal aufeinander einzugehen. Diese Kommunikationsstörung erinnerte so sehr an das von Wynne (1969) beschriebene „kognitive Chaos", daß wir den Begriff zur Beschreibung des Aneinandervorbeiredens unserer Patienten übernahmen. Mit der allgemeinen Erweiterung des Interessenhorizontes nahm bezeichnenderweise die

Häufigkeit des Auftretens dieses Phänomens ab (11mal in den Sitzungen 1–40; 5mal in den Sitzungen 41–80).

WYNNE versteht unter kognitivem Chaos das völlige Unvermögen von Familienmitgliedern Schizophrener, irgendeine verbale Kommunikation herbeizuführen. Er beschreibt das kognitive Chaos als eine von mehreren pathologischen Familienkonstellationen. Wir haben diesen Begriff auf eine bestimmte Gesprächskonstellation bei der Gruppentherapie, besonders Schizophrener, übertragen. Folgender Protokollausschnitt einer Gruppensitzung (Männer K) vom 13. 1. 66 möge dies rechtfertigen: Herr T. beklagt sich über die Eintönigkeit des Essens, besonders über die ständig gleichen Käsesorten. Herr W. hierzu: „Ich kannte da einen Fleischermeister, der war auch gleichzeitig Betriebsrat." Herr K. schimpfend: „Hier sind so viele dicke fette Säcke auf der Station." Herr F. in diesem Zusammenhang: „Herr I. und Herr W. haben noch Tabak zu kriegen."

Im Gegensatz zu dem Themenkatalog des als Therapeutische Gemeinschaft geführten Hermann-Simon-Hauses rangieren die Themenkreise „Geisteskrankheiten" und „Zwangsunterbringung" an 8. bzw. 10. Stelle (s. Tab. 6). Sie machten nur 1,5–2,2% der behandelten Themen aus. Die Neigung zur Ausklammerung von Problemen psychischen Krankseins blieb in den 80 Gruppensitzungen durchgehend erhalten. Auch bei den chronisch Kranken zählten Fragen der Sexualität und der familiären Konflikte zu den großen Tabus.

4.1.4. Einfluß des Gruppenleiters auf das Gesprächsverhalten

In der langjährigen gemeinsamen Gruppenarbeit ist über die Funktion des Gruppenleiters immer wieder diskutiert worden. Die Auswirkungen verschiedenster Verhaltensweisen des Gruppenleiters und variierender Techniken der Gesprächsleitung auf den Verlauf der Gruppensitzung und auf das Verhalten der Gesprächsteilnehmer wurden in den Nachbesprechungen (review-sessions) analysiert. Eine besondere Untersuchung galt der Frage, ob ein *unterschiedliches Verhalten der Gruppenleiter* einen Einfluß auf die *Gesprächsaktivität* und die Zahl der angeschnittenen *Themen* hat. In der Zeit, als wir die Stationsgruppe HSH noch in zwei Untergruppen geteilt hatten, verhielt sich der Gruppenleiter der einen Untergruppe passiv-abwartend (mehr non-directive) – der andere mehr aktiv-steuernd (mehr directive). Die Gruppenleiter wechselten sich wochenweise in der Leitung der Untergruppen ab. Insgesamt nahm jeder Gruppenleiter an 26 Untergruppensitzungen in 5 Monaten teil, d. h. daß jeder 13mal mit jeder der beiden Untergruppen arbeitete. Es ergab sich, daß sich das unterschiedliche Verhalten der Gruppenleiter in keiner Weise auf die Gesprächsbeteiligung der Gruppenmitglieder auswirkte. Mittelwerte und Standardabweichungen der Schätzskalenwerte wichen kaum voneinander ab. Dagegen wirkte sich die verschiedene Einstellung der Therapeuten auf die Anzahl der besprochenen Themen pro Sitzung aus. Während in den Gruppensitzungen des eher passiven Therapeuten die Anzahl der Themen im Durchschnitt bei 2,1 pro Sitzung lag, wirkte sich der mehr steuernde Einfluß des anderen Gruppenleiters dahingehend aus, daß die durchschnittliche Themenzahl pro Sitzung sich nur um 1,6 bewegte.

In diesem Zusammenhang ist auch eine Untersuchung von BECKER u. Mitarb. (1968) interessant, die anhand von 162 vierminütigen Tonbandausschnitten ergab, daß Gruppen mit psychotherapeutischer Leitung gegenüber nicht psychotherapeutisch geleiteten Gruppen weniger Schweigeminuten, andererseits aber auch weniger Spontaneität und auch weniger verbale Interaktionen zeigten.

SALZBERG (1962) stellte Gesetzmäßigkeiten der verbalen Interaktionen von Gruppenmitgliedern bei vier verschiedenen verbalen Verhaltensweisen des Therapeuten fest. In 20, sich über 10 Wochen erstreckende Sitzungen mit 10 psychiatrischen hospitalisierten Patienten variierte der Gesprächsleiter in jeder Sitzung 15 Minuten lang sein verbales Verhalten. SALZBERG kam zu folgenden Ergebnissen: schwieg der Gruppenleiter vorwiegend, so führte das zu größeren verbalen Interaktionen der Mitglieder untereinander. Leitete der Gruppenleiter Patientenfragen an Patienten weiter, so führte das zwar nicht zu größeren Interaktionen, wohl aber zu häufigeren gruppenbezogenen Äußerungen. Bemühte sich der Gruppenleiter zu schweigen und evtl. Fragen an ihn an die Gruppe weiterzuleiten, ergab dies ein größtes Ausmaß an Interaktionen der Gruppenmitglieder untereinander und an gruppenbezogenen Äußerungen. Sprach der Gruppenleiter, indem er unmittelbar auf einzelne Gruppenmitglieder einging, so bewirkte dies die größte Häufigkeit persönlicher Äußerungen der Patienten.

Bedeutsamer sind das unterschiedliche Verhalten der Therapeuten und der Stil der Gesprächsführung für die sich in der Gruppensitzung entwickelnde *Dynamik*. HEIGL-EVERS (1967) beschreibt die Auswirkungen der Position des Therapeuten auf die Gruppendynamik, in dem sie sich des Modells der soziodynamischen Grundformel (SCHINDLER 1957) bedient. Ihren Erfahrungen nach wirkt der Gruppenleiter edukatorisch, wenn er die Alpha-Position einnimmt. Er erreiche leicht Übertragungserfolge, aber keine Dauererfolge, da keine Bearbeitung der Widerstände geschehe. In der Gamma-Position habe der Therapeut die Möglichkeit, Widerstände herauszuarbeiten. Die Einnahme der Omega-Position empfehle sich dann, wenn eine schwer zugängliche Abwehr herausgearbeitet werden soll. Die Übernahme der Gegner-Position stärke die Gruppenkohäsion und sei dann angebracht, wenn die Gruppe auseinanderzubrechen drohe. Ähnlich verfuhr LAI (1964) wenn er die Existenz eines imaginären Feindes der Gruppe zur Diskussion stellte. Die Einführung eines solchen archaischen Elements öffnete die Schleusen zu agressivem wahnhaften Verhalten der Gruppenmitglieder (Regression). Durch das Herabsinken auf ein infantiles Trieb- und Denkniveau fanden sich die Gruppenmitglieder besser zusammen und die sich entwickelnde Dynamik konnte therapeutisch genutzt werden. Für HEIGL-EVERS (1967) bietet sich die beste therapeutische Möglichkeit für den Gruppenleiter in der Beta-Position, der Stellung des „ja – aber“.

Das kritische Infragestellen bearbeite am besten die Widerstände und wirke gegen die Verharmlosungstendenzen der Gruppe, gegen das „sich Sand in die Augen streuen".

In den vergangenen Jahren sind zahlreiche experimentalpsychologische Untersuchungen über die verbale Interaktion unter dem Gesichtspunkt der Beeinflußbarkeit des Sprachverhaltens von Versuchspersonen durch den Versuchsleiter durchgeführt worden. Hierüber referiert TAUSCH (1968) in seinem Buch „Gesprächspsychotherapie" ausführlich. Die für uns wichtigen Untersuchungen sind den sogenannten *Verbal-Conditioning-Experimenten* zuzurechnen (KRASNER 1958). Seit diesen Untersuchungen wissen wir, daß sich das *Sprachverhalten* von Patienten durch den Therapeuten *verbal konditionieren* läßt, so beispielsweise selbstexploratives Verhalten oder Entscheidungsäußerungen (RYAN u. KRUMBOLTZ 1964). Äußern Patienten in Gruppengesprächen Entscheidungsäußerungen („ich habe beschlossen") neben überlegenden Äußerungen („ich weiß nicht, ob") und werden jeweils nur die Entscheidungsäußerungen durch Bekräftigungen (Reinforcement) seitens des Gruppenleiters stimuliert, kommt es im Laufe der Zeit zu einer Häufung von Entscheidungsäußerungen. Entsprechend den allgemeinen Lerngesetzen nimmt die Häufigkeit bestätigter Sprachmerkmale zu bzw. unbestätigter ab.

Eine abschließende Bemerkung zu diesem Abschnitt: Für den Leiter soziotherapeutischer Gruppen hat es den Anschein, als bestehe ein *Widerspruch* zwischen seinen *administrativen Funktionen,* die ihn verpflichten, die Normen der Institution zu vertreten, und seinen therapeutischen Funktionen, die es ihm aufgeben, Verstöße gegen die Ordnung durch die Patienten zu analysieren und zu verstehen. Mit diesen gegensätzlichen Positionen ist aber gerade das Spannungsfeld beschrieben, das im Behandlungsprozeß zu bewältigen ist. Es geht um die Auseinandersetzung zwischen der Organisationsform bzw. den Übereinkünften, die in der Behandlungseinheit gelten und das Zusammenleben regulieren, und den Bedürfnissen, die der einzelne geltend macht. Der Soziotherapeut ist einmal Anwalt der Realität, jedoch nicht ohne sie auf ihre Relevanz für die Kranken hin zu befragen, zum anderen versucht er gleichzeitig, den Gruppenmitgliedern zu helfen, sich fruchtbar mit den Gegebenheiten der Situation auseinanderzusetzen. Dieser Aufgabenstellung gerecht zu werden, stellt an den Gruppenleiter sehr verschiedenartige Anforderungen und verlangt von ihm ein hohes Maß an Rollenflexibilität. So ist er in der soziotherapeutischen Gruppe bei aller gebotenen therapeutischen Distanz immer auch ein engagiert Mithandelnder, der sich bei der Gestaltung des Milieus oder bei anderen Maßnahmen mit organisatorischen Akzenten anregend und fördernd, aber auch steuernd und lenkend einsetzt. Er muß, etwa in den kreativen Gruppen und den übenden Aktiongruppen, auch beim pädagogischen Rollenspiel, von der Sache selbst etwas verstehen und vorbildlich (im Sinne des Wortes) mit dem Gruppenthema oder der Gruppenaufgabe umgehen können. In den Gesprächsgruppen gestaltet sich seine Mitwirkung unauffälliger. Er wird sich darauf beschränken, die Äußerungen der Gruppenangehörigen aufzunehmen, alle Gruppenmitglieder in das Gespräch mit einzubeziehen, zwischen den Bedürfnissen des einzelnen und den Ansprüchen der Gruppe zu vermitteln, die Ich-Schwachen zu stützen, dafür zu sorgen, daß der Sach- und Realitätsbezug nicht verloren geht und ggf. Lösungsvorschläge und Entscheidungshilfen zur Bewältigung schwieriger Situationen anbieten (Veltin 1979).

Literatur

Ahrens, H. J.: Der Effekt der Gruppenentscheidungsstrategie auf die Optimalität von Gruppenentscheidungen. Psychol. Forschung 29 (1966) 183

Battegay, R.: Gruppenpsychotherapie und klinische Psychiatrie. Karger, Basel 1963

Battegay, R.: Der Mensch in der Gruppe, Bd. I. Huber, Bern 1967

Becker, E., M. Harrow, M. B. Astrachan, T. Detreu, J. C. Miller: Influence of the leader on the activity level of therapy groups. J. soc. Psychol. 74 (1968) 39

Bosch, G.: Psychotherapie und Soziotherapie. Sozialpsychiatrie 2 (1967) 111

Brocher, T.: Gruppendynamik und Erwachsenenbildung. Westermann, Braunschweig 1967

Heigl-Evers, A.: Gruppendynamik und die Position des Therapeuten. Z. psychosom. Med. 13 (1967) 31

Heigl-Evers, A., F. Heigl: Gruppenpsychotherapie, Methoden u. Techniken. Nervenarzt 43 (1972) 605

Jones, M.: Social Psychiatry. A Study of Therapeutic Communities. Tavistock, London 1952

Jones, M.: Therapeutic Community Principles within the Hospital and in the Outside Community. Psychother. Psychosom. 16 (1968) 84

Krasner,L.: Studies on the conditioning of verbal behavior. Psychol. Bull. 55 (1958) 148

Lai, G.: Gruppentherapie bei Geisteskranken (franz.). Acta Psychother.(Basel) 12 (1964) 354

Lewin, K.: Feldtheorie in den Sozialwissenschaften. Huber, Bern 1963

Napolitani, F.: Die Führung einer psychiatrischen Krankenabteilung mit Hilfe von Patienten anstelle gelernter Pflegekräfte. 16. Gütersloher Fortbildungswoche (1963) 69

Ryan, T. A., J. D. Krumbolz: Effect of planned reinforcement counseling on client decision – making behavior. J. counsel Psychol. 11 (1964) 315

Salzberg, H. C.: Effects of silence and redirection on verbal responses in group psychotherapy. Psychol. Reports 11 (1962) 455

Schindler, R.: Grundprinzipien der Psychodynamik in einer Gruppe. Psyche. (Heidelberg) 11 (1957) 308

Tausch, R.: Gesprächspsychotherapie. Hogrefe, Göttingen 1968

Tausch, R., A. Tausch: Erziehungspsychologie. Hogrefe, Göttingen 1965

Veltin, A.: Das Gruppengespräch in der therapeutischen Gemeinschaft. Z. Psychother. 18 (1968) 51

Veltin, A.: Gruppenarbeit. In: Kritische Stichwörter zur Sozialpsychiatrie, hrsg. v. H. Frießen. Fink, München 1979

Wynne, L. C.: In: Schizophrenie und Familie, hrsg. v. G. Bateson, D. D. Jackson, R. D. Laing, Th. Lidz, L. C. Wynne u. a. Suhrkamp, Frankfurt 1969

v. Zerssen, D.: Stationäre Gruppenpsychotherapie mit relativ jugendlichen Schizophrenen. Psyche 18 (1964) 532

Zumpe, V., A. Veltin, H. Krüger: Die verbale Kommunikation in der therapeutischen Gruppe. Z. Psychother. 20 (1970) 139

4.1.5. Die Gruppenvisite als Element stationärer Therapie

Hans K. Rose

Die in der klinischen Medizin übliche Visitenform hat sich – sieht man von den Bereichen der Intensivpflege ab – auf psychiatrischen und psychosomatischen Stationen als wenig sinnvoll und eher störend erwiesen. Sie wird als ein Ritual kritisiert, das die Passivität des Patienten fördert und hierarchische Strukturen unterstreicht. Der Versuch, die täglich notwendige Vergegenwärtigung des Befindens der Kranken, die ja in aller Regel nicht bettlägerig sind, die Erörterung des Krankheitsverlaufs und die Entscheidungen über die weitere Therapie in eine zugleich therapeutisch wirksame Form der Interaktion zwischen Patienten und Therapeutenteam zu bringen, hat die morgendliche Gruppenvisite zur stehenden Einrichtung auf manchen psychiatrischen Stationen werden lassen.

In den letzten Jahrzehnten ist das Prinzip der Therapeutischen Gemeinschaft weit verbreitet zum Organisationsmuster stationärer Therapie in der psychologischen Medizin geworden. Die Verwirklichung dieser Form innerer Ordnung ist getragen vom Bestreben, die Psychiatrie humaner, effektiver und gesellschaftsnäher zu gestalten. Der Enthusiasmus, der diesem Prinzip zu weitgreifendem, fast absolutem Anspruch verhalf, ist abgeklungen, man sieht die Möglichkeiten, aber auch die Grenzen heute sehr viel nüchterner. Eine kritisch-abwägende methodische Besinnung auf den eigentlichen therapeutischen Gehalt von klinischer Vergemeinschaftung hat eingesetzt. Den einzelnen Strukturmomenten des therapeutischen Alltags gilt größeres Interesse als der globalen Ideologie. Die einmal getroffene Entscheidung zur Demokratisierung des Stationslebens und zur Liberalisierung der Interaktionsprozesse bringt Wandlungen ingang, die alle Funktionsabläufe und Strukturen prägen können. Das so entstehende neue therapeutische Repertoire muß sich an Indikationen messen lassen. Die Konkretisierungen der Idee haben bis in den Bereich klinischer Architektur und den des Wohnens im therapeutischen Rahmen hineingewirkt, die zeitliche und räumliche Gliederung der Behandlung und die Auflösung des monotonen Klinikalltages in eine Folge wechselnd akzentuierter Aktivitäten sind Folgen. Nicht nur im Bereich dessen, was in der Psychiatrie immer schon außerhalb der engeren medizinischen Verantwortlichkeit lag, da, wo Therapie durch Beschäftigung, Sport und Leistungstraining durch Anleitung zu kreativer Freizeitgestaltung betrieben wurde, und nicht nur im psychotherapeutischen Umgang haben sich zwangsläufig Veränderungen ergeben. Auch das, was in der Psychiatrie auf die medizinische Genealogie verweist, wo diagnostiziert, ordiniert, visitiert und mit Mitteln analog der Körpermedizin therapiert wird, ist ein Wandel eingetreten.

In diesen Zusammenhängen ist die ärztliche Visite Gegenstand der Kritik geworden. Man sieht sie – insbesondere in der Form des Defilées der Hierarchie – sicher nicht ganz zu Unrecht als eine besonders typische Ausdrucksform der Asymmetrie des Arzt-Patienten-Verhältnisses an. Quasi aus der Vogelperspektive schaut der Arzt auf den Patienten, ein Unterordnungsverhältnis, in welchem der Arzt fragt, der Patient antwortet, ist unverkennbar (vgl. hierzu M. Schrenk: „Der Patient im Akkusativ"). Das Ritual in seiner glanzvollen Aufmachung, die jeder in der Medizin Tätige einmal erlebt hat, ist zweifellos geeignet, die „Droge Arzt" in optimaler Weise – und manchmal durchaus therapeutisch sinnvoll – einzubringen. Bei aller Kritik an der „Verobjektivierung" des Kranken, an der Apersonalität, die das Krankheits- und Beziehungsmodell hier bestimmen, darf nicht übersehen werden, daß die Wahrung von Distanz für den Arzt auch eine wichtige, quasi psychohygienische Funktion hat. Dient sie doch nicht nur der Heraushebung seiner Rolle und der Unterstützung seiner Autorität, mit der er seine Maßnahmen durchsetzt, sondern auch als Abwehr- und Verdrängungsmechanismus, der ein Gefühl der Sicherheit gegenüber dem Betroffenwerden durch vielfältige menschliche Miseren vermittelt.

In der Gruppenvisite ist der Versuch unternommen, das mit der „Inspektion" des Patienten verbundene Gefälle soweit abzutragen, daß ein Stück therapeutischer Solidarität i. S. einer „realitätsbezogenen Gegenseitigkeit" (Wulff) entstehen kann. Dieses Gefälle nivelliert sich sowohl in der Gleichgewichtigkeit der Funktionen der Teammitglieder als auch in der Beziehung zwischen Therapeuten und Patienten. Über diagnostisches Wahrnehmen hinaus soll die Interaktion auch therapeutische Bewegung ingang bringen.

Unsere Praxis der Gruppenvisite ist schnell skizziert: Möglichst alle Patienten einer Station, durchschnittlich zwölf bis vierzehn, mit Ausnahme der bettlägerigen, versammeln sich morgens nach dem Frühstück im Tagesraum mit den jeweils diensttuenden Therapeuten und dem Stationsarzt zu einer Runde. Die Klientel ist gemischt, da alle Stationen der nach dem Sektorisierungsprinzip arbeitenden Klinik Patienten aller nosologischer Kategorien, sozialer Schichten und jeden Lebensalters aufnehmen und gemischt-geschlechtlich belegt sind. Wochenweise übernimmt ein Mitarbeiter die lockere Führung des Gesprächs. Neu aufgenommene Patienten werden eingeführt oder stellen sich selbst vor, es steht ihnen frei, über die Gründe, die zur Aufnahme führten, zu sprechen. Sie haben dabei auch Gelegenheit, das gar nicht so seltene Befremden über den Stil der Station zu artikulieren. Reihum, jedoch ohne daß die Situation des Abfragens entsteht, bringen die Kranken Beschwerden und Klagen vor, wie sie sie sonst auch in einer Visite alter Form an den Arzt herantragen würden. Vorfälle und Geschehnisse der letzten 24 Stunden, soweit sie mit Krankheit und Verhaltensstörungen zusammenhängen, kommen zur Sprache. Jedes Mitglied der Runde kann zu allem Stellung nehmen, alles was jedoch als Nötigung zu einer Äußerung aufgefaßt werden könnte, wird vermieden. Mit einer diskreten Systematik versucht man, jedem einzelnen Raum zu einer Äußerung zu geben. Fragen nach Therapieschritten und -plänen werden beantwortet. In der Regel überschreitet das Gespräch, in dem besonders der Stationsarzt jedes direktive und inquisitorische Verhalten meidet und in dem ein entspanntes Klima angestrebt wird, den Kreis der Thematik, die sonst in einer Visite angerührt wird. Meist kommt der Anstoß, sich mit einem vom täglichen Befinden und Tagesgeschehen abgelösten Problem zu beschäftigen, von einem Patienten. Es entwickeln sich dabei öfter gleichsam gruppentherapeutische Sequenzen, die auch über mehrere aufeinanderfolgende Morgenrunden eine Kontinuität bilden können. Wiederkehrende Themen sind Möglichkeiten des Umgangs mit belästigenden Symptomen, auch mit unangenehm erlebten Folgen der Therapie, Einstellungen zu beunruhigenden Verhaltensstörungen und zu Aggressivität von Mitpatienten, Grenzen der Toleranz gegenüber Störverhalten. Aber auch Beziehungen zur Umwelt außerhalb der Klinik, zur Familie, Fragen der Bewältigung diskriminierender Abwehrhaltungen, denen die Patienten bei den Rehabilitationsschritten begegnen, werden thematisiert. Krisen einzelner, soweit sie von den anderen wahrgenommen werden, kommen in aller Regel zur Sprache, es wird durchaus respektiert, wenn der Betroffene vor einer Erörterung in dieser Großgruppe zurückweicht. Fragen der Organisation des Stationsablaufes, Tages- und Wochenplanungen werden ebenso ausgeklammert wie eine im strengeren Sinne psychotherapeutische Bearbeitung individueller Probleme vermieden wird. Die Gruppenvisite unterscheidet sich also durchaus von den organisatorischen Runden i. S. einer ward session, wie auch von einer Gruppentherapie tiefenpsychologischer Orientierung. Es versteht sich, daß für beide, die administrative und die aufarbeitende Therapie, in der Gliederung therapeutischer Aktivitäten ein eigener Raum vorbehalten ist. Selbstverständlich ist auch, daß die Gruppenvisite ergänzt wird durch einen täglichen Gesprächskreis aller ärztlichen und nicht-ärztlichen Mitarbeiter der Station, in dem anhand der Krankenblätter, der klinischen Befunde und der Verhaltensbeobachtung über den Patienten beraten wird. Informationen aus der Beschäftigungs- und Werktherapie, aus dem Sozialdienst, der Gymnastik usw. gehen hier ein.

Die Frage nach Bedeutung und therapeutischem Wert der Gruppenvisite läßt sich nach mehrjähriger Erfahrung thesenhaft mit einigen Argumenten, die für diese Visitenform sprechen, beantworten.

1. Die Gruppenvisite ist eine wichtige institutionalisierbare Möglichkeit für die Mitglieder des therapeutischen Teams, ihre jeweiligen professionellen Rollenpositionen zu relativieren und – soweit therapeu-

tisch möglich und sinnvoll – aufzugeben. Sie ist ein Medium, in dem sich Interaktionsbereitschaft – Voraussetzung für jede Therapie, die die Bearbeitung von Beziehungskonflikten anzielt – realisieren läßt. Der Ersatz der herkömmlichen konfrontativen Visite durch die morgendliche Runde hilft an entscheidender Stelle, ein Prinzip der Therapeutischen Gemeinschaft zu verwirklichen, nämlich die Aufgabe der Zentrierung des Geschehens auf die Autorität des Arztes mit der Gefahr der Passivierung der Patienten und der Resignation beim Personal. An die Stelle des Redens über den Patienten – oft genug „ante portas" – tritt der Dialog mit ihm.

2. Nicht nur die Aktivierung des Patienten, der aus seiner Position des Objekts in einer „sprachlosen Sprechstunde" (Schrenk) herausgelockt wird, sondern auch die Förderung der Aktivität der nicht-ärztlichen Therapeuten und damit ihre Aufwertung ist sinnfälliges Ergebnis des Verfahrens. Der in der Gruppe entstehende direkte Kommunikationsschluß führt zu einer breiteren Partizipation an den möglichen Informationen über den Patienten, dieser Informationszuwachs wiederum erlaubt eine verbesserte Abstimmung therapeutischer Verhaltensweisen im Team gegenüber den spezifischen Problemen jedes einzelnen Patienten.

3. Die Gruppe vermittelt jedem Patienten Kenntnis von den Problemen und Symptomen des anderen, dies bedingt eine Solidarisierung und eine verbesserte Gruppenkohäsion. Das Erleben der Gleichartigkeit bzw. Vergleichbarkeit der Probleme und des Scheiterns an ihnen vermittelt der Patientengruppe ein „Wir-Erleben". Das Gespräch über Möglichkeiten der Bewältigung von Schwierigkeiten und Handikaps gestattet es, Modelle des sozialen Lernens zu entwickeln.

4. Wenn es in der therapeutischen und rehabilitativen Führung des psychiatrischen Patienten wesentlich darauf ankommt, Eigeninitiative zur Selbsthilfe anstelle von Passivität zu entwickeln und so den Patienten zunehmend zu verantwortlichem Handeln zu führen, so schafft die Gruppenvisite eine Chance, Abhängigkeitsbestrebungen und isolierende Rückzugstendenzen zu unterlaufen. Mithandelnd und mitentscheidend lernt der Kranke an sich, aber auch modellhaft an der Entwicklung der anderen, Gefühle wahrzunehmen und Bedürfnisse zu artikulieren.

5. Die nicht nach orthodoxen psychotherapeutischen Selektionskriterien gestaltete Gruppe, die Kranke unterschiedlicher Behinderungen einbeschließt, fördert die Entwicklung supportiver Haltungen aller Art. Es zeigt sich, daß oft da, wo das Hilfsangebot des Therapeuten nicht aufgenommen oder verstanden werden kann, die Geste des Mitpatienten den Kranken erreicht und Reaktionen hervorruft. Nach suizidalen Krisen eines Patienten erlebt man nicht selten, wie

die einfühlende Solidarität die erste tragfähige Brücke für den Betroffenen wird.

6. Die diagnostischen Möglichkeiten der üblichen Visite werden in der Gruppenvisite dadurch angereichert, daß sich erweiterte Hilfen für eine Erfassung von Beziehungsstörungen und Behinderungen des Sozialverhaltens ergeben. Anhand der hier gezeigten expressiven Möglichkeiten, der Verbalisationsfähigkeit und des Introspektionsvermögens, lassen sich wichtige Kriterien für die Zuordnung zu differenzierteren und weiterführenden therapeutischen Angeboten gewinnen.
7. Schließlich ist nicht zu übersehen, daß die Gruppenvisite auch für den Arzt als den Träger bestimmter unabdingbarer Verantwortlichkeiten Hilfen bietet. In einer Stunde Gesprächs mit einer Gruppe von zwölf Patienten werden zwangsläufig mehr Informationen über den einzelnen erfahren als in einer Folge von Einzelkontakten, die nur wenige Minuten dauern. Die Patienten erleben, daß ihnen der Arzt längere Zeit zur Verfügung steht, und daß sie dem Druck, in wenigen Minuten für sie aktuell Wesentliches vorbringen zu müssen, enthoben sind. Die Tatsache, daß sie diese Zeit mit anderen teilen, akzeptieren sie um so eher, als sie erfahren, daß es möglich ist, in der Visite Vereinbarungen für weitergehende Einzelgespräche zu treffen.

Den hier erwähnten Vorzügen der Gruppenvisite steht freilich eine Reihe von Gefahren und Problemen gegenüber, mit denen man lernen muß umzugehen, wenn diese Therapie nicht wie andere Bestandsstücke der Therapeutischen Gemeinschaft auch zu Formen des Hospitalismus und der realitätsfremden Binnenzentrierung führen soll:

1. Wie die Therapeutische Gemeinschaft überhaupt herkömmliche Rollenerwartungen des Kranken frustriert, indem sie regressiven Bedürfnissen nur zeitlich begrenzt und unter therapeutischer Kontrolle stattgibt, so verunsichert die Gruppenvisite natürlich den durch die typische Krankenhaussituation auf Protektion, Passivität und Folgsamkeit trainierten Patienten. Die gänzlich anderen Kommunikationsstrukturen werden nicht so selten als Chaos und Bedrohung erlebt, aus der Verunsicherung resultiert zunächst Angst.
2. Problematischer noch ist, daß die Verdichtung der interaktiven Bezüge für manche Kranke angsterzeugend wirkt. Insbesondere schizophren Gestörte in den akuten Perioden reagieren auf die immer möglichen Verletzungen der Individualdistanz durch das Setting nicht so selten mit Erregung und Aggression, aber auch gelegentlich mit einer vermehrten Tendenz zur psychotischen Abkapselung, die dann einzig und allein geeignet scheint, den Streß, den die Interaktion in der Gruppe bedeutet, abzufangen.

3. Bei depressiven Patienten, insbesondere vital gehemmten, schafft die Gruppe öfter den Konflikt zwischen Leistungsbereitschaft, sozialem Sich-verpflichtet-Fühlen einerseits und krankheitsbedingten Rückzugswünschen und mangelndem Vertrauen ins eigene Vermögen auf der anderen Seite. Die Erwartung der Gruppe auf Integration und Teilnahme jedes einzelnen Mitglieds überfordert solche Menschen. Es ist nötig, sich ihnen direkt und in einer entlastenden Weise zuzuwenden und sie auch passagenweise vom allgemeinen Reglement zu entpflichten.
   Daß für Kranke anderer nosologischer Kategorien, etwa hysterisch-neurotische oder expansiv-manische, die Runde eine besondere Versuchung darstellt, wird ohne weiteres deutlich. Es entspricht jedoch unseren Erfahrungen, daß das Korrektiv der Gruppe hier sehr viel stärker verhaltensformend wirken kann als es die Einflußnahme eines einzelnen Therapeuten vermag.

4. Eines der wesentlichen Probleme, das im Mitarbeiterkreis immer wieder kritisch reflektiert werden muß, ist die Gefahr der „Psychotherapisierung“. Diese haftet der Therapeutischen Gemeinschaft überhaupt an. Es besteht die Neigung, den Akzent vom Handeln auf die Bearbeitung des Handelns zu legen, das Geschehen und die Konflikte in ihm endlos zu psychotherapisieren und so ein Medium binnenzentrierter Unverbindlichkeit zu schaffen. Abgesehen davon, daß damit eine grundsätzliche Aufgabe der Psychiatrie vernachlässigt wird, muß man wissen, daß auch ein aufgeschlossenes und ausgebildetes Team mit der Neigung zu ausufernder Psychotherapie, die dann in ihren Methoden zumeist nicht einmal recht gekonnt wird, einen Großteil der Patienten überfordert. In der Regel ist das Ich des Psychotikers der Dynamisierung von Konflikten nicht gewachsen. Der Anspruch des Teams, aus einer Rollenkonfusion es dem Arzt oder ausgebildeten Psychotherapeuten gleichzutun, führt oft genug dazu, daß Bestandsstücke analytischer oder tiefenpsychologischer Technik unkritisch in den therapeutischen Umgang gebracht werden, und daß sich der einzelne Therapeut aus Unsicherheit hinter einer falsch verstandenen psychotherapeutischen Geste verschanzt. Die Gruppenvisite ist keine Gruppen-Psychotherapie, die in jener üblichen Mittel wie Schweigen, Deutungen, Reflexion von Übertragung sollten hier schon wegen der Inhomogenität der Gruppe keine Rolle spielen.

5. Eine ähnliche Gefahr wie die Psychotherapisierung ist die Entwicklung eines „kollektiven Exhibitionismus“, wie Christian Müller ein für die Therapeutische Gemeinschaft nicht uncharakteristisches Phänomen einmal bezeichnet hat. Die Angst vor Isolierung durch Verschweigen führt dazu, daß forciert über innere Probleme gesprochen wird, daß Fragen der Bewältigung der sozialen Realität und auch der

Anpassung ausgeklammert bleiben. Gleitet die Gruppenvisite in ein solches Fahrwasser, so kann sie zum gefährlichen Vehikel einer Realitätsentfremdung werden und dazu beitragen, eine therapeutische Subkultur, die die Kranken aus ihren Herkunftsbezügen löst, statt sie dorthin zurückzuorientieren, zu bilden. Zu der so entstehenden Realitätsverleugnung gehört dann auch, daß die Existenz der Institution Krankenhaus, in der man sich befindet, negiert wird. Dabei wird übersehen, daß der Rahmen, in dem man handelt, nicht nur von innen, nämlich von den Bedürfnissen der in ihm Handelnden bestimmt wird, sondern auch von den funktionalen Erwartungen der Gesellschaft, die an die Institution gerichtet werden. Psychiatrisches Krankenhaus und psychiatrische Behandlung sind auch immer Bestandteil einer über den Sinnhorizont der Therapeutischen Gemeinschaft hinausgreifenden Realität und sie unterliegen deren Gesetzen. Wenn das Ziel eingeengt wird auf die Kommunikation an sich, besteht die Gefahr, daß solche übergreifenden Sinnstrukturen ausgeblendet werden. Es resuliert eine ängstliche Skotomisierung unerwünschter sozialer Sachverhalte. Jeder der sich immer wieder ereignenden Eingriffe der Außenrealität wird zum Konflikt mit dem Demokratiemodell und den ansprüchlichen Postulaten der Gruppendynamik. Man kann nicht übersehen, daß eine solche Abdrängung der Realität in die Latenz bei Patienten und bei Personal Rollenunsicherheiten induziert, aus denen heraus das Personal in autoritäre Attitüden, der Patient in regressives Verhalten flüchtet.

6. Mit dieser Gefahr hängt auch zusammen, daß die Realität der Krankheit und ihres medizinischen Aspektes vollkommen abgedrängt wird, daß Sorgfalt und Stringenz ärztlichen Handelns verlorengehen. Die Versuchung für den Arzt, der hier zugleich eben auch als Vertreter einer Technik auftreten muß und die Autorität einer Kompetenz für sich in Anspruch zu nehmen hat, ist besonders groß. Die Bereitschaft, sich mit dem Behandlerteam zu solidarisieren, darf nicht dazu führen, daß Verantwortlichkeit soweit relativiert wird, daß sie schließlich nirgends mehr gefunden werden kann. Erfahrungen zeigen, daß es gelegentlich schwierig wird, erforderliche medizinische Maßnahmen durchzusetzen, und daß in der Gruppenvisite auch ein Trend liegen kann, einer sachunangemessenen Relativierung des ärztlichen Handlungsanspruchs Vorschub zu leisten.

Die eigenen Erfahrungen mit dem hier skizzierten Modell lassen annehmen, daß den aufgezeigten Gefahren begegnet werden kann. Die hier reflektierte Problematik spiegelt auch insofern etwas wider von den Schwierigkeiten und Konflikten der Psychiatrie, sich vom „medizinischen Modell“ loszulösen und eigenständige und tragfähige Formen des Umgangs mit dem Patienten in der Klinik zu finden.

Literatur

Krüger, H.: Therapeutische Gemeinschaft – ein sozialpsychiatrisches Prinzip. Enke, Stuttgart 1979

Rose, H. K.: Strukturen eines sozialpsychiatrischen Klinikmodells. In: Sozialpsychiatrie – Schriftenreihe Arbeitsmed., Sozialmed. und Arbeitshygiene, Hrsg. von M. Blohmke. Gentner, Stuttgart 1968 (S. 27-40)

Rose, H. K.: Rollendefinition und Rollentraining als Aufgaben einer therapeutischen Umweltgestaltung in der Rehabilitation Schizophrener. In: Schizophrenie und Umwelt, hrsg. von H. Kranz, K. Heinrich. Thieme, Stuttgart 1971 (S. 149-159)

Schrenk, M.: Der Patient im Akkusativ – Über das Arzt-Patient-Verhältnis in der sprachlosen Sprechstunde. Psychiatr. Prax. 3 (1976) 144-152

4.2. Arbeits- und Beschäftigungstherapie

4.2.1. Historischer Überblick

H. Krüger

Der therapeutische und rehabilitative Wert von Arbeit und Beschäftigung ist in der Psychiatrie unbestritten. Sinnvolle Tätigkeit jeglicher Art gehört neben dem Medikament, der Gruppenarbeit und der Milieugestaltung zu den Fundamenten der psychiatrischen Therapie. Die Wurzeln der arbeitstherapeutischen Bemühungen um den Geisteskranken reichen bis in eine fernere Vergangenheit. Unter den Stichworten „koloniale Verpflegung der Irren“ und „agricole Kolonie“ erreichten die Aktivitäten im 19. Jahrhundert einen ersten Höhepunkt. Mit ihrer theoretischen und praktischen Entwicklung sind Namen verbunden wie Pinel (1801), Horn u. Carus (1966), Conolly (1969), Jacobi (1969), Rush (1968), Roller (1831), Griesinger (1892), Paetz (1893), Gross (1912) und Köppe (1918). Unter der um die Wende zum 20. Jahrhundert sich ausbreitenden „Bettbehandlung“ verloren die arbeitstherapeutischen Intentionen an Dynamik. In dieser Zeit glaubte man, den psychisch Kranken wie einen körperlich Kranken mit Ruhe und Schonung behandeln zu müssen. Das Beispiel von Simon (1929) in den Jahren nach dem ersten Weltkrieg weckte neue Impulse. Die Erfolge seines arbeitstherapeutischen Regimes bei akuten und chronischen Krankheitszuständen wurde von den Zeitgenossen als revolutionierend empfunden.

„Leben ist Tätigkeit“, und „was man mit den Kranken unternimmt, wird vielleicht bei jedem Kranken anders sein; wesentlich ist nur, daß man etwas unternimmt, abgestuft nach den verbliebenen Kräften des Kranken“, und, daß es Aufgabe sei, vor allem das noch übrig gebliebene „Gesunde im Kranken hervorzuholen“, – sind einige Leitsätze, unter die SIMON (1929) seine „aktivere Krankenbehandlung" stellte (Abb. 1, 2). Sie haben in den 50 Jahren seit ihrer Niederschrift nichts an Aktuali-

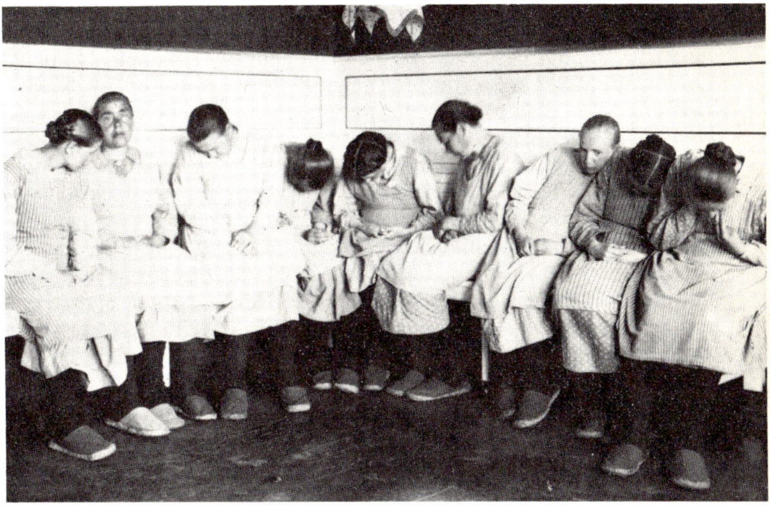

Abb. 1 Katatene Endzustände nach 8tägiger „Ruhe"

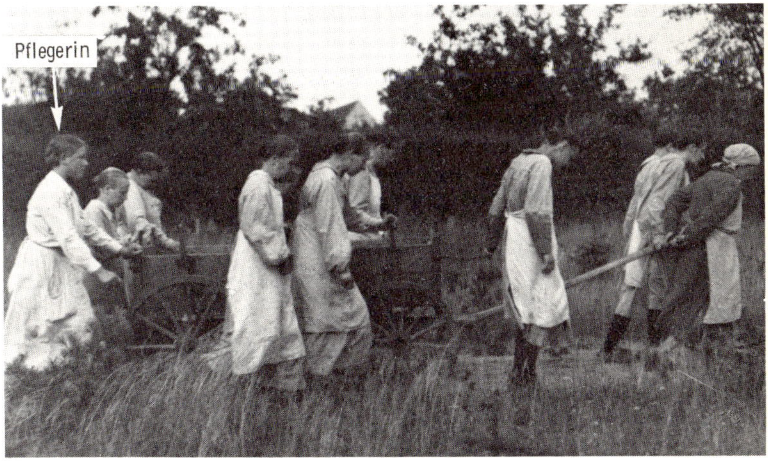

Abb. 2 Dieselben Kranken schon wenige Tage nach Aufnahme regelmäßiger Arbeit

tät eingebüßt. Es lag SIMON daran, möglichst alle Kranken in den Kreis der Tätigen einzubeziehen. Das ist ihm weitgehend gelungen. So waren am 6. 8. 1927 von 446 stationären weiblichen Patienten der Anstalt Gütersloh 428 beschäftigt. SIMON schreibt, „Der Beschäftigungsgrad wird für uns so das Barometer für das Wetter, das jeweils in der Anstalt herrscht". Er war bestrebt, „die Beschäftigung der Kranken . . . immer an der obersten Grenze der Leistungsfähigkeit" zu halten. Wenn von Leistung kranker Menschen die Rede ist, verdient hervorgehoben zu werden, daß es für den arbeitstherapeutischen Ansatz SIMONS von wesentlicher Bedeutung war, daß er gegenüber der vorherrschenden Meinung seiner Zeit dem psychisch Kranken, insbesondere dem schizophrenen Kranken, die Fähigkeit zu Leistungen zugetraut und von ihm Leistungen im Rahmen seiner Belastbarkeit erwartet hat, daß er Leistungen gefordert hat auch von scheinbar leistungsunfähigen oder leistungsunwilligen Patienten. SIMON hat die Auffassung von einem grundsätzlich unzurechnungsfähigen und sozial unbrauchbaren Kranken korrigiert und ersetzt durch die Konzeption einer grundsätzlichen Fähigkeit des Kranken zu nützlicher Tätigkeit.

Er bediente sich bei der Aktivierung und Förderung seiner Kranken eines differenzierten Stufenplanes, der eine Entwicklung vom Vollzug einfacher Handreichungen bis hin zu eigenverantwortlichen Tätigkeiten im Krankenhaus zuließ. Da die Patienten im Krankenhaus überwiegend in kleineren oder größeren Gruppen zusammenarbeiteten, wurden zwangsläufig soziale Verhaltensweisen gefördert.

Zur theoretischen Fundierung seines therapeutischen Ansatzes griff SIMON auf „Reminiszenzen aus der elementaren Biologie" zurück. Er sah im Zwang zur sozialen Anpassung das führende Lebensprinzip. Wer sich einfügte, sich korrekt verhielt, etwas leistete, erhielt Vergünstigungen, etwa in Form einer größeren Freizügigkeit oder durch Verlegung auf eine offene Krankenabteilung. Denjenigen, der sich im Verband des Krankenhauses oder der Krankenabteilung als Störenfried gab, trafen Restriktionen, die jedoch dem erzieherischen Impetus SIMON's entsprechend wohldosiert und kontrolliert erfolgten. Mit einer solchen auf das soziale Verhalten der Patienten abzielenden pädagogisch orientierten Therapieform, die Übung, Gewöhnung und Anpassung umfaßte, stand SIMON den Lehren PAWLOWS* und damit auch dem heutigen Behaviorismus sehr nahe.

Der arbeitstherapeutische Impetus der zwanziger und dreißiger Jahre wurde fast zwangsläufig erneut gedämpft mit dem Aufkommen neuer somatischer Behandlungsverfahren, zunächst der Insulintherapie (SLO-

* „Es ist nicht sicher bekannt, inwieweit SIMON Kenntnis von der PAWLOWschen Lehre hatte" (HARLFINGER 1968).

TOPOLSKI 1931 und STECK 1933, SAKEL 1935, PÖTZL 1935), der Elektrokonvulsionstherapie (CERLETTI u. BINI 1938) und erst recht seit 1952 mit der Entdeckung und therapeutischen Anwendung des Megaphens (LABORIT u. HUGUENARD 1954, DELAY u. Mitarb. 1952), dem Anbruch der Ära der modernen Psychopharmakologie. Zwischen den neuen klinischen Behandlungsmöglichkeiten und der SIMONschen Arbeitstherapie bahnte sich eine ähnliche Konkurrenzsituation an, wie sie zwischen der „kolonialen Verpflegung der Irren" und der „Bettbehandlung" bestanden hatte. Mit der in den letzten Jahren wachsenden Erkenntnis, daß den medikamentösen und physikalischen Behandlungsverfahren offenbar vorerst Grenzen gesetzt sind, besinnt man sich erneut und intensiv auf den bewährten, empirisch gesicherten therapeutischen Effekt von Beschäftigung und Arbeit jeglicher Art.

Die *Beschäftigungstherapie* hat sich in der Psychiatrie zum Teil aus der Arbeitstherapie, zum Teil eigenständig zu einem speziellen Behandlungszweig entwickelt. Eine erste Definition des auf BARTON zurückgehenden Begriffs „Beschäftigungstherapie" durch PATTISON im Jahre 1921 lautet: „Beschäftigungstherapie stellt jede geistige oder körperliche Tätigkeit dar, die für den bestimmten Zweck der besseren und schnelleren Wiederherstellung von Erkrankten und Verletzten verordnet und durchgeführt wird." In den zwanziger Jahren dieses Jahrhunderts wurden in den USA die ersten Beschäftigungstherapieschulen gegründet. In Deutschland setzte die Entwicklung einer differenzierten Beschäftigungstherapie erst in den Jahren nach dem II. Weltkrieg ein. 1953 wurde die erste staatlich anerkannte Schule für Beschäftigungstherapie in Hannover gegründet.

4.2.2. Grundsätze der Beschäftigungs- und Arbeitstherapie

C. HAERLIN, M. ROHDE, V. ZUMPE

Es erscheint zweckmäßig, einige Überlegungen zur Inhaltsbestimmung der Begriffe Arbeits- und Beschäftigungstherapie anzustellen. JANZ u. HILLERS (zit. bei JENTSCHURA 1959) meinen, daß der „Wirksamkeit jeder Arbeitstherapie SIMONscher Prägung bestimmte Grenzen gesetzt sind, weil sie durch das Prinzip der höchstmöglichen Leistung des Kranken und der rein praktischen Nützlichkeit seines Tuns sowie durch strenge Grundsätze seiner Erziehung zur ‚Sozialität' festgelegt ist". In der Tat grenzte die dogmatische Strenge der SIMONschen Therapieform weitgehend all das aus dem Anstaltsleben aus, was sich nicht in den Rahmen des Vorgeschriebenen, erzieherisch für richtig Gehaltenen fügte. So haftet bis in unsere Tage den Arbeitsgruppen, die traditionell „Kolonnen" genannt werden, ein Anflug von Schablone, Starrheit und Uniformiertheit an. Das auf ausschließliche Nützlichkeit hinzielende Prinzip der überkommenen Arbeitstherapie läßt dem individuell Kreativen kaum Platz. Wohl sind in dem gestuften Förderungssystem der SIMONschen Arbeitstherapie beschäftigungstherapeutische Anteile enthalten (Stufe IV: feine Handarbeit, Weben, Gebildeweberei, Kunstweberei, Teppichweberei). Solche Tätigkeiten zählten aber wie Basteln, Modellieren, Malen, Musizieren bei SIMON zu den Kategorien der „Liebhabereien", die er allenfalls als „passende Beschäftigung für Kranke höherer Stände" zuließ. Im arbeitstherapeutischen System SIMONS fehlte fast alles, was die schöpferischen Kräfte im Kranken zu wecken imstande ist. Damit blieben wesentliche Entwicklungsmöglichkeiten der Kranken therapeutisch ungenutzt. Diese Lücken zu füllen, nahm sich die Beschäftigungstherapie zur Aufgabe. So bildet die Beschäftigungstherapie nicht einen Ersatz für die Arbeitstherapie, sondern sie ergänzt und verfeinert sie, indem sie eben jene individuellen schöpferischen und musischen Bereiche anspricht, die von der Arbeitstherapie nicht berücksichtigt werden können. In einem sinnvollen Behandlungsplan ist ein gleichberechtigtes Nebeneinander und Miteinander von Beschäftigungs- und Arbeitstherapie zu fordern, das bei aller methodischen Trennung zu einem Ganzen zu vereinen ist, das „Werktherapie" genannt werden könnte (JANZ u. HILLERS, zit. bei JENTSCHURA 1959).

In der begrifflichen Differenzierung von Beschäftigungs- und Arbeitstherapie wurden verschiedene Formulierungen gefunden. Man spricht davon, daß Beschäftigungstherapie eine Behandlung sei mit sinngebundener und zweckbezogener Tätigkeit, Arbeitstherapie eine Behandlung mit zweckgebundenen und sinnbezogenen Verrichtungen. VAN DER DRIFT (zit. bei JENTSCHURA 1959) stellt die Beschäftigungstherapie als aktozentrische, individuell orientierte Aktivität einer produktozentrischen, sozial orientierten Arbeitstherapie gegenüber. HARLFINGER (1968) hat einen ganzen Katalog von Faktoren aufgestellt, in denen sich Arbeitstherapie und Beschäftigungstherapie unterscheiden. Er meint zusammenfassend, daß die Beschäftigungstherapie eine unverbindliche Freizeitumwelt böte mit musischen und spielerischen Komponenten, mit einem im Vordergrund stehenden originellen Handeln. Die Arbeit sei ausgerichtet auf ein nützliches Ergebnis und vermittle „Wertbewußtsein im Tun".

Durch die Psychopharmakabehandlung – aber auch durch andere Faktoren – hat sich die Verweildauer psychisch Kranker in psychiatrischen Krankenhäusern verkürzen lassen. Somit stellt sich heute dringender als früher die Frage, ob die Arbeitstherapie, ob die Beschäftigungstherapie zur Wiederaufnahme von Arbeit und zur Teilnahme am sozialen Leben nach der Entlassung einen Beitrag leisten können. Die landwirtschaftlich und handwerklich orientierte Arbeitstherapie konnte, wie beschrieben, hierzu wenig beitragen. Eine Änderung brachten jedoch Einflüsse aus England, Holland und Skandinavien mit sich. Mit der zunehmenden Berücksichtigung sozialpsychiatrischer Prinzipien und der stärkeren Einbeziehung sozialer Faktoren in die Therapie, bekam auch die Arbeitstherapie einen neuen Stellenwert. Ihre Entwicklung in den industriellen Bereich hinein markiert einen Wendepunkt (Anderson 1976). In den 60er Jahren wurden auch in deutschen psychiatrischen Großkrankenhäusern die arbeitstherapeutischen Einsatzmöglichkeiten in den landwirtschaftlichen und handwerklichen Betrieben durch Mechanisierung und Rationalisierung reduziert. Statt dessen wurden Arbeitstherapieplätze im Rahmen von industrieller Arbeit geschaffen. Um Aufträge bemüht man sich bei den in der näheren Umgebung der Krankenhäuser angesiedelten Industriebetrieben. Dabei spielt es keine Rolle, ob Industriearbeit in besonderen Räumen des Krankenhauses (Werkhalle) oder außerhalb in den Betrieben selbst (ausgelagerte Arbeitstherapie) den Patienten angeboten wird.

Es zeigt sich aber, daß der gewünschte Anschluß an moderne Arbeitsbereiche und damit die Chance einer besseren Entlassungsvorbereitung nicht allein durch die Einführung industrieller Arbeiten erreicht wird. Was etwa in England zu einem Aufbau arbeitstherapeutischer Stufen in- und außerhalb des Krankenhauses führte, droht in vielen deutschen Einrichtungen schnell vereinfacht zu werden auf einfache manuelle Fertigungsarbeiten. Wenn auch so ein Ausschnitt industrieller Arbeitswelt dargestellt wird, wird doch deutlich, daß damit der Entfremdung von einer integrierten Arbeitstätigkeit mehr Vorschub als in der Industrie selbst geleistet wird. Außerdem fehlen in der heutigen Arbeitstherapie wichtige Bereiche wie Büroarbeiten, geistige Betätigungen, Dienstleistungsarbeiten usw. Ab und zu werden Stimmen laut, die es als einen Fehler bezeichnen, daß die landwirtschaftlichen Betriebe mit ihren breit gefächerten Arbeitsangeboten für den arbeitstherapeutischen Einsatz nicht mehr zur Verfügung stehen.

Heute sind die Auswirkungen einer landwirtschaftlichen, handwerklichen oder industriellen „Arbeitstherapie“, deren therapeutischer Gehalt verlorenging, weitgehend bewußt. Die Struktur der Arbeitstherapie wird sich aber für langfristig Hospitalisierte und für akut Kranke nur verbessern, wenn

- ein Spektrum verschiedenster Arbeitstätigkeiten angeboten wird und diese für den Patienten sinnvoll gestuft sind mit dem Ziel, einer Wiedereingliederung in Arbeit und Beruf so nahe wie möglich zu kommen;
- die zugrundeliegenden therapeutischen Prinzipien genau erkannt sind und bewußt angewendet werden.

Wer verwirklicht diese Forderungen? Wenn auch immer wieder Ärzte und leitende Mitarbeiter sich für die Arbeitstherapie eingesetzt haben, können letztlich doch nur unmittelbar in der Arbeitstherapie Tätige diese Forderungen erfüllen, vorausgesetzt, daß sie für diese Aufgabe ausgebildet sind. Handwerker, Schwestern und Pfleger, die bisher in solchen Bereichen gearbeitet haben, werden auch weiterhin ihre guten

Dienste leisten können. Aber erst durch eine gezielte Aus- und Fortbildung kann der Binnenorientierung mancher Arbeitstherapie eine rehabilitative Therapie entgegengesetzt werden. Diese Überlegungen werden noch verstärkt durch das 1977 in Kraft getretene Bundesgesetz, das die Ausbildung des Arbeitstherapeuten auf Bundesebene regelt, und zwar im Rahmen einer integrierten Ausbildung zum Beschäftigungs- und Arbeitstherapeuten. (Bundesgesetzblatt 1977, s. auch Kap. 3.3.7)
Wer weiß, daß die Beschäftigungstherapie in den fünfziger Jahren als Ergänzung zur einseitig gewordenen Arbeitstherapie in Deutschland eingeführt wurde, wird die Herausforderung ahnen, die durch „Zusammenspannung“ dieser beiden Bereiche gesetzt wurde (Budjuhn 1975). Eine Reihe von Autoren hat sich praktisch und theoretisch mit der Beschäftigungstherapie befaßt: Jentschura 1974/78, Bader, Bennett 1975, Blum 1973, Dohmen 1974, Haerlin u. Viethsen 1976, Rose 1969, Volk u. Laukhuff 1973.

Vor allem bei Berücksichtigung sozialpsychiatrischer Erkenntnisse erscheint ein integriertes Stufenkonzept von Beschäftigungs- und Arbeitstherapie notwendig. Allerdings klafft in der Praxis häufig noch eine Kluft zwischen beiden.
Im Unterschied zu arbeitstherapeutischen Einrichtungen findet man im Rahmen der Beschäftigungstherapie noch immer kleine Ateliers vor, in denen ausgewählte Patienten betreut werden. Außerdem haben Beschäftigungstherapeuten noch keineswegs in ausreichendem Umfang Eingang in die psychiatrischen Großkrankenhäuser gefunden. Das Westfälische Landeskrankenhaus Gütersloh z. B. verfügt bei knapp 1000 Betten/Plätzen über 6 Planstellen für Beschäftigungstherapeuten, die mit Mitarbeitern unterschiedlicher Berufsausbildung (Erzieher, Fotolaborant, Oecotrophologin, Sozialpädagoge, Pfleger) besetzt sind. Manche Einrichtungen haben große Schwierigkeiten, ausgebildetes Personal für die Beschäftigungstherapie zu interessieren, da die Tätigkeit dort als isoliert von den Behandlungsteams auf den Stationen erlebt wird und die Betroffenen sich in „Einzelkämpfer“-Position ohnmächtig fühlen. Unterstützt durch angelernte Pflegekräfte bestimmen die kunsthandwerklich-musischen Tätigkeiten weitgehend das Bild. Diese werden einerseits vom Personal, von Patienten und Angehörigen erwünscht, stellen andererseits ein großes Hemmnis dafür dar, daß die Beschäftigungstherapie gleichrangig mit anderen therapeutischen Methoden ernstgenommen wird. Töpfern, Flechten, Weben, Malen und Schnitzen zählen in unserer Gesellschaft zu Freizeit und Spiel. Sie überzeugen nur unter ganz bestimmten Bedingungen davon, daß durch sie die Patienten auf ein Leben nach der Entlassung vorbereitet werden können. Selbst wenn die Entlassung für viele langfristig Hospitalisierte nicht mehr in Frage kommt, wird die Ernsthaftigkeit dieser Therapie daran gemessen (Volk u. Laukhuff 1973).

Was in manchen Tageskliniken und kleineren psychiatrischen Einrichtungen bereits praktiziert wird, kann in der Beschäftigungstherapie von psychiatrischen Großkrankenhäusern nur Realität werden, wenn folgende Bedingungen erfüllt sind:

- Die Tätigkeit im Werkraum hat einerseits die Bearbeitung von Material unter Zuhilfenahme bestimmter Techniken zum Ziel; sie muß andererseits gruppendynamische Prozesse ermöglichen.
- Beschäftigungstherapie muß die erste Stufe, Arbeitstherapie die darauf folgende zweite Stufe eines integrierten Rehabilitationsplanes darstellen, der die Wiedereingliederung in das soziale Leben außerhalb des Krankenhauses weitmöglichst anstreben soll.

4.2.3. Struktur und Funktion der Beschäftigungstherapie

C. Haerlin, M. Rohde, V. Zumpe

Seit der Einführung der Beschäftigungstherapie gibt es eine nicht abreißende Diskussion über Funktion und Rolle dieser therapeutischen Möglichkeit. In der Psychiatrie haben Überschneidungen mit anderen Therapieformen wie Milieutherapie, Soziotherapie, Musiktherapie u. a. das Bild eher verwirrt als geklärt. Andere Berufsgruppen wie speziell geschultes Pflegepersonal oder Sozialpädagogen führen ähnliche Aktivitäten durch. Zudem hat sich die Beschäftigungstherapie im Zeichen einer sozialen Psychiatrie aus dem stationären Rahmen herausbewegt und Eingang in die ambulante Betreuung gefunden, wie Verhandlungen mit den Krankenkassen zeigen.

Dennoch soll der Versuch unternommen werden, einige spezifische Merkmale zur Standortbestimmung dieser Therapie zu erläutern (Budjuhn u. Haerlin 1975).

Soll Beschäftigung als therapeutisches Mittel eingesetzt werden, kann auch jegliche Art von Beschäftigung dafür in Frage kommen. Hier werden bereits die Probleme sichtbar: wie grenzt sich die Beschäftigungstherapie ab, um sich nicht in der Vielfalt der Mittel zu verlieren? Eine Eingrenzung ist durch ihre Tradition der handwerklich-musischen Materialien und Mittel gegeben: Holz, Metall, Ton, Textilien, Papier, Farbe usw. Eine weitere Begrenzung ist da zu sehen, wo Beschäftigung zu vertraglich geregelter und bezahlter Arbeit wird. Allerdings wird auch eine Erweiterung sichtbar auf Materialien, die bislang zu wenig beachtet worden sind: Gebrauchsgegenstände des täglichen häuslichen und öffentlichen Lebens.

Das spezifische Mittel ist also nicht das Wort des Psychotherapeuten bzw. Psychologen oder das Medikament des Arztes, die Strukturierung des Tagesablaufs durch das Pflegepersonal, sondern das greifbare Material und seine Wirkung auf Körper, Sinne und Geist. Diese Materialien bekommen zusätzlich einen therapeutischen und rehabilitativen Wert, wenn die Betätigung mit ihnen in einem sozialen Beziehungsgefüge erfolgt.

Sie können eingesetzt werden, um Grundbedürfnisse des menschlichen Lebens zu verwirklichen:

(1) Kontakt und zwischenmenschliche Kommunikation.

(2) Entwicklung und Ausübung von Fähigkeiten und Fertigkeiten. Cumming u. Cumming (Cranach/Finzen 1972) stellen fest, daß in jeglicher Tätigkeit diese beiden sozioemotionalen und instrumentalen Anteile vorhanden sind. Da beide Anteile beim psychisch Kranken primär oder sekundär erheblich gestört sein können, werden sie zum Gegenstand der Therapie. (Diese Grundbausteine sind auch festzustellen in komplexeren sozialen Beziehungssystemen.)

(3) Arbeit

(4) Lebenspraktische Tätigkeiten, die Arbeit und soziales Leben ermöglichen und begleiten.

(5) Freizeitaktivitäten, die in Kontrast zur Arbeit stehen.

Diese Aufgliederung markiert bereits die verschiedenen Stufen der Beschäftigungs- und später der Arbeitstherapie.

4.2.3.1. Kontakt und Kommunikation

Der Beschäftigungstherapeut begegnet dem psychiatrischen Patienten in der Regel erstmals während der akuten Phase seiner Erkrankung. Es sind meist Krankenhäuser, aber auch teilstationäre und ambulante Einrichtungen, in denen akut Kranke behandelt werden.

a) *Einzelarbeit.* Die spezifischen Materialien der Beschäftigungstherapie können dem Patienten zunächst dazu verhelfen, seinen derzeitigen Zustand auszudrücken. Was mit Worten zu benennen – Stimmungen oder Gefühle wiederzugeben – ihm zu gefährlich erscheinen mag, kann er auf indirektem Wege mit Mitteln wie Papier, Farbe, Ton oft leichter mitteilen. Diese Mittel eignen sich mithin auch eher für eine neutralere Kontaktaufnahme als das Gespräch. Zugleich wird der Kontakt durch das greifbare Material konkret. Dies bedeutet eine Chance, zum Kranken vorsichtig eine Beziehung herzustellen. Vom Beschäftigungstherapeuten wird hierbei ein einzeltherapeutischer Einsatz verlangt. Es sollen Materialien gewählt werden, die der Patient bereits kennt oder zu denen er rasch eine sinnfällige Beziehung findet. Das Ziel ist, Kontakt zwischen ihm und dem Therapeuten herzustellen als Grundlage für weitere Schritte und als konkreten Bezugspunkt in der Realität. Diese ersten Kontakte sollten nicht länger als eine halbe Stunde andauern.

b) Arbeit in kleinen Gruppen. Ist ein Kontakt zustande gekommen, kann die Zweierbeziehung auf andere Patienten und Beschäftigungstherapeuten innerhalb einer kleinen Gruppe ausgedehnt werden. Das Material dient wiederum als konkreter Bezugspunkt zwischen den Personen, auch als Mittel der notwendigen Regulierung von Distanz und Nähe. Es dient schließlich auch als Möglichkeit der Auseinandersetzung.

Da sich Beziehungen nur langsam aufbauen lassen und das Vertrauen der Patienten nicht leicht zu gewinnen ist, sollten die Gruppen möglichst geschlossen sein und höchstens 4 bis 8 Personen umfassen. Eine Therapiestunde täglich ist wünschenswert; aber auch Zusammenkünfte ein- bis zweimal wöchentlich in dieser geschlossenen Form versprechen gute therapeutische Erfolge. Durch den differenzierten Einsatz der verschiedenen Materialien können Kontakt und Kommunikation verschiedene Grade der Intensität erreichen:

- Jeder Patient wählt seine eigene Tätigkeit. Die Patienten können, müssen aber nicht Kontakt miteinander aufnehmen.
- Das Material wird einheitlich vorgegeben. Jeder gestaltet aber seinen eigenen Gegenstand. Durch das gemeinsame Material entsteht Kontakt (z. B. Häuser eines Spielzeugdorfes).
- Material und Thema werden einheitlich vorgegeben; ein gemeinsames Projekt wird durchgeführt (z. B. ein großer Wandbehang). Kommunikation ist notwendig, um zum Ziel zu kommen.
- Hat das Projekt verschiedene Arbeitsgänge, erfordert es von den Beteiligten Absprache der Verantwortung für verschiedene Teilaufgaben (z. B. Planung und Herstellung einer Hauszeitung).

Der Beschäftigungstherapeut muß diese verschiedenen Stufen so gestalten, daß einzelne Patienten die therapeutischen Ziele verwirklichen können. Die Gruppenprozesse sind ähnlich komplex wie in anderen Gruppentherapien.
Der Beschäftigungstherapeut sollte dieselben Möglichkeiten der Fort- und Weiterbildung sowie der Supervision in Anspruch nehmen wie andere Gruppentherapeuten und Teammitglieder auch.

4.2.3.2. Instrumentale Fertigkeiten und Fähigkeiten

Grundvoraussetzung jeglicher Arbeit ist die Fähigkeit, ein Minimum an Pünktlichkeit und Zeiteinteilung zu praktizieren: Ausdauer, Genauigkeit, Konzentration und ein gewisses Arbeitstempo. Die instrumentalen Fertigkeiten und Fähigkeiten im eigentlichen Sinne beziehen sich auf manuelles Geschick, Umgang mit Werkzeug und Maschinen, logisches Denken und Planen, räumliches Vorstellen. Je nach Berufszugehörigkeit zeigen die Patienten dabei spezifische Schwerpunkte.

Die Motivation, sich um die oft mühsame Wiedererlangung verlorengegangener Funktionsanteile zu bemühen, kann durch den Rückgriff auf spezielle Berufserfahrungen geweckt werden. So wird man z. B. einem Patienten Metallarbeiten anbieten, der durch seinen Beruf als Dreher mit diesen Werkstoffen vertraut ist. Auch früher ausgeübte Hobbys können als Brücke dienen, bestimmte Fertigkeiten wieder zu üben. Nach einer Phase, in der die Möglichkeiten des einzelnen spielerisch probiert und gefördert werden, sollte der Zeitpunkt für den Einsatz eines gezielten Trainings nicht verpaßt werden. Das kann allerdings leicht geschehen, wenn die Beschäftigungstherapeuten keine festen Absprachen über Rehabilitationspläne und Rehabilitationsziele mit den Angehörigen der anderen therapeutischen Bereiche haben. In diesen Fällen wird Beschäftigungstherapie zu einer letzlich unfruchtbaren bloßen Beschäftigung mit Nachlassen der Motivation bei den Patienten und steigendem Desinteresse beim übrigen therapeutischen Personal.

Ein gezieltes Training im instrumentalen Bereich sollte die Belastung stufenweise steigern im Hinblick auf

- Arbeitszeit (bis zu 4 und 5 Stunden),
- Arbeitstempo,
- Komplexität der Funktionsabläufe.

Es ist anzumerken, daß die in diesem Kapitel vorgenommene Trennung der sozioemotionalen und instrumentalen Anteile, die jegliche Tätigkeit auszeichnen, aus analytisch-theoretischen Erwägungen heraus erfolgt ist. Sie dient dazu, die einzelnen Elemente des beschäftigungs- und arbeitstherapeutischen Ansatzes herzustellen, um daraus therapeutische Handlungsweisen zu entwickeln.

4.2.3.3. **Arbeit,** s. Kapitel 4.2.4.

4.2.3.4. Lebenspraktische Tätigkeiten

Man hat eigentlich erst in den letzten Jahren erkannt, daß es notwendig ist, auch die Einübung von Verrichtungen des täglichen Lebens in die Therapie- und Rehabilitationspläne systematisch einzubeziehen. Eine Bewältigung des menschlichen Alltags ist ohne diese Fähigkeiten nicht denkbar, und nicht wenige Patienten scheitern an dem Unvermögen, sich ihrer zu bedienen. Die sozialen Aktivitäten, die hier gemeint sind, erstrecken sich auf folgende Bereiche:

- persönliche Pflege,
- Haushalt,
- Verkehr,
- Einrichtungen des öffentlichen Lebens (z. B. Post, Behörden, Ämter, Restaurants).

Es werden sich immer Beschäftigungstherapeuten finden, die mit ihren Patienten einkaufen gehen, Kuchen backen oder Haare waschen. Solange es sich dabei um sporadische Aktivitäten handelt, werden sie weder von den Patienten noch vom Personal als ernstzunehmende Rehabilitationsmaßnahmen gewertet werden. Der Einkauf von Lebensmitteln und die Zubereitung eines Abendessens können erst Teil eines systematischen Trainingsprogramms werden, wenn es das erklärte Ziel ist, einen Patienten in den Stand zu setzen, wieder selbständig in einer Wohnung zu leben. In diesem Zusammenhang ist es für den Beschäftigungstherapeuten wichtig festzustellen, ob bestimmte Fähigkeiten nicht vorhanden sind und stufenweise aufgebaut werden müssen, oder ob der Patient an der Ausübung bestimmter Tätigkeiten aus bestimmten Gründen lediglich gehindert ist. Es könnte sein, daß der Beschäftigungstherapeut mit einer Hausfrau in mühevoller Arbeit einen Kochkurs absolviert und erst im nachhinein merkt, daß die Frau von ihren wiedergewonnenen Möglichkeiten zu Hause keinen Gebrauch machen kann, da der Ehemann inzwischen die Hausfrauenrolle vollständig übernommen hat. Grundsätzlich kann gelten, daß der therapeutische Effekt um so größer ist, je realistischer das Milieu und die Bedingungen sind, die der Beschäftigungstherapeut in diesem Bereich anstrebt. Er wird sich deshalb bemühen, die beschriebenen Aktivitäten aus dem Krankenhaus hinaus bis hin in die Wohnung des Patienten zu verlagern. Im Rahmen der teilstätionären und ambulanten Dienste kommt der Einübung der lebenspraktischen Tätigkeiten oft ein wichtigerer Platz zu als den handwerklich-musischen.

4.2.3.5. Freizeitaktivitäten

Beschäftigungstherapeuten haben immer schon Freizeitveranstaltungen in ihrem Programm gehabt; das hatte oftmals zur Folge, daß alle Aktivitäten in der Beschäftigungstherapie unter dieser Flagge gesehen wurden. Es ist sicher ein realistischer Ansatz, daß Aktionen, die in unserer Gesellschaft vornehmlich zur Freizeitgestaltung dienen wie Kegeln, Karten spielen, Sport usw. auch im Rahmen der Beschäftigungstherapie ihren Platz finden. Der Beschäftigungstherapeut wird um so besser mit ihnen umgehen können, je mehr er auf der anderen Seite Wert legt auf ein festes verpflichtendes Therapieprogramm, in das die Patienten in möglichst geschlossenen Gruppen eingebunden sind.

Es ist nicht ohne Interesse, auch die gängigen Freizeitaktivitäten auf ihre sozioemotionalen Anteile, also die Komponenten der zwischenmenschlichen Beziehungen, und ihre instrumentalen Anteile zu untersuchen. Tut man das unter Berücksichtigung der Bedürfnisse der Kranken und ihrer Therapieziele, können die Freizeitveranstaltungen darauf ausgerichtet werden und erhalten so einen bestimmten Stellenwert im Gesamtbehandlungsplan. Als Beispiel mag das Kartenspiel genannt werden, das eine Gruppe von chronischen Patienten über Monate hin nach den gleichen Regeln spielt. Der instrumentale Anteil an diesem

Tun ist sicher gering, von wesentlicher Bedeutung ist es, daß die Kartenspieler jedesmal aufs neue in eine zwischenmenschliche Beziehung treten.
Die Beschäftigungstherapie verfügt über ein vielfältiges therapeutisches Angebot. Ob die Beschäftigungstherapie in der einzelnen Einrichtung eine klare therapeutische Struktur findet und entwickelt, wird stark davon abhängen, welche Stufen- und Kontrastprogramme der Beschäftigungstherapeut für die Klienten anbieten kann und wie weit es gelingt, sie durch konkrete Absprachen mit den anderen Therapeuten in den Gesamtbehandlungsplan zu verankern.

4.2.4. Struktur und Funktion der Arbeitstherapie

C. Haerlin, H. Krüger, A. Veltin, V. Zumpe

Arbeit und Beschäftigung wurden, das zeigte schon der geschichtliche Rückblick, im therapeutischen Repertoire der Psychiatrie mit wechselndem Akzent eingesetzt. Es nimmt infolgedessen nicht wunder, wenn im Rahmen neuer Ansätze Fragen und Probleme diskutiert werden, die durchaus schon im Erfahrungsgut der älteren Autoren gehören. So mag denn zunächst einmal die Frage gestellt werden, in welcher Form sich die auf Simon zurückgehende traditionelle Arbeitstherapie im psychiatrischen Großkrankenhaus präsentiert, wenn man heute in der Bundesrepublik Deutschland beginnt, an die Entwicklungen in anderen Ländern anzuknüpfen, die Modalitäten der Arbeitstherapie zu überdenken und neue Vorstellungen zu verwirklichen. Wir haben schon darauf hingewiesen, daß die Einführung der somatischen Behandlungsverfahren fast zwangsläufig zu einem Rückgang der arbeitstherapeutischen Aktivitäten geführt hat. Das Schwergewicht der Therapie verlagerte sich auf die medikamentöse Behandlung. Hinzu kam, daß die vorwiegend handwerklich und landwirtschaftlich orientierten Arbeiten für Patienten aus industriellen Berufen keine Anziehungskraft mehr hatten, erst recht nicht für Kranke aus nicht-manuellen Tätigkeitsbereichen. Handwerker und in der Landwirtschaft Beschäftigte, für die der Einsatz in Korbflechterei, Weberei, Schuhmacherei, Schreinerei und auf dem Gutshof des Krankenhauses allenfalls noch sinnvolle Rehabilitationsmöglichkeiten bieten, sind heute unter den Patienten in der Minderzahl; es sind vor allem langjährig hospitalisierte Kranke, die derzeit in den Handwerksbetrieben des Krankenhauses eingesetzt sind. Harlfinger (1968) hat zusammenfassend zu diesen Tatbeständen festgestellt, daß man die gemeinsame arbeitstherapeutische Behandlung von akuten und chronisch kranken Patienten hätte fast ganz aufgeben müssen, weil sie für die nur kurze Zeit Behandlungsbedürftigen oft keine Förderung, sondern eine kaum zumutbare Belastung bedeute. So wurden die chronisch Kranken mehr und mehr in den Sektor der übernommenen Arbeitstherapie (Arbeitsgruppen in Landwirtschaft und Gärtnerei, unzeitgemäße Werkstätten wie Mattenflechterei und Handweberei) abgedrängt, die akut Kranken kamen vorrangig in den Genuß beschäftigungstherapeutischer Aktivitäten sowie gruppentherapeutischer Unternehmungen, wie sie etwa in Gütersloh von Schulte u. Mitarb. (1957) inauguriert wurden.

Zum Ausgangspunkt weiterer Überlegungen wollen wir die Ergebnisse einer Untersuchung machen, die wir in der zweiten Hälfte der sechziger Jahre an einer Abteilung mit chronisch Kranken vorgenommen haben (Veltin u. Mitarb. 1970). Es handelte sich um die im Kap. 4. 1. schon erwähnte Gruppe von 42 langjährig hospitalisierten schizophrenen Patienten. Die Krankenabteilung trug in ihrer Struktur noch unverkennbar den Stempel Simonscher Prägung. Aufgrund der Darstellungen von Simon u. Silberschmidt (1929) sowie der Schilderungen unserer älteren Pfleger konnten wir mit einigem Recht behaupten, daß hinsichtlich der arbeitstherapeutischen Situation der Abteilung noch ähnliche Verhältnisse wie Ende der zwanziger, Anfang der dreißiger Jahre bestanden. Natürlich ließ sich diese Abteilung mit Rücksicht auf die in den fünfziger Jahren eingeführte psychopharmakologische Behandlung nicht uneingeschränkt mit entsprechenden Krankenstationen der Vergangenheit vergleichen. Immerhin trafen wir 1964 noch 14 schizophrene Patienten an, die keine Medikamente erhielten und trotz florider pathologischer Denkinhalte und trotz schwerer Kontaktgestörtheit sich weitgehend reibungslos in den Rahmen der offenen Abteilung einfügten und an ihren Arbeitsplätzen Nützliches leisteten. Sie waren für unsere Generation lebendige Zeugen der therapeutischen Effektivität der Simonschen Konzeption. Wir haben einen Teil dieser Kranken, bei denen es wegen des Bestehens lebhafter halluzinatorischer Erlebnisse, erheblicher Inkohärenz des Gedankenganges und eines starken Autismus notwendig erschien, neuroleptisch behandelt. Bei allen kam es zu einem deutlichen Rückgang der psychopathologischen Zeichen. Aktivität und Leistungsfähigkeit im arbeitstherapeutischen Einsatz aber, das muß besonders hervorgehoben werden, wurden so gut wie gar nicht beeinflußt. Es bestand eher die Gefahr der neuroleptischen Hemmung von Initiative, Aktivität und Leistungsvermögen.

Um einen Überblick über die Arbeitsleistung der Kranken zu bekommen, wurden Fleiß, Sorgfalt und Selbständigkeit bei der Arbeit nach einer 5-Punkte-Skala von zwei Pflegern, drei Ärzten und den Mitarbeitern des Krankenhauses beurteilt, in deren Arbeitsbereich die Patienten tätig waren. Nach Maßgabe der erreichten Durchschnittspunktzahl wurde eine Rangordnung aufgestellt und mit der Länge des Krankenhausaufenthaltes korreliert. Es ergab sich ein statistisch signifikanter Zusammenhang zwischen den Rangreihen Leistung und Länge des Krankenhausaufenthaltes. Patienten, die sich durch besonderen Fleiß und Selbständigkeit bei der Arbeit auszeichneten, wiesen im Durchschnitt einen längeren Krankenhausaufenthalt auf als leistungsschwächere und unselbständigere (Tab. 7).

Tabelle 7

Arbeitsplatz	Rang 1 - 10	Rang 11 - 20	Rang 21 - 30	Rang 31 - 40	Rang 41 -
Verwaltung	((■○2 ((▲6	((18			
Werkstätten - Handwerker					
Schreinerei			25	34 (▲35	
Anstreicherei		▲15 16	▲24 28		
Polsterei	(■4		○21 ■○26		
Maurer, Mechaniker, Installateure	((■5	(▲11		32	
Schneider, Elektriker, Buchbinder	((7 ■○8	((20	22		
Industriearbeit			■30	37 38	
Gärtnerei - Landwirtschaft	((■○1 (3 ■9	17	29	33 36 ○39 40	
Hausarbeiter	(▲10	(▲○13 ▲19	■○23		■○41 ▲42
Abteilungsküche		(14	27		
Übriger Krankenhausbetrieb		(■12		31	

Zeichenerklärung :

(= Fakultative Einzelarbeiter, ((= Einzelarbeiter

■ = Krankenhausaufenthalt 25 Jahre und mehr

▲ = Krankenhausaufenthalt 15 Jahre und mehr

○ = Alter 65 Jahre und mehr

Die Koinzidenz von guter Leistung und längerem Krankenhausaufenthalt hat mancherlei Gründe. Eine der Ursachen ist sicher darin zu sehen, daß die psychiatrischen Großkrankenhäuser ihrer Struktur nach auf die Mitarbeit der Patienten nicht verzichten können, sofern sie funktionstüchtig bleiben wollen. Zweifellos hat Simon den Einbau der Patienten in die Organisation des Krankenhauses sehr gefördert. Er vertrat das Prinzip, daß alle Arbeit, die von Patienten im Krankenhaus erledigt werden kann, nicht von einem Gesunden getan werden soll. Die Arbeit des Patienten im Krankenhaus und für das Krankenhaus hatte aber in seiner Konzeption eindeutig den Charakter eines Therapeutikums. Sie war das Resozialisierungsmittel schlechthin. Die damit verbundene Gefahr einer Fixierung einzelner Patienten an die Arbeitsplätze wurde von ihm aber durchaus schon gesehen. Eine gut geleitete Anstalt, so schreibt er, habe einen Überschuß an leistungsfähigen Kranken; das beste Ventil für diesen Überschuß an Kräften sei immer das, die Leistungsfähigen, also die „guten" im Sinne der technischen Mitarbeiter, möglichst bald aus der Anstaltsfürsorge zu entlassen und an ihrer Stelle stets neuen Ersatz von unten heraufrücken lassen. Das bedeutete:

Entlassungsdruck durch den Überschuß an in der Arbeitstherapie weitgehend geförderten Patienten.

Die institutionellen Gegebenheiten haben sich aber bis in die jüngste Zeit als stärker erwiesen und vielfach zu einer Fixierung der Patienten an die Krankenhausorganisation geführt. Die Entwicklung ist von einer patientenzentrierten zu einer anstaltszentrierten, betriebsgesteuerten Arbeitstherapie gegangen, wie Winkler (1967) diesen Vorgang bezeichnet hat. Die einmal auf die Mithilfe der Patienten ausgerichtete Anstaltsorganisation kann ohne die Hilfe der Patienten nicht mehr auskommen, und es besteht damit ständig die Gefahr, daß Patienten in der Institution festgehalten werden, wenn das Angebot arbeitsfähiger, d. h. krankenhausdienlicher Patienten zurückgeht.

Es wäre natürlich verfehlt zu sagen, die Fixierung des Kranken an das Krankenhaus gehe allein zu Lasten der Institution. Tatsächlich besteht ein Resonanzverhältnis zwischen Institution und ihren Angehörigen. Davon wird an anderer Stelle noch die Rede sein. Zur Situation der chronisch kranken Patienten in der Arbeitstherapie ist zu sagen, daß sie durch ihren langen Aufenthalt im Krankenhaus so mit dem Krankenhaus und ihren Arbeitsplätzen verbunden und verwachsen sind, daß der Status der Unentbehrlichkeit und der damit verbundene Prestigegewinn eine nicht unerhebliche Rolle für das Selbstwerterleben dieser Patienten haben.

Der Zusammenhang zwischen Krankenhausaufenthalt und Arbeitsleistung stellt ein Indiz dar für den reduzierten Wirkungsgrad der traditionellen Arbeitstherapie bei chronisch Kranken. Es finden sich aber noch weitere Argumente für diesen Tatbestand, der zwingend nahelegt, daß die Arbeitstherapie in dieser traditionellen Form nicht mehr betrieben werden kann. Wir haben in einer anderen Arbeit darauf hingewiesen, daß die herkömmliche Arbeitstherapie offenbar an Rehabilitationsdynamik verliert, wenn der einzelne ein den Krankenhausbedingungen angepaßtes Leistungsniveau erreicht hat, das dem Kollektivanspruch der Gruppe zu genügen scheint. So spielt z. B. der Platz in der Leistungsrangordnung für den Sozialrang in der Gruppe, der sich im Beliebtheitsstatus ausdrückt, keine Rolle (Tab. 8). Für die spezielle, auf die Bedürfnisse des Krankenhauses normierte Struktur der traditionellen Arbeitstherapie spricht auch der Tatbestand, daß korrelationsstatistisch keine Beziehung zwischen der Einstellung des einzelnen zum Krankenhaus und seiner Leistung herzustellen ist. Leistungswilligkeit und Leistungsgrad sind unabhängig davon, ob der Patient den Krankenhausaufenthalt bejaht oder verneint. Immerhin äußerte sich die Hälfte unserer 42 Patienten dahingehend, daß sie mit dem Krankenhausaufenthalt im Grunde nicht einverstanden seien. Die Arbeit im Krankenhaus ist zur selbstverständlichen Gewohnheit geworden, sie weist nicht über das Krankenhaus hinaus.

Tabelle 8 Korrelation des „Beliebtheitsstatus" von 6 Soziogrammen mit den Oberkategorien der Verhaltensbeobachtung.

Oberkategorien der Verhaltensbeobachtung	Soziogramm					
	I	II	III	IV	V	VI
1. Leistung	-.02	-.16	.01	-.12	.39x	.13
2. Kontakt	.38x	.31x	.50xxx	.48xx	.70xxx	.72xxx
3. Umgänglichkeit	.40xx	.46xx	.45xx	.69xxx	.77xxx	.78xxx

x = Signifikant auf dem 5,0 % - Niveau
xx = Signifikant auf dem 1,0 % - Niveau
xxx = Signifikant auf dem 0,1 % - Niveau

Es besteht korrelationsstatistisch kein Zusammenhang zwischen dem Beliebtheitsstatus der Patienten in der Stationsgruppe und ihrem Leistungsverhalten, eine enge Beziehung dagegen zwischen dem Beliebtheitsstatus und den Verhaltenskategorien Kontakt und Umgänglichkeit.

In vielen psychiatrischen Krankenhäusern sind auch heute noch Elemente dieser traditionellen Arbeitstherapie anzutreffen. Dennoch ist nicht zu übersehen, daß in den letzten zwanzig Jahren die Dinge in Bewegung gekommen sind und eine neue Entwicklung eingesetzt hat. Dazu haben vor allem Untersuchungen und Forschungsergebnisse aus dem angelsächsischen Raum den Anstoß gegeben (Freudenberg 1972, Gastager 1969, Goldberg 1967, Schultz-Gambard 1973, Strehse 1975, Wing u. Brown 1973). Die landwirtschaftlich und handwerklich ausgerichtete und auf die Bedürfnisse der Krankenhäuser zugeschnittene Arbeitstherapie wird in zunehmendem Maße abgelöst durch Programme, die sich an den Gegebenheiten der modernen Industriegesellschaft orientieren. Auch in Deutschland gewinnen diese Tendenzen an Boden (Bosch 1971, 1975, Häfner 1978, Haerlin 1975, Finzen 1977, Rave-Schwank 1972, Reimer 1977). An einer ganzen Reihe von psychiatrischen Krankenhäusern sind Arbeitstherapiegebäude errichtet worden, die den neuen Konzeptionen Rechnung tragen. Dennoch kann der erreichte Entwicklungsstand noch keineswegs befriedigen. Darauf wurde ausdrücklich im Bericht über die Lage der Psychiatrie in der Bundesrepublik Deutschland aufmerksam gemacht, der im Auftrage der Bundesregierung erstellt wurde (1975). Es wird u. a. darauf hingewiesen, daß 67% der in den Fachkrankenhäusern für Psychiatrie arbeitstherapeutisch erfaßten Patienten in den anstaltseigenen Betrieben eingesetzt sind. Es mangelt überdies an ausgebildetem Fachpersonal. Von einer Schlüsselzahl: 1 Arbeits- bzw. Beschäftigungstherapeut auf 25 Patienten, die von der WHO empfohlen wird, sind die deutschen psychiatrischen Einrichtungen mit Verhältniszahlen von 1 : 60 bis 1 : 800, die im genannten Bericht zitiert werden, noch weit entfernt.

Wesentliches Kennzeichen des neuen arbeitstherapeutischen Ansatzes ist es, daß Arbeitstherapie nicht mehr als isolierte Veranstaltung psychiatrischer Institutionen betrachtet, sondern in den Gesamtzusammenhang aller soziotherapeutischen und rehabilitativen Maßnahmen gestellt wird, die zum Ziel haben, den Kranken und Behinderten zur vollen oder, wo das nicht erreichbar scheint, zur möglichst weitgehenden Eigenständigkeit im Berufs- und Erwerbsleben zu verhelfen. Nicht zu unterschätzen ist der Einfluß, den die Werkstätten für Behinderte (WfB) mit ihren Stufenprogrammen auf diese Entwicklung genommen haben. Dies gilt ungeachtet der Tatsache, daß den seelisch Behinderten erst vor wenigen Jahren mit der Novellierung des Schwerbehindertengesetzes der Zugang zu den Werkstätten offiziell eröffnet wurde (Schottky 1976) und daß sich ihre Integration angesichts der unterschiedlichen Bedürfnisse der Gruppen der seelisch, geistig und körperlich Behinderten schwierig gestaltet. Deshalb geht mancherorts der Impuls dahin, im Rahmen des Schwerbehindertengesetzes Werkstätten zu gründen, die sich vornehmlich um die Rehabilitation psychisch Behinderter bemühen. Als Pioniereinrichtung, in der eine Integration der verschiedenen Behindertengruppen gelang und zugleich den Klienten ein nahtloser Übergang aus der Arbeitstherapie in den weiterführenden Rehabilitationsprozeß ermöglicht wurde, darf die Beckhof-Siedlung Bethel gelten (Stanko 1968). Als weitere Beispiele für eine fruchtbare Zusammenarbeit von psychiatrischen Einrichtungen und Werkstätten, in denen gestufte Programme entwickelt wurden, können genannt werden das Therapeutikum Heilbronn, das als WfB mit dem psychiatrischen Landeskrankenhaus Weinsberg zusammenarbeitet, das gemeindepsychiatrische Zentrum Hamburg-Eimsbüttel, das über eine WfB und Wohnheime für chronisch psychische Kranke verfügt sowie die WfB der Heidelberger Werkgemeinschaft, die eigens für den Personenkreis der psychisch Behinderten eingerichtet wurde.

Neben der Arbeitstherapie und den Werkstätten für Behinderte gehören zum Spektrum der arbeitsrehabilitativen Möglichkeiten die Berufsförderungswerke. Sie, die ursprünglich zur beruflichen Rehabilitation Körperbehinderter aufgebaut worden sind und deren Entwicklung infolgedessen die Bedürfnisse psychisch Behinderter nicht berücksichtigte, sehen sich seit Beginn der 70er Jahre in zunehmendem Maße mit den Problemen der beruflichen Förderung dieses Personenkreises konfrontiert. Es geht dabei insbesondere um eine Gruppe von Menschen, die noch nicht als chronisch Behinderte zu betrachten sind, aber durch häufige, wenn auch kurze Krankenhausaufenthalte („Drehtürpsychiatrie") Gefahr laufen, beruflich abzusteigen und die Motivation zur tätigen Teilnahme am Erwerbsleben gänzlich zu verlieren. Für sie ist das Angebot der Werkstätten für Behinderte zu undifferenziert. Wie die Erfahrungen des Berufsförderungswerkes Heidelberg, wo man sich dieser Gruppe speziell zugewandt hat, zeigen, führt auch die verkürzte Erwachsenenausbildung ohne Vorbereitung häufig zum Scheitern (HAERLIN 1972, 1976). Man ist deswegen in der Stiftung Rehabilitation Heidelberg dazu übergegangen, Vorbereitungsstufen einzurichten. Im stationären Rahmen ist dies die Berufstherapie, die auf der Arbeitstherapie aufbaut (HOHM 1977, FISCHER 1974). Im außerstationären Rahmen wird ein Trainings- und Therapiezentrum errichtet, das neben gezielter Hinführung zur Ausbildung ein vorberufliches Arbeitsplatztraining zur direkten Wiedereingliederung vorsieht. Auch das Rehabilitationszentrum der Universität Köln nimmt neben Hirnverletzten immer mehr psychisch Behinderte auf und gehört zu dieser Stufe der Arbeitsrehabilitation (KOCH 1974). Demgegenüber bietet das „Berufsförderungswerk" des Rot-Kreuz-Instituts in Berlin inzwischen 3- bis 4jährige Ausbildungen für psychisch und geistig Behinderte an.

Von einem wichtigen Mittel zur Eingliederung bzw. Wiedereingliederung psychisch Kranker und Behinderter in das Berufs- und Erwerbsleben, der unmittelbaren Zusammenarbeit psychiatrischer Einrichtungen mit öffentlichen und privaten Betrieben, wird bisher nur sehr zaghaft und zögernd Gebrauch gemacht. Die Therapeuten tun sich aus mancherlei Gründen immer noch schwer, sich mit Personalabteilungen von Unternehmen, Schwerbehindertenvertretern, Werksärzten, Betriebsräten in Verbindung zu setzen, um Patienten den Einstieg in den beruflichen Alltag zu erleichtern und ggf. eine längerfristige Betreuung auch am Arbeitsplatz sicherzustellen (KLEINSORGE 1973, 1977, PFÄFFLIN 1977, RATZKA 1976, REBELL 1976, BAUER u. RICHARTZ 1972, DOHMEN 1973, GAEDT 1975, SCHUBART 1977, SCHWENDY 1978). Erfolgreiche Initiativen in dieser Richtung (u. a. WILLIS 1977) sollten dazu ermutigen, sich diesem Bereich der Rehabilitation in den kommenden Jahren intensiv zuzuwenden.

Mit der hier skizzierten Entwicklung hat die Arbeitstherapie den begrenzten Rahmen eines auf die Bedingungen traditioneller psychiatrischer Krankenhäuser zugeschnittenen therapeutischen Instrumentes überwunden. Um ihre theoretische Grundlegung haben sich in neuerer Zeit insbesondere BENNETT (1972), WING (1968) und JAQUES (1977) verdient gemacht. Wir folgen bei der Wiedergabe der wichtigsten Ergebnisse dieser Autoren den Überlegungen BENNETTS. BENNETT (1972) beruft sich zur Definition der Arbeit auf den englischen Soziologen und Psychotherapeuten ELLIOT JAQUES (1977), der *Arbeit als Ausübung von Urteils- oder Ermessensfähigkeit innerhalb vorgegebener Grenzen definiert,*

um eine Aufgabe zu erfüllen oder um ein Ziel zu erreichen. Der Begriff „vorgegebene Grenzen" erstreckt sich auf die Regeln, Bestimmungen, Verfahren, Handlungsweisen, Gebräuche, Praktiken oder die physischen Grenzen, die durch die Art der Arbeit, der Werkzeuge und der Ausrüstung vorgegeben sind. Sie bieten dem Patienten im therapeutischen Prozeß konkrete Orientierungshilfen. Anders ist es mit jenem Anteil der Arbeit bestellt, der Ansprüche an die Ermessensfähigkeit (discretion) des Handelnden stellt. Die Notwendigkeit, sich selbst ein Urteil über den Arbeitsablauf zu bilden, das eigene Tun zu kontrollieren, erzeugt bei den Kranken und Behinderten Angst und Unsicherheit. Der Arbeitstherapeut hat hier die besondere Aufgabe, mit seinen Klienten die einzelnen Denk- und Überlegensschritte zu erarbeiten und damit Angst zu reduzieren und Sicherheit aufzubauen.
Hinsichtlich anderer sozialer und psychologischer Aspekte der Arbeit führt Bennett Miller u. Form (1951) an. Nach ihnen ist Arbeit

a) eine Gruppentätigkeit,
b) dreht sich die soziale Welt der Erwachsenen hauptsächlich um den Beruf und
c) ist das Bedürfnis nach Anerkennung, Sicherheit und dem Gefühl, dazuzugehören, von größerer Bedeutung für Arbeitsmoral und Produktivität als die äußeren Bedingungen der Arbeit.

Er weist außerdem auf Cumming u. Cumming (1968) hin, die in ihrem Buch „Ego und Milieu" ausführen, daß jeglicher Arbeitstätigkeit instrumentale und sozioemotionale Seiten zu eigen sind. Während sich die instrumentalen Anteile auf spezielle Fertigkeiten, manuelles Geschick und geistige Fähigkeiten erstrecken, sich auf den Umgang mit technischen Vorrichtungen und Maschinen beziehen, ist der sozioemotionale Anteil durch die eigene Motivation zur Arbeit, das Selbstvertrauen und durch die Interaktionen zwischen den arbeitenden Personen bestimmt. Mc Donald u. Miles (1969) haben das Verhältnis beider Anteile zueinander untersucht und kamen zu dem Ergebnis, daß bei der Arbeitsrehabilitation weder der eine noch der andere Faktor vernachlässigt oder überbewertet werden darf. Das Rehabilitationsgeschehen kann nur fruchtbar verlaufen, wenn beiden Anteilen gleichermaßen Aufmerksamkeit geschenkt wird.

In langjährigen Untersuchungen fand Bennett zusammen mit den Psychologen D. Griffiths, F. Watts und G. Sheperd (1978), daß neben dem instrumentalen Arbeitsverhalten (task-performance) im sozioemotionalen Bereich drei Faktoren besondere Beachtung verdienen:

- Reaktion auf Überwachung und Kontrolle durch Vorgesetzte,
- soziale Beziehungen am Arbeitsplatz zu Kollegen und Vorgesetzten sowie
- das Engagement (Motivation, Antrieb, Initiative).

Die Skala der sozialen Beziehungen lieferte die wichtigste Voraussage im Hinblick auf den Wiedereingliederungserfolg. Bei den psychotischen Patienten waren auch die beiden anderen Parameter wichtig, während diese für neurotische Patienten weniger Aussagewert hatten. Erstaunlicherweise ließ gutes instrumentales Arbeitsverhalten keine signifikanten Hinweise auf den Wiedereingliederungserfolg zu. BENNETT betont, daß dieses keinesfalls vernachlässigt werden dürfe, mit gutem instrumentalen Arbeitsverhalten ließen sich aber offenbar Defizite im Bereich der genannten Faktoren im sozioemotionalen Bereich nicht kompensieren.

BENNETT hat weiterhin einige Grundsätze zur Durchführung sinnvoller arbeitstherapeutischer Programme aufgestellt (1969, 1975, 1977, 1978):

a) Arbeit soll vertraglich gebundene Arbeit sein, da auf diese Weise am ehesten eine Nachbildung der auf dem allgemeinen Arbeitsmarkt herrschenden Bedingungen im Krankenhaus gewährleistet ist. Durch die Übertragung dieser Bedingungen wird ein unsichtbarer aber starker Zusammenhang zwischen „kranken" Arbeitern in der Arbeitstherapie und den „gesunden" Arbeitern im Berufs- und Erwerbsleben hergestellt. Beide tragen zu einem von der Gesellschaft gebrauchten Produkt oder Dienst bei und werden dafür bezahlt. Die Arbeitsnormen, die Bezahlung und Arbeitsmethodik sollen vom Auftraggeber und nicht von den Therapeuten nach Gutdünken festgelegt werden, wie dies häufig in der Vergangenheit der Fall gewesen ist; es hat u. a. dazu geführt, daß die Beurteilung der Arbeitsleistungen der Patienten der Willkür des Personals unterlag.

b) Arbeit muß gestaffelt angeboten werden, sowohl hinsichtlich der Arbeitszeit, der Komplexität der Aufgabe, als auch hinsichtlich der zu übernehmenden Verantwortung und Selbständigkeit. Durch gestufte Steigerung der Belastung können am ehesten bewußte und unbewußte Ängste reduziert, Selbstvertrauen entwickelt werden.

c) Der Patient soll immer an der obersten Grenze seiner Leistungsfähigkeit gefordert werden (s. auch H. SIMON 1929).

d) Geld und Bezahlung spielen in der Arbeitstherapie die gleiche wichtige Rolle wie für jeden Arbeitnehmer, der im Erwerbsleben steht. In der Arbeitstherapie soll deshalb die Entlohnung für erbrachte Leistungen sich in dem Rahmen bewegen, der für die gleiche Arbeitsleistung auf dem allgemeinen Arbeitsmarkt gültig ist. Niemals darf der Lohn aufgrund subjektiver Eindrücke vom Pflegepersonal festgelegt werden. Die Übung, daß Patienten für die Erbringung von Leistungen mit unzureichendem Entgelt oder gar ohne eine angemessene finanzielle Zuwendung in Anspruch genommen werden, gehört leider immer noch nicht der Vergangenheit an (VELTIN 1975). Sie muß aber unbedingt beseitigt werden.

Die Diskussion darüber in welcher Form die Bezahlung den therapeutischen Bedingungen am ehesten entspricht, führt zunächst zu der Feststellung, daß Geld ein Zahlungsmittel ist und nie ganz gerecht gehandhabt werden kann. Es können nur die wichtigsten Aspekte, die gegeneinander abzuwägen sind, genannt werden:

- Eine Entlohnung, die die Anwesenheit am Arbeitsplatz honoriert, verkürzt die Leistungswilligeren und Leistungsstärkeren in ihren Möglichkeiten. Sie motiviert aber den schwerer Gestörten und Behinderten, überhaupt in die Arbeitstherapie zu kommen.
- Auch der Gruppenlohn bringt für den einzelnen Ungerechtigkeiten, er fördert aber die kommunikativen Kräfte in der Arbeitsgruppe.
- Der Einzelleistungslohn stimuliert den Konkurrenzkampf, wird aber der Leistung des einzelnen gerecht. Vor allem auf den fortgeschrittenen Stufen der Rehabilitation sprechen viele Argumente für ihn.

e) Die letzte Rehabilitationsstufe soll eine Arbeitssituation darstellen, die nach Organisation, Arbeitsbedingungen, Art und Bezahlung der Arbeit einer Arbeitssituation des allgemeinen Arbeitsmarktes so nahe wie irgend möglich kommt. Dieses erleichtert den Behinderten den außerordentlich schwierigen Übergang aus dem geschützten Arbeitsmilieu auf einen Arbeitsplatz in Wirtschaft und Verwaltung.

In diesem Zusammenhang ist eines anzumerken. Viele Therapeuten glauben, daß Arbeitsverhalten durch Tests, Gespräche und Fragebögen hinlänglich zu beurteilen ist; Arbeitsämter und Beratungsstellen sind oft hinsichtlich ihrer Urteilsbildung auf diese Methoden beschränkt. Es ist sicher richtig, daß einzelne Fertigkeiten und Fähigkeiten auf diese Weise erfaßt werden können, doch kann die Arbeitsfähigkeit bzw. Vermittlungsfähigkeit nicht ohne Berücksichtigung von Motivation und Rollenverhalten, die sehr stark vom sozialen Gefüge, in dem der Betreffende lebt, und von seinen realen Erwartungen abhängig ist, beurteilt werden. Abschließend läßt sich zu diesen Überlegungen feststellen, daß der Wert arbeitstherapeutischer Veranstaltungen für die berufliche Rehabilitation der psychisch Kranken und Behinderten von der Anwendung eben dieser Grundsätze und nicht von einem noch so perfekten organisatorischen Rahmen abhängt.
Zur Verdeutlichung des in diesem Kapitel Gesagten seien die Erfahrungen mitgeteilt, die im Landeskrankenhaus Gütersloh beim Aufbau einer realitätsorientierten industriellen Arbeitstherapie gemacht wurden. Dort konnte im Herbst 1971 eine 600 qm große Werkhalle bezogen werden. In ihr werden Einzelteile und Teilaggregate eines automatischen Wäschetrockners montiert für eine Firma, die sich mit der Herstellung von Haushaltsgroßgeräten befaßt. Das Arbeitsangebot ist recht differenziert. Der Schwierigkeitsgrad der auszuführenden Tätigkeiten reicht von einfachen Handgriffen ohne Hilfsmittel über Verrichtungen

unter Inanspruchnahme von Werkzeugen wie preßluftbetriebenen Schraubern und Nietgeräten bis hin zu Fertigungsverfahren an halbautomatischen Maschinen. Im Laufe des ersten halben Jahres nach der Inbetriebnahme der Halle haben sich diese Strukturen und Funktionsabläufe entwickelt: Gearbeitet wird von 8.15 Uhr bis 11.00 Uhr und von 13.30 Uhr bis 17.00 Uhr, außer dienstags nachmittags und samstags. Eine kleine Anzahl von Patienten, die als Trainings- oder Leistungsgruppe geführt wird, arbeitet nach besonderer Vereinbarung über diese Zeit hinaus, insgesamt an 34 Wochenstunden.

Am Freitagnachmittag, in der letzten Stunde der Arbeitswoche, findet eine Betriebsversammlung statt, zu der alle in der Werkhalle tätigen Patienten gebeten sind und an der außer den Arbeitstherapeuten auch der Pflegevorsteher und Arzt teilnehmen, die für die Arbeitstherapie des Krankenhauses verantwortlich sind.

Die Funktionen der Arbeitstherapeuten werden von einem mit den Modalitäten der Sozialpsychiatrie vertrauten Oberpfleger wahrgenommen sowie von einer Krankenschwester und einem weiteren Krankenpfleger; diese personelle Ausstattung ist unzulänglich, jedoch nur durch einen generellen Personalmangel bedingt. Ein bis zwei Mitarbeiter der Auftragsfirma überwachen den technischen Ablauf und warten die Geräte und Maschinen.

Den vielfältigen therapeutischen Aufgaben eines psychiatrischen Großkrankenhauses entsprechend wird das Angebot einer den Verhältnissen eines Industriebetriebes vergleichbaren Arbeitssituation unter verschiedenen Intentionen genutzt:

a) zum Kurztraining und zur Belastungsprüfung bei kurz- und mittelfristigen Behandlungsfällen;
b) als Rehabilitationsinstrument für chronische Patienten mit dem Ziel einer Entlassung dieser Kranken in das Berufs- und Erwerbsleben;
c) zur Stimulierung und Aktivierung langjährig hospitalisierter Patienten mit der Absicht, ihren sozialen Aktionsradius im Krankenhaus zu vergrößern.

In Übereinstimmung mit den Beobachtungen von Autoren wie Bennett (1969) oder Wing (1968) hat sich gezeigt, daß die Verhältnisse eines modernen Fertigungsbetriebes einen ausgesprochen anregenden Einfluß auf Arbeitsfreudigkeit und Beständigkeit der beschäftigten Kranken ausüben. Es gelang in kurzer Zeit, eine Reihe von Patienten zu mobilisieren, die sich in der Vergangenheit den Unternehmungen der hergebrachten Arbeitstherapie nur mit geringem Interesse und mit Widerstand unterzogen hatten. Wir konnten die Erfahrung machen, daß einzelne Kranke in der Werkhalle geringere Verhaltensauffälligkeiten zeigten als auf ihren Krankenstationen. Wir haben aber auch in Übereinstimmung mit den Schilderungen Wings vorübergehende ungünstige Reaktionen bei Patienten gesehen, die trotz einer gestuften Belastung bei bestimmten Gelegenheiten am Arbeitsplatz affektiv überfordert waren.

Nach anfänglichen Integrationsschwierigkeiten, mit denen neue Einrichtungen im Verband größerer Institutionen sich immer auseinanderzusetzen haben, fand die Arbeit in der Werkhalle bald eine gute Resonanz im Krankenhaus. Das äußerte sich u. a. darin, daß sich immer wieder Patienten spontan um einen Arbeitsplatz in der Werkhalle bemühten und zeitweise eine Vormerkliste für freiwerdende Arbeitsplätze geführt werden mußte. Das Entstehen einer therapeutisch günstigen Atmosphäre war wohl nicht zuletzt darauf zurückzuführen, daß bei aller im Vordergrund stehenden Entwicklung instrumenteller Fähigkeiten bei den Patienten die Förderung sozioemotionaler Faktoren von Anfang an nicht vernachlässigt wurde. Die Patienten hatten nicht nur Gelegenheit, in der Betriebsversammlung untereinander und mit den Therapeuten ins Gespräch zu kommen, sondern auch während der gemeinsamen Kaffeepausen.

Darüber hinaus kam es mit den Therapeuten zu Diskussionen in kleinen Gruppen, wenn sich an bestimmten Arbeitsplätzen besondere Probleme zwischen den Beteiligten oder im Produktionsablauf ergaben. Im Laufe der Zeit haben sich spontan Freizeitaktivitäten entwickelt. So wurde der freie Dienstagnachmittag von einem Teil der Patienten genutzt, um miteinander das städtische Schwimmbad oder die Kegelbahn des Krankenhauses aufzusuchen. Patienten, die von gemeinschaftstherapeutisch organisierten Krankenabteilungen kamen, fanden sich besonders rasch in diese Situation ein. Rollenkonflikten, wie sie die herkömmlichen arbeitstherapeutischen Veranstaltungen provoziert hatten, waren sie in der Werkhalle nicht mehr ausgesetzt.

Keineswegs befriedigend jedoch war das Problem der Entlohnung, des Entgeltes für die geleistete Arbeit gelöst. Das vom Krankenhausträger für die Bereiche der traditionellen Arbeitstherapie festgelegte Schema der „Arbeitsbelohnung", das für die tätigen Patienten je nach Leistungs- und Sozialverhalten eine monatliche Zuwendung von DM 15,–, 25,– oder 35,– vorsah, mußte für die in der Werkhalle Beschäftigten übernommen werden. Ein leistungsentsprechendes bzw. leistungsgerechtes Entlohnungssystem hat sich bis heute nicht realisieren lassen.

4.2.5. Verwirklichung der Prinzipien der Therapeutischen Gemeinschaft in der Beschäftigungs- und Arbeitstherapie

M. Rohde, A. Veltin, V. Zumpe

Schon in einer Zeit, als von den Möglichkeiten einer gezielten Gruppenarbeit in den psychiatrischen Institutionen noch kein Gebrauch gemacht wurde, konnte man die Erfahrung machen, daß sich in den Beschäftigungstherapieräumen ein ungleich gemeinschaftsfreundlicheres und die sozialen Beziehungen förderndes Feld konstellierte, als das an den Orten traditioneller arbeitstherapeutischer Veranstaltungen in Landwirtschaft, Gärtnerei und Werkstätten der Fall war. Die Nähe der werktherapeutischen Tätigkeiten im Spielerischen und Unverbindlichen ist offenbar der Aufnahme verbindlicher zwischenmenschlicher Beziehungen bei kontaktgestörten Individuen außerordentlich dienlich. Die Arbeit des einzelnen braucht nicht gemeinschaftsbezogen zu sein, sie gibt dennoch Anlaß zur Erweiterung seines sozialen Horizontes; über die Beschäftigung mit den Werkstoffen kommt es leicht zu gruppenorientierten Aktivitäten wie gemeinsamen Ausflügen, Feiern und anderen geselligen Veranstaltungen.

Dieses gruppendynamische Potential wurde bald bewußt genutzt (Janz u. Hillers, zit. bei Jentschura 1959, Petersen u. Pfäfflin 1968, Haedke 1969, Pietschmann 1966).

Das Prinzip des gruppenzentrierten Vorgehens mit der Förderung des „Wir-Bezuges“, das sich in der Beschäftigungstherapie bewährt hat, läßt sich durchaus auf die Arbeitstherapie übertragen. Die Realisierung einer fruchtbaren Gruppenarbeit gelingt nun sowohl in der Beschäftigungs- wie in der Arbeitstherapie am ehesten, wenn sich Patienten und Mitarbeiter in den Werk- und Arbeitsräumen als Therapeutische Gemeinschaften verstehen und sich der gleichen Spielregeln bedienen wie die Krankenstationen, die sich im gemeinschaftstherapeutischen Sinn organisiert haben.

Natürlich unterscheiden sich die Gruppen in den Werk- und Arbeitsräumen von einer Stationsgemeinschaft in manchen Punkten. So konstituiert sich die Stationsgruppe als eine Lebensgemeinschaft, während in den Werk- und Arbeitsgruppen das Miteinander-Tätigsein das verbindende Element darstellt. Auf der Krankenstation werden durch die Notwendigkeit, die Probleme des Stationsalltages in engem Einvernehmen bewältigen zu müssen, soziale Lernprozesse in Gang gesetzt, in der Arbeits- und Beschäftigungstherapie sind es vor allem die Aufgaben, bei deren Erledigung die Patienten aufeinander angewiesen sind, die das soziale Verhalten positiv beeinflussen. Die Kranken sind genötigt, untereinander Kontakt aufzunehmen, sie müssen miteinander ins Gespräch kommen, Handgriffe aufeinander abstimmen und gegenseitige Rücksicht nehmen. Erfolgserlebnisse, die der einzelne hat, haben einen bedeutenden therapeutischen Wert und wirken beispielhaft auf die anderen. Die Resonanz, die man in der Gruppe findet, spornt zu Leistungen an und stärkt das Selbstgefühl. Demgegenüber können Mißerfolge von der ganzen Gruppe getragen werden, der weniger Erfolgreiche wird von den Gruppenmitgliedern gestützt und zu neuem Tun ermutigt.

Das alles gilt erst recht, wenn die Patienten in die Überlegungen zur Arbeitsplanung und Organisation einbezogen und an der Beschaffung und Bereitstellung des Materials beteiligt werden. Man sollte darauf sehen, daß diejenigen Patienten, die sich schon besondere Fertigkeiten und Fachkenntnisse angeeignet haben, diese an ihre Mitpatienten weitergeben. Das fördert die Arbeitsmotivation in ungleich höherem Maße, als wenn Werk- und Arbeitstechniken ausschließlich durch die Therapeuten vermittelt werden.

Wenigstens einmal in der Woche sollten sich die Patienten und Therapeuten einer Werkraum- oder Werkstatteinheit zu einer Konferenz zusammenfinden (Werkraum-, Werkstattgespräch, Betriebsversammlung u. ä.). Sie dient der Bearbeitung aller Fragen und Probleme, die sich im Laufe der Arbeitswoche ergeben. Der Gesprächsleiter wird den Besonderheiten des sozialen Übungsfeldes Werkraum/Werkstatt Rechnung tragen, indem er darauf achtet, daß die angeschnittenen Themen sich auf den Bereich der Beschäftigungs- und Arbeitstherapie beschränken und daß konkret und sachbezogen argumentiert wird.

In manchen Einrichtungen hat es sich eingebürgert, die Arbeitswoche mit dieser Konferenz zu beschließen und sie in der ungezwungenen Atmosphäre einer Kaffee- oder Teerunde zu gestalten. Diese Modifikation des äußeren Rahmens bewirkt ein gelösteres Miteinanderumgehen der Patienten und der Teammitglieder und erleichtert es den Ängstlichen und Gehemmten, sich zu äußern.

Die Übertragung des gemeinschaftstherapeutischen Umgangsstils auf die Stätten der Arbeitstherapie gelingt nicht immer so ohne weiteres. Als wir im Landeskrankenhaus Gütersloh unsere erste Therapeutische Gemeinschaft gegründet hatten, gestalteten sich die Beziehungen zur traditionellen Arbeitstherapie im Gegenteil zunächst recht konfliktreich. Da es aus organisatorischen Gründen nicht möglich war, mit den Patienten der Station eine eigene Arbeitsgruppe zu bilden, mußten sie auf die verschiedenen Arbeitsplätze im Krankenhaus verteilt werden. Wir machten dabei die Feststellung, daß sich die Patienten vielfach nur widerstrebend an der Arbeit beteiligten, sie ließen erkennen, daß die Arbeitstherapie in der hergebrachten Form bei ihnen nicht sehr beliebt war. Wir gewannen den Eindruck, daß die mangelnde Motivation wesentlich auf das Spannungsgefälle zwischen dem auf der Krankenstation vertretenen Prinzip der Therapeutischen Gemeinschaft und der hierarchisch orientierten Organisation der Arbeitstherapie zurückzuführen war. Die Mitglieder der gemeinschaftstherapeutischen Krankenstation wurden in den Arbeitsgruppen und den Werkstätten mit dem hergebrachten autoritätsgebundenen System konfrontiert und konnten die Rollenumstellung einfach nicht leisten. Von ihnen, die sich auf der Krankenstation als mitwirkungs- und mitspracheberechtigt erlebten, wurde in der Arbeitsgruppe gehorsame Unterordnung verlangt. Es war deswegen nicht verwunderlich, daß sich einzelne immer wieder diesem Rollenkonflikt zu entziehen suchten und der Arbeitstherapie auswichen.

Das Stationsteam konnte sich auf die Dauer der Aufgabe nicht entziehen, sich mit diesem Problem auseinanderzusetzen. In einem ersten Schritt wurden die Leiter der Werkstätten und Betriebe des Krankenhauses zusammen mit den Beschäftigungstherapeutinnen zu einer einmal wöchentlich stattfindenden Konferenz eingeladen. Man sprach über das Verhalten und die Leistung einzelner Patienten am Arbeitsplatz unter Bezugnahme auf Krankheitsentwicklung und Krankheitsverlauf und legte gemeinsam den weiteren Therapieplan fest. Die anfänglich reservierten, skeptisch abwartenden älteren Arbeitstherapeuten zeigten bald ein reges Interesse an diesen Sitzungen, in denen auch in zunehmendem Maße grundsätzliche Fragen der Arbeitstherapie diskutiert wurden. Diese unmittelbaren Kontakte haben wesentlich zum Abbau von Ressentiments und Vorurteilen beigetragen, das Konfliktpotential zwischen gemeinschaftstherapeutischen Bestrebungen und traditioneller Arbeitstherapie verringert und damit den Weg zu einer intensiveren Zusammenarbeit geebnet.

4.2.6. Dokumentation in der Beschäftigungs- und Arbeitstherapie

C. Haerlin, M. Rohde, V. Zumpe

Beschäftigungs- und Arbeitstherapeuten sind Praktiker und deshalb in der Regel weniger geneigt, ihre Arbeit zu dokumentieren. Wenn einige Mitglieder dieser Berufsgruppen für diese Aufgabe dennoch Bereitschaft zeigen, so ist dies nicht selten auf wissenschaftlich interessierte

Psychologen und Ärzte zurückzuführen, die dazu motiviert haben. Heute steht fest, daß zumindest eine Basisdokumentation wichtig ist mit dem Zweck, das eigene Konzept und die geleistete Arbeit zu überprüfen, Erfolgskontrollen durchzuführen, den Mitarbeitern in den Stationsteams Ziele und Aufgaben in der Beschäftigungs- und Arbeitstherapie verdeutlichen und damit für gezielte Zuweisungen sorgen zu können. Eine gut geführte Dokumentation kann auch den Mitarbeiter in der Beschäftigungs- und Arbeitstherapie in die Lage versetzen, gegenüber den Patienten Rechenschaft abzulegen. (Viethsen 1969, Volk u. Laukhutt 1973)

4.2.6.1. Dokumentation anamnestischer Daten

Für den Beschäftigungs- und Arbeitstherapeuten sind Daten aus der Schulzeit, der Ausbildungszeit und der Arbeitsgeschichte sowie aus dem Freizeitbereich interessant, die ihm die Möglichkeit geben, den derzeitigen Stand der Fertigkeiten und Fähigkeiten realistisch einzuschätzen und daraus Anhaltspunkte für die Motivationslage und die Lernbereitschaft hinsichtlich der Tätigkeiten zu gewinnen. Untersuchungen haben ergeben, daß der Verlauf der Ausbildungs- und Arbeitsgeschichte einer der wichtigsten Prediktoren für eine berufliche Wiedereingliederung ist.

Werden derartige Daten nicht bereits von anderen Angehörigen der Teams erhoben und weitergegeben, müssen Beschäftigungs- und Arbeitstherapeuten sich selbst um diese Informationen bemühen. Dies kann in einem Gespräch oder mittels eines strukturierten Fragebogens erfolgen.

4.2.6.2. Dokumentation von Verlaufsdaten

Verlaufsdaten bilden das Kernstück einer Dokumentation.

1. Verordnungsbogen (s. Tab. 10)
2. Arbeits- und Beschäftigungstherapie – Zeitkarte (s. Tab. 9)
3. Beurteilungsbogen (s. Tab. 11, 13, 16, 17)
4. Tägliche und wöchentliche Verlaufsberichte (s. Tab. 12)
5. Analyse des Arbeitsplatzes des Beschäftigungs- und Arbeitstherapeuten (s. Tab. 18)

4.2.6.3. Dokumentation katamnestischer Daten

Ähnlich wie Ärzte und Psychologen sollten auch Arbeits- und Beschäftigungstherapeuten Nachuntersuchungen durchführen, um nach der Entlassung des Patienten Rückmeldungen über Erfolg bzw. Mißerfolg zu erhalten. Zwar wird es nicht möglich sein, den Anteil von arbeits-

und beschäftigungstherapeutischen Maßnahmen am Erfolg oder auch Mißerfolg aus dem gesamten Therapieprogramm herauszufiltern. Dennoch ist sicher zu erfahren, wie entlassene Patienten rückblickend ihren beschäftigungs- bzw. arbeitstherapeutischen Einsatz beurteilen. Und derartige Informationen sind aufschlußreich und wichtig für die Arbeits- und Beschäftigungstherapeuten.

Die Form und Art der Durchführung der Nachuntersuchung sollten im Team abgesprochen werden. Denkbar ist

- ein standardisiertes Schreiben zu entwerfen, das jedem Patienten persönlich zugesandt wird. Diese Briefe können im Rahmen der Arbeits- und Beschäftigungstherapie von Patienten geschrieben und bereits mit einem Rückantwortumschlag versehen werden. Antworten können auf Karteikarten erfaßt werden.
- ein standardisierter Beurteilungsbogen (Skalierung) (z. B. Tab. 15).

Tabelle 9 Arbeits- und Beschäftigungstherapie-Zeitkarte

Name ____________	Arbeits- und Beschäftigungstherapie
Vorname ____________	
Station ____________	Zeitkarte - Nr. : Betrieb :

Woche	Nr. : 1 vorm. nachm.	P	2 vorm. nachm.	P	3 vorm. nachm.	P	4 vorm. nachm.	P	
MO	von ______ bis ______		____ | ____		____ | ____		____ | ____		
DI	D = Diagnostik				8^{00} - 11^{00} | 14^{00} - 17^{00}	6			
MI	B = Behandlung								
DO	U = Urlaub								
FR	na = nicht arbeitsfähig		nb = nicht beschäftigt						
					Punkte :	30	max. / Wo.		

4.2.6.4. Beispiele

Um eine leistungsgerechte Einstufung der Patienten zu gewährleisten, gilt unser Interesse der Frage der Verordnungsbögen für die Arbeits- und Beschäftigungstherapie – ein sicher sehr umstrittenes Problem –, wie VIETHSEN (1969) es in einem Aufsatz bemerkt. Wir haben, wie wir meinen, eine Arbeits- und Beschäftigungstherapie-Zeitkarte (Tab. 9) mit Erfolg erprobt.

Erläuterungen zur Arbeitstherapie (At)- bzw. Beschäftigungstherapie (Bt)-Zeitkarte: At-/Bt-Zeitkarte

A. Ziel:

Die Zeitkarte dient der Übersicht der Arbeits- bzw. Beschäftigungszeit eines Patienten innerhalb einer Woche. Mit ihrer Hilfe kann festgestellt werden, ob Patienten auch an dem ihnen zugewiesenen At-/Bt-Ort erschienen und wie lang sie dort geblieben, ob sie pünktlich erschienen sind usw. Die wöchentlich zusammengezählten Stunden, die im Rahmen der At am entsprechenden At-Ort verbracht wurden, können im Zusammenhang mit anderen Kriterien eine Grundlage für eine angemessene Arbeitsentlohnung (jedoch nur im Bereich der At) darstellen.

B. Handhabung der Zeitkarten:

Die Zeitkarten müssen sowohl von der Station als auch von den Beschäftigungs- bzw. Arbeitstherapeuten ausgefüllt werden.

Im Kopf sind Angaben vorgesehen für Name, Vorname, Station, für die At-/Bt-Zeitkarte Nr., für At-/Bt-Ort. Die Zeitkarte gliedert sich in Angaben waagerecht für die laufenden Wochen, senkrecht für die Wochentage. In die entsprechenden freien Plätze sind die Zeitmarken einzusetzen. Näheres s. u.!

1. Auf der Station wird Name, Vorname, Station, die lfd. Nr. der Zeitkarte – sie erfaßt den Zeitraum von 8 Wochen, danach muß eine Karte Nr. 2 ausgestellt werden – und der At-/Bt-Ort (Werkraum I, Gärtnerei usw.) eingetragen. Für „Station" und „At-/Bt-Ort" ist so viel Raum vorgesehen, daß Verlegungen auf andere Stationen bzw. ein Wechsel des At-/Bt-Ortes aufgeführt werden könne.

Unter „Woche-Nr." wird die Nummer der lfd. Woche eingetragen.

Von der Station sollte rechtzeitig eingetragen werden, wenn ein Patient aus verschiedenen Gründen nicht an seinem At-/Bt-Ort erscheinen kann. Die Therapeuten können sich dann frühzeitig darauf einstellen. Diese Eintragungen werden in der 2. Zeile der entsprechenden Wochentage unter „vormittags" oder „nachmittags" gemacht. Folgende Abkürzungen sind dafür vorgesehen und auf der Zeitkarte unten aufgeführt:

D für Diagnostik, Untersuchung, z. B. EEG, Röntgen, psychologische Untersuchung, Echo usw.

B für Behandlung, Therapie, z. B. Massage, Elektrokonvulsivtherapie, Psychotherapie usw.

U für Urlaub nach Hause, aber auch z. B. beurlaubt für gemeinsame Spaziergänge von der Station aus, Schwimmengehen usw.

na für nicht arbeitsfähig, bettlägerig, betrifft Patienten, die so stark sediert, benommen oder verwirrt sind, oder die an interkurrenten Erkrankungen leiden, daß sie vorübergehend keiner At/Bt nachgehen können,

nb für nicht beschäftigt, soll verwendet werden, wenn ein Patient für eine bestimmte Tätigkeit vorgesehen ist, am entsprechenden At-/Bt-Ort aber nicht erschienen ist.

Neben diesen Abkürzungen soll die Zeit eingetragen werden, um die der Patient für D und B zur Verfügung stehen muß.

z. B. Woche Nr. 20

	vorm.		nachm.	
	von	bis	von	bis
Mo	–		–	
	D 10.00		B 15.00	

2. a) Von den Arbeits- bzw. Beschäftigungstherapeuten soll eingetragen werden, wann der Patient erscheint und wieder weggeht. Für diese Eintragungen ist jeweils die 1. Zeile neben den verschiedenen Wochentagen vorgesehen. Für vormittags und nachmittags sind besondere Spalten vorhanden. Wegen der besseren Übersichtlichkeit empfiehlt es sich, die Uhrzeiten genau unter die Worte „von" und „bis" einzutragen. Außerdem sollen die Therapeuten ihre Kurzunterschrift (Anfangsbuchstabe des Namens) leisten. Die roten Spalten müssen freigelassen werden, da sie der Auswertung dienen.

b) Von den Ärzten, Röntgen-/EEG- oder anderen Assistentinnen/Assistenten, Masseusen, Heilgymnasten usw. soll eingetragen werden, wie lange die Patienten für D und B beansprucht wurden. Es soll also zusätzlich auch die Beendigung der Untersuchung/Behandlung eingetragen werden, daneben die Kurzunterschrift.

3. Der Patient soll an den Wochentagen die Zeitkarte stets mit sich führen und den oben genannten Personen vorlegen. Am Freitag abend übergibt er die Zeitkarte der Station, damit diese ausgewertet werden kann.

C. Auswertung:

Die Auswertung besteht im Zusammenzählen der geleisteten Stundenzahl, die erst für jeden Tag, denn für die gesamte Woche errechnet wird. Erst bei der Gesamtstundenzahl pro Woche sollte auf ½ Stunden aufgerundet werden, nicht bei

Tabelle 10

Westfälisches Landeskrankenhaus Gütersloh

Beschäftigungstherapie

Werkraum ....

Nr.: ....
Beginn: ....
Ende: ....

Name: .... Vorname: ....
Station ....
Geburtsdatum: .... Alter: ...... Jahre
Beruf: ....
Schulbildung: ....
....
Diagnose: ....
Symptomatik: ....
Körperl. Behinderung: ....

Behandlungsziel der Beschäftigungstherapie: (Zutreffendes unterstreichen!)
Selbstgefühl: Stärkung des Selbstvertrauens — Selbstwertgefühls — Ichs ....
Steuerung: Beherrschung — Ausdauer — Konzentration — Zielstrebigkeit — Entscheidungsfähigkeit ....
Antrieb: Aktivität — Beruhigung — Initiative — Spontaneität — 'Acting-out' ....
Intellekt: Selbständigkeit — Planung — Orientierung — Übersicht ....
Gefühl: Stimmung heben/dämpfen — Schwingungsfähigkeit — Ausgeglichenheit ....
Soziabilität: Kontakt — Einordnungsbereitschaft — Anpassungsfähigkeit ....
Sonstiges: ....

....
(Unterschrift des Stationsarztes)

Tabelle 11

Beurteilung (1 = niedrigster, 9 = höchster Ausprägungsgrad)

Woche Nr.																										/
1. Körperl. Belastbarkeit																										
2. Seelische "																										
3. Selbständigkeit																										
4. Auffassungsgabe																										
5. Initiative																										
6. Arbeitserledigung																										
7. Fleiß																										
8. Arbeitstempo																										
9. Ausdauer/Konzentration																										
10. Kontakt																										
11. Anpassung, Einordnung																										
12. Stimmungslage																										

Gefertigte Gegenstände: ....
....
für den eigenen Bedarf gefertigt (Zahl): .... dem Werkraum zur Verfügung gestellt (Zahl): ....
Lieblingswerkzeuge: ....
Lieblingswerkstoffe: ....
....

....
(Unterschrift der Beschäftigungstherapeutin)

der Berechnung für die einzelnen Tage. In die Stundenzahl wird auch einbezogen die Zeit, die für D und B aufgewendet wurde. Die pro Woche geleisteten Stundenzahlen werden in einer Übersichtskarte, die dem Krankenblatt beigefügt ist, aufgeführt. Man gewinnt so einen Längsschnittüberblick über die vom Patienten im Bereich der At/Bt verbrachte Zeit.

Für die Beschäftigungstherapie haben ZUMPE und ROHDE einen besonderen Beurteilungsbogen entworfen (s. Tab. 10 u. 11).

Erläuterungen zum Beschäftigungstherapiebogen

Der Beschäftigungstherapiebogen besteht aus zwei Teilen. Die Vorderseite, also Name, Vorname, Station, Geburtsdatum und Alter, Beruf, Schulbildung, Diagnose, Symptomatik, evtl. körperliche Behinderung sowie das Behandlungsziel der Beschäftigungstherapie, sollte vom Stationsarzt ausgefüllt werden und der zuständigen Beschäftigungstherapeutin zugeleitet werden. – Die Rückseite enthält eine Tabelle verschiedener psychischer Dimensionen, die die Beschäftigungstherapeutin einmal wöchentlich beurteilen wird, und zwar in Form des bei Verhaltensbeurteilungen üblichen rating-system (rating-scale). Außerdem sollen die gefertigten Gegenstände aufgeführt werden. Es soll vermerkt werden, wieviel Werkstücke für den eigenen Bedarf hergestellt wurden und wieviele dem Werkraum zur Verfügung gestellt wurden. Diese Angabe ist wichtig für die Frage der Leistungsmotivation. Auch die Angabe von Lieblingswerkzeugen und Lieblingswerkstoffen vermag wichtige Hinweise auf den psychischen Status zu geben.

Erklärungen für die Beurteilungen

Die Beurteilungen sollen einmal pro Woche, am besten in der Wochenmitte, vorgenommen werden. Die Beurteilung an diesem Tage wird dann als repräsentativ für die gesamte laufende Woche angesehen. Aus den Beurteilungen über eine längere Zeit hin ergibt sich ein Längsschnittbild, das über den Therapieerfolg und die Entwicklung der Krankheit Auskunft geben kann.

Die Beurteilungen werden in Form von ‚rating-scales' vorgenommen. Es wird eine neunstufige Skala zugrunde gelegt, bei der ‚1' jeweils den geringsten, ‚9' den stärksten Ausprägungsgrad repräsentiert.

Bei der Schätzung einer bestimmten Verhaltensdimension, z. B. 3. Selbständigkeit, ist der Beurteiler in Gefahr, einen grundsätzlichen Fehler zu machen, der sich aus dem sogenannten ‚Halo-Effekt' ergibt. Die Zuverlässigkeit von Verhaltensbeurteilungen leidet unter dem Halo-Effekt.

Der Halo-Effekt besteht darin, daß der Beurteiler dazu neigt, den zu Beurteilenden in allen Dimensionen ähnlich zu beurteilen. Der Beurteiler ordnet sämtliche Eigenschaftsbeurteilungen, die er vorzunehmen hat, dem allgemeinen Eindruck, den er von dem Beurteilen hat, unter. Weil die verschiedenen Eigenschaften, die beurteilt werden sollen, in der Beurteilung alle recht ähnlich ausfallen, kommt es vor, daß die Beurteilungen eines Beurteilers alle sehr hoch oder sehr niedrig ausfallen oder in der Mitte liegen. Dieser Fehler sollte nach Möglichkeit vermieden werden. Bei Sympathie urteilt man gern zu hoch, zu milde, bei Antipathie zu niedrig, d. h. zu hart. Oder der Beurteiler scheut sich extreme Urteile zu fällen, und liegt mit seinen Beurteilungen dann stets in der Mitte. Untersuchungen haben gezeigt, daß Beurteiler, die Kenntnis von dieser Gefahr haben, ihr weniger unterliegen und die genannten Fehler nicht machen.

Die Skalierung der einzelnen Dimensionen

1. *Körperliche Belastbarkeit:*

1	=	fast überhaupt nicht belastbar
2 – 3	=	wenig belastbar
4 – 5	=	nicht voll belastbar
6 – 7	=	gut belastbar
8 – 9	=	voll belastungsfähig

2. *Seelische Belastbarkeit:*

1	=	fast überhaupt nicht belastbar, bricht häufig in Tränen aus, Affektinkontinenz, Affektlabilität
2 – 3	=	wenig belastbar, Affektinkontinenz Affektlabilität, Aggravationen, wird schnell ‚nervös', vergeßlich
4 – 5	=	nicht voll belastbar
6 – 7	=	gut belastbar
8 – 9	=	voll belastungsfähig

3. *Selbständigkeit:*

1	=	unselbständig, kann nichts alleine machen
2 – 3	=	kaum selbständig, braucht ständig Anleitung, arbeitet nur kurzfristig allein
4 – 5	=	wenig selbständig, arbeitet nur nach vorangegangener Anleitung, findet sich nicht selbst in die gestellte Aufgabe hinein
6 – 7	=	weitgehend selbständig, braucht nur wenig Anleitung
8 – 9	=	völlig selbständige Arbeitsweise

4. *Auffassungsgabe:*

1	=	sehr schwer, stark beeinträchtigt
2 – 3	=	schwer, begrenzt, verzögert
4 – 5	=	ausreichend, nicht ohne Wiederholungen von Erklärungen
6 – 7	=	leicht, rasch
8 – 9	=	sehr leicht, sehr rasch

5. *Initiative:*

1	=	keine eigenen Ideen, unproduktiv, nur der Anregung folgend
2 – 3	=	kaum eigene Ideen, von der Anregung weitgehend abhängig

4 – 5	=	trägt ab und zu selbst zur Gestaltung bei, hat Schwierigkeiten in der Verwirklichung, greift auf die Anregung zurück
6 – 7	=	hat Initiative, eigene Ideen überwiegen die Anregung, gibt auch Anregungen weiter
8 – 9	=	ist auf Anregung nicht angewiesen, verwirklicht eigene Vorstellungen und gibt anderen Anregung

6. *Arbeitserledigung:*

1	=	schlecht, liederlich
2 – 3	=	mangelhaft, fehlerhaft
4 – 5	=	zufriedenstellend
6 – 7	=	gut, angemessen
8 – 9	=	sehr gut, hervorragend

7. *Fleiß:*

1	=	ausgesprochen faul, Drückeberger
2 – 3	=	antriebslos, gar nicht bemüht
4 – 5	=	durchschnittlich bemüht, nicht beständig
6 – 7	=	fleißig, bemüht, einsatzbereit
8 – 9	=	sehr fleißig, sehr bemüht, voller Einsatz

8. *Arbeitstempo:*

1	=	sehr langsam, sehr schleppend
2 – 3	=	langsam, schleppend
4 – 5	=	leicht verlangsamt, zögernd
6 – 7	=	zügig, schnell
8 – 9	=	sehr schnell, ‚im Handumdrehen‘

9. *Ausdauer, Konzentration:*

1	=	nicht konzentrationsfähig, stark ablenkbar, nur kurzfristige Zuwendung zur Arbeit
2 – 3	=	kann sich nur mühsam konzentrieren, ablenkbar, nur kurz ausdauernd
4 – 5	=	durchschnittlich konzentrationsfähig, längere Phasen der intensiven Zuwendung zur Arbeit
6 – 7	=	kann sich konzentrieren, hält durch
8 – 9	=	gute Konzentrationsfähigkeit, nicht ablenkbar, ausdauernd

10. *Kontakt:*

1	=	sucht keinen und findet keinen Anschluß, nicht ansprechbar, Alleinarbeiter
2 – 3	=	schwer ansprechbar, zieht Arbeit alleine vor, kaum kontaktbereit
4 – 5	=	verhaltene Zuwendung, hilfsbereit, ansprechbar, geringe Spontaneität
6 – 7	=	kontaktbereit, sucht Kontakt, umgänglich

8 – 9	=	intensiver Kontakt, spricht jeden an, intensive Zuwendung

11. Anpassung, Einordnung:

1	=	unangepaßt, rücksichtslos, unverträglich
2 – 3	=	wenig anpassungswillig und einordnungsbereit, anmaßend, takt- und distanzlos
4 – 5	=	anpassungs- und einordnungsbereit, nicht immer gelingend, bisweilen eigensinnig, verträglich
6 – 7	=	angepaßt, hilfsbereit, ordnet sich ein
8 – 9	=	gut angepaßt, sehr höflich, sehr taktvoll

12. Stimmungslage:

1	=	massiv verstimmt, mürrisch, gereizt, moros
2 – 3	=	depressiv, unausgeglichen
4 – 5	=	noch nicht ausgewogen, wechselnd
6 – 7	=	weitgehend ausgeglichen, heiter
8 – 9	=	ausgesprochen heiter, bestens gelaunt, seine/ihre gute Stimmung steckt andere an

Die aufgezeigten Bewertungskriterien sind nur als Hinweise zu werten. Sie sollen die Beurteilung erleichtern. Man sollte versuchen, jede einzelne Dimension zu beurteilen, selbst wenn es bei bestimmten Fällen schwer fällt (s. S. 238).

Einige Beispiele von Verordnungs- und Beurteilungsbögen für die Arbeits- und Beschäftigungstherapie aus Kanada (Tab. 12), aus Schleswig (Tab. 13) und die General Adjustment and Planning Scale (GAPS) von WALKER (1967) und FROST

Tabelle 12

ANTWORTSCHEMA ZUM TÄGLICHEN UND WÖCHENTLICHEN BERICHT

		0	1	2	3
TÄGLICHER BERICHT	A				
	B				
	C				
	D				
	E				
	F				
WÖCHENTLICHER BERICHT	G				
	H				
	I				
	J				
	K				
	L				
	M				
	N				

(1966) vom Veterans Administration Hospital Brockton, Massachusetts (USA), (Tab. 14) zielen alle auf eine Skalierung von Leistungs- und Sozialverhalten und unterscheiden sich im Prinzip kaum voneinander. Wenn sich auch die Entwicklung von Fragebögen und Punktsystemen (Bewertungs-Skalen) noch in vollem Fluß befindet, so herrscht doch bereits über die Notwendigkeit skalierender Beurteilungssysteme in der psychiatrischen Beschäftigungs- und Arbeitstherapie weitgehende Einigkeit.

Erläuterungen zu Tab. 12

Täglicher Bericht (kanadisches Beispiel)

A. Interessenbreite
 0. Verbringt die meiste Zeit mit Reden, Tagträumen, Herumgehen usw.
 1. Unterbricht die Arbeit, um Geräuschen oder Unterbrechungen im Werktherapieraum nachzuspüren
 2. Ist allgemein aufmerksam bei der Arbeit, aber vertut Zeit mit Schwatzen und Tagträumen
 3. Würde unter normalen Arbeitsbedingungen kontinuierlich arbeiten

B. Arbeitsmenge
 0. Produktionsmenge sporadisch und unter 50% des Industriestandards
 1. Produktionsmenge konstant und unter 50% des Industriestandards
 2. Produktionsmenge zwischen 50 und 80% des Industrieniveaus
 3. Produktionsmenge auf Industrieniveau

C. Qualität
 0. Schlampige Arbeit, muß häufig überarbeitet werden
 1. Qualität nicht konstant, die Arbeit erfordert häufige Kontrollen
 2. Annehmbare Qualität
 3. Man kann sich darauf verlassen, daß die Arbeit gut ausgeführt wird.

D. Verhalten
 0. Verhalten so destruktiv, daß er/sie auf die Station zurückgeschickt werden mußte (bitte kurzen Bericht)
 1. Mußte in seinem/ihrem Verhalten zurechtgewiesen werden (bitte kurzen Bericht)
 2. Verhalten in der Werkstätte angepaßt, aber noch nicht wie Punkt 3
 3. Wie es bei einem in der Industrie erwartet würde

E. Pünktlichkeit
 0. Zu spät oder abwesend mit unannehmbarer Entschuldigung
 1. Zu spät oder abwesend mit annehmbarer Entschuldigung, vergaß aber die Therapeutin zu benachrichtigen.

2. Zu spät oder abwesend mit einer annehmbaren Entschuldigung, durch die ein Einhalten der vereinbarten Zeiten nicht möglich war.
3. Zeit eingehalten.

F. Äußerliche Erscheinung
0. Vernachlässigt seine äußerliche Erscheinung
1. Erscheint in sauberer Kleidung, aber bemüht sich nicht sonderlich, diese sauberzuhalten
2. Gibt acht auf eine gute äußerliche Erscheinung, aber schafft es nicht, einen durchschnittlichen Standard zu erreichen
3. Annehmbare äußerliche Erscheinung

Wöchentlicher Bericht

G. Lernfähigkeit bei neuen Aufgaben oder Anpassungsfähigkeit
0. Wird gehemmt, enttäuscht oder aufgeregt durch eine neue Situation
1. Kann sich nur schwer an eine neue Situation anpassen
2. Hat gelegentlich Schwierigkeiten, sich an neue Situationen anzupassen
3. Kann sich leicht an neue Situationen anpassen

H. Arbeitsfähigkeit, wenn Arbeit sich anhäuft
0. Unfähig, mit der Arbeit fortzufahren, wenn die Arbeit sich anhäuft und größere Schnelligkeit erfordert
1. Fähig, mit Arbeit fortzufahren in gewohnter Schnelligkeit, kann aber nicht schneller arbeiten, um aufzuholen
2. Fähig, schneller als gewöhnlich zu arbeiten, um aufzuholen, aber gelegentlich nicht dazu fähig
3. Fähig und bereit, schneller als gewöhnlich zu arbeiten, wenn die Arbeit ein Aufholen erfordert

I. Motivation
0. Scheint uninteressiert am Fortschreiten der Arbeit
1. Fragt, wie er Fortschritte machen kann, aber führt Vorschläge nicht aus
2. Läßt einen Fortschritt in Konzentration und innerem Antrieb erkennen
3. Plant realistisch für die Zukunft

J. Arbeitswilligkeit
0. Tut niemals Extraarbeit
1. Tut eine Extraarbeit, wenn er/sie darum gebeten wird
2. Arbeitet manchmal freiwillig etwas Zusätzliches
3. Arbeitet freiwillig etwas Zusätzliches

K. Verhalten in der Gemeinschaft

0. Tut nicht mit anderen (Reden, Handeln) – isoliert sich völlig
1. Redet und handelt nur mit wenigen, vermeidet aber im allgemeinen sozialen Kontakt
2. Redet und handelt mit allen außer wenigen Mitarbeitern (Patienten)
3. Redet und handelt mit der ganzen Gruppe

L. Reaktion auf Überwachung

0. Hat Schwierigkeiten eine Überwachung zu akzeptieren
1. Arbeitet, wenn er/sie überwacht wird, aber verläßt den Raum oder hört mit der Arbeit auf, wenn kein Überwacher anwesend ist
2. Akzeptiert jeden Hinweis passiv und wendet ihn auf die Arbeit an
3. Erbittet und akzeptiert Hinweise wirklichkeitsnah und/oder macht eigene Vorschläge

M. Geschicklichkeit

0. Führt einfache Routinearbeiten aus
1. Führt mittelschwere Arbeiten, die einen Arbeitsgang erfordern, aus
2. Führt mittelschwere Arbeiten, die mehr als einen Arbeitsgang erfordern, aus
3. Führt komplizierte Aufgaben durch, die einen höheren Geschicklichkeitsgrad erfordern

N. Verantwortungsgefühl

0. Arbeitsgewohnheiten kläglich, geht unachtsam mit Werkzeugen und Material um, räumt nach der Arbeit nicht auf und hört auf zu arbeiten, wenn das Material ausgeht
1. Fühlt sich im allgemeinen verantwortlich für Werkzeug und Material, vergißt aber manchmal aufzuräumen oder neues Material zu beschaffen, wenn der Vorrat ausgeht
2. Beginnt die Arbeit selbständig, holt sich eigene Werkzeuge und eigenes Material selbständig und räumt sie wieder weg, geht achtsam damit um und fühlt sich dafür verantwortlich
3. Dieser Patient kann angesehen werden als einer, der die anderen Patienten beaufsichtigt, er/sie kontrolliert die Arbeit der anderen und fühlt sich für die Werktherapie verantwortlich

Tabelle 13 Beurteilungsbogen (Schleswig)

Name .... Vorname .... geb. ....

Aktenzeichen .... von Abt. ....

wird seit dem .... in der .... beschäftigt.

	Ausgezeichnet		Gut		Genügend		Ungenügend		Mangelhaft		Punkte
Quantität	14		11		9		3		1		
Qualität	14	Wenig Fehler oder Ausfall, sehr gute Verarbeitung	11	Wenig Fehler, gute Arbeit	9	Wenig Fehler und Ausfall, genügende Arbeit	3	Viel Fehler und wenig Ausfall, nicht gute Arbeit	1	Viel Fehler, viel Ausfall, schlechte Arbeit	
Fleiß Interesse Ausdauer Arbeitsbereitschaft	11	Viel Interesse, neue Ideen. Sehr bereit zum Arbeitswechsel. Sehr fleißig	9	Interessiert, fleißig und stetig. Konzentriert	7	Gelegentlich interessiert, arbeitet nur bei Zuspruch, Gelegentlich ablenkbar	4	Ohne Interesse, macht nur was ihm aufgetragen wird. Unstetig	3	Keinerlei Interesse und Initiative gestört, völlig negativ	
Führung, Verhältnis zu den Mitarbeitern, Arbeitsordnung	13	Gute Haltung, ordnet sich sehr gut ein, ist sehr hilfsbereit	11	Verhält sich zu den Mitarbeitern gut, ist hilfsbereit, ordnet sich gut ein	9	Tut nur, was angeordnet wird, ist verträglich und willig, ordnet sich ein	3	Folgt Anordnungen nur unwillig. Wenig verträglich, mangelnde Einordnung	1	Schlechte Führung, unwillig, schlechte Einordnung	
Ordnung, Sorge für Material und Arbeitsgeräte	8	Sehr ordentlich. Hält Arbeitsplatz und Gerät gut in Ordnung	7	Gute Sorgfalt. Hält Arbeitsplatz und Gerät gut in Ordnung	6	Ordentlich und sorgfältig bei Zuspruch	4	Unordentlich und lässig, geringe Sorgfalt	3	Sehr unordentlich, schlechte Pflege der Geräte	
Pünktlichkeit	8	Immer pünktlich	7	In der Regel pünktlich	6	nicht immer pünktlich	4	Öfter unpünktlich	3	Meistens unpünktlich	
										Gesamt Punkte	

Zeit vom .... bis .... DM ....

Freitag		Samstag		Montag		Dienstag		Mittwoch		Donnerst.	
V	N	V	N	V	N	V	N	V	N	V	N

....
Datum

....
Unterschrift d. Werkstättenleiters(in)

LKH IV 598 HD 8 69 5000

Allgemeine Anpassungs- und Planungsskala (GAPS)

Anleitung

1. Die GAPS wird für alle Patienten ausgefüllt, die zum Zeitpunkt einer vierteljährlichen Überprüfung mindestens einen Monat lang in stationärer Behandlung (oder in einem nachstationären Behandlungsprogramm) waren.

2. Die Anpassungsnoten beruhen auf dem Verhalten der Patienten während des Kalendermonats, der unmittelbar vor den Stichtagen 2. Januar, 1. April, 1. Juli und 1. Oktober liegt.

3. Die Ergebnisse müssen spätestens am 10. Arbeitstag des Quartals in das GAPS-Formular eingetragen werden.

4. Der psychiatrische Befund wird vom Stationsarzt des Patienten eingeholt, die Beschäftigungs- und Freizeitanpassung vom Büro des Leiters von PM & R, die Wohnanpassung von der Hauptschwester.

5. MHB-entlassene Patienten, die aus dem Krankenhaus und seinen Zusatzpflegeprogrammen (einschließlich Überprüfung durch den Regionsbeauftragten) entlassen sind und mindestens ein Jahr lang keinerlei Kontakt mehr mit der Veteranen-Behörde im Zusammenhang mit ihrem Krankenhausaufenthalt gehabt haben, werden durch briefliche Anfrage überprüft. Die jährliche Überprüfung wird für den vierteljährlichen Überprüfungsmonat geplant, der dem Monat am nächsten liegt, in dem sich die Entlassung des Patienten jährt. Zum Beispiel wird ein MHB-Patient, der im Februar dieses Jahres aus dem Gemeinde-CHIRP-Programm entlassen wird, im Januar nächsten Jahres brieflich überprüft, und danach jedes Jahr im Januar, bis er in 5 aufeinanderfolgenden Jahren bei der Überprüfung mindestens auf den Gebieten „Bezahlte Beschäftigung *und* Wohnung der GAPS“ die Stufe 1 erreicht hat.

6. Sollte eine oder mehrere der obengenannten Personen, die für die psychische Beurteilung zuständig sind, nicht verfügbar sein, wählt der GAPS-Beurteiler die Person oder Personen, die die benötigten Angaben am ehesten machen können. Bei der Einweisung in ein Soldatenheim könnte zum Beispiel die Schwester oder der Leiter dieser Einrichtung einige oder alle Noten angeben.

7. Wenn ein Patient auf dem Gebiet „Bezahlte Beschäftigung“ die Note 4, 5 oder 6 erhält und PM & R mitteilt, daß der Faktor „Verfügbarkeit von Arbeit“ eine wichtige Rolle für die relativ niedrige Produktivitätsstufe des Patienten gespielt hat, sollte diese Tatsache unter „Bemerkungen“ angegeben werden.

8. Bei der Einstufung eines Patienten wird eine klinische Beurteilung verwendet, wenn es um neue Anpasssungssituationen geht. Das wesentliche der Anpassung des Patienten muß in einer einzigen Note ausgedrückt werden. Zum Beispiel nehme man den Fall eines Patienten, der das Krankenhaus regelmäßig jeden Samstag ohne Aufsicht mit einem Tagesausgangsschein verläßt: das würde am besten durch Wohnstufe 4 ausgedrückt, obwohl dieses spezielle Anpassungsverhalten in der Skala nicht ausdrücklich aufgeführt ist.

9. Extreme Veränderungen in der Anpassung während des Beobachtungszeitraums (d. h. der Kalendermonat unmittelbar vor jeder vierteljährlichen Überprüfung) werden einfach dadurch ausgedrückt, daß die niedrigste Anpassungsstufe, die während dieses Monats festgestellt wurde, berichtet wird. So wird im Extremfall des Patienten, der während seines Beobachtungsmonats eine Zeit-

lang arbeitslos war, in der Sparte „Bezahlte Beschäftigung“ die Note 6 erteilt, auch wenn der Patient zu einer bestimmten Zeit während des Beobachtungsmonats eine reguläre Arbeitsstelle hatte.

Tabelle 14 Allgemeine Anpassungs- und Planungsskala (GAPS)

Patient: ______________________ Sozialvers.-Nr. ________________

Beobachtungsmonat ______________________ 19__

Anpassung:	PHYSISCH	BESCHÄFTIG. bezahlt	BESCHÄFTIG. unbez.	FREIZEIT	WOHNUNG
Beobachtete Stufe					
Nächsten Monat erwartete Stufe					
Handzeichen des Beurteilenden					
Gebiet des Beurteilenden*)					

*) Gebiete

MD = 1
PhD = 2
SW = 3
RN = 4
PMR = 5
NA = 6
Other = 7

Bemerkungen:

Behörde: ____

Psychischer Status (niedrigste Stufe angeben)

1. Keine psychische Störung oder leicht neurotisch.
2. Mäßig neurotisch oder psychotisch, zurückgehend mit kleinen Resten.
3. Schwer neurotisch oder Grenzfallpsychose oder zurückgehende Psychose mit ausgeprägten bis mäßigen Resten.
4. Leichte Psychose oder mäßige Suchtstörung.
5. Deutliche Psychose (zwei beliebige, zufällig ausgewählte Ärzte würden bestätigen, daß der Patient einlieferungsreif ist) oder schwere Suchtstörung.
6. Schwere Psychose (sollte „Sonderbehandlung“ erhalten, d. h. es muß rund um die Uhr im Verhältnis 1 Patient : 1 Pfleger betreut werden).

Freizeitstatus (niedrigste Stufe angeben)

1. Regelmäßige angepaßte Freizeitbeschäftigung ohne Überwachung oder Anleitung durch Pflegepersonal (d. h. selbständig, verwendet seine Freizeit ziemlich „vernünftig“, gleichgültig ob im Krankenhaus oder außerhalb).
2. Nutzt seine Freizeit verhältnismäßig gut aus, benötigt aber etwas Überwachung oder Anleitung durch Pflegepersonal.
3. Nimmt in ausreichendem Maße an Freizeitaktivitäten teil, benötigt aber ziemlich viel Initiative und Anleitung durch Pflegepersonal.
4. Beteiligt sich sporadisch oder unregelmäßig an gelenkten oder ungelenkten Freizeitaktivitäten.
5. Beteiligt sich an Freizeitaktivitäten unter Anleitung, engagiert sich aber wenig.
6. Scheint keinerlei angemessene Freizeitbeschäftigung zu schätzen.

Beschäftigungsstatus (niedrigste Stufe angeben)

A. Bezahlt

1. Regelmäßig voll berufstätig
2. Beschützte Arbeit außerhalb des Krankenhauses
3. Beschützte Arbeit im Krankenhaus: verdient ungefähr 6 Dollar (oder mehr) pro Arbeitstag
4. Beschränkte Beschäftigung: verdient über 1 Dollar, aber unter 6 Dollar pro Tag
5. Symbolische Beschäftigung: verdient maximal 1 Dollar/Tag
6. Keine bezahlte Beschäftigung

B. Unbezahlt*

1. Hochwertige Tätigkeit; selbständig (z. B. Rotes Kreuz)
2. Freiwillige oder arbeitsähnliche Aufgabe mit guter bis ausgezeichneter Leistung
3. Freiwillige oder arbeitsähnliche Aufgabe mit mäßiger bis guter Leistung
4. Freiwillige oder arbeitsähnliche Aufgabe mit unbeständiger oder unzuverlässiger Leistung
5. Freiwillige oder arbeitsähnliche Aufgabe mit schlechter oder unbefriedigender Leistung
6. Keine freiwillige oder arbeitsähnliche Aufgabe

Wohnstatus

1. Unabhängige Wohnung außerhalb des Krankenhauses
2. Beschützende Unterbringung außerhalb des Krankenhauses

---

* Wenn der Patient bei Bezahlter Beschäftigung auf Stufe 1–5 ist, bei „Unbezahlter Beschäftigung“ keinen Eintrag vornehmen

3. Hat Erlaubnis, das Krankenhaus unbeaufsichtigt zu verlassen, und verbringt das Wochenende gewöhnlich außerhalb
4. Man könnte ihm zwar unbeaufsichtigten Urlaub über das Wochenende geben, er bleibt aber gewöhnlich im Krankenhaus oder verläßt es mit einem Verwandten
5. Wenn er die Erlaubnis zum Verlassen des Krankenhauses hat, dann *nur* in Begleitung einer verantwortlichen Person mit deren Unterschrift; darf die Station möglicherweise allein verlassen

Beurteilungsbogen im Rahmen der Arbeitserfahrung (Tab. 15)

Dieser Bogen wird seit einigen Jahren im Rahmen der Berufsfindung des Berufsförderungswerkes Heidelberg angewandt. Im Unterschied zu Körperbehinderten wird dort für psychisch Behinderte eine Zwischenstufe eingeschoben, die dem Behinderten die Eingewöhnung erleichtern und den Arbeitstherapeuten über die Arbeits- und Ausbildungsfähigkeit Aufschluß geben soll.
Üblicherweise wird dieser Bogen nach 8–10 Tagen vom Arbeitstherapeuten und parallel dazu vom Probanden ausgefüllt. Das daran anschließende Gespräch kann therapeutisch sehr gut genutzt werden, wenn die Diskrepanzen zwischen Eigen- und Fremdeinschätzung erhellt werden und durch diese Rückmeldung nicht nur der Proband, sondern auch der Therapeut seine Einschätzung überprüft.

Fragebogen eines Industriebetriebes (Tab. 16)

Dieser Bogen ist im werksärztlichen Dienst eines Industriebetriebes entwickelt worden, der dort eine Psychiaterin beschäftigt. Wenn ein Arbeitnehmer in eine psychiatrische Einrichtung zur Behandlung und Rehabilitation geht, so wird bei Entlassung dieser Bogen vom Betrieb erbeten, um für die weitere Beschäftigung des Betroffenen im Betrieb Anhaltspunkte zu gewinnen.

Arbeitsplatzanalysebogen (Tab. 17)

Dieser Bogen ist als Arbeitshilfe für Beschäftigungs- und Arbeitstherapeuten gedacht. Er dient ihm dazu, über sein eigenes Konzept und den damit verbundenen Arbeitsaufwand Klarheit zu erhalten. Er ist weiterhin nützlich, um im Team und gegenüber der Leitung des Hauses die eigene Rolle besser vertreten und Wünsche nach Personal und Fortbildung besser fordern zu können.

Tabelle 15 Beurteilungsbogen im Rahmen der Arbeitserprobung*

Name .... über die Zeit von .... bis ....

Art der Arbeit ....

Grundarbeitsverhalten

1. Kommt nie zu spät oder geht früher. Keine außerord. Pausen							Kommt immer zu spät oder geht früher. Viele außerord. Pausen
2. Arbeitet ausdauernd während der ganzen Arbeitszeit							Arbeitet nur sporadisch (1/2 – 1 Std. ohne Unterbrechung)
3. Arbeitet regelmäßig, Tag für Tag							Arbeitet schwankend, Tag für Tag
4. Gutes Arbeitstempo (ausreichend für freie Wirtschaft)							Arbeitet sehr langsam
5. Kann Anweisungen schnell auffassen							Kann Anweisungen nur langsam auffassen
6. Kann komplexe Arbeitsgänge bewältigen							Kann nur ganz einfache Arbeitsgänge bewältigen
7. Arbeitet sich schnell ein							Arbeitet sich langsam ein
8. Kann sich sehr gut konzentrieren							Kann sich sehr schlecht konzentrieren
9. Macht kaum Fehler							Macht häufig Fehler
10. Behält Gelerntes							Vergißt Gelerntes schnell
11. Arbeitet planvoll							Arbeitet unsystematisch
12. Arbeitet genau							Arbeitet ungenau
13. Arbeitet zuverlässig							Arbeitet sehr unzuverlässig
14. Braucht keine Betreuung							Braucht ständige Betreuung
15. Macht gute Fortschritte							Macht keine Fortschritte
16. Ist gewillt, die Arbeit zu wechseln (flexibel)							Ist nicht gewillt, die Arbeit zu wechseln (rigide)

Emotionaler Bereich							
1. Zeigt Initiative							Zeigt keine Initiative
2. Ist sehr arbeitseifrig							Vermeidet die Arbeit
3. Ist für die Arbeit hier motiviert							Ist für die Arbeit hier nicht motiviert
4. Ausgeglichene, gute Stimmung							Schwankende, schlechte Stimmung
Selbstbild							
1. Überwindet Schwierigkeiten alleine							Gibt bei Schwierigkeiten auf
2. Sieht die eigenen Grenzen realistisch							Ist unrealistisch (über- oder unterschätzt sich)
3. Ist urteils- und kritikfähig							Ist nicht urteils- und kritikfähig
4. Kann gut Verantwortung übernehmen							Kann keine Verantwortung übernehmen
5. Hat gutes Selbstvertrauen							Hat kein Selbstvertrauen
Sozialer Bereich							
1. Ist selbständig und braucht minimale Zuwendung							Ist unselbständig und braucht maximale Zuwendung
2. Kann sich durchsetzen und seine Bedürfnisse äußern (aktiv)							Kann sich nicht durchsetzen und seine Bedürfn. äußern (passiv)
3. Integriert sich gut in eine Arbeitsgruppe							Integriert sich schlecht in eine Arbeitsgruppe
4. Ist aufgeschlossen und anderen zugewandt							Ist verschlossen und auf sich bezogen
5. Läßt sich nicht aus der Ruhe bringen							Läßt sich sehr leicht aus der Ruhe bringen
6. Kann Kritik und Korrektur der eigenen Arbeit akzeptieren							Kann Kritik und Korrektur der eigenen Arbeit nicht akzeptieren
7. Kann Autoritätspersonen akzeptieren							Kann Autoritätspersonen nicht akzeptieren
8. Ist bei anderen beliebt							Ist bei anderen unbeliebt

* (Quelle: Berufsfindung des Berufsförderungswerkes Heidelberg)

Tabelle 16 Fragebogen eines Industriebetriebes (aus H. Kleinsorge, W. G. Mühlig, Th. Schmitz, A. M. Thiess: Rehabilitation psychisch Kranker im Industriebetrieb. diagnostik 6 [1973])

Rehabilitationsbericht für psychisch Kranke
Bitte dem Arztbericht beifügen

Name .... Vorname .... Geb.-Dat./Ort ....
Wohnung .... zuletzt ausgeübte Tätigkeit ....
Klinikaufenthalt von .... bis .... Diagnose .... Medikation ....

	ja	nein
Frühere psychiatr. Behandlung:	☐	☐
stationär 1 / 2 / 3 / 4 / 5 mehr als 5mal	☐	☐
Ist regelmäßige Medikamenteneinnahme erforderlich?	☐	☐
Ist zu erwarten, daß regelmäßige Medikamenteneinnahme erfolgt?	☐	☐
Sind Nebenwirkungen zu erwarten?	☐	☐
In welcher Form?		
Therapievorschlag		
Beeinträchtigung der Arbeitsfähigkeit durch:		
Alkohol / Nikotin / Drogen	☐	☐
Sind nervenfachärztliche Nachuntersuchungen angezeigt?	☐	☐
wöchentlich / 2wöchentlich / monatlich vierteljährlich / halbjährlich?	☐	☐
Kann der Patient seine frühere Tätigkeit wieder ausüben?	☐	☐
Kann der Patient seine frühere Tätigkeit nicht ausüben, so sind folgende Fragen zu beantworten:		
1. Sozialbeziehungen		
1. Kann der Pat. einen Arbeitskollegen um Rat und Hilfe bitten?	☐	☐
2. Kann der Pat. Kritik vertragen?	☐	☐
3. Theoretisches Denken		
1. Kann der Pat. Aufgaben abstrakt durchführen?	☐	☐
2. Kann der Pat. einfache/komplizierte logische Zusammenhänge erkennen und ausführen?	☐	☐
3. Kann der Pat. einfache/komplizierte konstruktive Vorschläge beim Lösen von Problemen machen?	☐	☐
4. Kann der Pat. schwierige Anweisungen befolgen?	☐	☐
4. Lernfähigkeit		
1. Kann der Pat. sich einfaches neues Wissen aneignen?	☐	☐
2. Kann der Pat. sich neue manuelle Fähigkeiten aneignen?	☐	☐
3. Kann der Pat. sich komplexes neues Wissen aneignen?	☐	☐
5. Ausdauer und Belastbarkeit		
1. Kann der Pat. den Arbeitsplatz allein aufsuchen?	☐	☐
2. Ist der Patient pünktlich?	☐	☐
3. Kann der Pat. eine regelmäßige achtstündige Tätigkeit ausüben?	☐	☐

3. Neigt er zu distanzlosem Verhalten? ☐ ☐
4. Kann der Pat. allein und selbständig arbeiten? ☐ ☐
5. Arbeitet der Pat. selbständig bei umgrenzter Aufgabenstellung? ☐ ☐
6. Ist eine Arbeit in Einzelsituation empfehlenswert? ☐ ☐
7. Kann der Pat. mit einer Bezugsperson zusammenarbeiten? ☐ ☐
8. Kann der Pat. in einer Kleingruppe arbeiten? ☐ ☐
9. Kann der Patient in einer großen Gruppe arbeiten? ☐ ☐
10. Ist eine enge Zusamenarbeit mit einem Vorgesetzten günstig? ☐ ☐
11. Ist eine Arbeit nur unter Gleichgestellten empfehlenswert? ☐ ☐
12. Kann der Pat. Anweisungen geben? ☐ ☐
13. Kann der Pat. die Arbeit eines anderen kontrollieren? ☐ ☐
14. Kann er den zu Kontrollierenden auf Fehler aufmerksam machen? ☐ ☐
15. Welche Eigenarten des Pat. können den Umgang mit Kollegen erschweren? ☐ ☐

2. *Denkfähigkeit. Praktisches Denken und Handeln*

1. Kann der Patient eine einfache Anweisung ausführen? ☐ ☐
2. Müssen einfache Anweisungen bei gleichbleibendem Arbeitsvorgang mehrmals wiederholt werden? ☐ ☐
3. Kann der Patient mehrere (etwa 5) Arbeitsgänge sich merken? ☐ ☐
4. Erkennt der Pat. spontan anfallende Arbeiten? ☐ ☐
5. Entwickelt der Pat. Eigeninitiative? ☐ ☐

4. Ist 8-/12stunden-/Spät-Schichtarbeit möglich? ☐ ☐
5. Kann der Pat. nur halbtags/stundenweise beschäftigt werden? ☐ ☐
   Wieviele Stunden? ☐ ☐
6. Benötigt der Pat. mehr Pausen als ein Gesunder? ☐ ☐
   In welchen Abständen?
7. Entspricht das Arbeitstempo den Leistungen Gesunder? ☐ ☐
8. Beträgt das Arbeitstempo des Pat. 50 % / mehr / weniger der Norm? ☐ ☐
9. Kann der Pat. unter Zeitdruck arbeiten? ☐ ☐
10. Wird der Pat. mit unvorhergesehenen Aufgaben fertig? ☐ ☐
11. Kann sich der Pat. an neue Situationen anpassen? ☐ ☐
12. Wird der Pat. mit Schwierigkeiten fertig? ☐ ☐
13. Gibt der Pat. schnell auf? ☐ ☐
14. Ist längere Einarbeitungszeit nötig? ☐ ☐

6. *Besondere Gefährdungshinweise*

1. Sind Arbeiten möglich
   a) die Schwindelfreiheit erfordern? ☐ ☐
   b) in der Nähe von rotierenden Maschinen, großen Gruben, Bottichen usw. ☐ ☐
   c) die manuelle Präzision erfordern ☐ ☐
2. Kann der Pat. an seinem Arbeitsplatz über längere Zeit allein bleiben? ☐ ☐

Tabelle 17 Arbeitsplatzanalysebogen für Beschäftigungs- und Arbeitstherapeuten in der Psychiatrie/Psychotherapie (Quelle: Fachkurs Psychiatrie des Verbandes der Beschäftigungs- und Arbeitstherapeuten in der Bundesrepublik Deutschland e.V.)

NAME: ALTER:
(Kann auch anonym bleiben)

Arbeitsstätte und Adresse:

☐ Landeskrankenhaus: ______

☐ Universitätsklinik: ______
in der Abteilung Psychiatrie ☐ Psychotherapie ☐ Psychosomatik ☐

☐ Andere klinische Einrichtung: ______

☐ Teilstationäre Einrichtung: ______

☐ Übergangseinrichtung: ______

☐ Rehabilitations-einrichtung: ______

Wie lange arbeiten Sie an der jetzigen Stelle: ______ Jahre

Wieviel Jahre Erfahrung haben Sie in der Psychiatrie /Psychotherapie/Psychosomatik: ______ Jahre

Abschlußjahr der Ausbildung zum BT: 19____

Andere vorausgehende Grundausbildungen: ______

Weiterbildung mit Abschluß: ______

Fortbildungsseminare etc. in solchen Verfahren, die in Ihre jetzige Therapie eingehen: ______

______

______

Selbsterfahrung: ______

______

Wieviele Wochenstunden arbeiten Sie innerhalb Ihrer regulären Dienstzeit:

________________________________ Wochenstunden

Wieviele Patienten betreuen Sie pro Woche:
(Jeder Patient zählt einmal) ____________________ Pat. / Woche

I. Aktivitäten im psychosomatischen Bereich	Wochenstd.	Kategorie
1. Freies handwerkl. Gestalten. Individuelle Arbeit		
2. Handwerkl. Gestalten. Gemeinsame Gruppenarb.		
3. Gestaltungstherapeutische Aktivitäten		
4. Malen mit Nachbesprechung		
5. Malen nach Musik		
6. Aktive Musikgruppe		
7. Bewegung/Gymnastik/Sport		

Kategorien 1–5 sind möglich. Definition siehe unten.

II. Aktivitäten im lebenspraktischen Bereich	Wochenstd.	Kategorie
8. Persönliche Pflege (Hygiene, Haare, Kosmetik etc.)		
9. Haushalt (Einkaufen, Kochen, Essen, Putzen etc.)		
10. Öffentliches Leben (Verkehr, Ämter, Behörden, Geld, Post, Kulturelles Leben etc.)		
11. Freizeitgestaltung (Hobbies, Kurse, Feste etc.)		

III. Aktivitäten im arbeitstherapeutischen Bereich	Wochenstd.	Kategorie
12. Übungs- und Erprobungsarbeiten (z. B. Schreibmaschinentraining, Schriftverkehr, Bewerbungen, Formulare)		
13. Industrielle und kaufmännische Auftrags-, Dienstleistungs- und Eigenproduktionsarbeiten		
14. Einsatz in hauseigenen Betrieben oder an anderen Arbeitsplätzen, überwacht und betreut vom Beschäftigungs- und Arbeitstherapeuten		

Definition der einzutragenden Kategorien:

1 = Arbeit mit einzelnen Patienten
2 = Einzeltherapie
3 = Arbeit in der geschlossenen Gruppe (gleichbleibende Patienten)
4 = Arbeit in der offenen Gruppe (wechselnde Patienten)
5 = Gruppentherapie (nach festgelegten therapeutischen Verfahren)

Bitte tragen Sie jeweils die Nummer ein, die der Beschreibung am ehesten entspricht.

IV. Aktivitäten im organisatorischen und teambezogenen Bereich

	Wochenstunden
15. Programmvor- und Programmnachbesprechung des Beschäftigungs- und Arbeitstherapeuten mit *Patienten*	
16. Vor- und Nachbereitungszeit, Organisation, in der B/AT Abteilung, *alleine* oder mit *Kollegen* (inkl. Praktikanten)	
17. Teamgespräche, Konferenzen, Fallbesprechungen in der ganzen Einrichtung mit *anderen Berufsangehörigen*	
18. Fortbildung geben und nehmen, Öffentlichkeitsarbeit (innerhalb der Arbeitszeit)	
19. Sonstiges	

			Wochenstunden
Summe der Wochenstunden:	Aktivitäten I	+	
	Aktivitäten II	+	
	Aktivitäten III	+	
	Aktivitäten IV	+	
Summe der sich überschneidenden Aktivitäten (zwei Aktivitäten zur gleichen Zeit z. B.)		–	
	Gesamtwochenstunden		

Zusatzfrage:

Wieviel Std. arbeiten Sie außerhalb der regulären Dienstzeit für Arbeit und Beruf (z. B. Fortbildung)	

Selbsteinschätzung des Therapeuten

Welche Anforderungen stellt mein Arbeitsplatz an mich keine – hohe	**Grundlagen**	Welches Wissen, welche Kenntnisse, welche Fertigkeiten/Fähigkeiten habe ich keine – hohe
0 1 2 3 4 5	1. allgemein medizinisch	0 1 2 3 4 5
0 1 2 3 4 5	2. medizinisch-psychiatrisch	0 1 2 3 4 5
0 1 2 3 4 5	3. sozialpsychiatrisch	0 1 2 3 4 5
0 1 2 3 4 5	4. psychologisch	0 1 2 3 4 5
0 1 2 3 4 5	5. pädagogisch	0 1 2 3 4 5
0 1 2 3 4 5	6. soziologisch	0 1 2 3 4 5
0 1 2 3 4 5	7. verhaltenstherapeutisch	0 1 2 3 4 5
0 1 2 3 4 5	8. psychotherap.-analytisch	0 1 2 3 4 5
0 1 2 3 4 5	9. gruppendynamisch	0 1 2 3 4 5
0 1 2 3 4 5	10. gesprächstherapeutisch	0 1 2 3 4 5
0 1 2 3 4 5	11. handwerklich-technisch im BT-Bereich	0 1 2 3 4 5
0 1 2 3 4 5	12. musisch-gestalterisch	0 1 2 3 4 5
0 1 2 3 4 5	13. sportlich	0 1 2 3 4 5
0 1 2 3 4 5	14. lebenspraktische Grundlagen im BT Bereich	0 1 2 3 4 5
0 1 2 3 4 5	15. kommunikative Grundlagen im Freizeitbereich	0 1 2 3 4 5
0 1 2 3 4 5	16. organisatorisch	0 1 2 3 4 5
0 1 2 3 4 5	17. verwalterisch, bürotechn.	0 1 2 3 4 5
0 1 2 3 4 5	18. handwerklich technisch im AT Bereich	0 1 2 3 4 5
0 1 2 3 4 5	19.	0 1 2 3 4 5
ich bin z. Z. eher pessimistisch gestimmt	3 2 1 0 1 2 3	ich bin z. Z. eher optimistisch gestimmt

Literatur

Anderson, I. u. Mitarb.: Industrielle Arbeitstherapie 1975, Beschäftigungsther. Rehab. Sept. (1976)

Bader, A.: Filmen als Beschäftigungstherapie und Ausdrucksmöglichkeit für psychisch Kranke. Beschäftigungs- und Gruppentherapie, Heft 4. Bayer, Leverkusen

Bader, A.: Beschäftigungstherapie – eine Bestandsaufnahme. Bayer, Leverkusen

Barton, G. E.: zit. nach G. Jentschura

Bauer, M., M. Richartz: Zur Ideologie der Arbeit in der Sozialpsychiatrie, hrsg. von Dörner, Plog. Luchterhand, Darmstadt 1972

Bennett, D.: Die Arbeitstherapie im psychiatrischen Krankenhaus. 22. Gütersloher Fortbildungswoche, Landeshaus, Münster (1969) 83

Bennett, D.: Sozialpsychiatrische Texte, hrsg. von Cranach, Finzen. Springer, Berlin 1972

Bennett, D.: Rehabilitation in Schizophrenia, Vocational Aspects of Rehabilitation. Unveröffentl. Tagungsmanuskript der IRMA III, 1978 (zu beziehen: Dr. Bennett, Maudsley Hospital, Denmark Hill, London)

Bennett, D.: Einige Bemerkungen zur Rehabilitation psychisch und geistig Behinderter in Großbritannien. Enquête-Bericht, Bundestagsdrucksache 7/4201, 1975

Bennett, D., F. Watts: Previous occupational stability as a predictor of employment after psychiatric rehabilitation. Psychological Medicine. 7 (1977) (Great Britain)

Bennett, D.: Techniques of Industrial Therapy, Ergotherapy and Recreative Methods. In: Psychiatrie in der Gegenwart, hrsg. von Kisker u. Mitarb. Springer, Berlin 1975

Bennett, D., G. Shepherd: The environments and the individual. Rehabilitation of adult psychiatric patient in the community. Unveröffentl. Manuskript, 1977 (zu beziehen: Dr. Bennett, Maudsley Hospital, Denmark Hill, London)

Blum, H.: Sozialpsychiatrische Beschäftigungstherapie und Arbeitstherapie. Beschäftigungsther. Rehab. Dez. (1972)

Bosch, G.: Berufliches Versagen beim Schizophrenen und Chancen seiner beruflichen Rehabilitation. In: Schizophrenie und Umwelt, hrsg. von H. Krank, K. Heinrich. Thieme, Stuttgart 1971

Bosch, G.: Zur beruflichen Rehabilitation schizophrener Patienten. Rehabilitation 14 (1975)

Budjuhn, A.: Stellungnahme zum Entwurf eines Gesetzes über den Beschäftigungs- und Arbeitstherapeuten. Z. Beschäftigungsther. März (1975)

Budjuhn, A., C. Haerlin: Indikationskatalog der Beschäftigungstherapie zu Psychosomatik/Neurosen und Schizophrene Zustandsbilder. Z. Beschäftigungsther. Rehab. Sept. (1975)

Deutscher Bundestag: Bericht zu Lage der Psychiatrie in der BRD. Bundestagsdrucksache Nr. 7/4200. Heger, Bad Godesberg 1975

Bundesgesetzblatt: Gesetz über die Ausbildung zum Beschäftigungs- und Arbeitstherapeuten. BGBl Z 1997 A (1977)

Carus, C. G.: s. Horn

Cerletti, U., L. Bini: L' elektroshok. Arch. gen. Neurol. Psichiat. 19 (1938) 266

Conolly, J.: zit. nach Bürger u. Irre, hrsg. von K. Dörner. Europ. Verl. Anst., Frankfurt 1969

Cumming, E., J. Cumming: Work. In: Ego and Milieu, Tavistock, London 1968

Delay, J., P. Deniker, J. M.Harl: Utilisation en thérapeutique psychiatrique d'une phenothiazine d'action centrale elective. Ann. med.-psychol. 2 (1952) 110, 112

Dohmen, H. u. Mitarb.: Zum Problem der Rehabilitation psychisch Kranker in einer Tag- und Nachtklinik. Z. Beschäftigungsther. Rehab. 12 (1973) 2, 3

Dohmen, H. u. Mitarb.: Möglichkeiten und Aufgaben der BT in der Psychiatrie. Z. Beschäftigungsther. Rehab. 12 (1974) 4

McDonald, J. M.: Acting out. Arch. gen. Psychiat. 13 (1965) 439

McDonald, J. M., D. G. Miles: Evaluation of work as Therapy for psychiatric Patients. Final Report, US Public Health Service Grant No. 5 ROI MH 14820-04 Mental Health Center, Fort Logan (1969)

van der Drift, H.: zit. nach G. Jentschura

Finzen, A.: Arbeit und Beschäftigung als therapeutisches Mittel. In: Die Tagesklinik. Piper, München 1977

Fischer, T.: Berufstherapie – ein neuer Fachbereich im Rehabilitationskrankenhaus. Z. Beschäftigungsther. Rehab. 13 (1974)

Freudenberg, R.: Arbeitstherapie und Rehabilitation in England. Das öffentliche Gesundheitswesen 34 (1972) Sonderheft 1

Frost, E. S.: The Status of Occupational Therapy in Industrial Therapy Programs in USA und Great Britain. Proceed. IV. Intern. Congr. of the World Federat. of Occupational Therapists. Excerpta Medica Internat. Congr. Series 135 London (1966)

Gaedt, C.: Rehabilitation – ein sozialpolitisches Problem. Z. Beschäftigungsther. 14 (1975) 1

Gastager, H.: Die Rehabilitation des Schizophrenen. Huber, Bern 1965

Gastager, H.: Frührehabilitation und Spätrehabilitation von Psychosen. Psychother. Psychosom. 17 (1969) 34

Goldberg, D.: Rehabilitation of the chronically metally ill in England. Soc. Psychiat. 2 (1967) 1

Griesinger, W.: Pathologie und Therapie der psychischen Krankheiten. Hirschwald, Berlin 1892

Gross, A.: Allgemeine Therapie der Psychosen. Handbuch der Psychiatrie, 4 Aufl. Denicke, Leipzig und Wien 1912

Haedke, K.: Beschäftigungstherapie und Gruppendynamik. Beschäftigungstherapie 3 (1969) 9

Häfner, H.: Realisierungsmöglichkeiten der beruflichen Rehabilitation psychisch Kranker und Behinderter. Öffentliches Gesundheitswesen 40 (1978) Sonderheft 1

Haerlin, C., I. Viethsen: Bericht über die Lage der Psychiatrie in der Bundesrepublik – Ausbildungsprogramme und -planung an den Ausbildungsstätten für BT zur Ermittlung des psychiatrischen Anteils. Z. Beschäftigungsther. Rehab. 15 (1976) 1

Haerlin, C.: Arbeitserprobung bei psychisch Behinderten. Z. Beschäftigungsther. Rehab. Dez. (1972)

Haerlin, C.: Erfahrungen aus der praktischen Berufsfindung für psychisch Behinderte. Z. Beschäftigungsther. Rehab. 15 (1976) 2

Haerlin, C.: Arbeitstherapie in Universitätskliniken und Landeskrankenhäusern. Psychiat. Prax. 2 (1975) 2

Harlfinger, H.: Arbeit als Mittel psychiatrischer Therapie. Hippokrates, Stuttgart 1968

Hohm, H.: Berufliche Rehabilitation von psychisch Kranken. Beltz, Weinheim 1977

Horn: zit. in: Lebenserinnerungen und Denkwürdigkeiten, hrsg. von Carus, C. G. Brockhaus, Leipzig 1865, Neudruck Kiepenbauer, Weimar 1966

Jacobi, M.: zit. in: Bürger und Irre, hrsg. von K. Dörner, Europ. Verl. Anst., Frankfurt 1969

Janz, U. W., G. Hillers: zit. nach G. Jentschura

Jaques, E.: The Meaning of Work. Annual Conference Report 1977, MIND Bookshop, 155/157 Woodhouse Lane, Leeds, England

Jentschura, G.: Beschäftigungstherapie, Thieme Stuttgart 1959. 3. Aufl., 2 Bde. zus. mit H.V. Janz, 1979

Kiesewetter, M.: Die Einstellung psychiatrischer Klinikpatienten zur industriellen Arbeitstherapie und zur Ergotherapie. Psychiat. Prax. 3 (1976) 1

Kleinsorge, H. u. Mitarb.: Rehabilitation psychisch Kranker im Industriebetrieb. diagnostik 6 (1973)

Kleinsorge, H.: Psychische Erkrankungen in der Arbeitswelt. diagnostik 10 (1977)

Koch, M., K. Jochheim: Zum Problem des Ausbaus von Rehabilitationseinrichtungen im gegliederten System der gesundheitlichen und sozialen Sicherung. Rehabilitation 13 (1974)

Köppe: In: Hundert Jahre Psychiatrie, hrsg. von E. Kraepelin. Z. ges. Neurol. Psychiat. 38 (1918) 173

Laborit, H., P. Huguenard: Practique de l'hibernotherapie en chirurgie et en medicine. Masson, Paris 1954

Paetz: Die Kolonisierung der Geisteskranken. Springer, Berlin 1893

Pattison, P.: zit. nach G. Jentschura

Petersen, P., E. Pfäfflin: Beschäftigungstherapeutische Gruppen mit akuten und chronischen Kranken der psychiatrischen Klinik. Beschäftigungstherapie 7 (1968) 3

Pfäfflin, E.: Die Suche nach einem geeigneten Arbeitsplatz und die Möglichkeiten des Schwerbehindertengesetzes für psychisch Behinderte. Landschaftsverband Rheinland 1977 (Pressestelle, Kennedy-Ufer, Köln)

Pietschmann, H.: Die Gruppe als gezielt eingesetztes Mittel in der Beschäftigungstherapie. Beschäftigungsther. 3 (1966) 17

Pinel, P.: Philosophische und medizinische Abhandlung über Geistesverwirrung oder Manie. Schaumburg u. Co., Wien 1801

Pötzl: zit. nach M. Sakel

Ratzka, G.: Behinderungsfaktoren bei der Wiedereingliederung Schizophrener in den Arbeitsprozeß. Z. Beschäftigungsther. Rehab. 15 (1976) 1

Rave-Schwank, M.: Probleme der Arbeitstherapie in der Psychiatrie. Nervenarzt 43 (1972)

Rebell, Chr.: Sozialpsychiatrie in der Industriegesellschaft. Campus-Verlag, Frankfurt 1976

Reimer, F.: Arbeitstherapie – Praxis und Probleme in der Psychiatrie. Thieme, Stuttgart 1977

Roller, C. F. W.: Die Irrenanstalten nach allen ihren Beziehungen. Karlsruhe 1831

Rose, K. H.: Überlegungen zu einem sozialpsychiatrischen Reaktivierungsprogramm bei chronisch Psychotischen. Nervenarzt 40 (1969) 255

Rush, B.: In: Arbeit als Mittel psychiatrischer Therapie, hrsg. von H. Harlfinger. Hippokrates-Verlag, Stuttgart 1968

Sakel, M.: Neue Behandlung der Schizophrenie. Perles, Wien–Leipzig 1935

Schottky, L. u. Mitarb.: Das neue Gesetz zur Sicherung der Eingliederung in Arbeit, Beruf und Gesellschaft. Seine Möglichkeiten und Konsequenzen für die Psychiatrie und Neurologie. Psychiat. Prax. 3 (1976) 2

Schubart, M.: Von der Familiendynamik zur Arbeitsgruppe. Psychologie Heute. Beltz, Weinheim 12 (1977)

Schulte, W.: Klinik der Anstaltspsychiatrie. Thieme, Stuttgart 1962

Schulte, W., H. Harlfinger, R. Stiawa: Gruppentherapeutische Bemühungen bei Psychosen. Z. diagn. Psychol. 5 (1957) 205

Schultz-Gambard, E., W. Strehse: Eine Verkaufsanalyse der Beurteilung psychiatrischer stationärer Patienten in der industriellen Arbeitstherape. Z. Beschäftigungsther. Rehab. 12 (1973) 4

Schwendy, A.: So können Chefs und Kollegen helfen. In: Im Blickpunkt, RLK Marienheide 1978 (Pressestelle Landschaftsverband Rheinland, Köln)

Simon, H.: Aktivere Krankenbehandlung in der Irrenanstalt. de Gruyter, Berlin 1929

Simon, H., H. Silberschmidt: s. H. Simon

Slotopolski, B.: Insulin bei nahrungsverweigernden Geisteskranken. Z. Neur. 136 (1931) 367

Stanko, M.: Die Rehabilitationsmöglichkeiten in den geschützten Beckhof-Werkstätten (Industriebetrieb). Mitteilungsblatt der DGPN 6 (1968) 6

Steck, H.: Insulinwirkung bei psychotischen Erregungszuständen. Zbl. ges. Neurol. Psychiat. 68 (1933) 207

Strehse, W.: Die Aufbauphase einer industriellen Arbeitstherapie in einem psychiatrischen Landeskrankenhaus – einige Ergebnisse. Psychiat. Prax. 2 (1975) 2

Veltin, A.: Über einige gruppendynamische Probleme der Arbeitstherapie. Therapiewoche 19 (1969) 45, 2229

Veltin, A., H. Krüger, V. Zumpe: Zur arbeitstherapeutischen Situation langjährig hospitalisierter Patienten im Psychiatrischen Krankenhaus. Nervenarzt 41 (1970) 173

Veltin, A.: Der Patient im Dienst des Psychiatrischen Krankenhauses. Nervenarzt 46 (1975) 189

Viethsen, I.: Verordnungsbögen in der Psychiatrie: Ja oder nein? Beschäftigungsther. 4 (1969) 18

Volk, W., A. Laukhuff: Verordnungsbögen in der psychiatrischen Beschäftigungstherapie. Z. Beschäftigungsther. Rehab. Dez. (1973)

Volk, W., A. Laukhuff: Teilnahme psychiatrischer Patienten an der Beschäftigungstherapie. Eine Fragebogenuntersuchung.

Z. Beschäftigungsther. Rehab. März (1973)
Walker, R. W., W. Winick: New Patients can do meaningful work. Hospital and Community Psychiatry (1967)
Willis, E.: Arbeitstherapie im psychiatrischen Krankenhaus. In: Krankenhauspsychiatrie, hrsg. von F. Reimer. G. Fischer, Stuttgart 1977
Wing, J. K.: Soziale Behandlung psychiatrischer Erkrankungen. Z. Psychother. 4 (1968) 140
Wing, J., G. Brown: Institutionalismus und Schizophrenie. Werkstattschriften zur Sozialpsychiatrie. Psychiatrie-Verlag, Wunstorf 1973
Winkler, W. Th.: Die Schizophrenie als sozialer Prozeß. Z. Psychother. 17 (1967) 54

4.3. Soziotherapeutische Gruppenaktivitäten

4.3.1. Veranstaltungen eines Pädagogischen Dienstes („social program")

K. Damaschke, W. Mävers

4.3.1.1. Vorüberlegungen zur pädagogischen Arbeit in der Psychiatrie

Für einen Menschen, der wegen seelischer Störungen in einer Therapeutischen Gemeinschaft lebt, können die dort gewonnenen Eindrücke zur Umorientierung in der Bewertung und Befriedigung seiner Bedürfnisse beitragen. Sich selbst als Mitglied einer Gruppe zu erleben, kann für ihn bedeuten, in seinen allmählich stärker werdenden Kontakten zur Mitwelt immer ermutigender zu erleben, daß es für ihn emotional lohnend sein kann, den eigenen Bedürfnissen und Strebungen weniger mitweltnegierend, weniger kurzschlüssig als bisher nachzugehen.

Merkt er, daß ihm Ansätze neuen Verhaltens – oft mit deutlicher Zustimmung anderer Gruppenmitglieder – gelingen, obwohl die Krankheit *nicht* überwunden ist, so fördert dies sehr den therapeutischen Prozeß, in dessen Verlauf die zunächst von ihm erlebte Unausweichlichkeit krankheitstypischer Verhaltensmechanismen für einige Augenblicke, vielleicht auch für Stunden, Tage, Wochen oder sogar für längere Zeiträume – im günstigsten Falle endgültig – suspendiert ist. Hat er es während dieser Zeit mit Therapeuten zu tun, denen es wichtig ist, darauf zu achten, daß ihre verbalen Äußerungen mit dem, was emotional in ihnen vor sich geht, übereinstimmen, und gelingt es ihnen, ihre Gefühle auch im *therapeutischen Alltag* so zu äußern, daß sie als Person – nicht bloß als Heilungsfunktionär – erkennbar sind, dann wird es ihm vielleicht gelingen, sich als Partner behandelt zu sehen. Und der verunsichernde vage Eindruck, allzuoft Objekt des – meist getarnten – Gefühlshaushalts nahestehender Mitmenschen zu sein, würde ihm wenigstens von *dieser* Seite *nicht* vermittelt.

Im Zusammenleben mit den anderen – den Mitpatienten wie auch den Therapeuten* –, durch gegenseitige Bestätigung und Korrektur, kommt es allmählich zu neuen Verhaltensweisen; soziale Mindestbedürfnisse, deren Befriedigung bisher durch das Kranksein, das eigene Krankheitsbewußtsein und evtl. auch eine besondere Betreuungsoptik der eigenen Familie erschwert war, können nun allmählich wieder deutlicher erlebt werden und rufen bestimmte Wünsche nach Tagesgestaltung und speziellen Veranstaltungen hervor. Freude an „Kaffeeklön“ und gemeinsamem Spiel, Interesse am Zeitgeschehen und die Frage nach den beruflichen Chancen, vielleicht auch die Neigung, sich in eine Mitpatientin oder einen Mitpatienten, möglicherweise auch in einen der Therapeuten zu verlieben – das sind deutliche Zeichen möglichen Zurechtkommens *trotz* seelischen Krankseins.

Flexibel haben sich die Therapeuten auf die unterschiedlichen, manchmal noch kaum erkennbaren Wünsche einzustellen und individuell orientierte wie auch auf Interessengruppen bezogene Veranstaltungsangebote zu entwickeln, und zwar nicht primär in Orientierung an pädagogischen Zielvorstellungen, die die Selbstfindung des Patienten durch zu starke Fremdsteuerung gefährden können, sondern durch geduldiges Herausfinden seiner – ihm bereits bewußten oder noch recht wenig bewußten – Vorlieben, Neigungen und Interessen. Dies hat *zusammen* mit dem Patienten zu geschehen und sollte bezogen sein auf seine Lage und seine Lebensgeschichte, die nicht nur eine Leidensgeschichte ist, aber selbst als Leidensgeschichte noch Auskünfte geben kann über die Art seiner Widerstandskräfte. Dabei gilt es sicher nicht nur, die Gefahr zu vermeiden, dem Patienten Ziele oder Inhalte nahezulegen, die möglicherweise nicht ganz die seinen wären**; es gilt auch, im Blick zu behalten, daß nicht der *persönliche Geschmack* eines Therapeuten bei der Entscheidung über den pädagogischen oder therapeutischen Wert einer von Patienten gewünschten Veranstaltung ausschlaggebend sein sollte.

Das für die Patienten zu entwickelnde Veranstaltungsangebot sollte Gruppenvorhaben, aber auch Vorhaben für einzelne enthalten.

– Im Vordergrund stehen in dem folgenden Bericht einige Gruppenvorhaben, einmal, weil uns – auch außerhalb der Psychiatrie – die Möglichkeiten der Selbstregulierung in *Gruppen* schon seit Jahren ganz offensichtlich sind; wir denken vor allem an die Vielfalt der Erlebensty-

---

* Den Therapeuten verstehen wir hier als Soziotherapeuten im Sinne von DÖRNERS Soziotherapieverständnis (s. DÖRNER-PLOG, 1978, S. 349 ff).

** Ebenfalls ist klar zu sehen, daß das Anliegen, möglichst nur von der Selbststeuerung des Patienten und seinen Tendenzen der Lebensbewältigung auszugehen, in erheblicher Spannung stehen kann zu dem Interesse der Therapieinstitution, möglichst zügig berufliche Rehabilitation anzubahnen.

pen, die entsprechende Vielfalt der persönlichen Rückmeldungen und die große Chance, durch die manchmal sehr überzeugenden Anzeichen von Anteilnahme der anderen das eigene Schicksal nicht mehr allzu drückend zu erleben oder vielleicht in der Gruppe den Geschmack daran zu verlieren, das eigene Krankheitsbild als etwas faszinierend Einzigartiges zu pflegen.

– Zum anderen konzentrieren wir uns hier auch deshalb auf *Gruppen*vorhaben, weil sie aus sehr pragmatischen Gründen in einer Klinik, die sich auf die Erfordernisse einer allgemeinen psychiatrischen Krankenversorgung umzustellen hatte, quantitativ im Vordergrund stehen mußten.

– Wir tun es schließlich im Hinblick auf den Leser, weil angesichts der Überbelegung der meisten psychiatrischen Einrichtungen das Interesse an *Gruppen*aktivitäten stärker sein dürfte als an den Bemühungen, bestimmten Patienten durch *individuelle* Übungsaufgaben Zutrauen zur eigenen Ausdrucksfähigkeit und Mut zu immer selbständigerem Erwerb von Kenntnissen und Fertigkeiten zu vermitteln.

Wenn es unter anderem gilt, die schlummernden oder auch zum Teil schon erkennbaren Widerstandstendenzen zu stärken, kann der Therapeut durchaus im Sinne von Habermas (1975) die damit beim Patienten einhergehende „Selbstreflexion“, „und damit auch die Emanzipation aus den vorher blind und schicksalhaft erduldeten Zwängen“*, im Sinn haben, aber von einem *Gelingen* der Therapie kann unseres Erachtens erst angesichts einer erkennbar werdenden Entwicklung und Stabilisierung von Handlungsfähigkeit gesprochen werden. Selbstreflexion ist jedenfalls noch nicht die Therapie; nur das wiederholte Handeln, das immer wieder von anderen bestätigte, gelungene Handeln, das dem Patienten das Staunen über die verbliebenen eigenen Kräfte und das Vergnügen uber ihre Verfügbarkeit vermittelt, kann dem Patienten wahrnehmbar werden, und zwar als etwas ihn Überzeugendes, etwas, was mehr wert ist als eine prekäre Hoffnung. Diese Handlungsfähigkeit mag sich als stabil genug erweisen, um sich auch in Konflikten zu bewähren, die Durchsetzung und Widerstand erfordern. Die Unterstützung der Selbststeuerung, die Herausforderung zur Selbstbestimmung, bedeutet auch, den Patienten dazu zu ermutigen, eigene Entscheidungen gegen die anderen durchzusetzen.

Der Therapeut hat also in diesem Sinne – *neben* dem, was sich aus dem gewiß nötigen Eingehen auf die *Störungen* ergibt – die Funktion, Her-

---

* vgl. Jürgen Habermas „Erkenntnis und Interesse“, S. 244:
„Die Selbstreflexion ist die Therapie und damit auch die Emanzipation aus den blind und schicksalhaft erduldeten Zwängen. ...das emanzipatorische Erkenntnisinteresse zielt daher auf den Vollzug der Reflexion als solcher.“ – „Ein Akt der Selbstreflexion, der ein Leben ändert, ist eine Bewegung der Emanzipation.“

ausforderer zu sein, eine Funktion, die man zwar als *einen* Aspekt seines Wirkens verstehen kann, die wir allerdings, nach unserem Verständnis von Pädagogik, als seine pädagogische Funktion bezeichnen. In ihr ist jeder Therapeut *auch* Anwalt des bereits gelingenden und des erfüllten, nicht nur auf Schutz, Pflege und Heilung angewiesenen Lebens des in seinem Verantwortungsbereich lebenden, in der Regel nicht in *jeder* Hinsicht hilfsbedürftigen Menschen. Vorhaben, die nicht so sehr speziell therapeutischen, sondern stärker pädagogischen Charakter haben, erfordern von ihm, daß er sich durch seine spontanen Reaktionen als Mitmensch erweist*, und zwar ausgeprägter, als es ihm im mehr schutzgewährenden, speziell pflegerischen Umgang naheliegend wäre. Doch selbstverständlich bleibt er auch dann, wenn er primär pädagogisch handelt und sich dabei gestattet, sich stärker von eigenen Neigungen leiten zu lassen, ein professionell Handelnder: ein Mitarbeiter in einem von einer Gruppe entworfenen und verantworteten Therapieprogramm; er wird darauf zu achten haben, daß durch ihn das Umfeld in die therapeutische Schutzzone nur in therapeutisch zu verantwortender Dosierung eindringen kann und ihm also das, was aus *seiner* Erlebniswelt für den Patienten irritierend sein könnte, ständig gegenwärtig sein sollte. Die Wahrung einer Schutzzone ist ein Erfordernis in fast jeder psychiatrischen Therapie: eine gewiß oft zu bereitwillig hingenommene Selbstverständlichkeit für manche derjenigen therapeutischen Mitarbeiter, die ihre Grundausbildung in psychiatrischen Einrichtungen absolvierten. Manchen Mitarbeitern jedoch ist diese Selbstverständlichkeit, mit der die Schutzzone stets gewahrt bleibt, sehr verdächtig. In den Anfängen der Sozialpsychiatrie mögen dies vor allem Mitarbeiter gewesen sein, die als Sozialpädagogen, Sozialarbeiter oder Lehrkräfte in der Erwachsenenbildung Mündigkeit fördernde Gruppenleitungs- und Lebensformen kennengelernt hatten und eventuell im Zuge der Antiautoritarismusdiskussion der 60er Jahre auch mit „overprotection"-Problemen konfrontiert worden waren. Heute sind Zweifel am Sinn der Schutzzone längst Gemeingut der Sozialpsychiatrie und keine Spezialität der in der Psychiatrie tätigen Pädagogen mehr. Doch gibt es für die Schutzzonenskeptiker im Alltag psychiatrischer Institutionen noch immer und wahrscheinlich noch lange manchen Anlaß zu berechtigtem Mißtrauen gegenüber Entmündigungstendenzen, und zwar gerade *wenn* die von den Skeptikern angesprochenen Mitarbeiter in wenig differenziertem Rückgriff auf Psychiatriegewohnheiten die Bedenken des Fragers ganz schlicht mit dem Hinweis auf den Patientenstatus der von ihnen Betreuten abzutun versuchen und eben dadurch den Verdacht nähren, die Mündigkeit des seelisch Erkrankten sei ihnen kein entscheidender Gesichtspunkt.

---

* Vgl. dazu „living person" nach Herschelman u. Freundlich , 1970

Was wir mit unserer Darstellung leisten möchten, ist in Auswahl einen Überblick in folgendem Sinne zu geben:
Dies haben wir zusammen mit den Patienten ausprobiert, *diese* Eindrükke haben wir gewonnen, Eindrücke, die gewiß nicht mehr ganz zufällig sind, in hohem Maße aber subjektiv und weitgehend durch allerlei Fach- und Geschmacksvorlieben bestimmt. Und nicht die Berichterstattung allein wurde durch diese Vorlieben beeinflußt, sondern bereits die Planung und Gestaltung der pädagogischen Aktivitäten war durch sie geprägt. Dessen sind wir uns bewußt und auch der Leser sollte davon ausgehen. Dennoch: unser Bericht kann auch in dieser Form ein Beitrag zum Erfahrungsaustausch zwischen verschiedenen Psychiatrieeinrichtungen sein.

4.3.1.2. Überblick über das Programm eines pädagogischen Dienstes

Das Veranstaltungsangebot, das vom Pädagogischen Dienst an der Psychiatrischen Klinik der Medizinischen Hochschule Hannover in den Jahren 1969–1973 (und dann in modifizierter Form in den Jahren 1973–1979) entwickelt wurde, wird von uns der Sozialpädagogik zugeordnet. Durch die Wahl der Bezeichnung Sozialpädagogik ist über das „Wesen“ der Vorhaben oder auch nur ihre Zielrichtung noch nicht viel gesagt; es ist damit lediglich eine grobe Zuordnung zu jenem großen Gebiet nichtschulischer Erziehungsfelder angezeigt, denen (nach MOLLENHAUER 1966) folgende drei Charakteristika gemeinsam sind:

– Anlaß aller Maßnahmen ist ein „Konflikt“ und nicht eine gesellschaftlich objektive Leistungsanforderung.

– Bezugspunkt des Erziehungsverhaltens ist die „subjektive Erfahrungs- und Schicksalslage eines einzelnen“ und nicht ein „kanonisierbares Wissen“ (MOLLENHAUER 1966).

– Das Erziehungsgeschehen hat nicht die Struktur der kollektiven Lehre, sondern kann sich aus einer Konstellation wie dem Beratungsgespräch (vgl. MOLLENHAUER 1965 über „Beratung“) entwickeln und dabei „jede beliebige Form annehmen“, ja ist „gerade durch die Vielfalt und den methodisch eingesetzten Kombinationsreichtum ausgezeichnet“ (MOLLENHAUER 1966).

Sind die Adressaten junge und ältere Erwachsene, so läßt sich das Gesamtvorhaben eines Pädagogischen Dienstes in der Psychiatrie in seiner allgemeinen *Zielrichtung* als Erwachsenenbildung (SCHULENBERG 1964) verstehen, und zwar als Erwachsenenbildung, die, anknüpfend an die individuelle Konfliktsituation von einzelnen, durch Angebot von Orientierungshilfen und Vermittlung von Erfolgserlebnissen therapieergänzend wirkt.

Bezeichnet der Terminus Sozialpädagogik eine Zuordnung zu bestimmten pädagogischen *Institutionen* und zugleich den *Ansatzpunkt* des Interesses, so deutet der Terminus Erwachsenenbildung die *Richtung* an. Diese läßt sich etwa so angeben: aufmerksames und planmäßig fortschreitendes Eingehen auf die vom Pädagogen bei seinem Gegenüber von vornherein vorausgesetzte „Suche nach zuverlässiger Hilfe zum Gewinnen und Erleben eigener Leistungsfähigkeit und Geltung, verbunden mit der Eröffnung sozialer Kommunikation", und zwar „nicht unter den gewohnten Zeichen familiärer Intimität und betrieblicher Organisation" (SCHULENBERG 1964).

Dieses Auffinden von Kommunikationschancen abseits emotional besonders problematischer Lebensbereiche wie Familie oder Arbeitsplatz ist für Psychiatriepatienten besonders dringlich, ist von ihnen jedoch ohne Hilfe weitaus weniger zu leisten als von der Mehrzahl der übrigen an Erwachsenenbildung Interessierten.

– Der Aspekt *Auseinandersetzung mit sich selbst im Hinblick auf selbständige Bewältigung von Sachaufgaben sowie Entwicklung eigenständigen Ausdrucksvermögens* kam vor allem in pädagogischer *Einzel*förderung zur Geltung. Hierzu gehörten: die Entscheidungshilfen in persönlichen Fragen, Hilfestellung bei Schulbesuch oder Berufsausbildung, Vermittlung von sach- und sozialkundlichen Informationen, Übungen, die den Motivationsspannungsbogen für die Bewältigung selbstgewählter oder empfohlener Vorhaben stärken und verlängern sollten, und Übungen, die Selbstdarstellungstendenzen mobilisierten und wachhielten.

– Der Aspekt *Auseinandersetzung mit sich selbst im Hinblick auf das eigene soziale Lernen* (JONES 1967) kam vor allem in *Gruppen*vorhaben zur Geltung. Zu diesem Bereich gehörte eine breite Palette sehr unterschiedlicher Veranstaltungen, über die wir hier zuerst in grob schematischem Überblick, dann ausführlicher anhand von einigen ausgewählten Beispielen berichten.

Die Veranstaltungszeiten für alle regelmäßig stattfindenden Gruppenvorhaben (mit Ausnahme der Gymnastik*) lagen im Berichtszeitraum** in der Freizeit der Patienten, d. h. in Zeiten, in denen die Patienten keine Verpflichtungen wie Teilnahme an der Werktherapie, am therapeuti-

---

* s. Tabelle 19, S. 269

** Wir beziehen uns in unserem Bericht (mit Ausnahme unserer Darstellungen zum Rollenspiel) im wesentlichen auf die Zeit, in der die Tab. 18 und 19 für den Pädagogischen Dienst galten; das war in den Jahren, in denen die sozialpsychiatrischen Rehabilitationsstationen noch in Räumen des LKH Wunstorf untergebracht waren: also vor dem August 1972, dem Termin des Umzugs dieser Stationen in den MHH-Neubau in Hannover-Roderbruch

schen Gruppengespräch oder an der „ward-session" (Stationsrunde) hatten. Die Teilnahme war freiwillig; den Patienten ging es vor allem darum, ob sie sich – ohne das Gefühl eines verbindlichen Muß – auf angenehme Weise angesprochen, unterhalten und entlastet fühlten.

Teils wurde in den Veranstaltungen einer Konfrontation mit den eigenen Schwierigkeiten *entgegen*gewirkt, teils wurde der „Ernst des Lebens" im Spiel in erträgliche *Distanz* gerückt. Der Streß, welcher Art und Herkunft auch immer, auch der Streß der Auseinandersetzung mit dem eigenen Kranksein, wurde im entspannenden Gruppenklima der Veranstaltung vorübergehend weniger stark erlebt. So fiel es den meisten Patienten leichter, sich auf verschiedene Impulse und Beiträge von Mitpatienten, Therapeuten, Laienhelfern und Gästen von „draußen" einzulassen, sei dies in Veranstaltungen ausgesprochen freizeitpädagogischer Art oder in Veranstaltungen, deren Ziel es war, Informationen zum besseren Verständnis der Mitwelt zu vermitteln.

Veranstaltungen der ersteren Art intendierten Spiel als Freiraum gegenüber dem Inanspruchgenommensein durch Mitwelt- und Krankheitszwänge sowie gegenüber der schlimmen Tendenz, das eigene Anderssein vor der Mitwelt verstecken zu wollen. Sie intendierten Muße als Voraussetzung des Spiels sowie alles, was sich unter Begriffen wie Erholung und Entspannung zusammenfassen läßt. Hierzu gehörten Gymnastik und Sport, Singen, elementares Musizieren (damals von uns Rhythmik genannt), Gesellschaftstanz, Tanz „nach Belieben", die große Kaffeetafel zu Beginn des Wochenendes, Spaziergänge und Ausflüge, Theater- und Konzertbesuche, „Bunte Abende" und Feste, Literaturgruppen wie „Vorlesen und gemeinsames Vergegenwärtigen von Texten" und „Lesen mit verteilten Rollen", schließlich auch pädagogisches Rollenspiel, soweit es als *Spiel* erlebt wird (s. Tab. 19, vgl. auch Hofer u. Mävers 1968).

Neben diesem freizeitpädagogischen Angebot mit seinen Impulsen zu Regression und Ausagieren wie auch zu Muße, Besinnung und Selbstdarstellung standen diejenigen Gruppenveranstaltungen, die zur Ausrüstung für eine bessere Bewältigung des Lebens in dieser Gesellschaft beitragen sollten: Veranstaltungen mehr orientierenden und trainierenden Charakters (Hofer u. Mävers 1968) wie: Einführung in die Standardtänze und in die wichtigsten Umgangsformen, Einführung in das Verständnis gemeinsam besuchter Konzert- und Theateraufführungen, die Interessengruppen „Länder und Völker" und „Politik und Zeitgeschichte", teilweise auch die Literaturgruppen (soweit die ausgewählte Literatur wirklich zum Verständnis unserer Gesellschaft beitragen konnte), pädagogisches Rollenspiel (soweit es als *Training* genutzt wurde), die Redaktion der Patientenzeitung „Das SPINN(?)RAD", das Hausparlament (Patientenversammlung), die Zusammenkünfte des Patientenkomitees und die Pädagogikrunde (die Informationsrunde des

Pädagogischen Dienstes, die der gemeinsamen Planung und der Konsenssuche im Hinblick auf das pädagogische Selbstverständnis diente und auch interessierten Patienten offenstand).

Die beiden Tab. 18 (Katalog in Stichworten) und 19 (Beispiel eines Wochenplans) sollen einen raschen Überblick über die damals vom Pädagogischen Dienst angebotenen Veranstaltungen ermöglichen.

Die Abschnitte 4.3.1.3.–6 bieten dann eine ausführlichere Beschreibung einiger ausgewählter Gruppenaktivitäten und darüber hinaus eine Skizze wichtiger Erfahrungen mit dem „Freitag-Club“, einem bisher nicht erwähnten Angebot des Pädagogischen Dienstes für den Ambulanzbereich.

4.3.1.3. Singen

Unsere regelmäßigen Singveranstaltungen ergaben sich aus Beobachtungen bei spontanem Gruppensingen in den Räumen der Werktherapie und in der Stationsküche.

Tabelle 18 Veranstaltungen des Pädagogischen Dienstes; Katalog in Stichworten

Konzertbesuche mit Einführungen und Gesprächen
Volksliedsingen
Spiritualsingen
Lernen der Standardtänze
Gesellschaftstanzabend
Tanz „nach Belieben“
Sport
Gymnastik
elementares Musizieren (zunächst Rhythmik genannt)
Theaterbesuche mit Einführungen und Gesprächen
Literaturrunde (Vorlesen und gemeinsames Vergegenwärtigen von Texten)
Lesen mit verteilten Rollen
pädagogisches Rollenspiel
Länder und Völker
Politik und Zeitgeschichte
Museumsbesuche mit Einführungen und Gesprächen
Spaziergänge und Ausflüge
Skatrunde
große Kaffeetafel
„Bunte Abende“ und Feste
ward-session
Hausparlament
Patientenkomitee
Redaktion des „SPINN(?)RADES“

Tabelle 19

Montag	Dienstag	Mittwoch	Donnerstag	Freitag
7^{30} Frühstück	7^{30} Frühstück	7^{30} Frühstück	7^{30} Frühstück	7^{30} Frühstück
8^{00} Werktherapie →	8^{00} Werktherapie →	8^{00} Werktherapie →	8^{00} Werktherapie →	8^{00} Werktherapie →
10^{30}–11^{15} Therapeutisches Gruppengespräch	(fortlaufend)	10^{15}–11^{00} Stationsversammlung (ward session)	10^{30}–11^{15} Therapeutisches Gruppengespräch	(fortlaufend)
11^{30} Mittagessen	11^{30} Mittagessen	11^{30} Mittagessen	11^{30} Mittagessen	11^{30} Mittagessen
13^{00} Werktherapie →	13^{00} Werktherapie →	freier Nachmittag	13^{00} Werktherapie →	13^{00} Werktherapie →
13^{30}–15^{00} Pädagogik-Runde	(fortlaufend)	bei Bedarf: 15^{00}–16^{00} Literatur	(fortlaufend)	(fortlaufend)
16^{00}–17^{00} Gymnastik	16^{00}–17^{00} Gymnastik	(fortlaufend)	(fortlaufend)	16^{00}–17^{00} Gymnastik
17^{30} Abendessen	17^{30} Abendessen	17^{30} Abendessen	17^{30} Abendessen	17^{30} Abendessen
18^{30} Patientenkomitee; 19^{00}–20^{00} Hausparlament	18^{30} pädagog. Rollenspiel – 20^{00} Stat. Abt.; 19^{00} pädagog. Rollenspiel – 20^{30} Nachklinik	18^{00} Lesen mit verteilten – 19^{00} Rollen, ca. $1\frac{1}{2}$ Mon. / Rhythmikübungen, ca. 1 Monat; 19^{00} Gesellschaftstanz – 20^{30} / 19^{00} Tanz „nach – 20^{30} Belieben“, alternierend	18^{30}–19^{30} Singen	18^{30}–19^{30} Politik und Zeitgeschichte

Vor allem Patientinnen der mittleren und älteren Generation neigten dazu, gefühlsselige Lieder und Schlager schleppend herunterzusingen. Das dabei entstehende Gemeinschaftsgefühl schien selbstquälerisch melancholisch getönt zu sein. Sogar zum Stumpfsinn konnte ein solches Singen – meist „alten deutschen Liedgutes" – werden, und zwar durch die Gedankenlosigkeit, mit der das angestimmte Lied im einmal begonnenen Tempo, im Choral- oder Marschmetrum, Strophe um Strophe quasi im „Leerlauf" abgespult wurde. In dieser Form war Kommunikation auf ein Minimum reduziert und geschah im Extremfall bloß noch in der Übereinstimmung öden Taktes oder im zukunftslosen „Das gab's nur einmal!" erfüllterer – vielleicht niemals real erlebter – Zeiten. Anregungen zum Erproben eigener Ausdrucksmöglichkeiten waren so nicht zu erwarten. Unter dem Eindruck, diese Art gemeinsamen Singens lasse die Chancen individueller und gemeinsamer Gestaltung ungenutzt, begannen wir, einmal pro Woche im Rahmen des Abendprogramms eine Singveranstaltung anzubieten, in der lebendiger musiziert werden konnte.

Für die Singabende in der stationären Rehabilitationsabteilung gilt ebenso, wie für die von Christoph SCHWABE (1964) beschriebene Singtherapie, daß dabei nicht „Musikerziehung oder Stimmbildung mit kunstpädagogischer Zielstellung" intendiert sein kann. Denn im Rahmen der Psychiatrie interessiert Musik nicht primär als ein Bildungsgut unserer Gesellschaft, das bei der Enkulturation des einzelnen der Auseinandersetzung wert sein kann, sondern vor allem als Medium einer Therapiewirkung. Nicht die Hinführung zur Musik in möglichst sachangemessener, d. h. immer auch Sachverständnis fördernder Weise, war also Ziel unserer Bemühungen, sondern die Vermittlung von individuell bedeutsamen Impulsen als Elementen einer therapeutischen Strategie.

Die Singveranstaltungen in unserer Klinik hatten das Ziel, den Patienten zu ermöglichen, auf eine ihnen gemäße Weise mit der Musik „mitzugehen", sei es durch Mitsingen, Mitsummen, Klatschen, Wiegen des Körpers, vielleicht auch nur durch Zuhören.

Bereits in den ersten Wochen des Bestehens der stationären Rehabilitationsabteilung boten wir Singveranstaltungen an. Seit dieser Zeit wechselten sie immer wieder ihren Stil, je nach der Zusammensetzung der interessierten Gruppe und je nach den Fähigkeiten und Vorlieben ihres Leiters.

Eine Singgruppe, die manchmal in die Nähe des „öden Abspulens" geriet, war eine Volksliedgruppe (5-8 Patienten), die unter Leitung eines Patienten einmal pro Woche etwa 30 bis 45 Minuten zusammenkam und ohne Instrumentenbegleitung in befremdlicher Eile altbekannte Volkslieder fast übergangslos hintereinanderweg, Strophe um Strophe, heruntersang. Erfreulich für den Zuhörer war die erstaunlich sichere, wohlklingende Stimme des Leiters und das Vermeiden der Gefahr einer

Trauermarschatmosphäre durch rasches, allerdings bei vielen Liedern unangemessenes Tempo. Die Gruppe, in der etwa drei Teilnehmer besonders engagiert sangen, wechselte während der etwa achtwöchigen Zeit ihres Bestehens nur wenig in ihrer Zusammensetzung. Sie zeigte niemals ernsthaft Widerspruch gegen die Gewohnheit des leitenden Mitpatienten, pausenlos Lied nach Lied singen zu lassen.

Eine andere Gruppe (etwa zehn Teilnehmer), die von einem in Vokalmusik besonders erfahrenen Berufsmusiker, auch einem Patienten, geleitet wurde, gab überzeugende Beispiele dafür, daß Psychiatriepatienten, die in vokalem Musizieren noch ungeübt sind und unter sehr irritierenden seelischen Handikaps leiden, durch die Hilfe eines geschickten Chorleiters zu sehr erfreulicher und musikalisch wirklich befriedigender vokaler Gestaltung fähig sein können. Für uns war diese Entdeckung nicht selbstverständlich gewesen, hatten wir doch zunächst eher dazu geneigt, unter dem Eindruck der oft erheblichen Handikaps auf kunstgerechtes Musizieren gar nicht erst zu hoffen und uns auf unser sozialpädagogisches Interesse an emotional bedeutsamer Gruppenaktion zu beschränken. Jetzt war uns jedoch deutlich, daß sich unter günstigen Umständen in der Psychiatrie sozial- und musikpädagogisches Interesse miteinander verbinden lassen. Was uns am Singen dieser Gruppe überzeugte und uns zur Kombination dieser beiden Interessen ermutigte, war die Entdeckung, daß beim oft mühsamen Einüben bisher unbekannter Kanons nur wenige Patienten resignierten und sich zurückzogen, während die meisten, keineswegs nur die „musikalischen", die gemeinsamen Fortschritte in Exaktheit und Wohlklang einander durch eine sich steigernde Dynamik zu honorieren schienen.

Dann gab es später noch die Spiritualgruppe, die von zwei Therapeuten geleitet wurde. Sie traf sich einmal pro Woche im kleinen Tagesraum, um dort Spirituals kennenzulernen und ohne Instrumentalbegleitung zu singen. Die Absicht war, den Patienten Gelegenheit zu gelöstem, quasi tänzerischem Musizieren zu geben: eine bessere Gelegenheit, sich auf Musik „einzulassen", als es uns bei altbekannten deutschen Volksliedern damals vorstellbar war. Synkopisches Klatschen und Wechsel von Vorsänger und Chorus waren willkommene Mittel, die ganze Gruppe zu psychomotorisch stark stimulierendem gruppenbezogenen Musizieren zu bringen.

Wir möchten an dieser Stelle noch eine Beobachtung anfügen, die im Widerspruch zu unserer Annahme stand, daß die Möglichkeit des „acting out" im Spiritualsingen (das Sichloslassen in der Musik) eine befreiende Wirkung auf die Teilnehmer habe. Bei manchen zeigte sich nach intensiven Temperamentsausbrüchen eher eine deprimierte, fast verzweifelte Leere, bei anderen Rückzug und Ängstlichkeit angesichts eines von ihnen phantasierten Gruppenchaos. Das rekreative Moment des Spiritualsingens schien uns dann stärker zur Geltung zu kommen, wenn der Vorsänger nicht wie ein Anheizer, sondern eher wie ein am Austausch mit seinen Zuhörern interessierter Geschichtenerzähler mitwirkte.

Im Bestreben, auch diejenigen Patienten zum Singen zu animieren, die sich zunächst nicht trauten, nahmen wir in zwei anderen Singgruppen Musikinstrumente zu Hilfe.

Das Klavier ist unseres Erachtens besonders dann angebracht, wenn vor allem solche Patienten teilnehmen, die wohl, „wenn's sein muß", wenigstens zuhören, bestimmt jedoch nicht kämen, wenn die Therapeuten von ihnen sehr hartnäckig erwarteten mitzusingen. Der Klavierspieler kann das noch unbekannte Lied zunächst vorspielen und so den Teilnehmern eine Einstimmung vermitteln. Durch Auswahl von Liedern, die die Teilnehmer in ihrer augenblicklichen Situation stark ansprechen, gelingt es oft, daß sich in einer Gruppe zunächst mutloser Nicht-Singer einige schon im ersten Drittel der Singstunde zum Mitsingen verlocken lassen.

Die Mitsingbereitschaft scheint schon dadurch erheblich gefördert zu werden, daß der Therapeut das Angebot macht, auf das Singen des Textes möge man ruhig verzichten. Als günstiger Übergang vom bloßen Zuhören zum Mitsingen bietet sich das Summen an, gegen das bei einigen der Widerstand nicht so groß zu sein scheint. Wichtig ist wohl, daß die Teilnehmer die Gewißheit haben können: eine Pflicht mitzusingen gibt es nicht, und es kränkt den Therapeuten auch nicht, wenn heute und die nächsten Male nicht gesungen wird. Der Therapeut hat nur den Wunsch, daß sich die Patienten die Musik anhören und sich von diesem oder jenem Lied angesprochen fühlen. Wenn sie dann auch irgendwann einmal mit den anderen Gruppenmitgliedern zusammen singen, so ist das gewiß zu begrüßen. Hier jedoch strikte Erwartungen zu haben, kann gerade den erhofften Zugang zur Musik verbauen.

Als „Anwärm"-Instrument eignet sich auch die Gitarre. Wichtig ist sie für die Singabende als Atmosphäre gebender Mittelpunkt. Die Gelassenheit eines präludierenden Gitarrespielers zu Beginn einer Singveranstaltung lädt zu absichtslosem Platznehmen und Zuhören ein und ist für viele Patienten *der* Anreiz überhaupt, am Singen teilzunehmen.

Wahrnehmen kann man auch die Chance, durch Beschäftigung mit Songtexten, durch gemeinsames Anhören von Text und Ton das kritische Bewußtsein der Patienten anzusprechen. Hier sind vor allem einige politische Songs, z. B. von Biermann und Degenhardt zu nennen, die durch ihre Solidarität mit den Unterdrückten und Elenden, denen, die sie singen, vor allem Angehörigen von Minderheiten (also wohl auch den Psychiatriepatienten), zu einem bewegenden „ingroup"-Erlebnis werden und ihnen schließlich als musikalische Trutzparole gegen die verständnislose Gesellschaft dienen können.

Damit wird dann Musik wieder zu einem Vehikel von Mitmenschlichkeit. Sie ist gerade in dieser Form eine Möglichkeit, in der Gruppe den individuellen Protest gegen die repressive Gesellschaft verbal und musikalisch zu gestalten. Die ersten Schritte in diesem Sinne (z. B. gemeinsames Singen des Degenhardt-Liedes „Spiel nicht mit den Schmuddel-Kindern"), an denen sich einige sonst singunlustige junge Patienten mit Engagement beteiligten, lassen vermuten, daß dieser Zugang zu gemeinsamem Musizieren für einige Patienten eine günstige Wirkung haben kann.

4.3.1.4. Elementares Musizieren (Trommeln)

Unter der irreführenden und allzu anspruchsvollen Sammelbezeichnung „Rhythmik" boten Mitarbeiter der Klinik für einzelne und Gruppen Übungen an, die sich im Laufe einiger Monate zu standardisierten Formen gemeinsamen elementaren Musizierens, d. h. des Klatschens, Stampfens und Trommelns, entwickelten. Bei diesen Veranstaltungen, die schließlich mit gewisser Regelmäßigkeit als reine Hobbyaktivitäten am freien Nachmittag zustande kamen, hatten wir nicht so sehr kultivierte Gestaltung oder individuell abgestimmte Musiktherapie, sondern eher eine Art sensitivity-training im Sinne, das der Erziehung zu partnerbezogener Aufmerksamkeit diente, und zwar mit dem Rhythmus als Verständigungsmittel oder – besser – als Mittel zum Erreichen einer Übereinstimmung.

Das Hauptziel war: die Patienten darin zu trainieren, auf das Verhalten – in diesem Falle die „rhythmischen Muster" (Holthaus 1969) – der übrigen Gruppenmitglieder zu achten und das gemeinsame Werk durch Kontrolle der eigenen Lautstärke und der eigenen Einfälle zu fördern.

Als Beispiel sei hier der mögliche Verlauf einer Veranstaltung dargestellt:

Etwa vier bis sieben Patienten (optimal zehn bis zwölf) kamen an ihrem freien Nachmittag auf Einladung eines Soziotherapeuten zusammen. Sie setzten sich in lockerem Halbkreis oder Kreis zusammen. Der Leiter bot Rhythmusinstrumente an. Dann erläuterte er noch einmal kurz den Sinn des Vorhabens: beim Trommeln werde man trainieren, auf die anderen zu achten und gleichzeitig immer selbstverständlicher zu reagieren. Hierauf ermunterte er die Teilnehmer, unbekümmert daraufloszuspielen, jeder ganz nach Belieben. Es entstand nun ein wirres Durcheinander und ein ohrenbetäubender Lärm. In Gruppen, deren Mitglieder bereits ein wenig aufeinander eingespielt waren, kristallisierten sich nach ein bis drei Minuten erkennbare „rhythmische Muster" heraus, und zwar aus dem irgendwie zustande gekommenen Zusammenspiel von kleineren Untergruppen.

Neulinge wurden im Anschluß an den oft Ratlosigkeit hervorbringenden „Chaos"-Versuch dazu angeregt, beim nächsten Mal nach den ersten eigenen Temperamentsausbrüchen auch auf das zu hören, was die anderen spielen. Bei den meisten dieser „Chaos"-Versuche kam es zu einem Zusammengehen von zwei bis vier Spielern in kleineren Untergruppen. Ziemlich rasch zeichnete sich auch ab, welche der Teilnehmer größere Schwierigkeiten im Hören und Eingehen auf die anderen hatten.

Der nächste Schritt war, auf das „Chaos", in dem Ansätze zu gemeinsamer Gestaltung erkennbar wurden, in dem aber immer auch einiges kaum koordinierbar zu sein schien, klärend einzuwirken. Per Handzeichen gab der Leiter einzelnen Teilnehmern das Signal, vorübergehend auszusetzen, und zwar sowohl Teilnehmern, die bereits gut auf die anderen eingingen und dabei schon ziemlich differenziert musizierten, als auch einigen Teilnehmern, denen das Eingehen auf die Mitspieler noch besonders schwer fiel.

Übrig blieben schließlich einige ausgesprochen schlicht musizierende Teilnehmer, die sich miteinander gut eingespielt hatten und einander besonders durchsichtig ergänzten, und außer diesen ein Teilnehmer, der erhebliche Schwierigkeiten hatte, den Anschluß an das Spiel der anderen zu gewinnen. Diesem wurde so eine bessere Chance geboten, den Rhythmus der Mitspieler wahrzunehmen und aufzugreifen.

Gelang dies nicht gleich, schieden noch einige der bereits aufeinander eingespielten Teilnehmer aus, bis schließlich ein besonders zuverlässig und eindeutig trommelnder Teilnehmer demjenigen zugeordnet war, dem es noch sehr schwer fiel, sich hineinzufinden. In dieser besonders intensiven Konfrontation gelang meist eine gewisse Angleichung des nicht so Beweglichen. Wenn dieser dann einigermaßen erfolgreich, d. h. auf seinen Mitspieler eingehend, noch eine Weile weitermusiziert hatte und inzwischen auch einige der relativ sicher Musizierenden wieder hinzugekommen waren, ließ ihn der Leiter vorübergehend aussetzen und einer der übrigen, die inzwischen zu warten und zu beobachten hatten, begann auf das Handzeichen hin wieder mitzutrommeln.

Nach und nach bekamen alle die Chance, sich auf den um ihretwillen vereinfachten, durchsichtiger gehaltenen Rhythmus einzustellen, bis schließlich möglichst alle in der Lage waren, den Rhythmus, der sich allmählich herausgebildet hatte, entweder mit einfachen Schlägen zu unterstützen oder in komplizierten Figuren zu variieren.

Freilich kam es vor, daß einzelne es nicht schafften, sich auf irgendeinen und sei es noch so einfachen Rhythmus einzustellen. Diese setzten nach ihrem ersten, erfolglosen Anlauf zunächst aus und mischten sich erst dann wieder unter die Musizierenden, wenn gegen Ende eines ganzes Ablaufs (nachdem die meisten Gelegenheit gehabt hatten, auf die ihnen zur Zeit mögliche Weise mitzumusizieren) alle wieder mittrommelten. In einigermaßen konsolidiertem Miteinander konnten die meisten dann das Geleistete genießen.

Der nächste Schritt war, daß jeder mitteilte, was er während des ganzen Ablaufs an sich selbst und den anderen wahrgenommen hatte. Dieser Austausch ließ deutlich werden, wie die Teilnehmer den bisherigen Gang der Übung erlebt hatten, führte zu einem gewissen Konsensus der Gruppenmitglieder in der Bewertung der Rhythmen sowie der Übungsformen, wies dem Leiter die Richtung für die nächsten Übungen und konnte schließlich für ungesteuert dominierende Teilnehmer Anlaß sein, sich um Korrekturen in ihrem Verhalten zu bemühen.

Dann folgten einige weitere Abläufe, die sich entweder (wie der erste) aus chaotischem Beginn allmählich entwickelten oder (anders als der erste) von einem Grundrhythmus ausgingen, der zunächst von einem Teilnehmer solistisch vorgestellt und dann von allen gleichzeitig aufgegriffen und variiert wurde.

Diese zweite Übungsform gab dem Leiter die Möglichkeit, ein ziemlich stabil geregeltes Zusammenspiel des „Chorus" als quasi vorgegebenes Gestaltungselement anzubieten, mit dem es leichter gelang, zu einem relativ mühelosen, lebendigen Wechsel von „Solo", „Dialog" und „Chorus" zu kommen. So entstanden durch Handzeichen des Leiters interessante, vor allem hilfreiche Kombinationen. Beim Musizieren mit Fortgeschrittenen erübrigten sich diese Handzeichen mehr und mehr.

Stellte der Leiter während des Ablaufs fest, daß bestimmte rhythmische Muster einigen Teilnehmern besonders fremd waren, bat er alle in einen größeren Raum, wo er in gemeinsamen Geh- und Tanzübungen die Besonderheiten der noch ungewohnten Muster besser einfühlbar zu machen versuchte. Die in dieser Zwischenübung schließlich neuerworbene Fertigkeit wurde in einem letzten Gesamtablauf noch einmal gefestigt.

4.3.1.5. Pädagogisches Rollenspiel

4.3.1.5.1. Vorüberlegungen

Das, was wir pädagogisches Rollenspiel* nennen – ein übendes Verfahren mit weitem Anwendungsbereich in Psychiatrie, Bildungs- und Sozialwesen – hat sich in Deutschland seit der Reformpädagogik der 20er Jahre und dann vor allem seit etwa 1970 aus verschiedenen praktischen und theoretischen Ansätzen entwickelt. Im Laufe seiner Anwendungsgeschichte hat es Modifizierungen erfahren, die besonders durch den großen Bedarf von Pädagogen an praktikablen Methoden direkter Einflußnahme auf soziale Lernvorgänge bestimmt gewesen sind. Die Lücke zwischen dem Fortschreiten erziehungswissenschaftlicher Erkenntnis und dem „praktischen Hinterland" der Pädagogik ließ sich unter anderem mit Hilfe angeleiteten Rollenspiels überbrücken.

Im Zentrum des Interesses der in unterschiedlichen Praxisfeldern pädagogisch Tätigen steht schon lange das soziale Verhalten der zu Fördernden sowie sein Erlebnishintergrund. Geeignetes Rüstzeug für hierauf bezogenes pädagogisches Handeln ist bisher jedoch nicht leicht zu erwerben gewesen. Die Forschung hat vorwiegend Theorieimpulse geliefert, Methoden mußten sich die Interessierten vor allem auf dem Markt der teuren und sehr zeitaufwendigen Gruppenverfahrensausbildungen und der extrem kostspieligen Psychotherapieausbildung aneignen.

In dieser Situation haben die verschiedenen Formen des Rollenspiels deutliches Fachinteresse geweckt, obwohl sie längst noch nicht standardisiert sind. Besonders in psychiatrischen Institutionen und einigen ver-

* Sammelbezeichnung für alle Formen des Rollenspiels, die vom Leiter initiiert und beeinflußt werden, im Gegensatz zum nicht angeleiteten, spontanen Drauflosspielen des Kindes

wandten Einrichtungen hat sich Rollenspiel dank seiner verführerischen Praktibilität bereits in den ersten Jahren seiner auf Psychiatriepatienten bezogenen Erprobung als willkommen erwiesen. Und bald wurde es als Ersatz für psychotherapeutische Methoden, die nur in sehr teuren Ausbildungen vermittelt werden, zu einer quasi „sozialisierten" Methode, nicht zuletzt vielleicht deswegen, weil einige der an seiner Erprobung beteiligten Pädagogen* durchaus mit berufspolitischem Engagement eben dieses Ziel im Blick gehabt haben.

Die Annahme, daß auch berufspolitische Motive beim raschen Terraingewinn des Rollenspiels in der Psychiatrie mitgewirkt haben, erscheint uns naheliegend. Die meisten Gruppenverfahren wurden nach einer kurzen Anfangszeit, in der die Ausbildungsinstitute fast jeden Teilnehmer zuließen, recht bald zur wohlbehüteten Domäne von Ärzten und Psychologen, und zwar durch Verschärfung der Zugangsvoraussetzungen, nicht zuletzt durch die sehr wirksame Heraufsetzung der Honorare und die Verlängerung der Ausbildungszeiten. Mit diesen berufspolitischen Maßnahmen mußten sich die anderen in der Psychiatrie Tätigen abfinden. Es traf sich günstig, daß das Rollenspiel als ein übendes Gruppenverfahren besonders stark dem Bedarf der primär *sozio*therapeutisch orientierten Institutionen entgegenkam; sie förderten die Anwendung des Rollenspiels. In ihrem Rahmen machten Krankenpflegekräfte, Werktherapeuten und Sozialpädagogen mit Hilfe dieses ihnen zugänglichen Verfahrens ermutigende Entdeckungen, u. a. auch die Entdeckung, daß man sich hier auf einem Terrain bewegte, das nicht nach dem Motto des kleveren Igels „Ick bün all dor!"** von den allein zu selbständiger Therapie Legitimierten als bereits besetzt deklariert worden war. Berufspolitische Beweggründe können nun auch schließlich im Spiel gewesen sein, wenn es den Anwendern des Rollenspiels immer wichtiger wurde, professionelle Solidität bei der Handhabung dieses Instrumentariums zu entwickeln. Daß dieses Bestreben sich nicht gleichzeitig wieder *gegen* eine Berufsgruppe richten mußte, hängt vielleicht damit zusammen, daß die meisten, die Rollenspiel in der Psychiatrie anwenden (darunter viele DGSP-Mitglieder), ihr Instrumentarium, das sich als hilfreich erwiesen hat, eher auch Kollegen anderer beruflicher Zugangswege zur Erprobung empfehlen. – Ob die seit einiger Zeit sich abzeichnende Tendenz, die Bedingungen für den Erwerb der anderen Verfahren im Sinne einer Liberalisierung wieder zu ändern, zu neuen Entwicklungen führen wird, bleibt abzuwarten.

Vor allem durch das von J. L. Moreno und seinen Schülern entwickelte psychotherapeutisch anwendbare Verfahren „Psychodrama" kamen willkommene Impulse. In mancher Hinsicht – vor allem, was das Repertoire der „Spielhilfen" (Tillmann 1978) betrifft – ergaben sich hierdurch allerlei Ähnlichkeiten zwischen den beiden Verfahren. Doch auch Abgrenzung ist nützlich; sie kann durch die Verschiedenheit der Anwendungsbereiche und der daraus sich ergebenden unterschiedlichen

---

* Gemeint sind hier sinnvollerweise auch die ausgeprägt pädagogisch orientierten Rollenspiel-Anwender *ohne* speziell pädagogische Grundausbildung.

** „Ich bin schon da!"

Strategien legitimiert sein, es mag auch sein, daß das Interesse an Abgrenzung durch berufspolitische Reaktionen auf das exklusive Gepräge des Psychodramaausbildungswesens mit bedingt ist.

Und so gibt es denn in der Fachdiskussion über die diversen Formen angeleiteten Rollenspiels – auch des pädagogischen – bei einigen Praktikern und Autoren die Auffassung, „Rollenspiel" lasse sich als Oberbegriff für *alle* Formen darstellenden Spiels einschließlich des Psychodramas verwenden oder man könne „Rollenspiel" und „Psychodrama" als Synonyma gebrauchen, während die meisten Autoren bei Definitionen des einen Begriffs die des anderen zur Unterscheidung gleich mit nennen.

Wir halten es für diskutabel, daß gerade wegen der historisch gemeinsamen Wurzeln beider Verfahren und wegen ihrer augenfälligen Ähnlichkeiten Abgrenzung nicht in allen Praxisfällen möglich oder notwendig ist, obwohl die nach ihren Intentionen gefragten Praktiker im allgemeinen in der Lage sein sollten, anzugeben, ob und in welchen Spielphasen sie eher das eine oder das andere der beiden Verfahren im Sinne gehabt haben.

BARBARA KOCHAN (1974), Herausgeberin eines wichtigen Rollenspiel-Readers, sieht im Hinblick auf „Rollenspieltheorie und -praxis in der Bundesrepublik und West-Berlin" zwei Verbindungslinien als richtungsweisend an, und zwar die Linie zu den soziologischen Rollentheorien und die zur materialistischen Spielpsychologie. Sie nimmt an, daß die bei uns entwickelten Konzepte sich entweder „an den rollentheoretisch begründeten Spielkonzeptionen, die seit den vierziger Jahren in den USA erarbeitet wurden", orientieren oder „an dem aus der materialistischen Spielpsychologie begründeten Konzept, das in den sechziger Jahren in der DDR hervorgebracht wurde" (S. 11).

Gesehen werden muß auch die Nachbarschaft und partielle Ähnlichkeit des verhaltenstherapeutisch fundierten „assertive training", eines Selbstsicherheitstrainings, das in lerntheoretisch begründeten Rollenspielarrangements praktiziert wird.

Da wir uns bisher nicht speziell um eine Erhellung der Geschichte verschiedener Typen angeleiteten Rollenspiels bemüht haben und wir uns z. Zt. eher vorstellen können, daß das angeleitete, pädagogisch oder therapeutisch gemeinte Rollenspiel an den meisten Orten zunächst von experimentierfreudigen oder spielenthusiastischen Pädagogen und Therapeuten ziemlich theoriearm und in unbekümmert praktizierten Methodenmischungen ausprobiert und vielfältig abgewandelt worden ist, fällt es uns schwer, uns hier kurz und bündig der KOCHANschen Auffassung anzuschließen. Eine gesicherte Aussage über die Herkunft scheint uns zur Zeit nicht möglich zu sein und ist für unser Vorhaben auch nicht erforderlich; denn unser Ziel ist nicht, das pädagogische Rollenspiel darzustellen, indem wir möglichst genau seine Grenzen zu anderen Verfahren markieren und ihm auf der Palette vergleichbarer Methoden einen bestimmten Platz zuweisen. Statt dessen möchten wir *unsere* ersten Erfahrungen mit angeleitetem Rollenspiel in der Psychiatrischen Klinik der Medizinischen Hochschule Hannover bei der gemeinsamen Arbeit mit Patienten und Kollegen dieser Klinik darstellen und so einen Eindruck vermitteln, wie es zur derzeitigen Ausprägung pädagogischen Rollenspiels in der Psychiatrie gekommen ist.

Unser Selbstverständnis als *Pädagogen* in der Psychiatrie brachte uns dazu, daß wir die psycho*therapeutischen* Möglichkeiten, die in Verfahren wie dem Psychodrama liegen, zugunsten von Verhaltenstraining und Reflexion sozialer Rollen zurückgestellt haben. Dies brachte uns zu methodischen Konsequenzen, die wir im Abschnitt 4. 3. 1. 5. 3. „Das pädagogische Rollenspiel (Methoden und Zielsetzung)" zeigen werden. Freilich wäre es irreführend, wenn durch unsere vor allem auf Psychiatrie bezogene Darstellung der Eindruck entstünde, Rollenspiel werde von uns primär im Hinblick auf einen pädagogisch oder therapeutisch intendierten „Nutzeffekt" praktiziert und empfohlen. Die Vermittlung einer solchen Sichtweise würde zur Überakzentuierung des Absichtsvollen führen.

Wahrscheinlich haben nämlich nicht die Absichten der Veranstaltungsleiter und nicht das eigene Therapie- oder Lernbedürfnis die Beteiligten zur aktiven Teilnahme am Rollenspiel gebracht. Viel eher waren das ganz andere Elemente: der Spaß, den die meisten, auch wir selbst, beim spielerischen Wechseln der Rollen gehabt haben, das Entdecken wachsender eigener Flexibilität und Kreativität bereits *während* der Aktion und wohl auch der Reiz des Experiments auf der Grenze zwischen zwei Erlebnismöglichkeiten: der Möglichkeit, sich in einem reinen „Als ob" dem Charme einer Quasi-Verkleidung hinzugeben, und der Möglichkeit, sich einem Quasi-Ernstfall und dem damit verbundenen persönlichen Wagnis „sportlich" zu stellen.

4.3.1.5.2. Die „Situationsspiele"

In der Psychiatrischen Klinik der Medizinischen Hochschule in Hannover hat sich die Arbeit mit Rollenspiel aus den Bedürfnissen der Patienten nach und nach ergeben. Ohne uns mit Literatur über Psychodrama und verwandte Verfahren beschäftigt zu haben, entwickelten wir – die Pädagogen der Abteilung Sozialpsychiatrie – zusammen mit den Patienten und Laienhelfern des „Freitag-Clubs" und anderer ambulanter Gruppen im Laufe von zwei/drei Jahren einen Spieltyp – die „Situationsspiele" –, der sich im Rahmen von Freizeitveranstaltungen und Gesprächsrunden zunächst bewährte.

Anfänglich hatten wir im Rahmen einer Veranstaltungsreihe „Psychologie des Alltags" anhand von Gedichten (vor allem von Eugen Roth,

Ringelnatz und Erich Kästner) über kleine und große Tücken des Lebens und die verschiedenen Weisen, damit fertig zu werden, „geklönt"*. Dabei hatten die Teilnehmer auch von ihrem eigenen Verhalten in verzwickten Lagen erzählt. Für den, der gerade „dran" war, war das in der Regel eine erfreuliche Situation; er nahm die Chance wahr, den anderen Teilnehmern schlimme oder angenehme Erinnerungen mitzuteilen. Für die Zuhörer jedoch war dies oft zu wenig anschaulich und führte meist über das Zuhören aneinandergereihter Anekdoten nicht hinaus. Mehr Anschaulichkeit für alle und die Aktivierung der Teilnehmer über rein verbale (wenn auch glücklicherweise meist stark gefühlsgetönte) Beiträge hinaus schien wünschenswert. Deswegen gingen wir dazu über, Situationen des Alltags, in die jeder hin und wieder gerät, zu konstruieren und sie im Spiel von Patienten und Therapeuten in immer neu verteilten Rollen und wechselnden Konstellationen handelnd erleben zu lassen. Dadurch wurden alle Teilnehmer, auch die gerade nicht spielenden, immer wieder zum Nachdenken über das eigene Verhalten herausgefordert. Viele Fragen stellten sich dabei, z. B. „Wie ging es mir in dieser Situation?", „Wie *würde* ich mich gern in dieser Situation verhalten?", „Welche Tips kann ich diesem Spieler für ein besseres Zurechtkommen in dieser Situation geben?" Immer wieder kamen auch Diskussionen in Gang, wie man mit den „man tut"- und „man tut nicht"-Vorstellungen in unserer Gesellschaft umgehen kann, welches Verhalten von der Gesellschaft als „angemessen", „normal", „richtig" betrachtet wird, wer diese „Gesellschaft" und ihre Maßstäbe repräsentiert und ob und wieweit es sinnvoll sein kann, sich danach zu richten.

Das Verfahren erfreute sich zunächst so großer Beachtung, daß wir beschlossen, es als regelmäßige Veranstaltung des Pädagogischen Dienstes auf der sozialpsychiatrischen Rehabilitationsstation anzubieten.

Ort der Veranstaltung war in dieser Zeit der große Tagesraum, ein allen Patienten zugänglicher Raum, der auch als Durchgang von der Küche zu den Schlafräumen diente. Patienten, die aus den Schlafräumen kamen oder sie gerade aufsuchen wollten, wurden also von den Veranstaltungsteilnehmern gesehen und konnten ihrerseits einen Blick auf die laufenden Veranstaltungen werfen. Zwar gab es hierdurch manchmal erhebliche Störungen; der Vorteil jedoch, daß mancher Patient beim Vorbeischlendern vom Zaungast zum Beteiligten werden konnte, hatte für uns mehr Gewicht.

In der Regel nahmen acht bis zwölf Patienten und zwei bis vier Soziotherapeuten teil. Wir saßen gemischt in einem sehr lockeren Kreis. Gespielt wurden vor allem *folgende Themen:*

---

* gemütlich geplaudert

a) *Situationen aus der Welt des Berufes:* Persönliche Vorstellung bei einer Firma, bei der man angestellt werden möchte; der erste Morgen auf der neuen Arbeitsstelle mit der Schwierigkeit, auf die persönlichen Fragen der Kollegen vernünftig zu reagieren; Gespräch mit einem Chef, der die Entlassung wegen zu geringer Belastbarkeit erwägt.

b) *Situationen aus dem öffentlichen Leben:* Auseinandersetzung mit einem nachlässig bedienenden Kellner; mit einem Menschen, der sich in einer vor dem Schalter wartenden Menschenschlange vordrängt; mit einer alten Dame, die in der Straßenbahn den Sitzplatz eines jüngeren Menschen beansprucht.

c) *Situationen aus dem Leben von Untermietern:* Zimmerbesichtung; Aushandeln der Mietbedingungen mit dem Vermieter; Verhalten gegenüber dem allzu aufdringlichen Vermieter; Auseinandersetzung mit anderen Hausbewohnern über den Wunsch, Besucher zu empfangen.

d) *Situationen*, die sich bei der Partnersuche ergeben:* z. B. Anknüpfen eines Gesprächs mit einem sympathischen Gegenüber im Eisenbahnabteil; Kontaktaufnahme eines jungen Mannes zu einer jungen Frau, die er regelmäßig morgens an der Bushaltestelle sieht; Kontaktaufnahme einer jungen Frau zu einem Mann, der im Konzert neben ihr sitzt.

Der Ablauf der Veranstaltungen entsprach keineswegs immer unseren Wunschvorstellungen. Nach und nach zeigte sich im Stationsalltag, daß eine der Hauptschwierigkeiten vor allem darin bestand, die aus ganz unterschiedlichen Gründen in Passivität verharrenden Patienten überhaupt zum Mitmachen anzuregen. In der Nachsorge, also mit Patienten der Ambulanz und in der Nachtklinik, wo wir ebenfalls Rollenspiel als Abendaktivität eingeführt hatten, ergab sich dieses Problem nicht so ausgeprägt, weil die direkte Konfrontation der Patienten mit dem Alltag „draußen“ bei vielen das Bedürfnis weckte, sich in Erwartung von Hilfestellung mit problematischen Situationen auseinanderzusetzen. Auf den Stationen konnte dieses Bedürfnis nicht einfach vorausgesetzt werden und so bildete sich die Praxis heraus, daß der Gruppenleiter oder die gerade Dienst tuenden Schwestern einen Rundgang durch die Zimmer machten, um die Teilnehmer „zusammenzutrommeln“. Es wurde deutlich, daß die Patienten ihre Teilnahme stark von der Person abhängig machten, die die Veranstaltung anbot, und daß das Gelingen des Abends auch in hohem Maße vom Geschick des „Trommlers“ abhängig war. Mit der Zeit kam kaum noch jemand von selbst; die Erwartung, man werde persönlich gebeten, begann Fuß zu fassen. Es kam manchmal zu einem bis zu einer Stunde sich hinziehenden Prozeß. Die Patien-

---

* Situationen aus dem Leben mit den eigenen Eltern, in denen es meistens darum ging, gegen deren Wünsche einen eigenen Wunsch, Plan oder Lebensstil auf möglichst befriedigende Weise durchzusetzen, gehörten damals auch zum Themenrepertoire, werden jedoch von uns nach heutigem Erfahrungsstand als psychodynamisch zu brisant im allgemeinen aus dem Routinerepertoire herausgehalten.

ten wurden geholt oder kamen einzeln, einzelne gingen wieder weg, wenn der Therapeut in das von einem Teilnehmer offensichtlich gewünschte Einzelgespräch andere mit einbeziehen und eine allgemeine Gesprächsbasis herstellen wollte. Stühle wurden herumgetragen und aufgestellt, Zweier- oder Dreiergruppen diskutierten das Fernsehprogramm, einzelne Neugierige mußten durch ermunternde oder informierende Bemerkungen zu verbindlicherem Interesse animiert werden und dann konnte schließlich das Spiel in Gang gebracht werden.

Mit der Unverbindlichkeit eines „Klöns“ am Feierabend hatten diese „Situationsspiele“ nichts mehr zu tun; es gab nur noch wenig Spontaneität beim Erörtern von Konflikten, die dieser oder jener Teilnehmer bei gemeinsamem Küchendienst oder beim Abendessen mit einem Mitpatienten oder einem Therapeuten erlebt hatte. Es entwickelte sich eine Art Stationsversammlung* mit „Situationsspielen“, eine Funktionenkombination, die uns vor neue Aufgaben stellte. Aus dem Versuch, den schleppenden Prozeß des Zusammenkommens, der Themenfindung und der Wahrung des Gruppenzusammenhaltes zu koordinieren, entwickelten wir eine Art Strategie des Ablaufs und damit erst die Konzeption des pädagogischen Rollenspiels im engeren Sinne.

4.3.1.5.3. Das pädagogische Rollenspiel (Methode und Zielsetzung)

Die Veranstaltungen pädagogischen Rollenspiels laufen (seit 1971) in der Psychiatrie der MHH – schematisch gesehen – in drei Phasen ab. Diese entsprechen den auch für das Psychodrama als günstig beschriebenen Phasen:

- Anwärmphase,
- Spielphase,
- Phase der Beruhigung.

Die erste Phase ist als Anwärmphase zu sehen, in der bei allen Anwesenden die Bereitschaft entstehen sollte, sich auf szenische Selbstdarstellung und -erprobung einzulassen.

Zunächst ermuntern die beiden Leiter die anwesenden Patienten und Therapeuten, Einfälle zu nennen, aus denen sich vielleicht eine spielbare Situation ergeben könnte. Kommt so in den ersten 15–20 Minuten kein spielbarer Vorschlag zustande, lenkt einer der Leiter die Aufmerksamkeit auf ein bestimmtes Problem. Er kann sich auch – um der Spontaneität mehr Spielraum zu geben – auf das bloße Nennen einiger Lebensbereiche beschränken, von denen er weiß, daß sie üblicherweise handfeste Schwierigkeiten enthalten.

* „ward session“ oder „ward meeting“ vgl. S. 269

Manchmal ist es auch günstig, an bestimmte frühere Rollenspiele zu erinnern, um manchen Teilnehmern die Chance zu geben, ein früher im Ansatz bereits gelungenes neues Verhalten in weiteren, vielleicht noch erfolgreicheren Trainingsabläufen zu stabilisieren oder ein mit Entmutigung abgebrochenes Trainingsexperiment in günstigerer Gruppenkonstellation zu einem für den Trainierenden erfreulicheren Ergebnis zu führen.

Empfehlenswerte Schritte bei der Spielthemensuche sind also:

- Die Leiter bieten – wenn aus dem Themenkreis keine Vorschläge gekommen sind – Problemstellungen und -bereiche quasi als Reizworte an;
- sie erinnern an frühere Rollenspiele;
- aufgrund der von ihnen als besonders günstig eingeschätzten Gruppenstimmung oder -konstellation bieten sie bestimmten Teilnehmern die Chance an, ein früheres Trainingsvorhaben zu wiederholen.

Schon während dieser vorbereitenden Schritte suchen die beiden Leiter sich zu vergewissern, welche der Teilnehmer Spielbereitschaft zeigen, sei diese eindeutig oder zwiespältig. Die anscheinend Spielbereiten werden zu ausführlicherer Äußerung ihrer Gedanken ermutigt, ihr Engagement wird durch Fragen nach Einzelheiten mehr und mehr gestärkt, und schließlich wird einer der Teilnehmer aus seiner gerade begonnenen lebhaften, aber noch rein *verbalen* Darstellung seines Problems heraus zum Spielen aufgefordert, indem einer der Leiter ihn im *günstigen Augenblick** unterbricht und ihm das Hinüberwechseln in *handelnde* Darstellung ermöglicht.

Teil dieser Anwärmphase kann auch sein, daß noch vor dem eigentlichen Spiel die räumlichen Gegebenheiten einer Situation durch den Spieler geschildert und andeutungsweise mit dem vorhandenen Mobiliar aufgebaut werden. Dies gilt vor allem in den Fällen, in denen der Leiter von der Erinnerung des spielbereiten Teilnehmers an eine irgendwann erlebte *bestimmte* Situation ausgeht und ihm nun Gelegenheit geben möchte, sich durch genaue Vergegenwärtigung aller, auch der räumlichen Einzelheiten in eine emotionale Lage zu versetzen, die seiner damaligen möglichst nahe kommt.

Hat der Teilnehmer, der sich anschickt, *sein* Rollenspiel zu spielen, der Hauptakteur also oder Protagonist, eine *bestimmte* Szene im Sinn und ist bereit, sie darzustellen, bleiben noch die Parts derer zu besetzen, die

* ....Erläuterung folgt evtl. noch!! Siehe S. 286

für die *Vergegenwärtigung** des von ihm Erlebten von Bedeutung sind. Damit ergibt sich eine Gelegenheit, das „warming up" auf die übrigen Gruppenangehörigen auszudehnen und auch deren innere Beteiligung vorzubereiten. Ein wichtiges Moment im Gruppen-„warming up" ist nämlich, zwischen dem spielbereiten Protagonisten und den anderen emotionalen Kontakt anzubahnen bzw. zu erleichtern, und dies geschieht u. a. durch die Entscheidungsvorgänge bei Zuweisung und Wahl der Spielparts, durch wenigstens ansatzweise Markierung einer gewissen Spiel*richtung*, sowie durch Wecken allgemeiner Neugier auf das sich ankündigende Geschehen und auf seinen noch ungewissen Ausgang.

Die Zuweisung des Spielparts bereitet manchmal einige Mühe, einerseits wegen der verbreiteten, aber irrigen Annahme, daß schauspielerische Fähigkeiten unerläßlich seien, andererseits, weil es vielen Patienten ohnehin emotional fernzuliegen scheint, sich in einer Spielrolle auf Eigenarten eines Menschen einzulassen, der ihnen allzu fremd erscheint und der als Herausforderung allenfalls in Hinblick auf den Lebensbereich des Protagonisten respektiert wird. Oft verstecken sich hinter einer Teilnehmeräußerung wie „schauspielerisch bin ich leider unbegabt" Widerstände gegen das Spiel wie z. B. Angst, sich zu exponieren, lächerlich zu erscheinen, Angst, aktiv zu werden oder auch den Maßstäben des Leiters nicht zu genügen, Angst, gerade diese Rollen zu übernehmen und sich dabei mit unangenehmen Erinnerungen konfrontiert zu sehen, Machtkampf mit dem Leiter, Trotz und vieles andere mehr. Die oft zunächst fehlende Neigung, sich auf einen anderen als den vermeintlich vertrauten Verhaltenstyp durch Übernahme eines Mitspielerparts einzustellen, geht manchmal – vor allem bei Psychiatriepatienten – Hand in Hand mit der Neigung, Idealvorstellungen, die man von sich selbst hat, mit stark moralisierender Tendenz („so muß man sein, guck mal!") darzustellen und sich dabei eben nicht zu gestatten, die eigenen Gefühle wahrzunehmen und zuzulassen.

Bei Teilnehmern, deren Verhalten besonders stark von ihrer Psychose bestimmt wird, gibt es ein anderes gravierendes Handikap bei der Aufgabe, spielerisch mal in die, mal in jene Rolle zu schlüpfen: aus gar nicht oder nur schwer vorhersehbarem Anlaß schlägt bei diesen Teilnehmern ihr psychotisches Selbstsein durch, ohne daß es noch die Möglichkeit der Verhaltenswahl gäbe, und läßt sie aus dem Rollenspielreglement, vor allem aus den Anforderungen des Rollentausches und des Rollenwechsels ausscheren. Eine gewisse Trennung von Selbst und Rollen erscheint dann nicht mehr möglich.

Hartnäckigkeit und Ausführlichkeit bei Detailvergegenwärtigung und Spielerauswahl haben sich als wertvolle Rollenspielleitungselemente er-

* ....Erläuterung folgt evtl. noch!!

wiesen, durch die dem Protagonisten in der „Als-ob“-Situation des Rollenspiels das Betroffensein des Ernstfalles wenigstens tendenziell, d. h. in der Erlebens*richtung* des vorstellbaren Ernstfalles ermöglicht wird. Kommt es zustande, läßt sich für den Protagonisten erhoffen, daß sein im Zuge des Rollenspiels erfolgtes Training für zukünftige Situationen nicht bloß an der Oberfläche seines Verhaltensrepertoires, also fassadenhaft, bleibt. Hier in der Anwärmphase bereits – so wie, falls nötig, auch in der Spielphase – hat der Leiter seinen Teil dazu beizutragen, daß der Protagonist nicht ins Unverbindliche bzw. in die bloße Taktik ausweicht. Mit dieser Gefahr ist ja beim Rollenspiel durchaus ständig zu rechnen. Ergäbe sich nämlich aus dem „Als-ob“-Charakter des Rollenspiels und der damit weitgehend sich bietenden „Abschirmung“ von realitätsüblichen Sanktionen schließlich noch die Suspension vom emotionalen Beteiligtsein, so wäre gerade das, was sich im Ernstfall unabweislich bemerkbar macht, dem Training entzogen. Dann aber böte pädagogisches Rollenspiel kaum mehr als Arrangements für emotional unverbindliche Sandkastenspiele, die lediglich dazu dienten, in einem kaum noch problematisch erlebten Schonraum Durchsetzung nach bloßen Opportunitätsgesichtspunkten zu üben. Kaum zu erwarten wäre dann das wichtigste Ergebnis der Rollenspielanwendung: auch den *Mut* zum Transfer der Trainingserfahrungen in die eigene soziale Alltagsrealität geweckt zu haben. So käme es wohl kaum zur erhofften Stabilisierung einer von Zwängen emotionaler Handikaps befreiten Handlungsfähigkeit, bzw. einer im Handeln sich erweisenden „Vernünftigkeit des Gefühls“ (Tillmann 1977).

Sobald die Mitspielerparts besetzt sind, wird die angenommene Ausgangssituation (es sei denn, sie ist sehr unkompliziert) noch einmal kurz geschildert.

Dann folgt die zweite Phase der Veranstaltung, die des Spiels selbst. Sein Fortgang wird bestimmt durch die verschiedenen Möglichkeiten des Leiters, dem Protagonisten in seinem Erleben durch gezielte Spielunterbrechungen wichtige Impulse zu geben. Ein zügiger Wechsel von Spielszene, Szeneneinschnitt, Spielszene, Szeneneinschnitt, Spielszene usf. ist so in der Regel das Ergebnis seiner Interventionen.

Die Rollenspielebene, die vom Leiter als optimal angestrebt wird, ist die Ebene, die dem Protagonisten die Chance gibt, sich *realitätsnahen* Herausforderungen zu stellen, und zwar in Rollenarrangements, die nicht nur *der eigenen Biographie* gemäß, sondern ihr sogar *direkt entnommen* sind. In der Psychiatrie allerdings – und nicht nur hier – muß manchem Protagonisten zuerst längere Zeit eine andere Ebene angeboten werden, die man als „*Vorfeld*“ der Realitätssimulation bezeichnen könnte. Um dem Teilnehmer ausreichend Entlastung zu ermöglichen und ihn so erst zum *Spielen* zu befähigen, läßt der Leiter ihn eine Ebene genießen, auf der der Rollen*spieler* „garantiert“ alles, was von ihm im Rollenspiel gezeigt wird oder was ihm dabei passiert, als reines Spiel auffassen kann. Damit dies tatsächlich gelingt, ist vor allem zweierlei zu beachten:

- Gemeinsam mit der Gruppe, notfalls aber auch allein, wird der Leiter aus dem Repertoire der allgemein bekannten Grimmschen Märchen oder der „Märchen aus 1001 Nächten" oder der eigenen Phantasie dem Hauptspieler durch eine ihm „auf den Leib" fabulierte Spielsequenz eine Erlebnisplattform schaffen, die in gleicher Weise starkes Engagement, Selbstdarstellung in bildhaftem Geschehen und „Urlaub" vom Elend einschränkenden Alltag ermöglicht.
- In eindringlichem Einwirken auf die Gruppe oder auch sehr dezent wird der Leiter dafür zu sorgen haben, daß die bereits während des Spiels und nach dem Spiel erfolgenden Reaktionen aller Gruppenmitglieder *emotional* auf das bezogen sind, was die Spieler im Spiel zeigen oder gezeigt haben; d. h. Äußerungen, die sich spekulierend auf das, was hinter der Rolle sein könnte, beziehen, sollten strikt vermieden werden.

Dies alles zu erreichen, ist nicht selbstverständlich. Um es zum Schutze der existentiell betroffenen und durch jeden „Spielverderber" stark irritierbaren Spieler tatsächlich zu erreichen, sollte der Leiter bereit sein, gelegentlich sowohl die Autorität eines seiner Phantasie sicheren Märchenerzählers als auch die eines notfalls gestrengen Leibarztes auf heiter-selbstverständliche Weise einzusetzen; denn es ist wichtig, daß die Spieler darauf bauen können, bei einem solchen existentiellen Experiment, auf das sie sich womöglich aus Scheu vor direkterer Konfrontation einlassen, nicht der Beckmesserei und dem Voyeurismus ausgeliefert zu sein. Nur die Sicherung *dieser* Ebene vermittelt die Gewißheit, daß jederzeit – in und nach dem Spiel – genug Raum für eventuellen Rückzug vor zu belastender Konfrontation mit sich selbst oder dem Gegenüber bleibt.

Die Spiel*szenen* bieten die Möglichkeit zu einer anschaulichen, im Handeln sich entwickelnden Darstellung. Die Szenen*einschnitte* fordern zur gedanklichen Klärung des gerade Erlebten heraus; sie bieten Chancen persönlicher Stellungnahme. Der relativ rasche Wechsel zwischen diesen beiden Polen ist unsere methodische Konsequenz aus der Funktion, die wir dem emotionalen Engagement des Protagonisten im pädagogischen Rollenspiel zuschreiben. Während beim Psychodrama die emotionale Einstimmung des Protagonisten angestrebt wird, damit seine Gefühle im Spiel zum Ausdruck bzw. Ausbruch kommen und damit seiner Introspektion zugänglich werden, so bemüht sich der Leiter beim pädagogischen Rollenspiel um ausreichende emotionale Einstimmung, damit die im Ernstfall immer vorauszusetzende Verquickung von Emotionalität und Rationalität in ähnlicher Weise auch im Schonraum des Spiels garantiert ist. Dieser realen Verquickung von Emotionalität und

Rationalität sucht der Rollenspielanwender zu entsprechen, indem er vermeidet, dem bloßen Erleben über allzu lange Strecken freie Bahn zu geben, und indem er sich bemüht, die oft einander behindernden, im Idealfall einander fördernden Momente Emotionalität und Rationalität durch Reflexion ermöglichende Einschnitte in ihrer Verflechtung bewußt werden zu lassen und vielleicht sogar zu erreichen, daß die Teilnehmer sportlichen Spaß an der rationalen Erhellung eigener Emotionalität sowie am emotionalen Aufspüren eigener Scheinrationalität entwickeln.

Und gerade wegen dieser Zielrichtung steht nicht so sehr das gemeinsame *Erleben* der im Spielhandeln sich ausdrückenden Gefühle im Mittelpunkt des Interesses, sondern die von möglichst vielen Gruppenmitgliedern unterstützte *Erprobung* neuer Realitätsbewältigung durch den Protagonisten, und zwar durch Erprobung *angesichts* von Emotionen, sehr oft auch *trotz* erheblich irritierender Emotionen.

Der zügige Wechsel von Handlung und Reflexion wird nicht schematisch praktiziert, er ergibt sich meist „dramaturgisch" aus Erfordernissen des Augenblicks. Sobald der Leiter den Eindruck hat, daß der Protagonist in einer Szene die angestrebte Erfahrung tatsächlich – und sei es auch nur im Ansatz – hat machen können, oder sobald das Spiel eine Wendung genommen hat, die nicht zu der angestrebten Erfahrung zu führen scheint, läßt er das Spiel unterbrechen und bittet die Spieler auf ihre Sitzplätze im Kreis.

Jetzt ist Gelegenheit, das soeben Gespielte im Gespräch zu reflektieren,

– zum Beispiel im „sharing"*: Teilnehmer, die sich mit dem Protagonisten weitgehend identifiziert haben, geben Einblick in ihr eigenes Erleben in vergleichbaren Situationen. „Mir geht's ähnlich wie dir; bei mir ist es nämlich so ..." – „Ich wäre in so 'ner Situation auch schon mal beinahe durchgedreht; das war, als ..." – „Ich hätte den ... ohrfeigen mögen. Kennst du das auch, daß du...?" –

– oder im Rollen-„feed-back"**: Teilnehmer, die einen Mitspielerpart übernommen haben, oder Teilnehmer, die sich als Zuschauer in die Rolle eines der Mitspieler hineinversetzt haben, nennen die Eindrücke, die sie dabei gewonnen haben: „Als Polizist habe ich mich über dich ganz schön geärgert, du hast auf mich so .... gewirkt." –

„In Identifikation mit dem Gefangenen ging's mir so ..." – „Ich hätte nicht an der Stelle dieses Lehrers sein mögen; ich fand, was du dem da eben zugemutet hast, das ..." –

---

* terminus technicus aus dem Psychodrama, wörtl. übers.: Beteiligung

** wörtl. übers.: Rückkopplung

– manchmal auch im persönlichen „feed-back“, und zwar vor allem dann, wenn der Leiter vermuten kann: was *diesem* Spieler soeben in seiner Rolle (z. B. *als dieser* Polizist, *als dieser* Gefangener, *als dieser* Lehrer) erfahrbar geworden ist, ist nur *eine* Tendenz seines Erlebens; möglicherweise gibt es aber noch eine andere, stärker durch seine Individualität bedingte. Damit auch diese Seite ihm selbst und den anderen ganz deutlich werden kann, wird er aufgefordert, sich auch hierzu zu äußern. In diesem Fall sind „feed-back“-Formulierungen zu erwarten wie: „Als Polizist war's mir nicht recht, wie du dich verhalten hast; persönlich habe ich mich gleichzeitig auch mächtig über deine Courage gefreut; weißt du, wie du mir vorgekommen bist? Wie ...“ – „Ganz war ich ja in der Rolle des Gefangenen nicht drin; zwischendurch wollte ich selber ...“ – „Ich habe mich gewundert, daß gerade *du* diese Lehrerrolle so durchstehen konntest; vorhin kamst du mir so ... vor und jetzt ...“ –

– oft kommt es auch noch zu ganz anderen Stellungnahmen. „Also, wenn ich das richtig seh', sowas wie eben gibt's, glaub ich, gar nicht in Wirklichkeit.“ – „Kann ich mir gar nicht vorstellen, daß du bei der Behörde damit durchkämst.“ – „Ich hätte niemals kapiert, was du eigentlich willst.“ – „Was du da eben deiner Bekannten klarmachen wolltest, ist dir denn das überhaupt selbst klar?“ – „Forscher rangehen wäre besser.“ – „Ich finde, du hättest deine Oma ruhig mal umarmen können.“ – „Das könnte doch jetzt mal der J. spielen; der ist doch sowieso 'n richtiger Diplomat.“ –

Der Protagonist, der gerade gespielt hat, wird entweder im Anschluß an die Äußerungen der anderen Teilnehmer mitteilen, wie es ihm während der Szene ergangen ist, bzw. wie es ihm jetzt zumute ist, vor allem, wie weit er mit seinem eigenen Verhalten einverstanden ist und welches seine weiteren Spielwünsche sind. Es kann aber auch gerechtfertigt sein, ihm bereits in unmittelbarem Anschluß an sein Spiel Gelegenheit zur Äußerung zu geben, und zwar wenn die Einschätzung seiner Belastungstoleranz dies nahelegt. Letztlich hängt es von den Leitern ab, welche Personenreihenfolge und welche Rückmeldungsformen praktiziert werden. Die Leiter sind es, die nicht nur das Spiel zu steuern haben, sondern die Szeneneinschnitte in ihrem Ablauf therapeutisch zu dosieren haben. Auch über das Maß und die Art, wie sie sich selbst *persönlich* zum Spielablauf äußern, haben sie nach therapeutischen Gesichtspunkten zu entscheiden.

Während der Szeneneinschnitte können die Patienten entdecken, daß ein Interesse an den Einfällen *aller* Teilnehmer, auch an *ihren* Einfällen besteht. Die meisten machen im Laufe der Zeit die Erfahrung, daß sie mit dem einen oder anderen ihrer Beiträge sowohl den Mitpatienten Tips geben wie auch den Fortgang des Geschehens produktiv mitbestimmen können. Die meisten Patienten einer Rollenspielgruppe kommen schließlich so weit, sich im Rollenspiel schließlich auch selber zu erproben, sei es, daß sie sich zunächst für einen leicht zu gestaltenden Mitspielerpart gewinnen lassen, weil es ihnen einleuchtet, daß es für den Protagonisten wichtig und angenehm ist, wenn sich möglichst alle Teilnehmer aktiv an *seinem* Spiel beteiligen und die für ihn erforderlichen

Verhaltenstypen präsentieren; sei es, daß es sie lockt, in eigener Angelegenheit mit Hilfe der anderen ein sie selbst zufriedener stimmendes, vielleicht auch erfolgversprechendes Verhalten herauszufinden und darin sicherer zu werden.

Die dritte Phase ist die Phase der Beruhigung. Sie hat zur Aufgabe, „das Gefühl der Entspannung, des Optimismus, das Bewußtsein der eigenen Kraft und des Zusammenhangs mit der Umwelt hervorzurufen" (Junova u. Knobloch 1966).* Sie wird in der Regel als möglichst zwangloses Gespräch mit allen Teilnehmern gestaltet.

Besonders im Praxisfeld Psychiatrie hat sie große Bedeutung und gerade an ihr ließe sich aufzeigen, wie unsinnig es wäre, im praktischen Vollzug Therapie und pädagogische Arbeit scharf auseinanderzuhalten. Denn: die Eindrücke des eigenen Spiels und das Erlebnis, sich mit anderen über das eigene Verhalten verständigen zu können oder mit ihrer Hilfe sogar Neues auszuprobieren, setzt bei den Teilnehmern Prozesse unterschiedlicher Tendenz und Intensität in Gang, so daß die Leiter nach therapeutischen und wie auch pädagogischen Gesichtspunkten zu entscheiden haben, wie sie die einzelnen Teilnehmer aus der gemeinsamen Runde entlassen sollten: mit besonderer Unterstützung oder nicht, mit Benachrichtigung des Stationsdienstes oder nicht.

Im abschließenden Gespräch der Beruhigungsphase haben also möglichst alle noch einmal die Chance – und werden auch in diesem Sinne persönlich angesprochen –, sich über ihre Empfindungen, ihre Erfolgs- und Mißerfolgserlebnisse zu äußern. Deutlich werden sollte am Schluß in kurzen einprägsamen Formulierungen, welche Ansätze zu günstigerem Verhalten, welche erkennbaren Fortschritte festzustellen waren und in welchem Sinne man in den nächsten Wochen die Spiele fortsetzen kann. Manchmal kann man auf eine ausführliche Schlußphase verzichten, dann nämlich, wenn die letzten Spielabläufe unter allgemeiner Erheiterung die Entspannung bereits bewirkt haben.

Zur Veranschaulichung des Ablaufs skizzieren wir im folgenden drei Beispiele, die nach unserer Erinnerung rekonstruiert worden sind:

Erstes Beispiel: Der Protagonist ist etwa dreißig Jahre alt, unverheiratet. Er kann dem Drang nicht widerstehen, seine Mitmenschen durch kaum zu bremsende rigide Rhetorik und lautes Reden zur Übernahme seiner Auffassung zu zwingen. Es scheint ihm jedoch wichtig zu sein, einen flexibleren Umgangsstil zu trainieren, der dem Gegenüber Spielraum gibt.

Zu Beginn der Veranstaltung erzählt er, er habe mit seinen Familienangehörigen eine unerfreuliche Auseinandersetzung gehabt. Sobald er beginnt, die ihn offen-

---

* Ferdinand Knobloch über die dritte Phase der von ihm entwickelten „Psychogymnastik", die in ihren therapeutischen Zielen und ihrer Methodenvielfalt weit über das Ziel und die Methoden pädagogischen Rollenspiels hinausgeht; dennoch gilt diese Formulierung auch für das pädagogische Rollenspiel

sichtlich stark beschäftigende Episode ausführlich zu erzählen, wird er zum Spielen aufgefordert. Darauf geht er sofort ein.

Eine Patientin spielt seine Mutter, eine Therapeutin seine Schwester.

Es ist der letzte Abend vor einer Reise des Protagonisten. Mutter und Schwester möchten mit ihm eine bestimmte Radiosendung hören. Er betont, er persönlich habe kein Interesse daran und könne ja ins andere Zimmer gehen; die Wahrscheinlichkeit, daß die Sendung unter seinem Niveau sein werde, sei ihm zu groß. „Bitte, wenn *ihr* das hören wollt ...!“ Mutter und Schwester äußern ihr Bedauern, verzichten aber auf die Sendung, um mit ihm zusammensein zu können.

Das Spiel wird unterbrochen. Kurze Äußerung der Teilnehmer. Das im Spiel gezeigte Verhalten des Protagonisten ärgert einige Teilnehmer. Wiederholung derselben Situation in derselben Besetzung. Fast keine Änderung im Verhaltensstil des Protagonisten.

Rollentausch: der Protagonist übernimmt vorübergehend die Rolle der Schwester, seine Rolle wird von der Therapeutin gespielt. Als das Spiel bereits läuft, unterbricht der Protagonist den Ablauf: „Soll ich spielen, wie sie sich verhalten *hat* oder wie ich's gern gehabt *hätte*?“ Ersteres wird empfohlen. Im Spiel scheint es dem Patienten zu gelingen, Sicht- und Verhaltensweise seiner Schwester mit einer gewissen Verständnisbereitschaft wiederzugeben. Die Therapeutin spielt, wie sie's während der ersten und zweiten Szene dem Protagonisten abgeguckt hat. Wesentlich ist: die Schwester bittet ihren Bruder, nicht so stur zu sein.

Spielunterbrechung: Der Protagonist äußert sofort, die Notwendigkeit, sein Verhalten zu korrigieren, könne er nicht sehen. Das Äußerste sei, daß er seinen guten Willen zeige, mit den Verwandten zusammenzubleiben; schließlich habe er ihnen eine Alternative aufgezeigt. Daß er ihnen seinen Wunsch aufzwingen wolle, könne man nicht sagen.

Einige Teilnehmer äußern, wie sie den Protagonisten in den bisher gespielten Szenen erlebt haben. In Identifikation mit den Verwandten wird Resignation und Ärger deutlich.

Auf die Frage des Leiters, was denn dem Protagonisten primär wichtig sei, ob es ihm vor allem darum gehe, etwas Besseres zu tun, als sich diese Sendung anzuhören, oder ob für ihn entscheidend sei, sich durchzusetzen, äußert der Protagonist zum erstenmal Zweifel: „Mich würde interessieren, wie die Mitpatienten das sehen.“

Ein Patient meint, er halte das gezeigte Verhalten nicht für falsch, es wirke aber demonstrativ im Sinne von „Ihr Dummköpfe!“ In einem solchen Falle ließe sich ja statt dessen sagen, man lese gern noch ein bestimmtes Buch.

Der Vorschlag des Leiters, weitere Szenen zu spielen, wird vom Protagonisten blockiert. Er versucht, mit den Teilnehmern über die Bereitschaft seiner Verwandten, seine Wünsche zu erfüllen, zu rechten. Der Leiter, der es nicht für günstig hält, sich darauf einzulassen, arrangiert die nächste Szene.

An die Stelle des Protagonisten tritt jetzt derjenige Patient, der vom demonstrativen Charakter des Protagonistenverhaltens gesprochen hat. In die Szene geht er mit dem Vorsatz, beim Hören der Sendung, die ihn nicht interessiert, nicht dabei zu sein. Im Spiel schützt er sehr freundlich und bestimmt „Notwendigkeiten“ vor, die ihm an diesem Abend wichtiger sein müßten, als stumm neben seinen Verwandten zu sitzen und eine für ihn doch nicht besonders interessante

Sendung zu hören. Die Atmosphäre ist deutlich gelöster. Die „Verwandten" haben keinen Anlaß, verstimmt zu resignieren. Da es ihnen nun eher möglich ist, auch ihm gegenüber Verständnisbereitschaft zu entwickeln und ihn hartnäckig und zugleich locker zu umwerben, gibt er schließlich nach. „Ich war zuerst entschlossen, fand sie aber so freundlich und nett ..."

Der Protagonist, der während dieser Szene zugeschaut hat, betont, überzeugt habe ihn das nicht; in der Diskussion über Sachfragen hätte der an seiner Stelle Spielende besser argumentieren müssen. Im weiteren Verlauf des Gespräches doziert er Maximen eines Verhaltens, wie es *ihm* wünschenswert gewesen wäre, und ruft damit die ziemlich deftige Unwillensäußerung eines Patienten hervor. Schließlich formuliert er das Problem, um das es in diesem Spiel gehe, so: es komme nur darauf an, „wie man weniger verletzend anderen mitteilt, daß man andere Interessen hat". Gegen die Einsicht etwa, daß letztlich die Revision der eigenen Einstellung bestimmten Mitmenschen gegenüber zur Debatte steht, sträubt sich der Protagonist. Schließlich fragt ihn ein Therapeut: „Was hätten Sie empfunden, wenn ihre Verwandten auf Ihre Ankündigung, Sie würden dann eben nach nebenan gehen, ohne jede Debatte eingegangen wären? Betroffen? Enttäuscht?"

Der Protagonist versucht diese Provokation mit den Worten „Ich hätte gesagt ..." rein verbal zu erledigen, wird aber dabei vom Leiter unterbrochen, der sogleich eine neue Spielsituation arrangiert, und zwar in der Ausgangsbesetzung. Nun zeigt der Protagonist – wie in seine Originalposition zurückgekehrt – verblüffende Ansätze stärker partnerorientierten Verhaltens. Überzeugend leger äußert er den Wunsch am Zusammensein mit seiner Mutter und Schwester; an der *Sendung* habe er eben kein so großes Interesse. „Ich kann mich aber auch zurückziehen und lesen; wir haben ja morgen früh noch Gelegenheit uns zu unterhalten." Zwar reagiert er dann auf den Vorschlag der „Schwester", sich ruhig zurückzuziehen, nicht mehr so souverän, sondern eher verunsichert und verstimmt, läßt aber auch im anschließenden Gespräch durch rationalisierende Wendungen Abwehr erkennen, scheint aber schließlich aus entschieden zustimmenden Äußerungen einiger Teilnehmer mit Erleichterung zu entnehmen, daß bei der letzten Szene ein Fortschritt in seinem Verhalten wahrgenommen worden ist.

Zweites Beispiel: Die Protagonistin ist etwa fünfzig Jahre alt, unverheiratet. Amtsträgern gegenüber, vor allem, wenn sie entschieden und fordernd auftreten, reagiert sie im allgemeinen ängstlich und mutlos. In der Spielfolge, an der sie sich nach anfänglichem Zögern beteiligt, geht es um möglichst einfallsreiche Auseinandersetzungen mit Schaffnern, die die Ungültigkeit oder das Fehlen von Fahrtausweisen feststellen. Solange sie nur zugeschaut hat, haben bereits einige Patienten auf verulkende, wenig realistische Weise die Rolle eines Fahrgastes gespielt, der keinen gültigen oder überhaupt keinen Fahrausweis bei sich hat.

Da der Leiter bemerkt hat, daß die genannte Patientin gespannt und belustigt das Geschehen verfolgt hat, und er weiß, daß sie bisher kaum zum Mitspielen bereit gewesen ist, fragt er sie, ob *sie* jetzt mal der Fahrgast sein möge. Lachend wehrt sie zunächst ab. Er meint jedoch sicher sein zu können, daß diese Frau, die oft in einfachen eigenen Juxgedichten Sinn für Komik zeigt, ihr Mitspielen im Endeffekt als persönlichen Erfolg – sei es auch ein Heiterkeitserfolg – erleben kann, und versucht, ihr das Mitspielen noch schmackhafter zu machen, wieder jedoch ohne Erfolg. Er nimmt an, daß sie sich nicht *allein* auf die Spielfläche traut und bietet ihr an, er werde dann eben als ihr Ehemann im Zug mitfahren. Das ist ihr nun offensichtlich spaßig und mutmachend genug; zielstrebig geht sie auf den vorgesehenen Sitzplatz zu, der Leiter setzt sich daneben. Diesen beiden Spielern gegenüber, und zwar in etwa einem Meter Abstand, sitzen einige Teilnehmer, die auf ihren Plätzen im Zuschauerkreis unversehens zu Mitspielern umfunktioniert* werden, nämlich zu Mitreisenden in einem vorgestellten Eisenbahnabteil.

Sobald das „Ehepaar" ins Spiel eingestiegen ist, grinsen die „Mitreisenden" sich zu. Dann kommt der „Schaffner", ein Patient. Zuerst läßt er sich der Reihe nach die Fahrkarten der anderen zeigen. Die sind offensichtlich nur halb im Spiel und scheinen auf die bevorstehende Gaudi zu warten. Dann fragt der „Schaffner" den „Ehemann" nach seinem Fahrtausweis. Der kramt unsicher in seinen Jakkentaschen und wendet sich an seine „Frau". „Hm, Marie, die müßtest *du* eigentlich haben." Die Protagonistin ist jetzt, ohne Unsicherheit zu zeigen, voll in der ihr zugeschobenen Rolle: „Himmel, nee! Die habe ich in der Kommode liegen lassen. Na, macht ja vielleicht nicht so viel. Die schicken wir ihnen gleich zu. Das Datum steht ja drauf. Da können Sie sehen, daß wir ehrliche Leute sind!" Der „Schaffner" – in den vorausgehenden Szenen ziemlich streng und schroff – wirkt ein bißchen entwaffnet, zwingt sich aber, seine Strenge noch ein Weilchen durchzuhalten, und dringt auf Zahlung eines höheren Fahrpreises. Der „Ehemann" steuert ein paar zaghafte Äußerungen bei, die „Ehefrau" aber läßt die Initiative nicht wieder aus ihren Händen und handelt auf pfiffig ernsthafte Weise mit dem „Schaffner" einen ihr akzeptablen Modus aus. Das „Ehepaar" braucht zuletzt nur den normalen Fahrpreis nachzuzahlen.

Die Zustimmung zum Verhandlungsstil der Protagonistin ist allgemein groß, die Ermutigung für diese gewiß erheblich. Zwar ist in der bereits vorher entstandenen Jux-Atmosphäre eine realitätsnahe Wiedergabe der im Reisealltag häufig sich ergebenden schwierigen Situationen nicht zustande gekommen. Immerhin hat aber die Protagonistin mit offensichtlichem Vergnügen die Chance wahrgenommen, sich in einer kniffligen Lage vor einem großen Kreis als eine nicht einzuschüchternde, einfallsreiche Frau zu erleben und zu zeigen. Das, was an ihrem Verhalten besonders überzeugend gewirkt hat, war wahrscheinlich nicht ihr Einfall, man habe die Karten zu Hause gelassen**, sondern die Zuversicht und Unbekümmertheit, mit der sie in jedem Augenblick den Ablauf entscheidend mitbestimmt hat.

Drittes Beispiel: Der Protagonist ist etwa 20 Jahre alt, unverheiratet. Gleichaltrigen jungen Damen gegenüber tritt er teils wie ein linkischer Spaßmacher, teils mit Großspurigkeit auf. In der Spielfolge, in der neben anderen, die sich er-

* Dieses Umfunktionieren ist eine Spielhilfe, die gelegentlich angewandt wird, um den Kreis der zuschauenden Teilnehmer stärker zu aktivieren oder um bei Zaghaften, denen es zunächst schwer fällt, sich zusammen mit nur zwei, drei Spielern auf einer Spielfläche zu exponieren, die Spielhemmungen zu reduzieren.

** Die Karten zu Hause vergessen zu haben, hätte ja auch verabredete Vorgegebenheit sein können oder hätte auch als nicht glaubwürdiger plumper Trick erscheinen können.

proben wollen, auch er als Protagonist mitwirkt, geht es darum, im Bus oder in einer Straßenbahn Kontakt zu einer jungen Dame anzuknüpfen.

Die Ausgangssituation für die in rascher Abfolge, ohne längere Zwischengespräche, gespielten Kurzszenen ist: Ein junger Mann sieht jeden Morgen auf dem Weg zur Arbeit in der vollbesetzten Straßenbahn eine ihm sympathische junge Dame, mit der er ins Gespräch kommen möchte. Wenn der junge Mann einsteigt, ist die junge Dame schon einige Stationen mit dieser Bahn gefahren.

Der genannte Patient ist einer der ersten, die sich bereitfinden, Protagonist zu sein. Zunächst wiederholt er einige Male hintereinander immer wieder gleichartige Spielabläufe, die vom Leiter in Reaktion auf das manchmal sehr lebhafte Lachen der anderen Teilnehmer schon zu Beginn abgebrochen werden: der schmale junge Mann schiebt sich wie ein Möbelpacker zwischen den gedrängt stehenden Fahrgästen hindurch, stellt sich direkt neben die Dame und spricht sie im Stil von „Na, Puppe, wie wär's?" an. Der Protagonist scheint nicht zu verstehen, warum die Gruppe über sein Verhalten lacht. Vielleicht hält er die anderen für Spießbürger, die gegen eine solche Direktheit beim Äußern erotischer Wünsche sind. Einige aus der Runde bemühen sich, ihm klar zu machen, sie lachten nur, weil sie finden, daß er diesen Stil sich und anderen bloß vormache, daß er aber gar nicht wirklich so sei. Wie weit diese Äußerungen ihn beeindrucken, ist zunächst nicht auszumachen. Unentwegt probiert er neue Anläufe und man kann ihm dabei anmerken, daß er etwas für sich herauszufinden versucht.

Ansätze einer Korrektur sind zu erkennen: das Großprotzige weicht. Er zeigt der jungen Dame zunächst nur seine Freude, sie immer wieder in der Bahn zu sehen. Die Patientin, die die Rolle der jungen Dame spielt und ernsthaft bei der Sache zu sein scheint, geht bei jedem überzeugender gelingenden Anlauf stärker auf seine Kontaktbemühungen ein und zeigt schließlich, als der junge Mann ihr mit freundlich werbender Direktheit einige Vorschläge zu gemeinsamer Freizeit macht, daß ihr sein jetzt nicht mehr so abgeguckt wirkendes Verhalten gut gefällt.

Im Laufe der von diesem Patienten als Protagonisten gestalteten Szenen hat die Ermunterung durch die anderen in Form zustimmenden Lachens und kleiner Verhaltenstips sehr deutlich zugenommen. In den letzten beiden Szenen macht der Protagonist einen frohen Eindruck.

4.3.1.5.4. Funktion der Leiter und therapeutisches Klima

Vor allem bei Anwendung des Rollenspiels in der Psychiatrie, aber auch in anderen Bereichen, hat es sich als unbedingt notwendig herausgestellt, zu zweit (als Leiter und Co-Leiter) zu arbeiten und möglichst noch zwei bis drei weitere teilnehmende Mitarbeiter dabei zu haben, z. B. die gerade den Stationsdienst versehenden Schwestern und Pfleger. Sie können sich den Patienten widmen, die nicht am Spiel beteiligt sind, im Raum herumgehen oder sich gerade anschicken, den Rückzug in ihrem Schlafraum anzutreten.

Die Vorstellung, daß wir Erfolgserlebnisse vermitteln und die Aktivität der mitarbeitenden Patienten belohnen müssen, hat unseren Arbeitsstil geprägt. Es hat sich ein bestätigendes und beschützendes Verhalten bei uns herausgebildet, mit dem wir den Patienten die Sicherheit zu geben suchen, daß es lohnend ist, sich auf die Spielfläche zu trauen. Damit haben wir sicher auch bei einigen die Neigung zur Passivität verstärkt, und es hat sich bei diesem und jenem eine Fixierung auf bestimmte Therapeuten ergeben.

Wir nehmen jedoch an, daß dies in einer relativ konstant bleibenden Leiter-Co-Leiter-Beziehung riskiert werden sollte. Denn für manchen mag es wichtig sein, daß die beiden Leiter, die seine verschiedenen Schritte im Fortgang eines über Wochen oder Monate laufenden Lernprozesses mit verfolgt haben, ihm über seine Fähigkeit zur Verhaltensmodifikation vollständige Rückmeldung geben.

Die beiden Leiter haben ihren Platz im Kreis, und zwar möglichst so, daß sie alle Teilnehmer sehen und von allen gesehen werden können. Ihre Aufgabe ist, darauf zu achten und durch regulierende Mitwirkung zu erreichen, daß während der Spielszenen wie auch in den Gesprächen während der Szeneneinschnitte *nicht* so sehr die Krankheit verursachenden und durch die Krankheit verursachten Schwierigkeiten, sondern – zumindest ansatzweise – *gelingendes* Verhalten in den Blickpunkt der Beteiligten gerückt wird. Spieler und Zuschauer sollen dadurch Vertrauen entwickeln, daß Verhalten geändert werden kann, und daß es Spaß macht, verzwickte Situationen zu üben und durchzuspielen.

Eine Funktion der Leiter ist es, während der Veranstaltung den roten Faden erkennbar werden zu lassen und das ganze Geschehen – Spiele wie Gespräche – auf therapeutisch wünschenswertem Kurs zu halten; dabei haben sie vor allem das Interesse des Protagonisten zu wahren. Die andere wichtige Funktion der Leiter ist, die Gruppe im Blick zu behalten und darauf zu achten, daß Wünsche der anderen Gruppenmitglieder nicht unzumutbar übergangen werden.

Wir haben es uns in der Arbeit mit Psychiatriepatienten zur Regel gemacht, daß die Leiter, die sich ja auf die Begleitung des Protagonisten und die Gesprächsleitung zu konzentrieren haben, nicht selbst eine Rolle im Spiel übernehmen. Dies *doch* zu tun, hieße ja, den Ausfall der Instanz in Kauf zu nehmen, die im Laufe der Veranstaltung so etwas wie einen auf die Gesamtheit dieser Teilnehmer für diese Stunde bezogenen „Plan“ entwickelt hat. Gerechtfertigt ist das Mitspielen eines Leiters aber, wenn er an einem Punkt des Geschehens eine besondere Chance sieht, dem Protagonisten gezielt eine bestimmte Erfahrung zu vermitteln. Dies kann vor allem bei einem Patienten angezeigt sein, der nach wochenlangem Zögern zum erstenmal Bereitschaft zeigt, einen Spielpart zu übernehmen, und bei diesem Versuch nicht nur auf starke Stützung durch die Mitspieler, sondern auch auf das Zuspielen von Lernimpulsen durch den Therapeuten angewiesen ist.

Auf psychiatrischen Stationen ist pädagogisches Rollenspiel unserer Meinung nach nicht als *isoliertes* Angebot in „Sozialtraining“ zu sehen, sondern sollte Element eines gemeinsam gestalteten Klimas der Station und auch Gegenstand gemeinsamer Reflexionen aller Teammitglieder sein.

4.3.1.6. Patientenkomitee und Hausparlament

Die Abendveranstaltungen, die am stärksten auf „social learning" (Jones 1967) und Realitätsbezogenheit zielten, waren die Zusammenkünfte in Gremien, in denen so weit wie möglich eine Mitentscheidung der Patienten angestrebt wurde. Dies waren die Sitzungen des Patientenkomitees und des Hausparlaments (Schindler u. Steininger 1967).

Das Patientenkomitee setzte sich in der Zeit, in der die Erstauflage dieses Buches entstand, aus sechs stimmberechtigten Mitgliedern und zwei weiteren, nicht stimmberechtigten Mitgliedern, die als deren Vertreter galten, zusammen. Es kam eine halbe Stunde vor der Sitzung des Hausparlaments zusammen, um diese vorzubereiten. Es wurde im Abstand von etwa 12 bis 16 Wochen (je nach Dauer des Klinikaufenthaltes seiner Mitglieder) von den Patienten aufgrund der im Hausparlament zustande kommenden Kandidatenvorschläge durch geheime Stimmabgabe gewählt.

Seine Aufgabe war, die Interessen aller in der sozialpsychiatrischen Rehabilitationsstation wohnenden Patienten wahrzunehmen, und zwar in Eigenverantwortung gegenüber der Klinik und zusammen mit einem Berater aus der Gruppe der Therapeuten gegenüber der Öffentlichkeit. Die Formen und das Ausmaß dieser Interessenvertretung wechselten oft, manchmal von einer Komiteeamtszeit zur anderen, manchmal entsprechend dem seelischen Befinden seiner Mitglieder von einer Woche auf die andere. In den Wochen nach einer Wahl konnte in der Regel damit gerechnet werden, daß wenigstens drei, vier Mitglieder mit gewissem Engagement und Aufgabenverständnis zusammenarbeiteten*.

Es fiel auf, daß die Patienten, die zu Solidarität mit der Gruppe neigten, aber auch Patienten, die nicht besonders beliebt waren, jedoch als klug und leistungsfähig galten, von der Hausparlaments-Mehrheit in ihrer Bedeutung für das Komitee realistisch eingeschätzt und mit besonders hohem Stimmenanteil gewählt wurden. Diese Patienten waren meist Motor der Komiteesitzungen. Sie wurden freilich oft schon wenige Wochen später als rehabilitiert aus der Klinik entlassen, so daß dann manchmal nur noch zwei Mitglieder (vielleicht auch nur eines) durch ihr Engagement für regelmäßige Fortsetzung der Komiteearbeit sorgten.

---

* teils mit viel, teils mit sehr wenig Ermunterung durch die Berater

Oft mußten einige Mitglieder des Komitees von den wenigen aktiven eindringlich eingeladen werden. Sie beteiligten sich dann willig, aber zurückhaltend an der Diskussion und waren hin und wieder, wenn größere Gesamtvorhaben wie eine Busfahrt nach Hamburg oder ein Sommerfest geplant wurden, mit Interesse und eigenen Vorschlägen mehrere Sitzungen hindurch stärker beteiligt.

Die am meisten auf der Hand liegende Aufgabe des Komitees war Vorarbeit und Dienstleistung für das Hausparlament. Abgesehen von wenigen relativ selbständigen Aktionen, z. B. Redaktion der Patientenzeitung „DAS SPINN(?)RAD“ oder Verfassen eines Briefes an einen für die Situation von Psychiatriepatienten wichtigen Politiker, beschränkte sich die Funktion des Komitees auf das Sammeln, Ordnen und Weitergeben von Informationen und Vorschlägen zum Wochenplan, zu interessanten Veranstaltungen außerhalb der Klinik, zu einigermaßen reibungslosem Leben miteinander auf der Station, zum Kontakt mit Instanzen, die uns als Förderer sozialpsychiatrischer Bestrebungen bekannt waren.

Geleitet wurde das Komitee meist (und zwar wenigstens eine Amtszeit hindurch) von dem Mitglied, das in der ersten Sitzung nach der Komiteewahl am wenigsten zögerte, diese Funktion zu übernehmen. In der Regel begnügte sich das Komitee damit, demjenigen, der am meisten Engagement zeigte und seine Mitpatienten akzeptabel ansprechen konnte, in der ersten Sitzung durch informelle Äußerungen die Leiterfunktion zuzubilligen. Nur selten kam es vor, daß der Komiteevorsitzende nicht auch Vorsitzender des Hausparlaments war. Ausnahmen gab es, wenn einige Patienten bereit waren, sich in der Leitung des Hausgesprächs abzuwechseln, oder wenn z. B. ein beliebter Patient, der bereits entlassen war, noch einmal in die Klinik aufgenommen werden mußte und dann von der Runde aufgefordert wurde, den Vorsitz zu übernehmen. Es kam auch vor, daß *zwei* Vorsitzende vom Hausparlament gewählt wurden. Manchmal wurde geheime Stimmabgabe gewünscht und praktiziert. Überwogen in den ersten Jahren die Männer als Leiter, so ließ sich später ein deutliches Aufholen der Frauen feststellen.

Die Funktion des Leiters war in beiden Gremien – dem Patientenkomitee und dem Hausparlament – etwa die gleiche: er forderte zu Meinungsäußerungen und praktischen Vorschlägen auf, koordinierte die einzelnen Beiträge oder verwies manche der *nicht* auf *organisatorische* Regelung des Zusammenlebens bezogenen Beiträge, z. B. Wünsche, die sich vorwiegend aus individuellen Problemen oder der Dynamik der Gruppe ergaben, in Gremien wie das therapeutische Gruppengespräch oder die „ward session“, Runden, in denen es stärker um Fragen eigenen Krankseins und um Interaktionsschwierigkeiten ging. Er war auch derjenige, der mit Hartnäckigkeit (die von den meisten toleriert oder sogar gemocht wurde) und mit geduldigem Werben die einzelnen Patienten zur Mitarbeit in den zu verrichtenden Hausdiensten (wie Küchendienst, Tagesraumdienst, Wäschetransport, Betreuung der beiden Wellensittiche und des Blumenfensters) gewann.

Hin und wieder war es wichtig, daß er von einem Berater* aus dem Therapeutenteam unterstützt wurde, vor allem, wenn es darum ging, auf einen besonders stark gereizten Patienten einzugehen, oder wenn in der Sitzung der Hinweis angebracht war, daß über bestimmte Therapieelemente nicht durch Mehrheitsbeschluß des Hausparlaments entschieden werden kann. Überhaupt wurde in manchen Sitzungen des Komitees und des Hausparlaments der Verlauf weitgehend durch das Verhalten des gerade anwesenden Beraters** mitbestimmt. Gelang es diesem, durch ermunternde und anregende Einwürfe eine aufgelockerte Atmosphäre entstehen zu lassen, waren oft sogar schwer gestörte Patienten in der Lage, zur Meinungs- und Entscheidungsbildung beizutragen. Freilich gab es auch Hausparlamentssitzungen, die trotz der Bemühungen des Beraters auf zähflüssiges Einteilen der Dienste beschränkt blieben oder aus Mangel an allgemein interessierenden Themen als mühsame Gespräche zwischen Leiter, Berater und ein, zwei aktiven Patienten abliefen.

Die Bedeutung der Teilnahme an diesen Gremien für die Patienten ist durch ein oder zwei *Ziel*vorstellungen nicht ausreichend zu kennzeichnen; einige mögliche *Auswirkungen* auf den Therapieverlauf seien hier genannt:

– Die Patienten können die Erfahrung machen, daß in dieser Klinik der Appell an ihre Selbstbestimmungsbestrebungen fortbesteht, auch wenn sie selbst ihre Fähigkeit, über sich selbst zu verfügen, sehr eingeschränkt erleben.

– Sie werden ermutigt, sich gegenüber ihren Therapeuten gemeinsam ihrer Wünsche und Erwartungen bewußt zu werden.

– Sie erhalten eine Hilfe bei der Bearbeitung der aus dem Zusammenleben von Patienten und Therapeuten sich ergebenden Autoritätsprobleme.

---

* meist ein Mitarbeiter des Pädagogischen Dienstes, der von den Patienten in geheimer Wahl in dieses Amt gewählt wurde

** Er sollte sich bei seiner Einflußnahme auf das Geschehen immer wieder bemühen, aus einer gewissen Distanz zum Geschehen heraus, quasi teilnehmend-beobachtend, behutsam dosierte Orientierungshilfen zu geben, um diese Gremien nicht unversehens zu Akklamationsorganen der Berater werden zu lassen. Er sollte sich bemühen, „autoritären“ oder „dominativen“ Führungsstil zu vermeiden; sogar engagiertes Mitwirken im Sinne eines „demokratischen“ oder „sozial-integrativen“ Führungsstils ist nicht ohne weiteres zu empfehlen, und zwar wegen des auf manchen Patienten einschüchternd wirkenden Durchsetzungsvorsprungs der Therapeuten; es gilt, den „sozial-integrativen“ Stil therapeutisch zu modifizieren. (E. WEBER, 1970)

– Sie werden vertraut mit einigen Grundregeln sachbezogener Diskussion und demokratischer Entscheidungsbildung.

– Sie üben, zwischen dem zu unterscheiden, was in einem bestimmten Augenblick für die Gruppe von Wert ist, und dem, was nur ihnen selbst – als individuelles Problem – wichtig erscheint.

– Sie üben, anderen Gruppenmitgliedern gegenüber eigene Interessen zu artikulieren und diese durch geregelte Mitwirkung an Entscheidungsprozessen gegenüber konkurrierenden Interessen zur Geltung zu bringen.

– Sie erleben eventuell, daß sie durch ihre Stimme einer Fraktion zum Erfolg verhelfen können. Das kann für einige Patienten mit der Erfahrung verbunden sein, daß ihnen im Rahmen einer Sekundärgruppe* gelegentlich gelingen kann, was ihnen in der Primärgruppe Familie allzu selten gelungen ist: nämlich bestimmte eigene Interessen anderen deutlich werden zu lassen und sie in der sozialen Realität zu greifbarer Auswirkung kommen zu sehen; hier nun kann es ihnen gelingen, weil sie von einer Gruppe unterstützt werden und weil diejenigen, die diesen Erfolg verhindern könnten, diesmal schwächer sind. So mag die bisherige Erfahrung eines Patienten, daß sein eigenes Interesse vor massiven oder subtilen Einschüchterungsmanövern wichtiger Bezugspersonen weichen muß, ein bißchen an entmutigendem Gewicht verlieren. –

Als Beispiel typischer Diskussionsgegenstände des Hausparlaments seien hier noch einige Themen genannt, die nach Sitzungsprotokollen rekonstruiert worden sind:

Wie weit geht das Recht des Beraters, an Entscheidungen mitzuwirken? Wie kann sichergestellt werden, daß alle neuaufgenommenen Patienten aufmerksam empfangen werden und ausreichende Informationen über die Gepflogenheiten in der Klinik erhalten? Wie weit gehen die Befugnisse des Komitees bei der Auswahl von Ausflugszielen? Welche Möglichkeiten gibt es, die Öffentlichkeit über die Bedürfnisse und Interessen von Psychiatriepatienten aufzuklären? Wie ließe sich der Besuch des Bundespräsidenten in Hannover für eine Aktion zugunsten besserer psychiatrischer Versorgung in der Bundesrepublik nutzen?

Wie kann man die Qualität des Essens feststellen, und welche Schritte können unternommen werden, um besseres Essen zu bekommen? Wie oft sollte die Nachtwache morgens zum Wecken durch die Schlafräume gehen? Wie oft sollten die Handtücher im Badezimmer erneuert werden? Wer mag im Bedarfsfall dafür sorgen? Wo läßt sich die schmutzige Wäsche am besten sammeln? Wie kann die Beleuchtung verbessert werden? Wie weit dürfen die Patienten darüber bestimmen, wo geraucht werden darf? Ist es möglich, in der Werktherapie eine größere Auswahl verschiedenartiger Tätigkeiten anzubieten? Könnte man sich dort direkter auf den Beruf vorbereiten? Welche Arten von Abendveranstaltungen werden gewünscht? An welchen Tagen? In welchem Abstand und wie viele

* Sekundärgruppe ist eine Gruppe, die nicht den Intimcharakter der Primärgruppe (wie Familie und „peer-group“) hat

Wochen lang? Sollten wir wieder einmal ein Fest feiern? Was wird aus der Silvester-, Faschings- oder Sommerparty? Welche Schauspiele, Opern und Konzerte im Rahmen des Volksbühnenangebots sollten wir uns zu sichern suchen?

Themen, die insbesondere Probleme des Zusammenlebens der Patienten miteinander sowie des Patienten-Therapeuten-Verhältnisses berühren, wurden vor allem in der „ward session" angesprochen, einer Patienten-Therapeuten-Gesprächsrunde, an der alle Patienten und möglichst viele Therapeuten teilnehmen. Ihre Funktion ist im Kap. 3.1. und 3.3. beschrieben worden.

4.3.1.7. Erfahrungen mit einem Club („Freitag-Club")

Aus einer abendlichen Gesprächsrunde, an der ehemalige Patienten der Wunstorfer Rehabilitationsstationen, ein Mitarbeiter des Pädagogischen Dienstes und der Leiter der Ambulanzabteilung teilnahmen, ging der Plan hervor, regelmäßig als Wochenendauftakt eine Clubveranstaltung im Rahmen des Sozialpsychiatrischen Dienstes anzubieten und alle an Geselligkeit Interessierten zu gemütlichem Beisammensein und Unternehmungen einzuladen.

Wen das locken würde, das ließ sich damals noch nicht überschauen. Man würde eben die Werbetrommel im Kreis aller unserer Bekannten rühren.

Von seiten der zum Mitmachen geneigten Patienten gab es von Anfang an Wünsche, die zwar nicht gleich von selbst, nach einigen Ermutigungen aber meist bereitwillig geäußert wurden. Von seiten der Mitarbeiter gab es außer einigen allzu spärlichen, aus Mitteilungen über „Patientenclubs" gewonnenen Informationen nur ganz wenige präzise Vorstellungen über das Wie und Wo des gemeinsamen Vorhabens.

Das war vor etwa zehn Jahren. Inzwischen wissen wir, wie wir uns auf Clubs dieser Art einzustellen haben. Oft hat es lebhaften Zuspruch gegeben, manchmal monatelang, oft war der Zuspruch für uns irritierend gering; auf diese Wellenbewegung hatten wir uns experimentierend einzustellen.

Zeitweise hatten wir einen richtigen „Gemeindeclub", wie Dörner u. Plog (1978) ihn kurz in ihrem Lehrbuch beschreiben. „Gemeindeclubs" nämlich setzen sich zusammen „aus entlassenen Patienten, aus Personen, die aufgrund von Isolation, Mißtrauen, Angst oder Minderheitsdiskriminierung gefährdet sind, aus interessierten sonstigen Bürgern sowie aus 1–2 psychiatrisch Tätigen". Sie nennen sich nicht „Patientenclub", weil die Mitglieder „von ihrer Patientenrolle freikommen sollen". Und dementsprechend ist nicht Therapie *das* Anliegen; es ist denkbar, daß im Clubprogramm auf therapeutische Elemente bewußt verzichtet wird.

Im Freitag-Club trifft man sich freitags abends um 18 Uhr an einem in der Innenstadt gelegenen festen Ort. Von dort aus kann etwas unternommen werden; der Raum, in dem man sich versammelt, muß aber gemütlich genug sein, um für einige Stunden als Treffpunkt in Frage zu kommen.

Der Freitag-Club ist ein Freizeitangebot, das üblicherweise in der freien Zeit der Teilnehmer wie auch der Mitarbeiter liegt. Die *Freizeitprobleme* der Patienten sind nicht spezielle *Patienten*probleme; die Freizeitmisere vieler Menschen ist uns in psychiatrischen Institutionen bisher auf eine Weise begegnet, daß manchmal schwer auszumachen ist, wie eine Markierung zwischen gesellschaftlich bedingten Freizeitproblemen und solchen, die sich erst als Folge psychischer Erkrankung und ihrer Betreuung ergeben, überhaupt möglich ist. Langeweile, Isolation, Erstarrung in konfektionierter Geselligkeit, Umleitung kreativen Potentials durch die Hobbyindustrie, Frustrationen durch übersteigerte Erwartungen an die von Arbeit endlich freie Zeit – das sind Stichworte einer eher *allgemeinen* psychischen Deformation *außerhalb* der Psychiatrie. Aber auch Probleme, die besonders akzentuiert für Psychiatriepatienten, insbesondere für die in ihrer Wohnung oder in einem Wohnheim lebenden chronisch Kranken, charakteristisch sind, werden im Freitag-Club deutlich: für viele, die zur frühzeitigen Vollinvalidität verdammt sind und über sehr wenig Eigeninitiative verfügen, hat die Woche keinerlei Struktur; ein Tag vergeht wie der andere, nichts gibt's, wofür es lohnt, sich aufzuraffen. Dies mag einer der Gründe sein, warum die Patienten so gut wie nie ihre Angehörigen mitbrachten, obwohl das zunächst durchaus in unserem Sinne gewesen wäre.

Die vielfältige Funktion des Freitag-Clubs war uns nicht von Anfang an klar. Bald stellte sich heraus, daß es keineswegs darum ging, den Teilnehmern irgendeine Art von Beschäftigung anzubieten. Veranstaltungen, die diesen Charakter trugen, wie z. B. Bastelstunden oder das Herstellen von Bildern aus vorgefertigtem Material waren wenig beliebt. Auf vorwiegend andere Bedürfnisse hatten wir uns einzustellen: auf den Wunsch nach Kontaktaufnahme, auf die Hoffnung, Freunde oder Partner zu finden, auf das Bedürfnis nach Selbstdarstellung, nach Sehen und Gesehenwerden, auf die oft erst im Nachhinein erkennbare Neigung bestimmter Patienten, sich im Schutz der Gruppe in ein Terrain vorzuwagen, das allein zu erproben oft der Mut fehlt. Alle diese Interessen unter einen Hut zu bringen, versuchten wir mit Hilfe des von Therapeuten und Patienten gemeinsam erstellten Programms, das jeweils für ein bis zwei Monate im voraus besprochen, fotokopiert und an potentielle und tatsächliche Teilnehmer verschickt wurde.

Hier als Beispiel ein Freitag-Club-Programm mit Erläuterungen:

Die Situationsspiele – im Club in jedem Vierteljahr etwa einmal angeboten – gehörten zu den besonders lebhaften Veranstaltungen, denn Komik und Klamauk hatten dabei häufig – und beabsichtigt – das Übergewicht gegenüber problembezogenem Training. Häufiger als in der Klinik wurden hier die Patienten, oft freilich nur für kurze Momente, zu unbekümmerten Komödianten und vergnügt zustimmenden oder gar spontan applaudierenden Zuschauern.

Tabelle 20 Freitag-Club-Programm

FREITAG-CLUB
Im Haus der Jugend

Wir treffen uns seit Anfang dieses Jahres jeden Freitag zur gewohnten Zeit, d. h. um 18.15 Uhr, in einem neuen Raum:

> im Raum „BRÜSSEL" (1. Stockwerk, Zimmer 12)
> des kaum 5 Minuten vom Aegi entfernten „Hauses der Jugend"
> in der Machstraße (Eingang mit der Hausnummer 24).

Das ist unser Programm für die nächsten Wochen:

9. Juni:	Situationsspiele
16. Juni:	Stadtrundfahrt mit kleinem Bus. Wir fahren auch durch einige Außenbezirke Hannovers. Kosten für jede Person: ca. 5–6 DM.
23. Juni:	Tischtennis
30. Juni:	„Zur Sache, Schätzchen" Wir lesen den Text des bekannten Films mit verteilten Rollen.
7. Juli:	Fortsetzung von „Zur Sache, Schätzchen"
14. Juli:	Wir gehen Türkisch essen.
21. Juli:	Spaziergang am Maschsee.
28. Juli:	Gemeinsamer Kinobesuch.
4. Aug.:	Jürgen Großkurth berichtet über seine Polenfahrt.
11. Aug.:	Tina Damaschke liest Gedichte.
18. Aug.:	Anleitung zum Töpfern durch Christiane Rosenthal.
25. Aug.:	Einführung in eine Schubert-Sinfonie (F. W. Netzel).
1. Sept.:	Wir gehen Türkisch essen.
8. Sept.:	Wie stehen wir zur Olympiade?

Über Ihr Kommen würden wir uns freuen!

Mit freundlichen Grüßen

....

(zwei Unterschriften: ein
Patient i. A. d. Clubkomitees und
ein Mitarbeiter des Pädagogischen Dienstes)

Die Stadtrundfahrt wurde damals – wenn wir uns richtig erinnern – in einen Spaziergang durch die Eilenriede umfunktioniert, vor allem aus finanziellen Gründen. Reine Spaziergänge hatten den Nachteil, daß es bei großer Teilnehmerzahl schwierig wurde, die Kommunikation innerhalb der Gruppe aufrechtzuerhalten: bei einer Beteiligung von etwa zwanzig Personen ergaben sich durch die großen Unterschiede im individuellen Gehtempo bisweilen Distanzen von einem halben Kilometer zwischen den ersten und den letzten Grüppchen.

Oft bildeten Männer mittleren Alters die Vorhut. Sie schienen den Spaziergang als Leistungssport anzusehen. Es folgten jüngere Leute aus den Wohnheimen. Dann kamen in gemächlichem Tempo, in kleinen Gruppen zu zweit oder dritt, die älteren Damen und ein oder zwei schweigsame junge Mädchen. Vielen Teilnehmern gegenüber erlebten wir kleine Zerreißproben: war ein Mitarbeiter erst einmal im Gespräch mit einer der Spaziergruppen, war es meist nicht so einfach, sich wieder von der Gruppe zu lösen, um an einen Einzelgänger oder einen anderen kleinen Trupp Anschluß zu finden. Dies jedoch erschien uns hin und wieder nötig, um während des Spazierganges für jeden wenigstens einmal eine Gesprächssituation herzustellen. Andererseits legten wir auch Wert darauf, als Gesprächs*partner* ernstgenommen zu werden und nicht durch geschäftiges Hin- und Hereilen den Eindruck persönlich nicht betroffener Kommunikationsmanager zu erwecken.

Der große Vorteil der gemeinsamen Spaziergänge war, daß manche Patienten beim Gehen – außer Hörweite der meisten anderen – dazu fähig waren, recht unbekümmert über sich selbst zu sprechen, während sie die Abende in großer Runde meist als Hintergrundbeteiligte verbrachten.

Die Tischtennisabende boten organisatorisch das Problem, daß uns nur zwei Platten zur Verfügung standen. Diese hätte die Clique der jungen Leute aus dem Wohnheim am liebsten beide für ihre Wettkämpfe belegt. Die übrigen jedoch brachten kaum Mut zum Tischtennisspielen mit und hätten sich ohne Unterstützung der Mitarbeiter und ohne die Versicherung, daß es nicht um einen Wettkampf gehe, kaum zum Spiel aufgerafft. Patienten, die durch Medikamente in ihrem Bewegungsablauf sehr gebremst wirkten, wurden dazu ermuntert, zunächst einige Ballwechsel mit einem Mitarbeiter zu probieren. Durch behutsame, auf die Handikaps des Spielpartners eingehende Spielweise konnten die meisten Patienten – oft schon innerhalb der ersten zwanzig Minuten – dazu gebracht werden, erkennbar Spaß am Tischtennisspiel zu gewinnen und sich auch auf Spiele mit anderen Patienten einzulassen.

Das Lesen mit verteilten Rollen kam im Freitag-Club meistens nur durch unsere eigene Anregung zustande. Da wir im Laufe der Zeit, vor allem im Rahmen des freizeitpädagogischen Programms der Klinik, mit sprachlich leicht zugänglichen Texten immer wieder die Erfahrung machten, daß sich nach etwas mühsamem Anlauf meist konzentrierte Kooperation, innere Betroffenheit und – bei manchen Texten – eine lockere Atmosphäre einstellten, legten wir selber auf diese Veranstaltung wert. Wichtig war dabei, daß Patienten, die im Vorlesen kaum Übung hatten, von einem Mitarbeiter durch Zuflüstern Hilfestellung bekamen, und daß sich bei allen das Gefühl entwickelte, in einer relativ anspruchsvollen Gruppenaufgabe einen festen Platz zu haben.

Oft besprachen wir bereits *vor* diesen Veranstaltungen die Sitzordnung und überlegten uns, wer Gesprächsleiter sein solle.

Die als gemeinsame Veranstaltung geplanten Kinobesuche liefen faktisch oft als Unternehmen von zwei oder drei Fraktionen ab, die zustande kamen, weil man sich nicht auf einen gemeinsamen Film einigen konnte. Über diese Veranstaltung, die bei der Programmplanung nur selten vorgeschlagen wurde, läßt sich im übrigen nichts allgemeines sagen.

Immer aufs neue beliebt war das Essengehen. Patienten, die von sich aus niemals die Neugier aufgebracht hätten, Produkte ausländischer Küche zu probieren, ließen sich von der unternehmungslustigen, heiteren Stimmung der zum Teil sogar festlich gekleideten anderen Teilnehmer so entspannen, daß die Wahl eines türkischen, chinesischen oder griechischen Gerichts mit unbekanntem Namen nicht mehr so schwer fiel. Oft bestellten wir für zwölf oder dreizehn Personen (unter denen immer einige sehr finanzschwache waren) insgesamt zehn verschiedene Gerichte, die dann in der Mitte einer langen Tafel allen zum Probieren zur Verfügung standen.

Berichtete einer der Mitarbeiter von einer Auslandsreise oder las einer von uns Geschichten vor, dann wurde stets deutlich, daß nicht die Sache, nicht die geographische Information oder der Einblick in die Literatur das Interesse wachhielt, sondern daß der Grad des Vertrautseins mit dem Vortragenden und das menschliche Interesse an seinem Denken und Fühlen ausschlaggebend waren. Während der Reiseberichte herrschte Aufmerksamkeit vor allem bei anekdotisch servierten Erlebnissen. Unruhe und Anzeichen des Rückzuges nach innen wurden deutlich, wenn Informationen ohne persönlichen Bezug angeboten wurden.

Einführungen in ein Werk oder mehrere Werke eines bestimmten Komponisten schienen dann willkommen zu sein und Appetit auf Fortsetzung des Themas zu wecken, wenn viel Altbekanntes dabei war und dies mit farbigen Eindrücken aus dem Leben des Komponisten verbunden war. Auch hier erwies es sich wieder als günstig, wenn der Vortragende den meisten bekannt war und allgemein als sympathisch oder humorvoll eingeschätzt wurde.

Reine Diskussionsveranstaltungen aus aktuellem Anlaß wurden zwar von den Patienten immer wieder vorgeschlagen; wir machten aber bald die Erfahrung, daß allenfalls die Erörterung von Wahlkampfthemen oder Gespräche über den eigenen Patientenstatus tatsächliches Engagement hervorriefen. An solchen Abenden konnten wir erreichen, daß die Teilnehmer die Veranstaltung nicht bloß als höflich geduldige Abnehmer unserer Gesprächsanstöße über sich ergehen ließen. Über eine bloße Meinungshackerei versuchten wir hinauszukommen, indem wir uns als Vermittler einschalteten oder aber einige Sachinformationen einbrachten.

Zu nennen sind außer den erwähnten Angeboten noch die Singabende mit Klavier oder Gitarre und die Brett- und Kartenspielabende. Das Singen (siehe das entsprechende Kapitel) wurde besonders in der Adventszeit gewünscht. Dabei zogen sich die jüngeren Leute meist frühzeitig aus der Runde zurück.

Jederzeit attraktiv zu sein schienen die Spielabende. An drei bis fünf Tischen wurde dann gleichzeitig gespielt. Die Mitarbeiter verteilten sich so, daß an jedem Spieltisch jemand dabei war, der lange Gesprächspausen überbrücken konnte. Lange Spiele von der Art des „Malefiz" wurden von uns vermieden. Statt dessen regten wir zu Spielen an, die raschen Neuanfang zuließen; so konnten wir ziemlich sicher sein, daß die meisten Teilnehmer – in gleichbleibenden oder wechselnden Partnerkombinationen – dabei blieben und sogar hin und wieder sichtlich Urlaub vom Kranksein erlebten.

Obwohl das Programm als Rahmen dessen, was an einem Abend stattfinden sollte, durchaus von Bedeutung war, hatten wir doch den Eindruck, daß die Patienten ihr Kommen nicht unbedingt von der Art der angekündigten Veranstaltung abhängig machten. Vielmehr trat das Charakteristikum eines Clubs – regelmäßig verfügbare Anlaufstelle für eine bestimmte, abgegrenzte Personengruppe zu sein – immer mehr in den Vordergrund. Daher schien es für die Besucher wichtig zu sein, zu wissen, welcher der Mitarbeiter anwesend sein würde.

Angesicht der Heterogenität der Gruppe in punkto Alter, individueller Beweglichkeit und Anspruchshaltung war das Gelingen eines Abends manchmal nur dadurch zu gewährleisten, daß die Therapeuten in möglichst vollständiger Besetzung erschienen und sich so je nach Bedarf den verschiedenen Untergruppen zuwenden konnten. Praktikanten, Zivildienstleistende, junge Krankenschwestern und Pädagoginnen wurden vor allem für die *jungen* Leute zu begehrten Bezugspersonen, während die *älteren* Damen und Herren sich ohne die Anwesenheit älterer Therapeuten unwohl fühlten und entweder gingen oder weitgehend verstummten.

Dieser personelle Aufwand ausgerechnet zu Beginn des Wochenendes schien trotz arbeitsorganisatorischer Probleme sehr wichtig, da vor allem die Clubmitgliedschaft der chronisch Kranken intensive Kommunikationshilfen von seiten des Teams erforderte und wir gerade dieser

Gruppe von Patienten die Möglichkeit erhalten wollten, sich an jedem Freitag zum Treff mit den anderen wirklich stark genug hingezogen zu fühlen.

Literatur

Adorno, Th. W.: Thesen gegen die „musikpädagogische Musik". In: Junge Musik, Heft 4. Heckner, Wolfenbüttel 1954 (S. 111–113)

Berne, E.: Staff-patient staff conferences. Amer. J. Psychiat. 125/3 (1968) 286–293

Blankenburg, W.: Tanz in der Therapie Schizophrener. Psychother. Psychosom. 17 (1969) 336–342

Burkhart, V., H.-G. Zapotoczky: Konfliktlösung im Spiel – Soziodrama, Psychodrama, Kommunikationsdrama. Jugend und Volk, Wien 1974

Clauser, G.: Märchen als Rollenspiel. In: Arzt im Raum des Erlebens; Festschrift für Ernst Speer, hrsg. von H. Stolze. Verlag Lehmann, München 1959 (S. 103–108)

Dinkmeyer, D., R. Dreikurs: Ermutigung als Lernhilfe, 4. Aufl. Klett, Stuttgart 1978

Dörner, K., U. Plog: Irren ist menschlich – Lehrbuch der Psychiatrie/Psychotherapie, 3. Aufl. Psychiatrie-Verlag, Wunstorf 1978

Drees, L., J. Brade: Gruppentherapeutisches Theaterspiel mit chronisch-psychiatrischen Patienten (1968). Nervenarzt 40 (1969) 517–521

Ernst, A.: Das Rollenspiel im Unterricht. (Schulwissenschaft LIVE). Maier, Ravensburg 1976

Figge, P. A. W.: Lernen durch Spielen. Praktische Dramapädagogik und Dramatherapie. Quelle & Meyer, Heidelberg 1975

Freire, P.: Bildung als Praxis der Freiheit. Beispiele zur Pädagogik der Unterdrückten. Rowohlt, Reinbek 1977

Giesecke, H.: Einführung in die Pädagogik, 8. Aufl. Juventa, München 1978

Giesecke, H.: Didaktik der politischen Bildung, 11. Aufl. Juventa, München 1979

Giesecke, H.: Didaktische Probleme der Freizeiterziehung (1967). In: Freizeit- und Konsumerziehung, 3. Aufl. hrsg. von H. Giesecke. Vandenhoeck & Ruprecht, Göttingen 1974

Groothoff, H. H.: Das Fischer-Lexikon Pädagogik. Fischer, Frankfurt 1973

Groothoff, H. H.: Funktion und Rolle des Erziehers. In: Grundfragen der Erziehungswissenschaft, 2. Aufl., Bd. 5, hrsg. von K. Mollenhauer. Juventa, München 1974

Habermas, J.: Erkenntnis und Interesse. Suhrkamp, Frankfurt 1975

Hartung, J.: Verhaltensänderung durch Rollenspiel. Schwann, Düsseldorf 1977

Heese, G.: Sonderpädagogik (Behindertenpädagogik), Sonderschulen. In: Das Fischer-Lexikon Pädagogik, hrsg. von H. H. Groothoff. Fischer, Frankfurt 1973 (S. 271–277 u. S. 277-284)

Herschelmann, P., D. Freundlich: Group therapy with multiple therapists in a large group. Amer. J. Psychiat. 127/4 (1970) 457–461

Hofer, G.: Aufbau und Gestalt der Psychiatrischen Klinik der Medizinischen Hochschule Hannover – 1. u. 2. Mitteilung. Nieders. Ärztebl.
1.: 40/11 (1967) 360–362;
2.: 41/5 (1968) 154–155

Hofer, G., W. Mävers: Aufbau und Gestalt ... (s. Hofer) – 3. u. 4. Mitteilung. Nieders. Ärztebl.
3.: 41/7 (1968) 231–235;
4.: 41/8 (1968) 262–264

Holthaus, C.: Der Rhythmustest im Rahmen der Musiktherapie. Z. Psychother. med. Psychol., 19/1 (1969) 37–42

Horetzky, O.: Pantomime in der Gruppenpsychotherapie. Prax. Psychother. 5/3 (1960) 122–127

Horetzky, O.: Die Pantomime als Methode der Gruppenpsychotherapie (1963). Z.

Psychother. med. Psychol. 15/3 (1965) 1
Israel, G.: Zur Verwendung von Konfliktdarstellung und Märchenspiel als aktivierende Methoden in der Gruppenpsychotherapie. Gruppenpsychother. Gruppendyn. 1 (1968) 83–90
Jones, M.: Therapeutic community principles within the hospital, and in the outside community. In: Verh. VII. Int. Kongr. für Psychotherapie Wiesbaden 1967. Teil II: Psychiatrie in der Gemeinschaft – Gemeinschaft in der Therapie. Psychother. Psychosom. 16 (1968) 84–90
Junova, H., F. Knobloch: Psychogymnastik als eine Methode der Psychotherapie. Prax. Psychother. 11/2 (1966) 63–76
Kamlah, W.: Die Singbewegung und die musische Bildung. In: Sammlung Heft 12. Vandenhoeck & Ruprecht, Göttingen 1955 (S. 606–613)
Kerstiens, L.: Modelle emanzipatorischer Erziehung, 2. Aufl. Klinkhardt, Bad Heilbrunn 1975
Knorr, J. W., K. P. Kisker: Pädagogischer Dienst in der Psychiatrie. Nervenarzt 47 (1976) 737 f.
Kochan, B.: Rollenspiel als Methode sprachlichen und sozialen Lernens. Ein Reader. Scriptor, Kronberg/Ts. 1974
Krause, S.: Zur soziologischen Grundlegung einer Spielpädagogik. Thienemann, Stuttgart 1975
Krause, S.: Darstellendes Spiel – Elementarszenische Improvisationen, spielpädagogisches Verfahren, didaktische Anstöße. Schöningh, Paderborn 1976
Lehmann, G.: Erfahrungen mit dem Stegreifenmärchenspiel im Rahmen der klinischen Psychotherapie (1967). Psychiat. Neurol. med. Psychol. (Lpz.) 20 (1968) 374–380
Lempert, W.: Bildungsforschung und Emanzipation. In: Theorie und Methoden der Erziehungswissenschaft, hrsg. von D. Ulrich. Beltz, Weinheim 1972 (S. 479–498)
Mann, F.: Emanzipation als Lernziel in der Psychiatrie. In: Sozialpsychiatrische Informationen 34. Eigenverlag (p. A.: Psychiatr. Klinik der MHH), Hannover 1976 (S. 4–28)
Marcuse, H.: Versuch über die Befreiung. Suhrkamp, Frankfurt 1973
Mollenhauer, K.: Das pädagogische Phänomen „Beratung“. In: „Führung“ und „Beratung“ in pädagogischer Sicht, hrsg. von K. Mollenhauer, C. W. Müller (Veröffentlichungen des Comenius-Instituts, Reihe: Erziehungswissenschaftliche Studien, Bd. 29 der Päd. Forschungen), Quelle & Meyer, Heidelberg 1965
Opdenhoff, H.-E.: Rollen-Spiel – Grundlagen, Ziele und Methode. In: Rollenspielkarten, 2. Beih., hrsg. von E. Achtnich, H.-E.Opdenhoff. Burckhardthaus u. Christopherus, Gelnhausen u. Freiburg/Brsg. 1973
Ploeger, A.: Die Aktivierungstechnik. Ein Weg zur Anregung und Vertiefung der Therapie im Psychodrama. Prax. Psychother. 14/2 (1969) 73–80
Roth, H.: Zum Stand der Begabungsforschung. Sonderausgabe von „Einleitung und Überblick“ aus „Begabung und Lernen“ (Bd. 4 der Gutachten und Studien der Bildungskommission des Deutschen Bildungsrates). Klett, Stuttgart 1969
Rudnitzki, G.: Gruppenmethoden in der Rehabilitation. In: Die Psychologie des 20. Jahrhunderts, Bd. VIII: Lewin und die Folgen, hrsg. von A. Heigl-Evers. Kindler, Zürich 1979 (S. 984–994)
Schindler, R., E. Steininger: Erfahrungen mit einem Hausparlament im psychiatrischen Krankenhaus. In: Verh. VII. Int. Kongreß für Psychotherapie Wiesbaden 1967. Teil II: Psychiatrie in der Gemeinschaft – Gemeinschaft in der Therapie. Psychother. Psychosom. 16 (1968) 128–139
Schindler, R.: Gruppenpsychotherapie an psychiatrisch-klinischen Stationen. Oder: Vom Kurhaus zur Gegenfamilie. In: Die Psychologie des 20. Jahrhunderts, Bd. VIII: Lewin und die Folgen, hrsg. von A. Heigl-Evers. Kindler, Zürich 1979 (S. 938–944)
Schulenberg, W.: Erwachsenenbildung. In: Das Fischer-Lexikon Pädagogik, hrsg. von H.-H. Groothoff, Fischer, Frankfurt 1973 (S. 64–72)
Schulenberg, W.: Ansatz und Wirksamkeit der Erwachsenenbildung, 2. Aufl. Enke, Stuttgart 1976
Schulz, W.: Freizeitverhalten als pädagogisches Problem (1965). In: Konsum- und

Freizeiterziehung, 3. Aufl., hrsg. von H. Giesecke. Vandenhoeck & Ruprecht, Göttingen 1968
Schwabe, Chr.: Erfahrungen mit der Singtherapie als Teil einer Psychotherapie von Neurosen. Psychiat. Neurol. med. Psychol. (Lpz.) 16/10 (1964) 385–390
Schwabe, Chr.: Regulative Musiktherapie. Gustav Fischer, Stuttgart 1979
Seidenfaden, F.: Die musische Erziehung in der Gegenwart und ihre geschichtlichen Quellen und Voraussetzungen. Henn, Ratingen 1962
Siebert, H.: Erwachsenenbildung – Aspekte einer Theorie. (Konzepte Sozialwissenschaft 6). Bertelsmann Universitätsverlag, Düsseldorf 1972
Siebert, H.: Theorieansätze der Erwachsenenbildung. In: Begründungen gegenwärtiger Erwachsenenbildung, hrsg. von H. Siebert. Westermann, Braunschweig 1977
Stankewitz, W.: Szenisches Spiel als Lernsituation. Urban & Schwarzenberg, München 1977
Tillmann, J.: Einige grundsätzliche Überlegungen zum pädagogischen Rollenspiel. Arch. angewandt. Sozialpäd. 8/2 (1977) 143–150
Tölle, R.: Sekundarstufe II in der psychiatrischen Klinik. Nervenarzt 47 (1976) 133
Tschirner, K.: Psychiatrisch betreut ins Staatsexamen – Kasuistische Skizze über eine pädagogische Intervention. Psychiat. Prax. 4 (1977) 251–255
Vogel-Steinmann, B.: Was ist Rhythmik? Analyse und Bestimmung der rhythmisch-musikalischen Erziehung. Bosse, Regensburg 1979
Warner, Th.: Musische Erziehung zwischen Kult und Kunst. Merseburger, Berlin 1954
Weber, E.: Erziehungsstile, 5. Aufl. Auer, Donauwörth 1975
Weise, K., H.-D. Albert: Pantomime im Rahmen der Gruppentherapie. Psychother. med. Psychol. 17/1 (1967) 17–21
Weissmann, P.: Ego functions in creativity. Psychother. Psychosom. 15 (1967) 273–285
Wendlandt, W., H. W. Höfert: Selbstsicherheitstraining. (Arbeitsbücher zur psychologischen Schulung). Müller, Salzburg 1976
Wils, L.: Bij wijze van spelen – Creatieve processen bij vorming en hulpverlening. (Sociale en culturele reeks). Samson, Alphen aan den Rijn 1973

4.3.2. Sozialtherapie in krankenhauseigenen stationsübergreifenden Zentren

M. Rohde, V. Zumpe

Bereits in der Mitte der 60er Jahre verfügten Psychiatrische Krankenhäuser in Skandinavien und Holland über sozialtherapeutische Einrichtungen wie Cafeterien, Verkaufsläden oder Kioske, Sportstätten, Friseurgeschäfte, Räume für Clubarbeit u. ä., die in erster Linie den stationär untergebrachten Patienten zur Verfügung standen. Auf diese Einrichtungen trafen 1966 Abgeordnete der Landschaftsversammlung Westfalen-Lippe (LWL), führende Beamte des LWL und einige Krankenhausdirektoren anläßlich einer Informationsreise zu Psychiatrischen Krankenhäusern in Dänemark und Schweden. Von ihnen ging dann auch die Anregung zur Errichtung der ersten in der Bundesrepublik

Deutschland geschaffenen Sozialzentren an den Westf. Landeskrankenhäusern Gütersloh und Dortmund-Aplerbeck aus, die 1972 in Betrieb genommen wurden.

In der Folgezeit wurde die Einrichtung von Sozialzentren immer beliebter. Einige weitere sind inzwischen eröffnet worden, andere sind im Bau oder in der Planung, obwohl ihre Notwendigkeit und Zweckmäßigkeit noch gar nicht hinreichend geklärt sind.

Angesichts der zu erwartenden Änderungen in der Versorgungsstruktur sollte die Funktion von Sozialzentren neu überdacht werden. Die Gegenüberstellung zweier unterschiedlicher Standpunkte mag die Problematik verdeutlichen.

Die Befürworter sehen in den soziotherapeutischen und milieutherapeutischen Programmen, die in den Einrichtungen des Sozialzentrums angeboten werden, eine notwendige Ergänzung zu den beschäftigungs- und arbeitstherapeutischen Maßnahmen. Beginnend mit dem Wirken Simons wurde das Schwergewicht zunächst auf Arbeitstherapie, später auch auf Beschäftigungstherapie und schließlich zusätzlich auf berufliche Rehabilitation gelegt. Daß der Patient auch Anspruch auf Freizeit und Freizeitgestaltung hat und nicht nur auf Arbeit, wurde in den Psychiatrischen Krankenhäusern lange Zeit zu wenig beachtet. In den soziotherapeutischen Zentren kann dieser Forderung nach großzügigerer Freizeitgestaltung in besserer Weise entsprochen werden als dies auf Krankenstationen möglich ist. (Winkler 1973, Dilling u. Hippius 1976)

Gegen Sozialzentren spricht, daß sie der notwendigen und in Zukunft zu erwartenden Verkleinerung der Landeskrankenhäuser entgegenstehen. Zumindest werden die Träger großer Psychiatrischer Krankenhäuser ungern eine Verkleinerung befürworten, wenn für große Patientenzahlen dimensionierte Sozialzentren errichtet worden sind.

Man hat heute den Eindruck, daß der mancherorts forcierte Bau von Sozialzentren noch nicht der Tatsache Rechnung trägt, daß mit der Dezentralisierung der psychiatrischen Versorgung und der Einführung gemeindenaher Versorgungsformen große Psychiatrische Krankenhäuser verkleinert und kleinere Einrichtungen neu entstehen werden. Vielleicht hat mit dieser Entwicklung mancher Träger Psychiatrischer Krankenhäuser nicht gerechnet und Sozialzentren in Größen gebaut, die über die zukünftigen Erfordernisse hinausgehen. Unter organisatorischem und ökonomischem Aspekt betrachtet, werden sich solche Sozialzentren hemmend auf die Verkleinerung der Psychiatrischen Krankenhäuser auswirken. Groß angelegte sozialtherapeutische Zentren werden nur noch dort eine Existenzberechtigung haben, wo Landeskrankenhäuser Spezialaufgaben wie z. B. die Versorgung von psychisch und geistig Behinderten übernommen und ihre Struktur entsprechend gewandelt haben werden. Derartige Sozialzentren werden ein Angebot von soziotherapeutischen, verhaltenstherapeutischen und sozialpädagogischen Programmen für bestimmte Patienten- und Behindertengruppen bereithalten müssen.

Welche Schlußfolgerungen sind aus dieser gegensätzlichen Argumentation zu ziehen? Planung und Bau von soziotherapeutischen Zentren sollten in Zukunft von der langfristigen Konzeption eines Krankenhauses abhängig gemacht werden. Diesbezügliche Überlegungen müssen die endgültige Größe der zu versorgenden Region – in der Regel ein Standardversorgungsgebiet – und die zu behandelnde Klientel berücksichtigen. Krankenhäuser, deren Aufnahmebezirke heute noch bis zu vier Landkreise oder eine sehr große Stadt umfassen, werden im Zuge der Dezentralisierung der Versorgung schrumpfen und ihre Behandlungsplätze an andere Einrichtungen abgeben müssen. Sie werden Betten erhalten können, wenn sie bestimmte Patienten – oder Behindertengruppen auf der Ebene übergeordneter Versorgungsgebiete zu betreuen bereit sind, wie z. B. psychisch und/oder geistig Behinderte sowie mehrfach Behinderte in Form sog. Behindertenzentren.

Größe und Ausstattung eines Sozialzentrums sollten demnach der zukünftigen Größe des Krankenhauses oder eines Behindertenzentrums sowie den Bedürfnissen der dort zu versorgenden Patientengruppen entsprechen. D. h., daß Sozialzentren den künftigen Konzepten der Krankenhäuser entsprechend geplant werden sollten.

Die folgenden Überlegungen müssen daher berücksichtigen, daß Psychiatrische Großkrankenhäuser kleiner und Landeskrankenhäuser schrumpfen werden. Besondere Probleme ergeben sich in Allgemeinkrankenhäusern mit psychiatrischen Abteilungen, in denen Sozialzentren ebenso notwendig sind, allerdings allen dort zu behandelnden, nicht bettlägerigen Patienten zur Verfügung stehen müssen. Sozialzentren können daher in Zukunft auch eine Rolle in der gemeindenahen Versorgung spielen, wie Dilling u. Hippius (1976) ausgeführt haben. Sozialzentren droht allerdings die Gefahr der Isolierung, wenn die Patienten ihre Bedürfnisse dort weitgehend befriedigen können und nicht mehr den Weg nach draußen finden. Dilling u. Hippius (1976) fordern deswegen, daß die Funktion eines Sozialzentrums gleichsam in die Gemeinde hineinprojiziert werden muß. Die Art der Realisierung solcher Vorstellungen ist abhängig vom Standort (ortsnah – ortsfern) des Krankenhauses.

Welche Position ein Sozialzentrum im Krankenhaus hat, ist weitgehend unabhängig von seiner Größe und der des Krankenhauses. Am besten läßt es sich in eine Institution einfügen, die sich als therapeutische Gemeinschaft – im weiteren Sinne – begreift und dementsprechend die Durchführung sozio- und milieutherapeutischer Programme – sowohl auf den Stationen als auch im Sozialzentrum – den anderen Behandlungs- und Rehabilitationsmaßnahmen gleichwertig an die Seite gestellt hat. Dilling u. Hippius (1976) stellen das Krankenhaus als Ganzes „unter das Motto der Therapeutischen Gemeinschaft und" begreifen es dann „insgesamt als ein therapeutisches Instrument".

Greift man diesen Gedanken auf und setzt ihn in Beziehung zu der gemeindenahen Funktion eines Sozialzentrums, könnte dieses zu einem Glied in einer „soziotherapeutischen Kette" in einer ähnlichen Weise werden, wie z. B. ergotherapeutische Methoden gestuft bis zur Wiederherstellung der Arbeitsfähigkeit eingesetzt werden. In einem solch gestuften System steht die Milieugestaltung und die Strukturierung des Tagesablaufs auf der Station am Anfang, gefolgt von soziotherapeutischen und sozialpädagogischen Initiativen und Methoden der Freizeitgestaltung im Sozialzentrum, während am Ende der Genesende den Weg nach draußen findet und für ihn die Umwelt in Gestalt der krankenhausnahen Gemeinde zum Trainingsfeld wiedergefundener und neuentdeckter Fähigkeiten und Verhaltensweisen wird. Es ist zu hoffen, daß in dem Maße, in dem Mitarbeiter diese Funktion eines Sozialzentrums akzeptieren können, dessen Integration in das Krankenhaus erleichtert wird.

Unter den genannten Voraussetzungen ergeben sich folgende Aufgaben in einem Sozialzentrum:
Im Vordergrund steht die Förderung der Kontaktfähigkeit. Die Kranken lernen oder lernen wieder, miteinander zu kommunizieren; sie üben soziale Interaktionen ein; sie treten in Beziehungen zu Mitpatienten anderer Stationen und zu Bürgern der Gemeinde; sie machen Erfahrungen im Umgang mit fremden Menschen.

Im Unterschied zu den Stationen repräsentieren Sozialzentren etwas mehr normale Umwelt und Öffentlichkeit. WINKLER stellte die Forderung auf: „Alles so normal wie möglich." Kranke können sich mit den Gegebenheiten der Umwelt wieder vertraut machen, indem sie z. B. lernen, ihr Äußeres zu pflegen (u. a. im Friseursalon), einzukaufen (am Kiosk), Bücher zu entleihen (in der Patientenbibliothek), schwimmen zu gehen, die Cafeteria zu benutzen usw. Sie lernen mit Geld umzugehen, unter verschiedenen Möglichkeiten auszuwählen und sich zu entscheiden.

Im Rahmen der Freizeitgestaltung werden die Patienten ermuntert, eigene Initiativen zu entwickeln und sich an der Planung von Programmen, z. B. von Unterhaltungsveranstaltungen, Tanzfesten, Geburtstagsfeiern, Spielabenden, Gesprächsrunden usw. zu beteiligen, statt in einer Konsumhaltung passiv zu verharren. Mitarbeiter stehen bereit, auch nur kleine Ansätze von Initiativen aufzunehmen, zu fördern und den Patienten zu weitergehenden Aktivitäten zu ermutigen.

Für interessierte Patienten können Bildungsprogramme entwickelt werden. Diese reichen von allgemeinbildenden Themen bis zu Spezialkursen, z. B. in Fremdsprachen. Gelegentliche Vorträge, Dia- und Filmvorführungen, Ausstellungs- und Theaterbesuche ergänzen das Angebot.

Wo Sozialzentren Sporteinrichtungen angegliedert sind, können sportliche Übungen, im Rahmen sowohl von Freizeitgestaltung als auch von therapeutischen Maßnahmen nach ärztlicher Verordnung, unter Anleitung von Sportlehrern, Übungs- oder Gymnastikleitern durchgeführt werden.

Die geschilderten Aufgaben sind nicht streng voneinander zu trennen, gehen vielmehr ineinander über. Der sozialtherapeutische Ansatz ist ihnen allen gemeinsam und übergreifendes Prinzip. Die Konsequenz aus der Erkenntnis, daß die Bedeutung von sozio- und milieutherapeutischen Programmen für die Wiedereingliederung der psychisch Kranken in die Gesellschaft ebenso groß ist wie die von arbeitstherapeutischen und beruflichen Rehabilitationsmaßnahmen, hat Winkler gezogen, als er 1974 im Landeskrankenhaus Gütersloh die Arbeitstherapiezeit auf den Vormittag begrenzte und den Nachmittag für Soziotherapie freigab. Eine besondere Aufgabe wächst dem Sozialzentrum zu, wenn es auch als Brücke des Krankenhauses nach draußen fungiert und zur Überwindung des Gettocharakters und des negativen Image der psychiatrischen Institution beitragen soll. Die Bürger der Gemeinde, aber auch Angehörige der Kranken, Freunde und Bekannte sind dann in den Teileinrichtungen des Zentrums willkommen, die Begegnung zwischen ihnen und dem Patienten wird erleichtert.

Auch Selbsthilfeorganisationen wie z. B. Abstinenzverbände können in Sozialzentren Treffen vereinbaren und dem bald entlassungsfähigen Suchtkranken ihre Hilfen anbieten.

Vielfältige Kontakte sollten sich zwischen Laienhelfern bzw. freiwilligen Helfern und Patienten ergeben, wozu sich Sozialzentren in besonderer Weise eignen. Begegnungen mit Kranken gestalten sich dort angenehmer, freier, ungezwungener als auf den Stationen. – Die Mitarbeiter sollten die Tätigkeit von freiwilligen Helfern betreuend begleiten und für kritische Momente bereitstehen. Freiwillige Helfer haben die Möglichkeit, sich zu gemeinsamen Aussprachen zu treffen, Erfahrungen auszutauschen und sich von Fachkräften beraten zu lassen. Im Gütersloher Sozialzentrum sind die sozialpädagogischen Mitarbeiter zu wichtigen Ansprechpartnern der freiwilligen Helfer, die sich in einem Bürgerkreis zusammengeschlossen haben, geworden.

Aus der obigen Schilderung der Aufgaben geht im wesentlichen hervor, welche Teileinrichtungen und Funktionsstellen in einem Sozialzentrum vorhanden sein sollten. Unrichtig wäre die Auffassung, daß Sozialzentren nach einem einheitlichen Muster zu konzipieren und alle Bestandteile unter einem Dach zu vereinen wären. Vielmehr muß berücksichtigt werden, welche Teileinrichtungen bereits an anderer Stelle des Krankenhauses vorhanden sind und welche Bedürfnisse im jeweiligen Krankenhaus vorliegen. So erübrigt sich die Aufnahme z. B. eines Festsaales in die Bauplanung, wenn eine entsprechende Mehrzweckhalle schon vorhanden ist. – Es sollten genügend mittelgroße Räume, z. B. für Tischtennis, Billard, besondere Aktivitäten wie kreatives Gestalten, Basteln, Malen usw., eingeplant werden.

Entsprechend dem Raumprogramm müssen genügend Planstellen für die verschiedenen Aufgabengebiete geschaffen werden. Die sozialpädagogischen Mitarbeiter müssen im Umgang mit psychisch Kranken und mit Krankheitsbildern vertraut sein. Als die einzigen Fachkräfte, die über sozialtherapeutische und begrenzt auch über psychiatrische Kenntnisse verfügen, sind sie für alle anderen Mitarbeiter im Sozialzentrum (Hausmeister, Raumpflegerinnen, Friseure, Pächter der Cafeteria und des Kiosks, Büchereiangestellte, ggfs. Schwimm- und Saunameister, Sportlehrer oder Übungsleiter u. a.) Berater und Ansprechpartner.

Alle Mitarbeiter des Sozialzentrums, die bereit sein müssen, zu ungünstigen und ungewöhnlichen Tageszeiten und an Wochenenden dazusein, sollten, obwohl es sich bei ihnen vorwiegend um nichttherapeutisch tätige Fachkräfte handelt, die Zusammenarbeit in einem Team pflegen. Daß dies besondere Probleme mit sich bringt, ist in Anbetracht der Tatsache, daß die Mitarbeiter durchweg psychiatrische Laien sind, verständlich. Dennoch sind viele von ihnen in den therapeutischen Prozeß – im Sinne der Milieu- oder Soziotherapie – einbezogen. Um Interesse und Verständnis für therapeutische Aspekte zusätzlich zu der sonst gewohnten Berufstätigkeit zu wecken, bedarf es häufiger Teambesprechungen und Fortbildungsveranstaltungen. Es geht nicht darum, psychiatrische Laien zu Milieu- oder Soziotherapeuten auszubilden. Vielmehr sollte erreicht werden, daß psychisch Kranken verständnisvoll begegnet wird, unruhige Patienten mit auffälligen und störenden Verhaltensweisen keine Sanktionen befürchten müssen, Eigenheiten und skurriles Verhalten akzeptiert werden. Eine weitergehende Zielsetzung wäre, Mitarbeiter dazu anzuleiten, die Eigeninitiative der Patienten zu fördern, die eigene Hilfsbereitschaft zurückzustellen, wenn Patienten selbst mit einem Problem fertig werden können oder wollen und dazu beizutragen, Lernerfahrungen zu vermitteln. Mitarbeiter müssen beraten werden, wenn sie vor völlig unverständlichem Handeln von psychisch Kranken stehen und sich daraus Konfliktsituationen und Konfrontationen zu entwickeln drohen. Unverständliches Verhalten, das unerklärt bleibt und nicht erläutert wird, erzeugt sowohl Ängste als auch Vorurteile bei den Mitarbeitern.

Voraussetzung sowohl für effektive Teamarbeit als auch für eine verständnisvolle Betreuung der psychisch kranken Gäste des Sozialzentrums ist ein enger Kontakt der verantwortlichen Betreuer zu den Kollegen auf der Station. Dieser dient sowohl dem notwendigen Austausch von Informationen z. B. über Verhaltensweisen, Eigenheiten oder Symptome von Patienten als auch der Schaffung einer Vertrauensbasis, die es z. B. dem Arzt, der Oberschwester oder dem Oberpfleger erleichtert, einem Patienten den Gang zum Sozialzentrum nahezulegen, weil er ihn dort gut aufgehoben und betreut weiß. Ohne diese enge Zusammenarbeit können die verantwortlichen Mitarbeiter im Sozialzentrum ihre Aufgaben nicht bewältigen.

Eine große Schwierigkeit besteht darin, Patienten zum Besuch des Sozialzentrums zu bewegen. Es gibt Mitarbeiter, die dies vermeiden, weil es für sie mit Unbequemlichkeiten verbunden ist, wenn die Kranken erst zu späterer Stunde zurückkehren und Unruhe auf die Station bringen. Bekannt ist auch, daß Vorurteile, z. B. eine negative Einstellung zu allen milieutherapeutischen Maßnahmen, oder die Überzeugung, daß bestimmte Kranke „doch nichts davon haben“, für geringe Besuchsfrequenzen verantwortlich sind. In diesem Zusammenhang muß auf die Notwendigkeit der Weiter- und Fortbildung der Mitarbeiter hingewiesen werden.

Die Arbeitsbasis in Sozialzentren kann wesentlich erweitert werden, wenn es gelingt, zusätzlich zu den hauptamtlichen Mitarbeitern freiwillige Helfer zu gewinnen, die das Angebotsspektrum der Freizeitgestaltung bereichern. So mancher Bürger hat schon gerne seine Reisedias gezeigt, sein Hobby vorgeführt oder seine künstlerischen Fähigkeiten unter Beweis gestellt. Derartige Initiativen werden gelegentlich ergriffen, sind aber nicht regelmäßig einzuplanen.

Die andere Aufgabenstellung des sozialpädagogischen Mitarbeiters im Sozialzentrum gegenüber den Kollegen auf der Station scheint es mit sich zu bringen, daß dieser vom Patienten anders erlebt wird; offensichtlich gilt er als leichter zugänglich und weniger distanziert. Es fehlt der therapeutische Druck, das Reglement der Station. Der Mitarbeiter begegnet dem Kranken eher als Mitmensch und hilfsbereiter Partner. Die Folge ist, daß Kranke häufig um Einzelgespräche nachsuchen und dann über sich berichten und Mitteilungen machen, die für diagnostische und therapeutische Überlegungen der Behandlungsteams von großer Wichtigkeit wären. Oft aber bittet der Patient seinen Gesprächspartner um Vertraulichkeit und bringt ihn damit in Konflikte. Ein koordiniertes Miteinander mit den Kollegen auf der Station könnte in solchen Fällen zu noch größerer therapeutischer Wirksamkeit führen; dies mißlingt meist aus organisatorischen oder personellen Gründen oder aber scheitert an der Überzeugung, daß Außenstehende den Patienten nicht näher kennen können und daher nicht mitzureden haben.

Diese abschließende Bemerkung mag noch einmal deutlich machen, wie dringlich die Forderung nach Integration eines Sozialzentrums in das Krankenhaus sein muß, wenn man von dem eingangs dargestellten Konzept ausgeht, daß sich die Gesamtinstitution als eine therapeutische Gemeinschaft verstehen sollte.

Literatur

Dilling, H., H. H. Hippius: Zur Bedeutung zentraler sozialtherapeutischer Einrichtungen für die moderne stationäre Versorgung von psychisch Kranken. Psychiat. Prax. 3 (1976) 113–119

Leonhardt, W.: Zur Devise: „Alles so normal wie möglich". Psychiat. Prax. 3 (1976) 183–186

Rohde, M., V. Zumpe: Erfahrungsbericht über die Arbeit in einem Sozial- und Sportzentrum. Psychiat. Prax. 3 (1976) 105–112

Winkler, W. Th.: Sozial- und Sportzentrum im Westf. Landeskrankenhaus Gütersloh. Bauwelt 61, Heft 45 (1970) 1747

Winkler, W. Th.: Gesichtspunkte zum Bau psychiatrischer Krankenhäuser. Bauwelt 63, Heft 49 (1972) 1966

Winkler, W. Th.: Sozialtherapeutische Programme und Freizeitangebote – Erfahrungen mit dem Sozialzentrum des Westf. Landeskrankenhaus Gütersloh. Sammlung der Vorträge des XXVI. Gütersloher Fortbildungswoche 1973, hrsg. von Landschaftsverband Westfalen-Lippe

4.3.3. Patienten gestalten ihre Ferien

P. Petersen

Gestaltete Ferien gehören zu den ermutigendsten Heilmethoden der neueren Psychiatrie. Seit 15 Jahren liegen darüber systematische Erfahrungen vor. Die Wirkung dieser Therapieveranstaltung ist überzeugend – alle Autoren beschreiben überraschende Erfolge, sofern die Ferien sorgfältig vorbereitet sind. Die proklamierte Therapeutische Gemeinschaft findet hier die ihrem Ideal am nächsten kommende Verwirklichung – so scheint es. Wie ist das zu verstehen?

Die Feriengemeinschaft wird immer auch zur Lebensgemeinschaft (auf Zeit), in der aufgrund neuer und veränderter struktureller Bedingungen eine Fülle von Lebensmöglichkeiten, aber vor allem von Lebens*notwendigkeiten* geschaffen sind, die gemeinsam bewältigt werden müssen. Während im psychiatrischen Krankenhaus die zentralistisch-bürokratische Struktur das Leben lähmen kann (beispielsweise wird heute das Essen in manchen Kliniken in Zentralküchen für mehrere tausend Menschen gekocht, gelangt dann mit Hilfe computergesteuerter Verfahren auf die Station und wird dem Patienten mit einer Lochkarte auf den Teller serviert), wird in den gestalteten Ferien eine Vielfalt an konkretem Leben an Patienten wie Mitarbeiter herangetragen und ihnen auch abverlangt.

So etwa muß die Gemeinschaft das Geld einteilen, die Mahlzeiten planen, die Lebensmittel einkaufen, das Essen vorbereiten, kochen, verteilen und das Geschirr spülen. Instrumentale und sozial-emotionale Lernprozesse für den einzelnen wie für die Gruppe verwirklichen sich hier kraft elementarer Lebensnotwendigkeit: wenn die Gruppe nicht tätig ist, muß sie beispielsweise hungern. Anders in der Werktherapie der

Psychiatrischen Klinik, wo zwischen Planen, Handeln und Verbrauchen riesige soziale, räumliche und zeitliche Distanzen liegen: es plant das Berliner Büro des Elektrokonzerns, der Patient in Hannover setzt das Relais zusammen, ein Konsument in Jugoslawien kauft das Radio. Funktionen und Aufgaben, die im Krankenhaus zerstückelt sind und damit den konkret überschaubaren und erlebbaren Lebenszusammenhang verlieren, finden während der gestalteten Ferien zur Einheit zurück:

- Planen der Aktion (Zieldiskussion),
- sozial-emotionaler Austausch in der Gruppe (mitmenschliche Beziehung),
- Ausführen des Planes (Arbeit),

vollziehen sich innerhalb einer Gruppe, die zudem ein viel höheres Maß an Autonomie hat als eine Stationsgruppe im Krankenhaus.

Die beispielsweise in der marxistischen Anthropologie geforderte Humanisierung der Arbeit durch mehr Identifikationsmöglichkeiten mit dem gesamten Arbeitsprozeß ist hier verwirklicht: Entfremdung ist auf ein kleinstes Teil vermindert, statt dessen kann der Mensch seine geleistete Arbeit wieder als seinen eigenen, inneren und äußeren Besitz ergreifen, und er gewinnt dadurch ein Stück eigener Persönlichkeit, das ihm bei Zerstückelung der Arbeit entfremdet wäre. Ich glaube, daß in einer so verstandenen Humanisierung der Arbeit ein wesentliches Stück Voraussetzung dafür gegeben ist, die verlorene seelische Gesundheit zurückzugewinnen; denn seelische Gesundheit besteht auch immer darin, inneren Besitz zum bewußten Eigentum zu gewinnen (Stierlin 1975). Aus der Sicht der Identifikation mit einem überschaubaren und sinnerfüllten Arbeitsprozeß wäre einmal die in der neueren Sozialpsychiatrie der Landeskrankenhäuser verpönte Haus-, Garten- und Parkarbeit im Landeskrankenhaus-eigenen Bereich gegenüberzustellen der neueingeführten technisierten und entfremdenden Fließbandarbeit der Industrie im Krankenhaus. Schneidet die Industriearbeit unter dem Aspekt der Entfremdung ebensogut ab wie die auf das Haus selbst konzentrierte Arbeit?

Ein weiteres wesentliches Moment in der Feriengemeinschaft ist die *Gruppengröße:* die Gemeinschaften bestehen aus 15 bis 25 Personen (Patienten und Mitarbeiter). Diese Zahl scheint ein Optimum und zugleich auch Maximum bei Aktionsgruppen zu sein; diese Gruppengröße läßt einerseits spontane und differenzierte Untergruppenbildungen zu, so daß sich hier persönliche Beziehungen und Interessen ausreichend verwirklichen können; ebenso ist diese Gruppengröße gerade noch als einheitliche Lebensgemeinschaft überschaubar und lenkbar, ohne daß kompliziertere Organisationsstrukturen, wie z. B. institutionalisierte Hierarchien, eingeführt werden müssen.

Ferien mit Patienten haben als therapeutische Veranstaltung notwendigerweise einen anderen Sinn als die landläufigen Ferien des Durchschnittsbürgers. Die Feriengruppen sind als eine Etablierung der Therapeutischen Gemeinschaft in einer erholsamen Umgebung aufzufassen, allerdings mit dem Unterschied, daß es am Ferienort kein striktes Therapie- und Arbeitsprogramm wie in der sozialpsychiatrischen Institution gibt, sondern daß die Patienten die ihnen zur Verfügung stehende Zeit selbst gestalten können und sollen. Möglichst viele Aufgaben sollen die Patienten in der Feriengruppe selbst übernehmen, um damit gesunde Rollen zu üben, die im Krankenhaus- oder Wohnheimbetrieb brachliegen. Aus diesem Grunde haben wir mehrtägige Omnibusreisen oder Hotelunterbringungen an bekannten Touristikorten mit unseren Patienten nicht arrangiert; derartige Unternehmungen würden die ohnehin immer drohende Passivität des Patienten weiter verstärken und insofern antitherapeutisch wirken. Die Devise für Feriengestaltung heißt vielmehr:

- möglichst viel Initiative beim Patienten wecken
- möglichst viele „normale" Aufgaben und Rollen dem Patienten anbieten und von ihm übernehmen lassen
- so viel als nötig, jedoch auch nicht weniger als nötig Hilfen durch die Mitarbeiter geben, um den Patienten nicht zu überfordern.

Die Patienten müssen vor den Ferien auf die von ihnen erwartete Feriengestaltung vorbereitet werden; andernfalls wird man mit dem Begriff „Ferien" oder „Urlaub" die durchschnittlich damit verbundene Konsumentenhaltung bei den Patienten wecken. Mitarbeiter wie Patienten sind am Ferienort dann enttäuscht und kommen wegen ihrer diametral entgegengesetzten Erwartungen in vermeidbare Konflikte.

Feriengruppen und Ferienlager sind seit einiger Zeit veranstaltet worden. Erfahrungen aus psychiatrischen Kliniken, sozialpsychiatrischen Tagkliniken und Wohnheimen und psychiatrischen Landeskrankenhäusern sind bekannt aus Hannover, Lausanne, Zürich, Lengerich (Grüber u. Mitarb. 1977, Meiss u. Mitarb. 1971, Petersen 1968, Petersen u. Bachmann 1964, Schmidt-Oser u. Mitarb. 1965, Uchtenhagen u. Mitarb. 1975). Dabei bezogen die Feriengruppen jeweils ein für 8–14 Tage gemietetes Ferienhaus oder das Zelt in den Alpen, im Harz, im Teutoburger Wald, auf einer Nordseeinsel oder anderen landschaftlich reizvollen und natürlichen Gegenden, wo sie sich entweder vollkommen selbst versorgten oder die Mahlzeiten in benachbarten Heimen bezogen. Eine originelle Veranstaltung führt Thiemann (1966, Häcklingen bei Lüneburg) seit mehreren Jahren durch. Er wandert mit 15 Patienten und einigen Begleitern mehrere Tage lang durch das deutsche Mittelgebirge; inzwischen hat diese aktive Feriengestaltung erfreulicherweise auch anderenorts Nachfolger gefunden (Becüwe u. Mitarb. 1975):

„Durch das Wandern macht der Mensch Erfahrungen, die weder mit technischen Hilfsmitteln noch durch geistige Übungen allein gewonnen werden. Es wächst das Vertrauen in die eigenen Kräfte. Das Bewältigen von körperlichen Mühen und äußerer Unbill hebt das körperliche und seelische Befinden. Der Mensch lernt, Anstrengungen mit Gelassenheit zu ertragen. Auch der Wechsel von Anstrengung und Rast wird neu erlebt."

Diese Form der Therapie, die in ihrer Eigenart als allgemein hygienische und präventivmedizinische Maßnahme anzusehen ist, sei deshalb hier besonders betont, weil hier die sonst in der Psychotherapie und Sozialtherapie vernachlässigte Körperlichkeit hervorgehoben wird: der beim Wandern seinen eigenen Rhythmus suchende und findende Körper ist ein Heilfaktor schlechthin. Die überraschenden Heilerfolge haben neben den psycho*sozialen* vermutlich ebenso psycho*somatische* Wurzeln im genannten Sinne. Heilsam wirkt (nach Gutjahr 1978) ebenso das elementare Erleben einer natürlichen Landschaft, wodurch sonst brachliegende Wahrnehmungskräfte und emotionale Prozesse wachgerufen werden.

Die Feriengruppen setzen sich meist zusammen aus psychiatrisch chronisch Kranken leichten bis mittleren Grades, die zu unselbständig oder zu ängstlich sind, um allein oder mit anderen Menschen ihre Ferien zu verbringen. Akut und subakut Kranke, ausgeprägt Suizidgefährdete und Patienten mit dem Hang zum extremen Agieren sollten nicht in eine Feriengruppe mit aufgenommen werden.

Bei akut Kranken verschlechtert sich die Krankheit, so daß sie entweder einer unangemessen intensiven Betreuung bedürfen (Gutjahr 1978) oder ins Krankenhaus zurückgeschickt werden müssen. Insofern ist der Ferienaufenthalt nur als Rehabilitationsmaßnahme im Rahmen eines gezielten Rehabilitationsprogrammes aufzufassen, nicht aber geeignet als Kur für Akutkranke.

Die nosologische Diagnose hat sich für die Zusammenstellung dieser Art von Aktivitätsgruppen als weitgehend bedeutungslos herausgestellt, wenn man davon absieht, nicht mehr als zur Hälfte Schizophrene mitzunehmen und die Patientenzahl mit ausgeprägt autistischer Neigung in Grenzen zu halten.

Je nach dem Grad der sozialen Anpassungsfähigkeit wird man von den Patienten mehr oder weniger ausgeprägte Hilfe bei der Vorbereitung und Durchführung des Ferienlagers erwarten können. Während Patienten eines sozialpsychiatrischen Wohnheimes ihre Ferien überwiegend oder ganz selbständig vorbereiten, wird man den in einer chronisch-Kranken-Station lebenden Patienten erheblich Hilfen anbieten und sie in vielen Fällen zunächst einmal aktivieren müssen.

Auch wenn die Leiter der Feriengruppe sich am soziotherapeutischen Ideal einer weitgehenden Selbständigkeit und großmöglichen Aktivität und Freiheit der Patienten orientieren, so darf man eines nicht übersehen: es hängt vom Sozialisierungsgrad der Patienten ab, wie weit die gruppenbildenden Funktionen von den Therapeuten wahrgenommen werden müssen; die Patienten wären damit nicht selten überfordert. Praktisch heißt das, daß meistens die gesamte Organisation, Planung und Vorbereitung der Feriengruppe in der Hand der Mitarbeiter liegt. Dazu gehört auch die Beschaffung des Ferienhauses, Zeitplanung, Transportvorbereitung, Beschaffung von Lebensmitteln, Sicherstellung der Finanzierung (Verhandlung mit Krankenkassen) und je nach dem Krankheitsgrad der Patienten auch die Bereitstellung von Materialien zur Freizeitgestaltung (Spiele, Bücher zum Vorlesen, Musikinstrumente, Schallplatten). Es hat sich bewährt, diese Materialien bereitzuhalten für den Fall, daß die Patienten trotz Ermunterung solche Utensilien nicht selbst mitbringen. Während der Ferien gehört es zu den Rahmenaufgaben der Therapeuten, in Übereinkunft mit den Patienten auf regelmäßiges und *gemeinsames* Einhalten der Mahlzeiten zu achten. Durch die gemeinsamen Mahlzeiten wird eine lockere Verbindung unter den Feriengästen geschaffen; es können bei dieser Gelegenheit geplante Unternehmungen wie Wanderungen oder bunte Abende besprochen werden. Ist dieser gemeinsame Rahmen nicht gegeben, so besteht die Gefahr der Auflösung der Feriengruppe in informelle Kleingruppen, die das Ganze zu unübersichtlich machen können. Im übrigen sollte der Ferienbetrieb durch die Patienten nach deren Bedürfnissen gestaltet werden. Es ist erstaunlich, welche Aktivitäten und unbekannte, gesunde Fähigkeiten die Patienten in der Freizügigkeit eines Ferienlagers entfalten.

Außer den in den Ferien üblicherweise anfallenden Aufgaben wie Vorbereitung von Spaziergängen, Wanderungen, Badengehen, lassen sich neue Ideen verwirklichen: so setzte sich die Ferienwoche der Tagklinik Zürich die Aufgabe, einen Trickfilm anzufertigen (Uchtenhagen u. Pfäfflin 1975).

Es scheint ihnen hier leichter zu sein, ihre Patientenrolle abzulegen, als im Milieu sozialpsychiatrischer Institutionen ganz gleich welchen Stils – mag es sich dabei um Tagklinik, Wohnheim, Rehabilitationsstation oder geschlossene Abteilungen handeln. Ebenso können die Mitarbeiter ihre berufstypische Rolle leichter hinter sich lassen und fühlen sich während des Ferienbetriebes nach geleisteter Vorarbeit auch mehr als Partner. Schon die Wortwahl ist bezeichnend: in den publizierten Aufsätzen wird „Therapeut“ neuerdings durch den Terminus „Mitarbeiter“ ersetzt. Mit diesem Wechsel der Bezeichnung soll darauf hingewiesen sein, daß die typisch festgelegten Rollen von Therapeut und Patient nicht mehr gültig sind. Damit verschwindet auch die durch die Rolle ermöglichte Distanz, wie sie im Krankenhaus automatisch als Korsett vorgegeben ist. Das sich aus *diesem* Distanzverlust ergebende Vakuum kann aber nur dann zum echten Rollenkonflikt werden, wenn es sich bei den Mitarbeitern um Menschen handelt, die auch sonst im Leben nicht die richtige Balance im Nähe-Distanz-Spiel bewahren können. Erfahrene Psychiatriearbeiter weisen denn auch zu Recht daraufhin, daß sich während der Ferien eine vertiefte gefühlshafte Beziehung zu den Patienten entwickele, womit aber die menschliche Distanz zwischen Mitarbeitern und Patienten sich nicht verändert.

Das Zahlenverhältnis von einem Mitarbeiter auf drei bis vier Patienten wird im allgemeinen als ausreichend und optimal angesehen; Ausnahmen davon machen ausgesprochene Ausbildungskliniken mit einer Relation von einem Mitarbeiter auf 1,4 Patienten; Gutjahr (1978) weist bei einem relativ zahlreichen Mitarbeiterstab auf die Spannungen im Team hin, die wahrscheinlich bedingt sind durch die übergroße Mitarbeiterzahl und ihre mangelhafte Erfahrungsbreite.

Welche Wirkungen und Folgen gestalteter Ferien sind zu verzeichnen? Schon bei der Vorbereitung der Ferien wird tunlichst ein großer Teil der betroffenen Patienten miteinbezogen; das hatte beispielsweise in einer Rehabilitationsstation des Krankenhauses Lengerich zur Folge (Grüber u. Mitarb. 1977), daß alte eingefahrene Bräuche aufgelockert wurden, daß viele Patienten innerhalb der halbjährigen Vorbereitungszeit sich erheblich aktiver beteiligten – und daß nach der Rückkehr aus den Ferien die Struktur der Station im Hinblick auf weitere Aktivierungsschritte überprüft wurde. Mir scheinen diese Auswirkungen auf die Stationsstruktur noch bedeutsamer zu sein als die von fast allen Autoren gemeldeten positiven Folgen für die Entlassungsfrequenz der Patienten: eine überraschend hohe Zahl von z. T. jahrelang hospitalisierten Kranken konnte als Folge der Ferien entlassen werden oder war wieder arbeitsfähig (Becüwe 1975, Grüber 1977, Gutjahr 1978).

Mit Hilfe eines erprobten Untersuchungsinstrumentariums, des sogenannten AMP-Systems, wies Gutjahr (1978) in differenzierter Weise nach, wie soziale Integration und Psychomotorik der Patienten sich bedeutend besserte.

Feriengruppen sollten für jeden Patienten einmal im Jahr ermöglicht werden. Es erfordert zwar etliche Mühe der Vorbereitung. Praktisch lassen sich Feriengruppen auch bei der relativ geringen Zahl von Therapeuten in Landeskrankenhäusern organisieren, da jede psychiatrische Krankenschwester mit einiger Initiative ein solches Unternehmen beginnen kann. Die zitierte Literatur kann Hinweise auf Organisation, Größe und Zusammensetzung der Gruppe und typische vermeidbare Störungsquellen bei Feriengruppen geben.

Literatur

Becüwe, M., M. Krampe: Wandern mit psychiatrischen Krankenhauspatienten. Psychiat. Prax. 2 (1975) 124–126

Brauer, H., J. Tegeler: Freizeit mit chronisch psychisch Kranken. Psychiat. Prax. 3 (1976) 230–233

Buddeberg, C.: Überlegungen zur Durchführung eines Ferienlagers mit psychisch kranken Patienten – unter Berücksichtigung gruppendynamischer Aspekte. Gruppenpsychother. Gruppendyn. 8 (1974) 80–87

Dischereit, J.: Reisetherapie. Nervenarzt 8 (1971)

Grüber, B., A. Weingarten, W. Wurster: Urlaub und Urlaubsvorbereitung als Lernschritte auf dem Weg zur Rehabilitation. Psychiat. Prax. 4 (1977) 181–186

Gutjahr, L.: Die Wirkung eines Ferienaufenthaltes auf psychisch Kranke. Psychiat. Prax. 6 (1978)

Meiss, R., W. Lichte-Spranger, P. Petersen: Psychisch Chronischkranke gestalten ihre Ferien. Prax. Psychother. 16 (1971) 142–152

Petersen, P.: Ferienlager mit chronischen Anstaltspatienten. Z. Gruppenpsychother. Gruppendyn. 2 (1968) 175–181

Petersen, P., R. H. Bachmann: Ferienlager mit psychiatrisch Chronischkranken. Z. Psychother. med. Psychol. 19 (1969) 17–24

Schmidt-Oser, R., L. Opplinger, E. Rütimann: Ein Ferienlager mit Patienten. Prakt. Psychiat. 42 (1963) 182–189

Stierlin, H.: Innerer Besitz und Zwang zur Wahrheit – Psychoanalytische und Familienperspektiven. Ehe 12 (1975) 132–147

Thiemann, E.: Wandern, eine Behandlungsmethode bei psychisch Kranken. Medizin heute 15 (1966) 307

Uchtenhagen, A., E. Pfäfflin u. Mitarb.: Trickfilm – Sozialtraining in einer themenzentrierten Ferienwoche. In: Gruppentherapie und soziale Umwelt, hrsg. von A. Uchtenhagen. Huber, Bern 1975 S. 219

5. Ausbildung in Gruppenarbeit

P. Petersen

Wenn therapeutische Gruppenarbeit eine der Grundlagen für die angewandte Sozialpsychiatrie sein soll, so wird die Schulung in Gruppenarbeit zukünftig einen wichtigen Platz in der Gesamtausbildung psychiatrischer Therapeuten einnehmen müssen. Werden die Therapeuten nicht geschult und gibt man ihnen während oder nach ihrer psychiatrischen Ausbildung nicht die Gelegenheit zur Fortbildung und zur regelmäßigen Beratung durch einen erfahrenen Gruppentherapeuten (Supervisor), so endet die anfängliche Begeisterung für Gruppenarbeit und Gruppenaktivitäten in psychiatrischen Institutionen häufig nach einigen Jahren in Resignation, weil ihnen die Ausbildung und eine hinreichende Supervision oder die Diskussionsmöglichkeit in einer Gruppe gleichgesinnter Therapeuten fehlt. Obwohl weitschauende Psychiater die Notwendigkeit der Gruppenschulung nicht nur für Ärzte, sondern besonders für das psychiatrische Pflegepersonal seit einigen Jahren erkannt haben (M. Bleuler 1967, Kisker, Schiff 1970), gibt es bisher nur an einigen Orten Ansätze für eine systematische Ausbildung. Aus den USA wird über mehrere Ausbildungsstätten berichtet, in denen das gesamte therapeutische Personal Unterricht in Gruppenarbeit erfährt (Boesten 1970, Liebermann u. Mitarb. 1964, Schiff 1970). Im deutschsprachigen Gebiet haben sich Ausbildungszentren gebildet in Wien (Schindler 1970, Strotzka), Salzburg (Gastager), Zürich (Uchtenhagen), Basel (Battegay 1964), Mannheim-Heidelberg (Häfner), Hannover (Kisker) und einigen anderen Orten. Einen festumrissenen und allgemeinverbindlichen Ausbildungsgang gibt es bisher jedoch nicht. Das hat nicht nur seine Ursache darin, daß auch die in der Sozialpsychiatrie verwendeten therapeutischen Gruppenmethoden bisher wenig umrissen sind; es dürfte auch mit in der allgemeinen Diskussion noch nicht geklärten Zielvorstellungen zusammenhängen.

Einen neuen Impuls liefern Therapieverfahren, die ihr Dasein lange Zeit am Rande der etablierten Psychiatrie und Psychotherapie fristeten. Es sind Heilmethoden, die von der Ganzheit des Menschen ausgehen. Sie beziehen den Körper und das Sinneserleben systematisch in die Therapie mit ein und arbeiten mit neuen Heil-Mitteln (Therapiemedien) als Atem-, Bewegungs-, Musik-, Mal-, Kunst- und Sprachtherapie, kurz zusammengefaßt als Leib- und Kunsttherapie (Überblick s. Tab. 1).

Die heute praktizierten Curricula in Gruppenarbeit haben meist den Charakter von Weiter- und Fortbildungen; die Bezeichnung Ausbildung gebrauche ich hier als übergeordneten Begriff, nicht als standespolitische oder ausbildungsrechtliche Formel.

Gruppendynamische Veranstaltungen sind im allgemeinen Krankenpflegeunterricht inzwischen mehrfach erprobt (Petersen 1972); ihre

Tabelle 1 Die therapeutischen Medien und ihre Anwendung

Therapeutisches Medium Heilmittel	Therapiebezeichnung	Ausbildungsstätten in der Bundesrepublik Deutschland (Genaues s. Anh. VII u. VIII, S. 362)
Bewegung, Leiberleben	Bewegungstherapie, Leibtherapie Rhythmik, Eurhythmie, Eutonie Konzentrative Bewegungstherapie, Bioenergetik	Stuttgart, Berlin Hannover, Würzburg
Farbe	Maltherapie, Kunsttherapie	Boll, Ottersberg
Form (Plastik, Zeichnung)	Kunsttherapie	Ottersberg
Ton (Musik)	Musiktherapie	Berlin, Hamburg
Sprache	Sprachtherapie, Atem-, Sprech- und Stimmtherapie	Eldingen, Buchenbach
Wort als Bedeutungsträger	Psychotherapie	verschiedene
soziale Strukturen	Familien-, Ehe- und Partnerschaftstherapie, Soziotherapie	verschiedene

Möglichkeiten werden ebenso überschätzt wie die institutionellen Widerstände der Krankenhäuser unterschätzt werden (PETERSEN 1973, PETRI 1972).

5.1. Grundsätzliches und Ziele der Ausbildung

5.1.1. Allgemeines Ziel

Persönlichkeitsbildung im ganzheitlichen Sinn muß das allgemeine Ziel der Ausbildung sein. Dieses Ziel gilt natürlich nicht nur für den psychiatrischen Gruppenarbeiter, sondern ebenso für jeden anderen qualifizierten Heilberuf. Es erscheint mir jedoch notwendig, dieses Ausbildungsziel hier besonders hervorzuheben, da die heute ins Kraut geschossenen Ausbildungspläne in den sozialen Berufen schematisch und ohne Bezug zum praktischen Ausbildungsziel mit Fächern überhäuft sind. Bei diesem Fächerschematismus wird leicht das Training *allgemeiner psychiatrischer Grundfähigkeiten* aus den Augen verloren. Sie seien nochmals kurz skizziert.

Reifung und Reifenlassen der Persönlichkeit ist eine der wesentlichen Voraussetzungen überhaupt, um erfolgreich therapeutisch arbeiten zu können.
Diese Voraussetzung wird nicht selten vom Lernenden übersehen, weil er endlich zum ersehnten Ziel einer selbständigen therapeutischen Arbeit kommen will. Noch häufiger wird diese Voraussetzung jedoch überspielt von Institutionen und Leitern von Institutionen, die im Interesse einer raschen und billigen Patientenversorgung für Kurzzeitausbildungen („Schnellbleiche“) plädieren. Derartige Initiativen für oberflächliche Ausbildungen sind verantwortungslos. Denn sie setzen die Patienten schweren Risiken aus, ganz abgesehen davon, daß die Therapeuten nach allzu häufigen Mißerfolgen rasch entmutigt sind. Für eine gründliche Ausbildung müssen insgesamt vier bis acht Jahre veranschlagt werden, wobei hier die allgemein-psychiatrische Ausbildung dazugerechnet ist. Diese Zeit ist keinesfalls zu lang, wenn man bedenkt, daß eine Gruppe psychiatrischer Patienten ein hoch komplizierter Organismus ist.

Was heißt Persönlichkeitsreifung für den psychiatrischen Gruppentherapeuten? Carl ROGERS hat einige Qualitäten der persönlichen Reifung des Therapeuten beschrieben, von denen ich hier *Echtheit* und *Empathie* herausgreife. Echtheit ist Übereinstimmung. Übereinstimmung mit wem?

Der Therapeut muß *übereinstimmen*

- mit sich selbst,
- mit der von ihm angewandten Methode,
- mit der Person des Patienten,

- mit der Gruppe,
- und mit der jeweiligen Situation, in der sich die einzelnen Patienten und die Gruppe befinden.

„Überein-Stimmen" mit sich selbst setzt u. a. voraus, daß der Therapeut auch tatsächlich seine eigene Stimmungslage, seine Hochstimmung, Verstimmung und Mißstimmung, seine erfüllten Wünsche und Enttäuschungen, seine Erwartungen, Hoffnungen, Ängste und Befürchtungen, seine liebevollen und feindseligen Impulse wahrnehmen kann, daß er diese Wahrnehmungen im Bild seiner eigenen Persönlichkeit einordnen und daß er seine inneren Impulse in Übereinstimmung mit der therapeutischen Situation richtig steuern kann.

Dieses innere Wahrnehmen ist ein Akt der Wahrhaftigkeit sich selbst gegenüber. Wenn der Therapeut seine eigenen Impulse von Neid, Wut, Neugierde, Zärtlichkeit, sexueller Freude oder Mütterlichkeit übersieht, überspielt, verleugnet oder durch fadenscheinige Argumente rationalisiert, so ist das ein Akt der Unwahrhaftigkeit. Angesichts verleugnender und technizistischer Trends unserer kollektiven Sozialisation ist es um so verständlicher, wenn der psychiatrische Gruppentherapeut gründlich ausgebildet werden muß.

Das Wahrnehmen der eigenen inneren Befindlichkeit ist insofern unbedingt notwendig, als es das feinste und empfindlichste Wahrnehmungsorgan für Gruppenstimmung und Gruppenatmosphäre, für Zwiespältigkeiten, Gehemmtheiten, neurotisches oder psychotisches Verhalten beim Partner ist, vor allem auch für verborgenes, nicht ohne weiteres offensichtliches (latentes) Verhalten. Ist die Wahrnehmungsfähigkeit gegenüber sich selbst teilweise blockiert, so werden in einer therapeutischen Sitzung zwar beispielsweise Neid- oder Zärtlichkeitsimpulse beim Therapeuten angeregt, aber da er sie nicht auffassen kann, wird er mit unbestimmter Beunruhigung, Unwohlsein, Druckgefühl, psychosomatischen Beschwerden (wie Kopfschmerz) reagieren oder sich unangepaßt der Gruppe gegenüber verhalten, etwa indem er dem betroffenen Patienten das Wort abschneidet. Blockiertes inneres Wahrnehmen zieht fehlgesteuertes Handeln beim Therapeuten zwangsläufig nach sich.

Übereinstimmen mit der angewandten Methode (z. B. Rollenspiel, TZI, Bewegungs- oder Musiktherapie, Leitung einer Station oder eines Ferienlagers) ist die zweite Bedingung therapeutischer Echtheit. Dafür muß der Therapeut Einblick in die Theorie des Verfahrens gewonnen und sich praktisch-technische Fähigkeiten erworben haben. Er muß die Methode richtig erfaßt und er muß seinen eigenen therapeutischen Stil mit eben dieser Methode gefunden haben. Versager und Irrgänger sind unter diesem Aspekt besonders häufig. Um zwei Extreme zu nennen, so können besonders geschickte und begabte Therapeuten sich die eine oder andere, durchaus zu ihrer Persönlichkeit passende Technik bei einem Wochenendkurs abgucken, um sie dann unverwandt wie einen

„Trick" oder „Kniff" in der eigenen Therapiegruppe einzusetzen, ohne jedoch die Tragweite, die Gefahren und Risiken dieser Technik zu überschauen. Oder das andere Extrem: auch nach jahrelanger Arbeit ist es einem Therapeuten nicht gelungen, sich mit seinem Verfahren innerlich zu verbinden. Seine Technik wirkt dann wie aufgesetzt oder übergestülpt, schablonenhaft, wie „aus der Konserve"; das Verfahren läuft wie eine leere Rolle ab ohne eigene, innere Beteiligung des Therapeuten. Auch bei glänzendem technischen Können fällt hier die Persönlichkeit des Therapeuten und seine Methode auseinander. Diese Form von Gespaltensein muß katastrophale Folgen in der Therapie haben, da seelisch labile, unter dem Fehlen koordinierender seelischer Funktionen leidende Menschen derartigen Spaltungstendenzen noch viel schutzloser ausgeliefert sind als seelisch Gesunde. Die Gefahr der *therapeutischen Technokratie* in diesem Sinn ist besonders groß bei zu kurzen und oberflächlichen Ausbildungen – Halbkönnen ist auch auf diesem Gebiet schlimmer als Garnichtkönnen.

Zwei weitere Aspekte der Echtheit: Die Fähigkeit zum (teilweisen) Übereinstimmen mit der Person des Patienten – seinen krankhaften und gesunden Seiten – und zum Übereinstimmen mit dem Stand der Therapie (der jeweiligen Situation des einzelnen Patienten und der Gruppe) seien hier nur der Vollständigkeit halber erwähnt; ihre Bedeutung kann etwa nachgelesen werden bei E. Franzke (1977, S. 221–238).

Übereinstimmen mit der Persönlichkeit des Partners (Patienten) hat gewisse Ähnlichkeiten mit der nun zu beschreibenden Fähigkeit: *Empathie*. Empathie ist die Fähigkeit zum reflektierenden Mitleiden und Sich-Einfühlen. Der Einfühlende versetzt sich weitgehend in die gegenwärtige Lage seines Partners, so daß es zur teilweisen Übereinstimmung zwischen beiden Personen kommt; etwa teilt sich die tieftraurige Stimmung über einen Verlust beim Patienten auch dem Therapeuten mit. Gefährlich ist in diesem Punkt die komplette Identifikation des Therapeuten mit der Verstimmung des Patienten. Deshalb muß der Therapeut so stark sein, daß er dem gemeinsamen Versinken in der Traurigkeit widersteht – so warm die Gemeinsamkeit beim Untertauchen in solche Gefühlswelten auch sein mag. In einer Art therapeutischer Ich-Spaltung muß der Therapeut zugleich einen festen Standpunkt außerhalb des gemeinsamen Übereinstimmens haben, von dem aus er mit Verständnis die gegenwärtige Gefühlslage des Patienten würdigt und eine Einordnung versucht. So etwa wird er sagen „es ist elend, so allein und verlassen zu sein", und dabei – je nach dem gegenseitigen Distanzbedürfnis – seine Hand auf den Arm und auf die Schulter des Patienten legen, um ihm Geborgenheit zu vermitteln; „aber ich weiß auch, daß es Wege aus diesem Elend heraus gibt". Eine gewisse Nagelprobe auf empathischen Umgang in der psychiatrischen Therapie bilden unmittelbare Gefühlsäußerungen des Patienten gegenüber seinem Therapeuten. Entsprechend unserer zivilisatorischen Sozialisation sind dabei Haß, Wut, Zorn, Ärger des Patienten leichter für die Therapeuten zu verkraften als Sympathie, Verliebtsein, Bedürfnis nach körperlicher Zärtlichkeit, Wunsch nach sexuellen Beziehungen. Das verlangt vom Therapeuten zunächst einmal, daß er sich seiner Selbst im Umgang mit seinen Liebes- und aggressiven Gefühlen in menschlichen Beziehungen sicher ist, daß er selbst weiß, wie er normalerweise auf Liebesangebote reagiert, wo hier seine Möglichkeiten und wo seine Grenzen liegen. Er wird also zuerst überprüfen, wieweit er selbst gefühlsmäßig überhaupt mit ähnlichen Empfindungen innerlich antwortet. Je nachdem wird dann auch sein Verhalten und sein Gespräch mit dem Patienten aussehen. Spürt er selbst ein Zeichen von Verliebtsein bei sich, so wird er das in dosierter, geeigneter Form dem Patienten mitteilen, zugleich auch auf die notwendige therapeutische Distanz hinweisen. Reagiert der Therapeut innerlich nicht mit ähnlichen Empfindungen, so sollte er das dem Patienten respektvoll ebenfalls zu verstehen geben, wobei es dann wichtiger ist, ihn anderer positiver Gefühlseinstellungen zu versichern, wie etwa dem Gefühl von Nähe und Wärme. Es ist von größter Wichtigkeit und Heilsamkeit für den Patienten, in seiner therapeutischen Beziehung eine emotionale Realitätskontrolle zu haben, die unmittelbar in der Persönlichkeit seines Therapeuten wurzelt. Ein schwerer therapeutischer Fehler ist es, die Liebesangebote des Patienten schlichtweg zurückzuweisen, zu übergehen oder den Patienten ohne eigene Stellungnahme in der Luft hängen zu lassen. Die gröbste Form von Zurückweisung wäre der Hinweis auf andere Personen, etwa mit den Worten: „Ich kann nicht Ihr Partner sein, suchen Sie sich doch einen Mitpatienten aus!“ Auch deshalb wäre diese Form des Umgangs antitherapeutisch, weil damit zum entfremdenden, manipulativen Umgang mit eigenen Empfindungen aufgefordert wird. Immer muß sich der Therapeut in solchen Momenten verstärkt mit seinem Patienten beschäftigen – wobei ein guter Teil der Arbeit hier in der Selbstprüfung ggf. mit Hilfe von Supervision besteht. Zu prüfen hat der Therapeut weiterhin bei Liebesangeboten, wieweit es sich hier um reine Gefühle handelt oder um (neurotisch) vermischte und überlagerte Empfindungen; so etwa können Ängste verlacht oder zurückgestoßen werden oder Erwartungen, väterlich verwöhnt zu werden, mit dem Verliebtsein verbunden sein.

Immer muß der Therapeut die Spannung wahrnehmen, berücksichtigen und aushalten, die ihn zwischen den Polen des unmittelbaren Mitfühlens und des teilnehmenden Verstehens hält. Verfehlt wäre auch eine Reaktion, die das eigene Einfühlen vermissen läßt und nur das distanzierende Verständnis widerspiegelt, z. B. in den Worten: „Ich verstehe Ihre Gefühle gut – wir haben in der letzten Zeit viel und erfolgreich miteinander gearbeitet und dabei entwickelt sich leicht Sympathie!“ Statt zu sagen: „Bei der gemeinsamen Arbeit habe ich Sie als angenehm und zuverlässig schätzen gelernt; ich bin Ihnen menschlich sehr nah gekommen, und ich mag Sie gern; freilich bin ich nicht verliebt in Sie – ich glaube, daß das schmerzlich sein muß, wenn ich da nicht mitgehen kann."

Auf welchem Ausbildungsweg erwirbt sich der Therapeut persönliche Reifung? Um sogleich einem Vorurteil in manchen Psychiaterkreisen entgegenzutreten: gewiß nicht nur und womöglich auch nur am Rande, indem er sich einer psychoanalytischen Ausbildung unterwirft. Als Psychoanalytiker und Psychotherapeut bin ich zwar vom Nutzen und vom Sinn einer psychoanalytischen Ausbildung überzeugt, zugleich kenne ich aber auch die Risiken und Einseitigkeiten dieses Weges. Durch eigenen Augenschein habe ich mich im Laufe von 18 Berufsjahren davon überzeugt, daß es außerordentlich verschiedenartige und auch systematische Ausbildungswege gibt, um die von Carl ROGERS gekennzeichneten Therapeutenqualitäten zu erlangen. Die Ergebnisse der amerikanischen Psychotherapieforschung stimmen mit diesen Erfahrungen überein: man fand bei den guten und erfolgreichen Therapeuten ganz ähnliche persönliche Qualitäten in ähnlicher Ausprägung, auch wenn diese Therapeuten sehr verschiedene Ausbildungswege durchlaufen hatten (BERGIN 1971). Mit diesem Hinweis auf die Erfahrungen der Psychotherapie möchte ich nicht etwa psychiatrischen Gruppenarbeitern ein psychotherapeutisches Kleid überstülpen; vielmehr gehe ich von der Überzeugung aus, daß Psychotherapeuten und psychiatrische Therapeuten als gemeinsame Basis ganz bestimmte Grundfähigkeiten, wie Echtheit und Empathie, besitzen müssen.

Um persönlich zu reifen im Hinblick auf die Erlangung therapeutischer Kompetenzen, sind verschiedenartige Ausbildungswege möglich. Eine Gemeinsamkeit aller Ausbildungswege ist die durch einen erfahrenen Ausbilder begleitete *Selbsterfahrung;* Selbsterfahrung vollzieht sich dabei sowohl im Kennenlernen und in der Auseinandersetzung mit dem speziellen therapeutischen Mittel wie im Kennenlernen und in der Auseinandersetzung mit menschlicher Kommunikation. Therapeutische Mittel sind Bewegung, Farbe, Form (z. B. als Plastik, Ton, Holz, Metall), Musik, Sprache, das Wort und die soziale Struktur. Einen Überblick über die gegenwärtig in der Bundesrepublik Deutschland vorhandenen Ausbildungswege gibt die Tab. 1 (S. 321). Kunsttherapeuten haben eine intensive Ausbildung über vier bis fünf Jahre ausschließlich mit *ihrem* therapeutischen Mittel (z. B. Farbe oder Plastik) ähnlich dem Studium einer Kunstakademie und sind infolgedessen auch befähigt, diese Therapiemittel gezielt einzusetzen.

Die größere Breite der Therapiemittel kann dazu verhelfen, ein Vorurteil abzubauen. Nach diesem Vorurteil könne nur eine sich des *Wortes allein* bedienende Ausbildungsmethode persönliche Reifung herbeiführen. Tatsächlich hat die teilweise über fünf Jahrzehnte währende Praxis der verschiedenen Ausbildungswege als Bewegungs-, Mal-, Kunst-, Sprach- und Musiktherapeut gezeigt, daß die grundsätzlichen therapeutischen Fähigkeiten von Echtheit, Empathie usw. auch auf ganz anderen Wegen erlernbar sind, vorausgesetzt, daß die Selbsterfahrung sich nicht nur auf die Konfrontation mit dem jeweiligen Therapiemittel (z. B. der Musik), sondern auch auf menschliche Kommunikation erstreckt.

Eng verknüpft mit der Frage nach dem Sinn verschiedener Ausbildungswege ist die *Transferfrage* (Transfer = Übertragen): wieweit lassen sich im Unterricht gemachte Erfahrungen auf die therapeutische Wirklichkeit übertragen? Nicht selten pendelt heute im Bildungswesen die Diskussion zwischen ausschließlich praktischer und ausschließlich theoretischer Ausbildungsform – dieses Entweder-Oder-Denken ist unfruchtbar. Weder Praxisnähe noch Theoriebezug als solche werden den Schüler zum Führen einer therapeutischen Gruppe befähigen. Entscheidend ist das Üben von Fähigkeiten anhand von typischen Beispielen: der Schüler muß ständig vor Aufgaben gestellt werden, bei deren Lösung er systematische Erfahrungen sammelt. Dieses Erfahrungssammeln wird vom Ausbilder überprüft. Dabei ist es dann eine Frage der therapeutischen Zumutbarkeit und der pädagogischen Wirkung, wo er diese Aufgaben gestellt bekommt: im Theorieseminar, in der Trainingsgruppe, in der Stationsversammlung, in der Ferien- oder Kochgruppe mit Patienten. So gesehen erwirbt er sich ständig Fähigkeiten: wenn er gezwungen ist, den Stoff für sein Seminarreferat zu sammeln, zu ordnen, ihn übersichtlich und anschaulich vorzutragen; wenn er die Trainingsgruppe mit Schülern selbst leiten muß, kann das für ihn u. U. lehrreicher sein, als wenn er die Stationsversammlung mit Patienten leitet, weil er durch die Patienten weniger klare Verbesserungsvorschläge (korrigierendes Feedback) bekommt als von seinen Kollegen.

Wenn ich in Verbindung mit dem Reifenlassen der Persönlichkeit bestimmte Ausbildungsmethoden – wie Selbsterfahrung – genannt habe, so möchte ich zugleich vor einem grundsätzlichen Irrtum warnen: es gibt kein Ausbildungsinstrumentarium, das so etwas wie persönliche Reifung vermitteln könnte, sowie man Wissen oder bestimmte psychotechnische Fähigkeiten vermittelt. Allerdings kann und sollte die Ausbildung so organisch und nicht bürokratisch gegliedert sein, daß sie die jeweiligen Reifungsschritte der Ausbildungskandidaten berücksichtigt. Das kann nur durch ein flexibles Ausbildungssystem geschehen, das auch empfindlich und unschematisch auf den Ausbildungsstand des einzelnen Teilnehmers reagiert. Reifung ist ein zum Persönlichkeitskern gehörender Prozeß, der unmittelbar aus dem Willen zur Bewältigung des eigenen Lebens gespeist wird. Deshalb ist Reifung während einer Ausbildung nicht lernbar. Ebenso ist es aber eine notwendige Bedingung für verantwortungsvolles Therapeutentum; ich kann mir deshalb keinen erfahrenen Ausbilder vorstellen, der die persönliche Reifung seiner Schüler unberücksichtigt ließe.

Von grundsätzlicher Bedeutung ist weiterhin die *Durchlässigkeit des Ausbildungssystems* (Petersen 1973). Prinzipiell sollte beim Ausbil-

dungssystem in psychiatrischer Gruppenarbeit auf horizontale und vertikale Durchlässigkeit geachtet werden. Beispielsweise muß sich ein Sozialarbeiter mit ausgebildeter Kompetenz in Familientherapie, der Neigung und Talent zur Bewegungstherapie hat, zum Bewegungstherapeuten innerhalb einer vernünftigen Zeit (ein bis drei Jahre) umschulen können, ohne nochmals die gesamte bewegungstherapeutische Grundausbildung machen zu müssen (horizontale Durchlässigkeit). Oder eine Bewegungstherapeutin, die jahrelang praktische Kenntnisse und Fähigkeiten in der psychiatrischen Stationsarbeit gesammelt hat und besonders für die Arbeitsorganisation talentiert ist, sollte mit Hilfe von Fortbildungskursen leitende Aufgaben in einem Krankenhaus übernehmen können (vertikale Durchlässigkeit). Eine derartige organische Beweglichkeit des Ausbildungssystems, die den sich entwickelnden und verändernden Fähigkeiten der einzelnen Therapeuten einerseits und den wirklichkeitsnahen Bedürfnissen des Therapiebetriebes andererseits gerecht wird, steht gegenwärtig im Gegensatz zur starren Bürokratie, wie sie von den sich ausschließlich nach dem Bundesangestelltentarif oder anderen kodifizierten Systemen richtenden staatlichen und kommunalen Personalverwaltungen diktiert wird.
Die genannten therapeutischen Grundfähigkeiten sollten sich immer auch orientieren an berufsübergreifenden Qualifikationen die heute in der Bildungsdiskussion als grundlegende Ziele jeder Ausbildung erkannt werden, nämlich: Beobachtungsfähigkeit, Zielstrebigkeit durch Identifikation mit der Arbeit, Entwicklung von Empfindung und Gefühl, Selbstverwirklichung durch Arbeit (Fucke 1977).

5.1.2. Spezielle Ziele

In den letzten Jahren haben sich an verschiedenen Orten und unabhängig voneinander Ausbildungen entwickelt (Petersen 1971, 1973; Rave-Schwank 1976, 1977; Steden 1976). Trotz ihrer Verschiedenartigkeit herrscht Einigkeit über die Lernziele, die hier kurz genannt seien:

1. Kenntnisse und Fähigkeiten zur Organisation von Gruppenaktivitäten (Zielplanung, Rahmenplanung, Auswahlplanung), wozu auch die Stationsleitung gehören kann (mit therapeutischer Haushaltsführung, Teamarbeit, Außenkontakte, Aufnahme und Entlassung).
2. Kenntnisse über gruppendynamische Modelle hinsichtlich Kleingruppen und Organisationsstrukturen sowie Krankenhausstruktur.
3. Fähigkeiten zur Leitung einer Therapie- und Mitarbeiterkleingruppe.
   - Einfühlen in das Problem eines Gruppenmitgliedes;
   - bewußtes Erleben der eigenen, auf die Gruppensituation bezogenen Emotionen und situationsangepaßter Ausdruck dieser Emotion;
   - Distanz wahren zum Gruppengeschehen;

- Beobachtung des Gesprächsverhaltens, der Rollenverteilung und nichtverbaler Ausdrucksbewegungen der Gruppe;
- verbale Wiedergabe dieser Verhaltensbeobachtung;
- Rollenflexibilität, das heißt verschiedene Rollen sollen bewußt und ziemlich rasch hintereinander eingenommen werden können;
- Analyse und Auswertung von Gruppenstunden, dazu gehört im besonderen: Planung und Durchführung von Aktivitätsgruppen, von Haus- und Stationsversammlungen sowie Umgang mit Familienangehörigen der Patienten.

Soll die Ausbildung in psychiatrischer Gruppenarbeit für die in der Sozialpsychiatrie tätigen Berufsgruppen (Ärzte, Beschäftigungstherapeutinnen, Gymnastiklehrerinnen, Pädagogen, Pfleger, Psychologen, Schwestern, Sozialarbeiter) gemeinsam oder gegliedert veranstaltet werden? Soweit in den USA Ausbildung in den Community Mental Health Centers (Berger 1969; Schiff 1970) betrieben wird, scheint man sich dort für die traditionelle Trennung von Akademikern und Nichtakademikern entschieden zu haben. Zweifellos ist eine getrennte Ausbildung durch verschiedene Vorbildung, verschiedene Interessen und Berufsziel sachlich notwendig und gerechtfertigt. Es gibt jedoch bestimmte, oben erwähnte Fähigkeiten und Grundkenntnisse, die jeder Leiter einer therapeutischen Gruppe beherrschen sollte – ganz gleich welcher Berufsgruppe er angehört. Deshalb erscheint es vom Lernziel her sinnvoll, in einer *Grundausbildung* zunächst alle Berufsgruppen zusammenzufassen. Diesen Weg versucht man in der Ausbildung an der Hannoverschen Klinik. Aufbauend auf diese Grundausbildung spezialisieren sich dann die Ausbildungsteilnehmer in der für ihren Beruf typischen Gruppenarbeit. Bei dieser Spezialisierung interessieren sich für Aussprachegruppen im allgemeinen Ärzte, Psychologen und Sozialarbeiter, für Psychodrama die gleichen Berufe, für kreative Aktionsgruppen Beschäftigungstherapeutinnen, Gymnastiklehrerinnen und für Rollenspiel sowie Übungsgruppen Beschäftigungstherapeutinnen, Pädagogen, Schwestern und Pfleger. Für Milieugruppen haben alle Berufe Interesse, da Rahmen- oder Organisationsgruppen von allen Berufen in gleicher Weise gestaltet werden müssen.

In der Bundesrepublik haben sich bis jetzt drei Ausbildungsformen herausgebildet:

1. die *allgemeine psychiatrische Ausbildung*, bei der Gruppenarbeit ein Schwerpunkt u. a. ist; dazu sind psychiatrische Facharztweiterbildungen und die Weiterbildungen zum psychiatrischen Fachpflegepersonal zu rechnen (s. Anhang VIII, Seite 365, sozialpsychiatrische Weiterbildungsstätten). Ein Prototyp dieser Weiterbildung ist die ausgezeichnete Organisation im Landschaftsverband Rheinland (Rave-Schwank 1976, 1977) für das Pflegepersonal psychiatrischer Landeskrankenhäuser.

2. Das *kommunikative Gruppentraining* mit dem einzigen Schwerpunkt psychiatrischer Gruppenarbeit für *alle* in der Psychiatrie tätigen Berufsgruppen; das Training ist geeignet als gruppentherapeutische Grundausbildung für
   - Therapeuten mit speziellen Therapieformen (siehe unten)
   - psychiatrisches Fachpflegepersonal
   - alle anderen psychiatrischen Therapeuten (Ärzte, Beschäftigungstherapeuten, Pädagogen, Sozialarbeiter usw.).

Es befähigt die Leitung von Aktivitäten- und Milieugruppen. Ein Prototyp des Trainings ist in Hannover angesiedelt (Petersen 1971).

3. Ausbildung in *speziellen Therapieformen* für Bewegungs-, Kunst-, Musik-, Sprache-, Psycho- und Sozialtherapie (s. Anhang VII, Seite 362 und Tabelle 1 Seite 321).
   Die Vorbildung in Gruppenarbeit ist je nach dem Charakter dieser Ausbildungen, die teilweise sechs Jahre umfaßt, sehr unterschiedlich.

Ausführlich sei berichtet über die eigenen Erfahrungen mit dem kommunikativen Gruppentraining.

5.2. Ausbildung

Für eine Grundausbildung in psychiatrischer Gruppenarbeit sollten immer drei Lehrveranstaltungen in dieser oder jener Form angewandt werden (Artiss u. Schiff 1968, Battegay 1964, Schiff 1970):

a) das Seminar, wo in einer Arbeitsgruppe mit beschränkter Teilnehmerzahl bestimmte Themen theoretisch durchgearbeitet werden;

b) die Trainingsgruppe (Lehrgruppe, Selbsterfahrungsgruppe), in der die Teilnehmer kontrollierte Erfahrungen mit sich selbst und an anderen Gruppenmitgliedern in der Gruppe machen und diese Selbsterfahrung in der Gruppe verarbeiten;

c) Arbeit als Co-Therapeut und später als selbständiger Gruppenleiter in einer Therapiegruppe unter Supervision.

Diese drei Ausbildungsveranstaltungen wurden innerhalb der *sozialpsychiatrischen Zusatzausbildung* an der Hannoverschen Klinik in das zweijährige Ausbildungsprogramm eingeführt; diese mit einer staatlichen Prüfung abschließende Zusatzausbildung ist für alle in der Sozialpsychiatrie Tätigen eingerichtet. Die Unterrichtsfächer der Zusatzausbildung umfassen psychiatrische und sozialpsychologische Fächer sowie Gruppenarbeit.

Aus der praktischen Erprobung des kommunikativen Gruppentrainings in den Jahren 1970–1976 läßt sich über die *Ausbildungsdauer* folgendes sagen:

Während des Programms der zweijährigen sozialpsychiatrischen Zusatzausbildung machen die Kandidaten die ersten praktischen Erfahrungen, die notwendige Sicherheit stellt sich allmählich im Laufe des dritten und vierten Jahres ihrer Tätigkeit (unter Supervision) ein. Die Ausbildungskandidaten können erst im fünften Jahr nach Beginn der Ausbildung eine therapeutische Gruppe (stationäre oder ambulante Aktivitätengruppe; Ferienlager usw.) vollkommen selbständig leiten. Bei Therapeuten, die vor der Gruppenausbildung schon psychiatrisch gearbeitet haben, kann sich diese Dauer verringern. Die scheinbar extrem lange Zeit bis zum Erreichen der Kompetenz hat weniger mit dem Erwerb von technischen Fähigkeiten als mit der persönlichen Reifung zu tun: das erste Ausbildungsjahr bringt eine ganz erhebliche Labilisierung mit sich. Nicht nur die Konfrontation mit seelisch Kranken, sondern auch eine neue, weniger durch technische Reglementierungen vorgeformte Arbeitsweise wird vom Schüler verlangt. Beides sind nicht unerhebliche persönliche Belastungen. Hinzu kommt noch die gezielte Auseinandersetzung mit eigenen Verhaltensweisen, Emotionen und Motiven in der Trainingsgruppe. Aus diesen Gründen hat es sich auch als richtig erwiesen, die Ausbildungskandidaten meist erst im zweiten Jahr der Ausbildung als Gruppenleiter in Therapiegruppen einzusetzen.

5.2.1. Das Seminar

Das höchstens 15 Teilnehmer umfassende *Seminar* ist kein reiner Einführungskurs für Anfänger, sondern setzt einige praktische Erfahrungen im stationären und poliklinischen Betrieb voraus; dort hat der Anfänger bereits Aktions- und Rollenspielgruppen und das Hausparlament miterlebt, so daß ihm Kleingruppen und Großgruppen von der Anschauung bekannt sind. Außerdem sollte er sich mit plastischen Schilderungen von Gruppentherapiestunden beschäftigt haben; solche Gruppenprotokolle finden sich in den Büchern von Guggenbühl-Craig (1956), Battegay („Der Mensch in der Gruppe" II 1967) und dem Aufsatz von Wong (1966) für psychiatrische Patienten und bei Heigl-Evers (1967), Hinckley u. Hermann (1954) sowie Slater (1970) für neurotische Patienten. Diese Gruppenprozesse sind interessant und dramatisch beschrieben und außerdem bis in Einzelheiten interpretiert, so daß der Leser eine glückliche Verbindung von Praxis und Theorie vorfindet.

Die im Seminar zu behandelnden Themen befassen sich mit Organisation, Vorbereitung und den Typen psychiatrischer Gruppenarbeit (s. S. 37) sowie mit gruppendynamischen Modellen (Schindler 1957/1970, Bion 1970, Bennis u. Mitarb. 1962, Slater 1970. Artis u. Schiff 1968 haben einen vorbildlichen, wenn auch recht anspruchsvollen Themenkatalog anhand einer Literaturliste bei einem 20stündigen Seminar für Fachärzte vorgelegt).

Die Erarbeitung theoretischer Kenntnisse über Gruppenprozesse gehört unbedingt zum festen Bestandteil einer Ausbildung in differenzierter Gruppenarbeit und sollte nicht zugunsten eines ausschließlich praktischen Trainings vernachlässigt werden. Denn es zeigt sich, daß sowohl in der auf Selbsterfahrung ausgerichteten Trainingsgruppe als auch in der Funktion als Gruppenleiter theoretisches Wissen zur Stabilisierung der emotionalen Erfahrung beiträgt.

5.2.2. Trainingsgruppen

Trainingsgruppen in sehr verschiedener Form sind ein brauchbares Mittel, um an sich selbst Gruppenvorgänge in der Kleingruppe zu erfahren und aus der lebendigen Auseinandersetzung mit dieser Erfahrung wichtige Erkenntnisse und zugleich Fähigkeiten für die Gruppenarbeit zu gewinnen. Häufig wird Trainingsgruppe mit Selbsterfahrungsgruppe gleichgesetzt; bei Selbsterfahrungsgruppen (BATTEGAY 1964) handelt es sich in der Regel um Trainingsgruppen mit mehr oder minder ausgeprägter psychoanalytischer Orientierung, also um einen Sonderfall von Trainingsgruppen.

Trainingsgruppen umfassen 6–15 Gruppenmitglieder und arbeiten unter der Leitung eines erfahrenen Gruppentherapeuten oder Gruppendynamikers. Durch die angewandte Gruppendynamik in Form von Trainingsgruppen hat die Ausbildung von Gruppentherapeuten einen bisher noch nicht abzusehenden Aufschwung erhalten (BRADFORD u. Mitarb. 1967, BROCHER 1967, FÜRSTENAU 1970, GOTTSCHALK u. PATTISON 1969, SPANGENBERG 1970). Trainingsgruppen sind ein hervorragendes, aber nur durch den Erfahrenen zu handhabendes Instrument zur Ausbildung von Gruppenarbeitern, speziell auch von Gruppenleitern in der Sozialpsychiatrie. In Laienkreisen spricht man gern von der Trainingsgruppe als von der „Gruppentherapie für Normale". Die Ähnlichkeit zwischen beiden Verfahren mag unter anderem daher rühren, daß in beiden Fällen jeder einzelne in einen intensiven Gruppenprozeß verwikkelt ist. Es besteht jedoch ein grundlegender Unterschied zwischen Trainingsgruppen und Gruppentherapie wie er von SLATER (1970) und anderen Autoren (GOTTSCHALK u. PATTISON 1969, HEIGL 1970, HORWITZ 1964) herausgearbeitet worden ist.

Gruppentherapie ist auf die persönlichen Konflikte, auf die biographische Bedingtheit dieser Konflikte und auf die Erhellung und Lösung dieser Konflikte ausgerichtet; dabei wird das „Hier und Jetzt" in der Gruppe sich entfaltende Geschehen als ein therapeutisches Mittel benutzt, um den Patienten Wege der Klärung und Konfliktbewältigung anzubieten. In der Gruppentherapie geht es letztlich nicht um den Gruppenprozeß – dafür interessiert sich der Patient nicht eigentlich –, sondern darum, den einzelnen Patienten mit Hilfe des ablaufenden Gruppenprozesses durch Konfliktlösung von seinen Symptomen zu befreien. Deshalb ist in dem Dreieck (Abb. 1) (nach dem Viereck von SLA-

TER 1970 abgewandelt) für die Gruppentherapie die „konflikthafte Lebensgeschichte“ mit dem „hier und jetzt ablaufenden Gruppenprozeß“ verbunden.

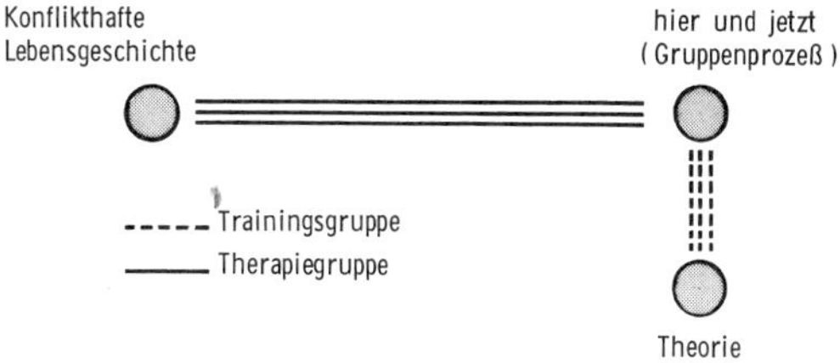

Abb. 1 Unterschiedliche Abläufe in Therapie- und Trainingsgruppen

Ganz andere Ziele hat die Trainingsgruppe. Hier geht es grundsätzlich um die Frage: „Wie entwickelt sich die Gruppe und welche Rolle spiele ich in dieser Gruppenentwicklung?“ und weiterhin: „Wie läßt sich der hier und jetzt ablaufende Gruppenprozeß verstehen, verallgemeinern und theoretisch erfassen?“ Dabei ist eine Lernerfahrung des einzelnen nur möglich, wenn das einzelne Mitglied sein eigenes Verhalten verändern will und durch den Einfluß der Gruppe verändern läßt. MILES (1962) spricht von einer Veränderung des „sozialen Selbst“: die sozialen Fähigkeiten, die Verhaltensweisen des einzelnen Gruppenmitgliedes sollen sich verändern. Dabei ist im Prinzip nicht die Psychodynamik des einzelnen im Blickpunkt – dieser Aspekt entspräche der Gruppentherapie – es geht nicht darum, „warum“ jemand etwas tut, sondern „wie“ er es tut. MILES hat die Stufen der Lernerfahrung und der Befestigung einer neu gelernten Verhaltensweise in einem Schema (Abb. 2) verdeutlicht. Voraussetzung jeder Erfahrung in der Therapiegruppe ist das Problembewußtsein (Stufe A), das sich meist erst nach einigen Trainingsstunden herausbildet: das Gruppenmitglied ist mit seiner Rolle in der Trainingsgruppe unzufrieden und es will sein Verhalten aus eigenem Antrieb verbessern. Es beginnt im tolerierenden, nicht verurteilenden Klima der Gruppe nach neuen Möglichkeiten des Verhaltens zu suchen (Stufe B) und wählt schließlich eine Möglichkeit nach einigen Überlegungen aus. Mit bewußtem Entschluß beginnt das Gruppenmitglied diese neue Verhaltensweise in die Aktion umzusetzen, z. B. in einem Rollenspiel zu erproben (Stufe C). Der Lernende ist jedoch in dieser Phase noch sehr unsicher, zumal er nicht weiß, wie sein neues Verhalten auf die anderen Gruppenmitglieder wirkt. Er ist deshalb zur Sicherung des Verhaltens auf die ehrlichen Reaktionen der anderen Gruppenmitglieder angewiesen, die ihn entweder bestätigen oder korrigieren können (Stufe D). Diese Reaktion (sog. feed back) der übrigen Gruppe ist nur bei folgenden Eigenschaften wirkungsvoll: das feed back muß eindeutig und klar sein, es muß aus einem vertrauensvollen, nicht aggressiven Klima kommen, und es muß so rasch wie möglich auf das neue, zu übende Verhalten folgen. Wenn der Lernende in dieser Phase keine positive emotionale Unterstützung durch die Gruppe erhält, so bleibt er in seinen sozialen Beziehungen auf der Stufe leerer Deklamationen stehen, ohne das Neuerlernte in die Tat umzusetzen. Erst wenn dem Lernenden durch positives Echo der Gruppe sein neuer Verhaltensstil bestätigt wurde, wird er diese Verhaltensweise in größerem Umfang und außerhalb der Trainingsgruppe im beruflichen Leben anwenden (Stufe E).

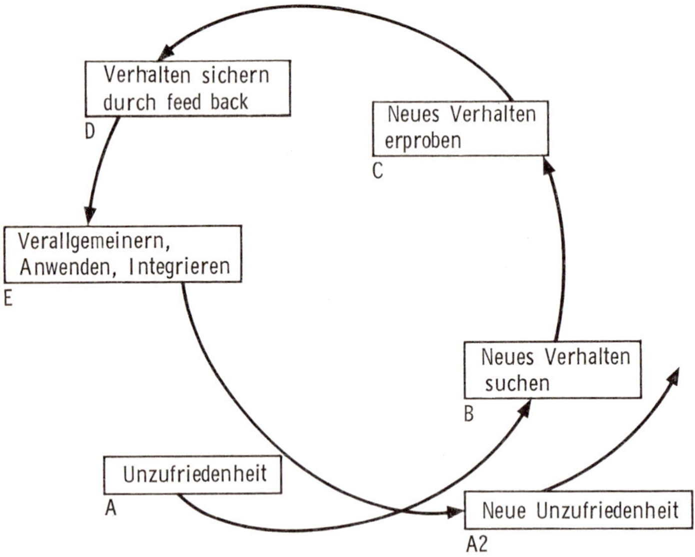

Abb. 2 Stufen der Verhaltensänderung in der Therapiegruppe (Miles)

Angesichts der Unterschiede zwischen Trainingsgruppe und Therapiegruppe wird man mit Recht fragen, welchen Gewinn der lernende Gruppentherapeut aus der Trainingsgruppe für seine Arbeit in therapeutischen Gruppen ziehen kann. Kurz seien die in der Trainingsgruppe zu erzielenden Wirkungen nochmals zusammengefaßt (nach Bradford u. Mitarb. 1967, Bennis u. Mitarb. 1962, Gottschalk u. Pattison 1969):

a) der Therapeut erkennt seine eigenen Störungen der Gruppenwahrnehmung und -empfindung;
er lernt seine emotionalen Äußerungen und Wahrnehmungen kontrollieren;
er lernt diese zwischenmenschlichen Vorgänge (Interaktionen) verbessern;

b) er lernt es, seine eigene und die Rolle anderer in der Gruppe einzuschätzen;
er erfährt, welche Störungen er selbst für andere darstellt und wie er diese überwinden kann;

c) er erfährt die Art seiner Kommunikation mit anderen und lernt, wie er deren Wirksamkeit steigern kann.

Die Arbeit mit Trainingsgruppen ist mit einigen Schwierigkeiten und Gefahren verbunden, die erstens das einzelne Gruppenmitglied betreffen und die zweitens mit der Institution (Klinik, Krankenhaus) zusammenhängen, an der der lernende Therapeut arbeitet. Gefahren können das einzelne Gruppenmitglied insofern bedrohen, als die Teilnahme an einer Trainingsgruppe eine durchschnittliche psychische Belastungsfähigkeit voraussetzt. Psychisch behinderte und gestörte Personen, Symptomträger und Charakterneurotiker sowie Menschen, die in einer Lebenskrise stehen, sollten jedenfalls von einer Trainingsgruppe ausgeschlossen sein (Gottschalk u. Pattison 1969, Kuehn u. Crinella 1969); außerdem läßt Sievers (1970) nach mehrjähriger Erfahrung mit Theologiestudenten und Pfarrern solche Interessenten nicht zur Trainingsgruppe zu, die psychisch übermäßig kränkbar und sensibel sind und die zu viele unbearbeitete Konflikte zeigen. Solche Gruppenmitglieder würden den Fortschritt der Trainingsgruppe nicht nur deshalb hindern, weil sie die Gruppe als Therapieersatz ausnutzen – es besteht zudem die Gefahr einer akuten psychischen Störung bis hin zur Auslösung einer Psychose, die eine umgehende psychiatrische Hospitalisation notwendig macht. Deshalb ist eine Auswahl der Trainingsgruppenmitglieder durch Vorinterviews notwendig (Gottschalk u. Pattison 1969). Eine weitere Schwierigkeit entsteht dann, wenn der Gruppenleiter an der gleichen Institution arbeitet wie die Gruppenmitglieder, z. B. wenn er als Oberarzt Dienstvorgesetzter der übrigen Gruppenmitglieder ist (Battegay 1964) oder durch persönlichen Arbeitskontakt in näherer Beziehung zu den Gruppenmitgliedern steht (Voigtländer 1969). Im Durchschnitt haben solche Abhängigkeitsverhältnisse die Entwicklung des Gruppenprozesses gestört. Man sollte daher darauf achten, daß Gruppenleiter und Gruppenmitglieder nicht der gleichen Institution angehören. Die Trainingsgruppe kann entweder im Klausursystem innerhalb eines Sensitivity-Trainings mit etwa drei 1½stündigen Sitzungen pro Tag oder kontinuierlich über mehrere Monate oder Jahre mit einer Sitzung pro Woche durchgeführt werden. In der Regel arbeiten die Mitglieder einer Trainingsgruppe nicht in einer Institution, und es bestehen unter ihnen auch keine engen persönlichen oder beruflichen Abhängigkeiten. Ist das aber der Fall, kann die freie Entfaltung der Gruppe dadurch erheblich gestört sein. Diese Grundsätze galten bis 1970 fast unwidersprochen. Wie ich im folgenden darlegen werde, habe ich im Gegensatz zu diesen bis dahin gültigen Prinzipien ganz andersartige positive Erfahrungen bei

geeigneter Strukturierung der Trainingsgruppe gemacht: ich faßte das gesamte therapeutische Personal einer Institution zusammen, soweit das der organisatorische Ablauf des Therapiebetriebes zuließ.
Neben dem klassischen Stil der Trainingsgruppe haben sich u. a. wegen der gegenseitigen Abhängigkeit der Gruppenmitglieder innerhalb einer Institution mannigfaltige Variationen herausgebildet. Eine solche Variation hat sich in der Hannoverschen Ausbildung seit Anfang 1970 unter dem Namen Interaktionstraining entwickelt. Da es als innerinstitutionelle Übungsmethode brauchbar ist, soll es hier ausführlicher beschrieben werden (Petersen 1971).
Beim *Interaktionstraining* (Tab. 2) handelt es sich um eine stark strukturierte Trainingsgruppe, in der Affekte, freie Interaktionen und Konfrontationen durch vorgeformte Rollenverteilung und zeitliche sowie thematische Begrenzungen leichter aufgefangen und verarbeitet werden können als in den üblichen, nicht geformten Trainingsgruppen. Eine Zahl von 6–7 Gruppenmitgliedern ist optimal. Das Interaktionstraining ist entstanden aus dem Beratungsgespräch mit drei wechselnden Rollen: Klient, Berater, Beobachter. Die Gruppe bekommt kurze Anweisungen für die Durchführung und eine schriftliche Instruktion für die Aufgabe des Beraters, des Klienten und des Beobachters (s. Anhang). Der Klient bringt ein echtes, persönliches Problem vor. Meist beschäftigen sich die Klienten in der Übung ausschließlich mit patientenbezogenen Fragen. Nur am Anfang der Übung wurden Scheinprobleme vorgeschoben. Aufgabe des Beraters ist es, dem Klienten bei der Klärung des Problems zu helfen, ihn anzuregen, eigene Wege der Problemklärung zu versuchen, und seine emotionale Haltung zum Problem anzusprechen. Der Berater begeht häufig am Anfang den Fehler, Lösungsvorschläge für das Problem zu machen oder sie sogar dem Klienten aufzudrängen oder sich mit dem Klienten zu identifizieren, statt Distanz zu wahren. Fast die belastendste Aufgabe fällt dem Beobachter zu. Er muß das Gespräch genau verfolgen, soll zwar den Inhalt des Gesprächs berücksichtigen, sich jedoch vor allem auf die Verhaltensweisen der beiden Sprecher konzentrieren (s. Anhang). Nach Abschluß des Gespräches soll er ausschließlich das Verhalten und die Zusammenarbeit der beiden Gesprächspartner knapp wiedergeben. Zudem spürt der Beobachter den im Gespräch spielenden affektiven Druck, ohne ihm während des laufenden Gespräches aus methodischen Gründen Ausdruck verleihen zu dürfen.
Weil die Klienten im allgemeinen dringlich nach einer genaueren Klärung des angeschnittenen Problems verlangen, stellte sich eine Zeit von 30 Minuten pro Beratungsgespräch deshalb als notwendig heraus. Dementsprechend nimmt die anschließende Mitteilung der Beobachtungen auch mehr Raum ein. Vor allem entwickelte sich bei der Auswertung ein intensiver Austausch von feed back: Klient, Berater und Beobachter geben sich spontan gegenseitig Rückantworten darauf, wie sie ihr Ver-

Tabelle 2

INTERAKTIONSTRAINING

Beratungsübung	60 Minuten Beratungsgespräch (Klient, Berater, Beobachter) – Mitteilung der Interaktionsbeobachtungen – Motivationsanalyse feed back, Auswertung 3er Gruppe	30 Minuten Informationsaustausch
1. Modifikation Gruppenübung 6er Gruppe	90 Minuten Beratungsgespräch 1 Klient, 2–3 Berater, 2–3 Beobachter – Auswertung ↓ 2 Klienten, 2 Berater, 2–3 Beobachter	
2. Modifikation Gruppenleiterübung 6–8er Gruppe	90 Minuten themenzentriert, wechselnder Gruppenleiter	

halten empfunden haben. Dabei erhalten gegenseitige Korrekturbemerkungen und Bestätigungen insofern einen festen Hintergrund, als sie dem allgemeinen Bezugsrahmen von Verhaltensbeobachtung und Mitteilung der eigenen auf die Situation bezogenen Gefühlseinstellung zugeordnet sind. Diese Grundlage geht immer dann verloren, wenn bei der Auswertung einer der Beteiligten Vermutungen oder Unterstellungen über persönliche Motivationen des anderen äußert: fast mit Sicherheit läßt sich voraussagen, daß in diesem Fall der Betroffene empfindlich oder mit Zurückweisung der Unterstellung reagiert. Ganz anders, wenn der durch die Verhaltensbeobachtung Angesprochene von sich aus bei der Motivationsanalyse das Motiv für sein Verhalten spontan ausspricht. Etwa bemerkt der Beobachter, der Klient habe zuerst mit verschränkten Armen dagesessen und sich erst im zweiten Teil des Gespräches gelockert; darauf äußert der Klient das Motiv für sein Verhalten: er habe sich anfangs unverstanden gefühlt, weil der Berater häufig zum Fenster hinaus gesehen habe und er erst später die intensive Zuwendung des Beraters gespürt habe.

Diesem ersten Teil der Übung von etwa 60 Minuten schließt sich ein etwa 30 Minuten dauernder Informationsaustausch an, in dem die 2 Beratungsgruppen zu einer Gruppe von 6–8 Personen vereinigt sind. In dieser größeren Gruppe teilen sich die Mitglieder der beiden Beratungsgruppen das wesentlichste Ergebnis der einzelnen Gespräche mit, wobei das Schwergewicht darauf gelegt wird, welche Interaktionen hilfreich wirken und welches Verhalten blockiert. Die Übungsarbeit dieser gegenseitigen Informationen besteht darin, sich jeder Mitteilung über den *Inhalt* des Beratungsgesprächs zu enthalten, dennoch aber die Interaktion so anschaulich und präzise zu beschreiben, daß auch die unbeteiligte Gruppe einen Gewinn daraus zieht.

Dieser erste Abschnitt, die Beratungsübung, kann nach 3–5 Übungsstunden zum Abschluß kommen, die Übenden haben erfahrungsgemäß dann das Bedürfnis, die Übung in der 6er-Gruppe fortzusetzen. Jetzt kann sich eine neue Konstellation entwickeln mit einem Klienten, dem 2–3 Berater helfen, wobei der Rest der Gruppe beobachtet. Als neues Übungsmoment kommt in dieser 1. Modifikation das *verschiedenartige* Verhalten der Berater hinzu, auf dessen Beobachtung besonderer Wert gelegt wird: beispielsweise stützt ein Berater den Klienten in mütterlicher Weise und muntert ihn auf, während 2 andere kühl-distanziert das Problem weiter vertiefen. In der anschließenden Motivationsanalyse kann sich herausstellen, daß dieses unterschiedliche Verhalten der Berater durch die Situation bzw. durch den Inhalt des Problems motiviert ist: der eine Berater hat eine ausgesprochen gute Erfahrung mit der vom Klienten genannten Person gemacht, die beiden anderen stehen der betreffenden Person kritisch oder ablehnend gegenüber. Entscheidend ist, daß die methodischen Schritte auch hier von der Gruppe bewußt nacheinander vollzogen werden; zu diesen Schritten gehören erstens emotional getönte Aktion und Interaktion im Beratungsgespräch, zweitens präzises Erfassen, Erarbeiten und Reflexion der unterschiedlichen Interaktionsweisen, wobei zugleich eine feed back-Übung mit eingeschlossen ist, und als dritter Schritt Offenlegung der Gründe für das eigene Gruppenverhalten.

Weiterführend haben wir in einer neuen Konstellation mit 2 Klienten und 2 Beratern geübt, wobei die beiden Klienten möglichst ein ähnliches Problem bringen sollten. Aufgabe von Beratern und Klienten ist es hier, zunächst die verschiedenen Aspekte der Probleme zu erkennen und zu benennen und sich auf das zu besprechende Problem zu einigen.

Bei dieser Modifikation der Gruppenübung, d. h. beim Beratungsgespräch mit 4 Personen, kommt eine stärkere und weniger als bisher steuerbare Dynamik innerhalb der 4er-Gruppe auf, die sich z. B. in Spannungen und Rivalitäten unter den 2 Beratern oder unter den 2 Klienten oder in einem Drang zum nicht endenwollenden Beratungsgespräch bemerkbar macht.

Um so mehr Anstrengungen verlangt die anschließende Auswertung, also die Distanzierung vom emotionalen Problem.

Die Konstellation von 2 Klienten ist aus dem therapeutischen Alltag erwachsen, in der Klinik werden die Therapeuten häufig mit 2 oder 3 Patienten gleichzeitig konfrontiert und sind somit gezwungen, sich auf mehrere Patienten einzustellen.

In der dritten und abschließenden Gruppenleiterübung soll die Funktion des Gruppenleiters geübt werden – dementsprechend ordnet sich der bisherige Gruppenleiter als ein Gruppenmitglied unter die anderen Gruppenmitglieder ein. Die in dieser Art von Gruppenübung sich ergebenden Aufgaben des Gruppenleiters lassen sich etwa so formulieren: der Gruppenleiter formuliert das Übungsziel und die einzuschlagende Technik, er regt die Gruppe am Beginn der Übung an, er faßt häufig den Ablauf zusammen, jedoch interpretiert er nicht, er achtet auf die Balance von Gruppenziel und Dynamik.

Diese Form des Beratungsgespräches ist eine von vielen Möglichkeiten, wie man die Arbeit mit der Trainingsgruppe anlaufen lassen kann. Die während des ersten Ausbildungsjahres eingesetzte Trainingsgruppe umfaßt insgesamt etwa 120 Übungsstunden. Diese Übungsarbeit baut sich auf nach dem jeweiligen Stand der Gruppe, also nicht nach einem festen Programm. Dennoch durchläuft der Gruppenprozeß in einem Jahr die verschiedensten Stationen, so daß sich mannigfaltige vorstrukturierte Übungen entsprechend dem Stand der Gruppe einbauen lassen; dabei ist zu denken an: Anwärmen, Auflockern, feines Wahrnehmen, Einfühlen, Partnerübungen, Vertrauen und Angst, Rhythmus und Bewegung, geschärfte Aufmerksamkeit, Kreisdynamik, Gruppenpositionen, Gruppenfeedback (s. Anhang VI „Gruppenspiele" S. 361). Besonderen Wert habe ich gelegt auf die ständige Wiederholung von drei Grundlagen:

- Rollenspiel,
- Regeln der Themenzentrierten Interaktion (TZI),
- Regeln des Feedback.

Diese drei Grundlagen sind im Anhang III, IV, V (S. 356 ff) genauer dargestellt. Bei jeder nur passenden Gelegenheit ließ ich sie in verschiedenster Form üben; ihre ständige Übung auch nach Abschluß der Trainingsgruppe und ihre Beherrschung ist eine Vorbedingung zum Führen einer therapeutischen Gruppe. Eine spezielle Übung, die im allgemeinen mehrere Stunden in Anspruch nimmt, ist die „Gruppenentscheidung" (siehe Anhang VI, „Gruppenspiele" S. 361); diese Übung kann am einfachsten am Beginn einer Klausur eingeführt werden. Sie ist insofern belangvoll, als in jeder Stationsversammlung die entsprechenden Entscheidungsprozesse in komprimierter Form ablaufen.

Die einjährige Trainingsgruppe wird prinzipiell in der Methode TZI geführt; diese Methode eignet sich sowohl für die Gestaltung des Seminars wie für die Trainingsgruppe. Beim Seminar liegt der Schwerpunkt auf dem Thema, bei der Trainingsgruppe auf dem sozial-emotionalen Gruppenprozeß. Wenn möglich wurden die im Seminar und in der Trainingsgruppe durchgearbeiteten Themen aufeinander bezogen, so z. B. „Abwehrmechanismen", die vier „Persönlichkeitsstrukturen" (Riemann 1969), die „soziodynamische Grundformel" (R. Schindler 1957). Ich sehe den Vorteil dieser Methoden auch darin, daß sie von jedem unverbildeten Menschen rasch erfaßt werden können – die Umsetzung in die Gruppenpraxis freilich stößt oft auf Widerstand und scheitert nicht selten an den Behinderungen der Gruppenmitglieder. Weiterhin kann bei dieser Methode der Ausbildungskandidat frühzeitig in die Gruppenleitung mit einbezogen werden; spätestens nach der 10. Sitzung des Trainings bereite ich die jeweils nächste Sitzung reihum mit einem der Ausbildungskandidaten vor, so daß jeder Kandidat drei bis fünf Sitzungen unter meiner Assistenz geleitet hat. Und schließlich eignet sich diese Methode auch ausgezeichnet für die Verbindung von sogenannten nonverbalen Übungen (siehe „Gruppenspiele" Anhang VI, S. 361), Gruppengespräch und Leib- und Kunsttherapieübungen. So führte ich Klausuren zusammen mit Musiktherapeuten, Bewegungstherapeuten (Rhythmikerin, Eurythmistin) und Pantomimen (Schauspielerinnen) durch; mit Sicherheit ergänzen sich Gruppengespräch sowie Leib- und Kunsttherapie gegenseitig ausgezeichnet und *notwendig* bei der Auseinandersetzung und Bearbeitung des gleichen Themas. Eine 14tägige intensive Klausur beispielsweise über das Thema „Angst und Vertrauen in der Begegnung mit dem Partner" verlief außerordentlich wirkungsvoll und vertiefend durch die gegenseitige Verbindung, Abstützung und Ergänzung von Gespräch, Bewegungstherapie und Pantomime.

Neben der regelmäßig stattfindenden Trainingsgruppe hat sich das *Klausurseminar* mit einer Dauer von zwei bis vier Tagen (acht bis 16 Sitzungen je zwei Stunden) einmal pro Jahr eingebürgert. Das Seminar wird immer außerhalb des Wohnortes in einer geeigneten Tagungsstätte (Jugendherberge, Ferienheim, Volkshochschule, Hotel) und immer von zwei erfahrenen Ausbildern gleichzeitig durchgeführt; die Seminargruppe umfaßt höchstens 15 Teilnehmer. Klausuren geben Gelegenheit zum intensiven Kennenlernen bestimmter Verfahren (Rollenspiel, TZI, Entscheidungsprozesse, spezielle Therapieverfahren). Es ist nicht zufällig, daß – von den Leitern nicht beabsichtigt – Themen wie „offene Feindschaft", „Sexualität, Homosexualität; Zweierbeziehung, Dreierbeziehung" nur während der Klausuren behandelt wurden. Der Gruppenprozeß wird ganz bewußt intensiv gestaltet, so daß es vorübergehend zur stärkeren Labilisierung der Teilnehmer kommt. Deshalb sind ein bis zwei Tage Erholungspause nach der Klausur zu empfehlen. Diese Klausuren sind grundsätzlich freiwillig (zumal Honorar und Unterkunft durch die Teilnehmer persönlich getragen wird); dennoch nahm die Ausbildungsgruppe fast immer geschlossen daran teil. Nicht beabsichtigte, aber regelmäßige Klausureffekte sind eine intensivere Vertrauensbeziehung der Gruppe untereinander, Klärung zwischenmenschlicher Konflikte – auf persönlichem wie institutionellem Niveau –, bessere Kooperation im täglichen Therapiebetrieb. Es ergibt sich aus der Sache, daß die Klausuren besondere Aufmerksamkeit und langjährige Erfahrung der Gruppenleiter erfordern.

Diese intensiven Klausurseminare weisen eine längere Entwicklung auf. Ursprünglich lehnte ich mich an das Konzept ausländischer Ausbilder an (Berger 1969, Schiff 1970, Schindler 1970), die eine Klausurgruppe prinzipiell nur aus Vertretern *verschiedener* Institutionen zusammensetzten; das ist eine Vorsichtsmaßnahme, um die innerbetriebliche Dynamik einer Arbeitsgruppe (z. B. gegenseitige administrative Abhängigkeiten innerhalb der Klinik) und mögliche nachfolgenden Komplikationen (wie Unverträglichkeit am Arbeitsplatz) auszuklammern. Dementsprechend führte ich Klausurtrainings unter der Leitung auswärtiger und ausländischer Trainerinnen (Ruth Ronall/New York für TZI; G. A. Leutz, Überlingen, für Psychodrama) in der Form durch, daß dabei auch immer andere soziale Institutionen ihre Mitglieder entsandten. Auf diese Art wurde die Gruppe gemischt und zugleich ihre Dynamik entschärft. Die notwendige Folge war in der gesamten Gruppenstimmung größere Intimität und mehr emotionale Wärme – mit um so stärkerer Ernüchterung im Klinikalltag. Vor allem finanzielle Gründe (die Honorare auswärtiger Trainer) stellten mich vor die Entscheidung, Klausuren entweder ganz fallenzulassen oder selbst zu leiten. Mit einigem Zögern entschloß ich mich zur zweiten Lösung. Erstaunlicherweise verliefen die Klausuren viel komplikationsloser als befürchtet. Der gefürchtete Nachteil entpuppte sich als Vorteil. Die innerbetriebliche Dynamik beherrschte zwar etwa zur Hälfte den Gruppenprozeß, aber er verläuft viel realistischer und weniger überhitzt-intim; denn die Beziehungen in der Klausur entwickelten sich immer auf dem Hintergrund der alltäglichen Arbeitsbeziehungen – und jeder Teilnehmer öffnet sich automatisch nur so weit, als das der Arbeitsbeziehung bekömmlich ist. Zudem bietet die Klausur die Möglichkeit, verschleppte zwischenmenschliche Konflikte endlich einmal zur Klärung zu bringen.

Gute Erfahrungen machte man mit mehrtägigen Klausurtagungen in Vlotho für das Pflegepersonal psychiatrischer Landeskrankenhäuser des Landesverbandes Westfalen-Lippe. Während der Tagungen (Organisation Herr Zumpe und Herr Schwede/Gütersloh) wurde ein beträchtliches Spektrum soziotherapeutischer Aktivitäten von der Werktherapie bis zum Gruppengespräch geübt.

Ein Vorteil der Trainingsgruppe sei noch ganz besonders betont: ganz verschiedene psychiatrische Berufsgruppen ebenso wie Angehörige unterschiedlicher Statuspositionen in der Klinikhierarchie lassen sich in der Gruppe zusammenfassen, vorausgesetzt, daß die Ausbilder nicht im Abhängigkeitsverhältnis zu ihnen stehen: Ärzte, Sozialarbeiter, Krankenpflegepersonal, Beschäftigungstherapeutinnen, Lehrer, Zivildienstleistende – Leitende, Oberärzte, leitende Schwestern, leitende Beschäftigungstherapeutinnen und Sozialarbeiter ebenso wie Untergebene. Die alte Meinung, daß Leitende und Untergebene oder Akademiker, Fachhochschul- und Fachschulabsolventen wegen ihrer verschiedenen Bildungsgrade und Machtsphären in entsetzlichen Clinch geraten oder aneinander vorbeireden müssen, hat sich gründlich als Vorurteil entpuppt. Diese gemischte Gruppenstruktur mit den Angehörigen der gleichen psychiatrischen Institutionen hat sich bei den von mir geleiteten Trainingsgruppen nicht nur an der Medizinischen Hochschule Hannover sondern auch bei anderen Kliniken bestens bewährt. Ob die gemischte Struktur deshalb prinzipiell zu empfehlen sei, ist allerdings eine offene Frage. Eine Verallgemeinerung meiner Erfahrungen halte ich für gefährlich. Ich glaube vielmehr, daß die subjektiven Voraussetzungen des Ausbilders – wie seine biografische Motivation zu dieser Trainingsgruppenstruktur gerade in einer bestimmten Lebensphase und sein Ausbildungsstand – ebenso wie das objektive Bedürfnis und die geklärte Bereitschaft einer bestimmten Klinik die entscheidenden Bedingungen für vertiefte menschliche Kommunikation während solcher Veranstaltungen sind – und das läßt sich weder machen noch planen sondern nur wachsam und dankend akzeptieren, wenn es angeboten wird. Solche Bedingungen nannte man früher Fügung, Schicksal, Glück, heute spricht man von „Challenge“, Herausforderung.

Eine andere Erfahrung läßt sich dagegen sehr wohl verallgemeinern: die Mischung von sogenannten verbalen und averbalen Methoden bei kontinuierlich laufenden Ausbildungsgruppen, noch mehr aber bei Klausurseminaren (s. auch S. 341) ist unbedingt empfehlenswert. Bei Gruppen hingegen, die *ausschließlich* mit verbalen Methoden (Psychotherapien im weiteren Sinne, s. Tab. 1, S. 321) arbeiten, hat sich immer wieder die Gefahr der Realitätsentfremdung ergeben; diese Entfremdung konnte sich bis zu leichten Depersonalisationen steigern und in Extremfällen psychotische Episoden auslösen (Petersen 1977). Insofern möchte ich davor warnen, insbesondere bei intensiv arbeitenden Ausbildungsgruppen lediglich verbale Techniken zu verwenden.

Das Interaktionstraining kann als eine Vorstufe zur Leitung einer therapeutischen Gruppe – ganz gleich welcher Art – angesehen werden. Bei diesem Training übt der zukünftige Gruppenleiter einzelne Fähigkeiten und Funktionen zunächst isoliert – ähnlich dem Klavierspieler bei Fingerübungen und Tonleitern –, um allmählich mit steigendem Schwierigkeitsgrad bis hin zur Leitung verschiedener therapeutischer Gruppen fortzuschreiten.

5.2.3. Supervision

Nach mehreren Monaten Grundausbildung sollte der lernende Gruppenleiter zunächst als Beobachter und später als Co-Therapeut in verschiedenen Therapiegruppen unter Supervision teilnehmen. Für die Supervision eignen sich das soziodramatische Rollenspiel, die therapeutische Aktivitätsgruppe und die Stationsversammlung sowie der Club am besten. Supervision heißt Beratung und Beobachtung durch einen erfahrenen Gruppenleiter.

Sozialpsychiatrische Supervisionstechniken sind nur wenig beschrieben (Boesten 1970), dafür sind für psychoanalytische Neurotikergruppen schon seit langem verschiedenartige Supervisionsarten bekannt: Heigl-Evers u. Hering (1970), König (1970), Leichter (1963), Marohn (1969) und McGhee(1968) beschreiben Erfahrungen, die zwar nicht unmittelbar für die Sozialpsychiatrie verwendbar, denen jedoch einzelne übertragbare Elemente abzugewinnen sind.

In Hannover benutzen wir zwei Supervisionsmethoden:

die beobachtete Supervision für Anfänger und

die Supervisionsgruppe für Fortgeschrittene.

Bei der *beobachtenden Supervision* nimmt der Supervisor als Beobachter an der vom Lernenden als Co-Therapeut oder Therapeut geleiteten Gruppe teil. Es hat sich als notwendig und vorteilhaft erwiesen, stationäre wie ambulante Therapiegruppen immer von zwei lernenden Therapeuten leiten zu lassen. Die Gründe sind verschieden: zwei Therapeuten kontrollieren und ergänzen sich gegenseitig besser, die Gruppe kann sich an der lebendigen und konfliktreicheren Dyade eines Therapiepaares realitätsnäher orientieren als an einem Therapeuten; bei Abwesenheit eines Therapeuten ist die Kontinuität der Gruppe gewährleistet. In der *Vorbesprechung* von mindestens einer viertel Stunde Dauer werden die wichtigsten dynamischen Vorgänge vergegenwärtigt, das innere Thema (nach TZI) wird gefunden und die Rollen der beiden Gruppenleiter werden besprochen. Am wichtigsten ist die *gegenseitige Wahrnehmung der beiden Gruppenleiter* (evtl. mit Unterstützung einer partnerbezogenen Wahrnehmungsübung) und die *sensible Einstellung* auf das erwartete Gruppengeschehen. Nichts ist gefährlicher für den Verlauf einer Gruppe, als wenn beide Gruppenleiter ihre gegenseitige Befindlichkeit nicht kennen – z. B. die verärgerte Grundstimmung eines Partners aus einem Anlaß, der jenseits der Therapie liegt, den sein Gruppenleiterkollege jedoch irrtümlicherweise auf den Gruppenprozeß beziehen könnte. In der ½- bis ¾stündigen Nachbearbeitung sprechen Gruppenleiter und Supervisor gemeinsam anhand von schriftlichen Notizen oder anhand des Tonbandes die Therapiestunde unter folgenden Aspekten durch: wie waren die Hauptthemen, wie tauchten sie auf, wie verwandelten sie sich? Wie war die Rolle und die emotionale Einstellung (Gegenübertragung) der Gruppenleiter? Wie wirkten ihre Interventionen auf die Gruppe? Wie verhielten sich die *einzelnen* Patienten – welche Tendenzen lassen sich bei welchen Patienten erkennen? Welche Art von Zuwendung brauchen welche Patienten? Hier kommen auch die typischen Fehler der Gruppenleiter zur Sprache; mehr aber gilt der Grundsatz: die Fehler sehen, das Gute loben! Wesentlich ist die Nachbesprechung für die Ermutigung der Gruppenleiter vor allem dann, wenn sie am Anfang ihrer Praxis stehen.

Die *Supervisionsgruppe* wird von 8–10 erfahrenen Gruppenleitern gebildet, die eine mehrmonatige beobachtende Supervision durchlaufen haben. Inzwischen haben sie die notwendige Sicherheit erhalten, um eine Therapiegruppe über mehrere Wochen ohne supervidierende Besprechung zu führen. Die Supervisionsgruppe trifft sich einmal wöchentlich für 1½ Stunden; es haben sich vier Schwerpunkte herausgebildet:

1. die gegenseitigen Beziehungen zwischen zwei Gruppenleitern einer Therapiegruppe zu klären,
2. technische und organisatorische Regeln wie die Zusammenstellung neuer Gruppen zu besprechen und zu revidieren,
3. eine einzelne Therapiestunde in ihrer Dynamik zu erfahren und zu reflektieren und
4. mit Hilfe des Beobachters das Verhalten der Supervisionsgruppe selbst zur Reflektion zu bringen.

Unausgesprochene Spannungen unter den 2 Gruppenleitern zur Klärung zu bringen, war zunächst gar nicht das Ziel der Supervisionsgruppe; es stellte sich aber zunehmend als notwendig heraus, diese Aufgabe anzupacken, da anders die ganze Arbeit der Gruppe erlahmt wäre. Andererseits kann das Austragen derartiger Konflikte die Kraft der Gruppe bis zur Zerreißprobe fordern. Es kommt vor, daß die Gruppe so während 2 Stunden fast nach Art einer Therapiegruppe ausschließlich mit gruppeneigenen Konflikten beschäftigt ist; scheinbar verliert man dabei die Patienten aus den Augen. Tatsächlich dürfte die Klärung latenter Konflikte der therapeutischen Arbeit auf die Dauer mehr zustatten kommen als die Arbeit an technischen Regeln, die dann ohnehin wegen affektiver Blockierung der Gruppenleiter nicht angewandt werden.

Hauptaufgabe der Supervisionsgruppe ist jedoch die Bearbeitung einer herausgegriffenen Gruppentherapiestunde. Etwa 75 Minuten sind dafür reserviert, die restlichen 15 Minuten dienen der Reflexion auf das eigene Gruppenverhalten. Durch Tonbandausschnitte aus einer Therapiestunde, oder wenn die beiden Gruppenleiter einer Therapiestunde kurz referieren, wird der Anstoß zur Diskussion gegeben. Die Zwischenfragen, Kommentare und Stellungnahmen der übrigen Gruppenteilnehmer lassen das eigentliche konflikthafte Problem der Therapiegruppe bald herausreifen. Dabei spiegelt sich nicht selten das Kräfteverhältnis der Therapiegruppe in der Supervisionsgruppe selbst wider (s. auch Pakesch, 1973).

So erlebten wir es, daß die beiden Gruppenleiter in abgerundeter Form und ziemlich selbstsicher über die Passivität der Patientengruppe klagten. Die übrige Supervisionsgruppe reagierte anfangs mit Unruhe, aus der sich schließlich kritische Proteste gegen die Gruppenleiter erhoben. Es wurde Angst wegen der Selbstsicherheit der beiden Gruppenleiter deutlich. In der nachfolgenden Reflexion auf das Verhalten der Supervisionsgruppe vermuteten die beiden Gruppenleiter selbst, daß der Protest der übrigen Supervisionsgruppe auch als latenter Impuls in der Patientengruppe vorhanden sei und wahrscheinlich die Passivität der Patienten verursache, daß aber die Gruppenleiter durch ihr Abwehrverhalten den Patienten den Protest bisher nicht möglich machten. Auf diese Art bekamen die beiden Gruppenleiter nicht nur einen Vorgeschmack des weiteren Verlaufs der Therapiegruppe, sondern gewannen vor allem auch an Sicherheit, die ihnen für die weiteren Therapiestunden Hilfen gab.

Die Reflexion auf das Verhalten der Supervisionsgruppe wird durch den Beobachter erleichtert. Der Beobachter darf sich nicht am Gruppengespräch beteiligen, und er hat im übrigen die gleichen Regeln zu beachten wie der Beobachter im Interaktionstraining. Besonders bei heftigen Diskussionen hatte der Beobachter mit seinen zur Reflexion anregenden Mitteilungen die Funktion des strukturgebenden Stabilisators.

5.3. Auswahl der Ausbildungskandidaten

Angesichts der Personalknappheit in der Psychiatrie mag eine intensivere Personalauslese vermessen erscheinen. Von der Sache her ist eine Auslese aber nicht zu umgehen; so qualifizierte Aufgaben wie die Leitung einer sozialpsychiatrischen Station, selbständige Einzelfallbetreuung, therapeutische Gruppenarbeit und Teamarbeit verlangen nicht nur ein mindestens durchschnittliches Maß an Intelligenz, sondern vor allem erhebliche affektiv-soziale Fähigkeiten, wie sie oben beschrieben sind und hier nur nochmals unter dem Aspekt von emotionaler Stabilität, Reflexionsfähigkeit und Rollenbeweglichkeit erwähnt seien. Psychisch labile Persönlichkeiten und Symptomträger sind dem ständig flukturierenden Betrieb einer Selbständigkeit, Initiative und situationsgerechtes Handeln verlangenden sozialpsychiatrischen Institution und damit auch qualifizierter Gruppenarbeit nicht gewachsen; sie sind geneigt, die Institution als Gelegenheit zur eigenen psychischen Sanierung zu mißbrauchen oder sie blockieren durch ihr Fehlverhalten eine wirksame Behandlung der Patienten. Aufgrund jahrelanger Beobachtungen haben Powdermaker u. Frank (1953) den negativen Einfluß einer fehlenden Auslese der Therapeuten auf psychiatrische Gruppentherapien nachgewiesen. Das, was für die von Powdermaker u. Frank beobachteten Gruppentherapeuten gilt, hat ebenso Gültigkeit für sozialpsychiatrische Institutionen mit therapieintensivem Betrieb.

Besonders in „jungen“ Institutionen wird viel zu wenig Wert gelegt auf den großartigen Fundus der psychiatrischen Berufserfahrung. Sicherheit, Beweglichkeit, Umsicht, Selbständigkeit und Reflexionsfähigkeit wächst zweifellos mit längerer Berufserfahrung; insofern sind Bewerber mit mehreren Berufsjahren – Lernmotivation vorausgesetzt – jüngeren Bewerbern überlegen. Nicht zuletzt schlägt sich die therapeutische Sicherheit in niedrigerem Neuroleptikaverbrauch auf den psychiatrischen Stationen nieder (Patzold u. Mitarb. 1976).

Gegenüber der Eignung von bestimmten Berufsgruppen gibt es Irrtümer und Vorurteile; man glaubte, Sozialarbeiter, Ärzte und Psychologen seien besonders geeignet für die psychiatrische Gruppenarbeit. Nach meiner Erfahrung ist die Eignung nicht berufsspezifisch; denn ich habe unter Juristen, Kunsttherapeuten, Rhythmiktherapeuten, Krankenpflegepersonal, Lehrern, Zivildienstleistenden, Haufrauen und Hausmännern ebenso gute psychiatrische Gruppenarbeiter vorgefunden wie unter den Medizin-Professionellen.

Das Auswahlverfahren in Hannover ist zeitlich und qualitativ gestaffelt; großenteils handelt es sich um eine Spontanauswahl insofern, als ungeeignete Bewerber selbst zum Entschluß kommen, ihre Ausbildungsabsichten fallenzulassen. Zeitlich und qualitativ staffelt sich das Verfahren wie folgt: vor Beginn der Ausbildung und vor Beginn der Tätigkeit besuchen die Bewerber die Klinik in der Regel einen Tag lang und sollen dort möglichst viele Teamaktivitäten miterleben und mit möglichst vielen Mitarbeitern sprechen. 3 Mitglieder der Personalkommision haben jeweils ein Interview mit dem Bewerber. Später wird der Bewerber sich in der praktischen Tätigkeit während der Probezeit selbst weiter prüfen können. Als ungeplantes, aber brauchbares Auswahlinstrument hat sich auch das Interaktionstraining herausgestellt; ungeeignete Kandidaten versagen nach diesen Übungen nach wenigen Wochen und für alle Beteiligten offenkundig, so daß sie sich ziemlich rasch und infolge der recht deutlichen Reaktion der übrigen Ausbildungskandidaten von der Ausbildung zurückziehen. Wenn auch diese Hinweise noch nicht genügen, so klärt ein Gespräch mit dem Ausbildungsleiter die Sachlage.

5.4. Die Rolle des Ausbilders

Die Aufgaben des Ausbilders in Gruppenarbeit sind vielschichtig, sie erfordern eine hohe Qualifikation und verlangen Erfahrung in Psychiatrie, Individualpsychotherapie, Gruppenpsychotherapie, Familientherapie, Psychodrama, Trainingsgruppenarbeit, Organisationsmethoden (Kuehn u. Crinelle 1969) sowie Kunst- und Leibtherapie. Der Ausbilder sollte eine zehnjährige psychiatrische Berufspraxis haben. Darüber hinaus muß der Ausbilder engen Kontakt mit der gesamten Institution haben, damit die Schulungsveranstaltungen sich in richtiger Weise in das Gesamtgefüge der Klinik einpassen. Häufig besitzen Ausbilder gründliche Erfahrungen nur auf einem oder einigen der genannten Gebiete, sei es in klassischer Psychiatrie, individueller Psychoanalyse, Gruppenanalyse, angewandter Gruppendynamik oder Organisationswesen. Verfügen sie jedoch über Erfahrungen auf allen genannten Gebieten, so muß die Qualifikation notwendigerweise Mangel leiden, da nicht eine Person all diese Gebiete beherrschen kann. Beim Aufbau und in den Anfangsstadien einer Ausbildung mögen viele oder mehrere dieser Gebiete von einer Person bewältigt werden. Eine Spezialisierung sollte möglichst bald einsetzen, wobei die einzelnen Gruppenmethoden von verschiedenen Spezialisten eingübt und supervidiert werden.

Wie weit darf der Ausbilder mit der Institution administrativ verflochten sein und wie weit darf seine Abhängigkeit von der Institution gehen? Zweifellos ist das Fernziel die völlige administrative Unabhängigkeit des Ausbilders von der Institution, die er berät und in der er ausbildet (Fürstenau 1970, Seashore u. Egmond 1962). Entweder sollte er einer anderen Institution (Krankenhaus, Universität, Beratungsinstitut) angehören oder eine eigene Beratungspraxis betreiben. Die Ausbildungsaufgaben sollte er als Teilzeitbeschäftigung wahrnehmen. Gegenwärtig sind zweifellos noch Kompromisse notwendig. Leider bahnt sich vielfach heute eine gegensätzliche Entwicklung an, indem Institutionen (Krankenhäuser, Kliniken, Universitäten, Kirchen und Industrieunternehmen) ihre eigenen Ausbilder, Supervisoren und Berater in feste An-

stellungsverhältnisse binden; damit ist den Ausbildern ein wesentlicher Teil ihrer Unabhängigkeit genommen, es besteht zugleich zunehmend die Gefahr von Betriebsblindheit, die sich für alle Beteiligten, vor allem aber für eine qualifizierte Schulung nur nachteilig auswirken kann.
Wenn Ausbildungsinstitut und Therapieeinrichtung (psychiatrische Klinik) administrativ nicht getrennt sind, so müssen wenigstens beide Institutionen gleichrangig auf gleicher administrativer Ebene im *gegenseitigen* Abhängigkeitsverhältnis kooperieren können. Es führt zwangsläufig zu vermeidbaren Einseitigkeiten, wenn das Ausbildungsinstitut zusammen mit dem Ausbildungsleiter weisungsabhängig vom Klinikdirektor – als dem Vertreter der Therapieinstitution – ist. Subordination anstelle von Kooperation (wie in diesem Beispiel) ist unbedingt zu vermeiden.

5.5. Die gegenwärtige gesellschaftliche Ausbildungssituation und ihre Gefahren

Das gesellschaftspolitische Ziel der Ausbildung in psychiatrischer Gruppenarbeit sollte bestimmt sein durch:
Pluralismus, Fundierung, qualifizierte Prüfung der Kompetenz, entwicklungsfähige Rahmenbedingungen, freie Zugänglichkeit und Durchlässigkeit des Systems, freie Förderung.
Was heißt das im einzelnen?

5.5.1. Pluralismus der Verfahren und der Ausbildungsorte:

Die Vielfalt der ganz verschiedenartigen Ausbildungen und therapeutischen Ansatzpunkte muß gewährleistet werden. Neuere Therapieverfahren müssen Chancengleichheit neben etablierten Methoden haben. Hier ist vor allem an Methoden zu denken (Leib- und Kunsttherapie), deren therapeutische Potenz sich in der Breite bisher wenig entfalten konnte, obwohl sie seit mehreren Jahrzehnten erfolgreich arbeiten. Denn nach dem circulus vitiosus des Dornröschenprinzips versteckten sich diese Verfahren schutzsuchend vor der öffentlichen Konfrontation, da ihnen im Fall der Auseinandersetzung durch die materielle Überlegenheit der etablierten Methoden vollends das Lebenslicht ausgeblasen worden wäre. Ihnen muß die Entwicklungsmöglichkeit mit gleichen Chancen (Entwicklungszeit, wirtschaftliche Förderung) wie den etablierten Verfahren geboten sein. Und zwar deshalb, weil die therapeutische Potenz der etablierten Verfahren in keiner Weise ausreicht, um die Not der seelisch Kranken zu bewältigen. Darauf weist die Untersuchung über den erstaunlich hohen Neuroleptikaverbrauch an einer Ausbildungsklinik mit modernen psychosozialen Therapieverfahren hin (PATZOLD et al 1976).

Pluralismus der Ausbildungsorte heißt *dezentralisiertes Ausbildungssystem.* Die Ausbildungen müssen in Übereinstimmung mit der spezifischen Tradition und den spezifischen Bedürfnissen des jeweiligen Ausbildungsortes (Krankenhaus, Gefängnis, Ambulanz oder Ambulanznetz, heilpädagogisches Heim) stehen – eine zentralisierte Reglementierung würde durch Gleichmacherei die entstandenen historischen Strukturen der Ausbildungsstätten zerstören. Das dezentralisierte Ausbildungssystem wirkt der Vermassung entgegen; nur kleine, überschaubare Systeme mit dem Prinzip gegenseitiger persönlicher Kenntnis ermöglichen ein intensives Lernen. Sozialwissenschaftler haben in jahrzehntelanger Arbeit herausgefunden, daß in einer selbständigen sozialen Institution (Bürokratie, Schul- oder Therapieeinheit) maximal 300 Personen arbeiten sollten (FROMM 1976), größere Einheiten müssen aus gruppendynamischen Gründen destruktiv sein oder sie erstarren. Unter diesem Aspekt wären kritisch zu betrachten die Freie Kunststudienstätte Ottersberg (mit insgesamt ca. 220 Studierenden, Dozenten, Verwaltungspersonal), die private Psychiatrische Friedrich-Husemann-Klinik Buchenbach (mit insgesamt ca. 230 Patienten, Therapeuten, Verwaltungspersonal, hospitierenden Ausbildungskandidaten) und die staatliche Psychiatrische Klinik der Medizinischen Hochschule Hannover mit sozialpsychiatrischer Zusatzausbildung (eingebettet in einem Komplex von mehreren tausend Patienten, Therapeuten, Wissenschaftlern, Dozenten, Pflege- und Verwaltungspersonal, Studierenden).

5.5.2. Die Fundierung der Ausbildung

Dabei sollte die Dauer mehr berücksichtigt werden und Qualifizierung in einem oder zwei Verfahren angestrebt werden. Bei der *Dauer* der Ausbildung muß auf den Erwerb technischer Fähigkeiten *und* vor allem auf die Persönlichkeitsreifung geachtet werden; die Regelzeiten von psychiatrischer Gesamtzeit sind dabei mit fünf Jahren nicht zu hoch gegriffen. Als verfehlt muß eine Weiterbildungszeit von nur zwei Jahren für psychiatrisches Fachpflegepersonal gelten (z. B. Rahmenordnung der Länder; Richtlinien der deutschen Krankenhausgesellschaft; niedersächsische Weiterbildungsordnung). Außerdem ist es aus pädagogischen und therapeutischen Gründen notwendig, die Ausbildungskandidaten in einem oder zwei Verfahren gründlich auszubilden, das heißt exemplarisches Lernen, so wie es z. B. die Weiterbildung im Landschaftsverband Rheinland (RAVE-SCHWANK 1976, 1977, STEDEN 1976) leistet. Dagegen muß es für die Ausbildungskandidaten verwirrend und unfruchtbar sein, wenn sie einen Fächerkatalog von mehr als 15 therapeutischen Verfahren (wie in der niedersächsischen Weiterbildung) lernen sollen – sie werden dann zum Mini-Verhaltenstherapeuten, Mini-Gruppendynamiker, Mini-Psychotherapeuten usw. Dabei weiß jeder Verhaltenstherapeut, daß mindestens vier Jahre harte Arbeit dazu gehören, um verhaltenstherapeutische Methoden mit einiger Sicherheit einzusetzen (Doepp 1978). Durch derartige Weiterbildungsordnungen (wie die niedersächsische) werden die Schüler zu unkontrollierter Polypragmasie und zur Oberflächlichkeit erzogen.

5.5.3. Qualifizierte Anregung und Prüfung der Kompetenz

der Ausbildung sollte nach dem Supervisionsmodell erfolgen, nicht nach dem Kontrollmodell. In der Supervision läßt sich der Klient *beraten*, er wird angeregt zur Selbstprüfung und zur Selbstauslese.
Ermutigung von positiven Ansätzen, Anregen zu reflektiertem und selbstkritischen Handeln im Rahmen der eigenen Möglichkeiten des Klienten sind Zielvorstellungen der Supervision. Klient ist in diesem Fall die Ausbildungsklinik. Supervision kann eine unabhängige Fachkommission mit *qualifizierten Fachleuten* sein, die das Vertrauen der Ausbildungsinstitution besitzt. Ein „abgeschlossenes Hochschulstudium" – so wie es in der Regel die Weiterbildungsordnungen für den Leiter einer Ausbildungsinstitution fordern – kann heute leider nicht mehr als besonderes Qualifikationsmerkmal für Supervision und Ausbildungsleiter gelten. Didaktische und therapeutische Bewährung und die dabei gezeigten Leistungen sind vielmehr die entscheidenden Zeichen für die Qualifikation. Ein derartiges, auf gegenseitiges Vertrauen und offene Kommunikation aufgebautes Supervisionssystem der Ausbildungsinstitution wird sich auch segensvoll auf die Ausbildung der einzelnen Schüler auswirken. Die „Abschlußprüfung" ist dann eine reine Formsache: Bestätigung der Teilnahme mit qualifizierender Beschreibung der individuellen Leistung, wobei eine schriftliche (besser Hausarbeit) verlangt werden kann. Die zeremonielle Farce einer mündlichen Prüfung sollte entfallen – sie ist überflüssig, weil ohne sachlichen Aussagewert; denn geprüft wird hier nicht die therapeutische Kompetenz, auf die es allein ankommt, sondern das Stehvermögen vor einer „Prüfungskommission". Prüfungen nach dem Kontrollmodell – das heißt Fremdprüfung und Fremdauslese – sind traditionelle Verfahren, die sich zwar überlebt haben, nichts desto Trotz weiter im Betrieb sind und in Betrieb genommen werden. Merkwürdigerweise wird auch weiter der Staat oder eine staatliche Behörde zur entscheidenden Prüfungsinstanz gewählt, obwohl sich die soziale Zerstörungskraft dieses Systems in den letzten Jahrzehnten vor aller Augen bewiesen hat. Wie wenig der Staat und die von ihm eingesetzten Prüfungsbehörden (wie die Medizinalprüfungsämter und die ihnen nachgeordneten medizinischen Fakultäten oder deren zentrale Prüfungsstelle in Mainz) in der Lage sind, eine auf den Arztberuf qualifizierende Prüfung zu verwirklichen, beweist das komplette Fiasko der gegenwärtigen Zulassungs- und Abschlußverfahren zum Medizinstudium. Fähigkeiten, die den Arzt auszeichnen (wie humanitäres Ethos, Hilfsbereitschaft, therapeutische Intuition für den

individuellen Kranken, selbständiges Denken in bezug auf den konkreten Fall) sind überhaupt nicht mehr gefragt, sondern lediglich Computerwissen. Die Krise in der Finanzierung des Gesundheitswesens ist die selbstverständliche und letzte Konsequenz dieses irregeleiteten Prüfungswesens.
Eine Folgerung aus den destruktiven Erfahrungen mit Staatskontrolle kann sein, Weiterbildungs- und Prüfungsordnungen in die Hände privater, nichtstaatlicher Fachkommissionen zu legen und sie nach dem Supervisionsmodell zu gestalten. Beispiel für das Funktionieren dieses Systems sind die seit Jahrzehnten arbeitenden Lehrinstitute für Psychotherapie und die seit etwa einem Jahrzehnt wirkenden gruppendynamischen Supervisoren, welche beispielsweise die kommunalen Sozialarbeiter der Stadt Lübeck beraten und weiterbilden.

5.5.4. Entwicklungsfähige Rahmenbedingungen

Die Ausbildungsrichtlinien der Fachgesellschaften müssen einen so umfassenden Rahmen haben, daß sie die Entwicklungen neuer Verfahren und deren Vielfalt von vornherein berücksichtigen und daß sie die gewordene Struktur der einzelnen Ausbildungsorte mit einbeziehen. Dieser breite Rahmen ist in den neueren Richtlinien leider nur teilweise gegeben, und es ist zu wünschen, daß diese Richtlinien entsprechend geändert werden. So z. B. in den „Richtlinien der deutschen Krankenhausgesellschaft zur Weiterbildung zum psychiatrischen Fachkrankenpflegepersonal" (vom 11. 12. 1973) ist es zwar erfreulich, daß sozialpsychologische Übungen (mit insgesamt 200 Stunden) vorgeschrieben sind – vergessen sind dagegen Einweisung in die biologisch-medizinischen und künstlerisch-therapeutischen Fächer. Als ein Musterbeispiel einseitiger Enge und Gleichmacherei – also gerade das Gegenteil von einem breiten Rahmen – muß die Weiterbildung und Prüfungsordnung für das psychiatrische Fachkrankenpflegepersonal im Lande Niedersachsen (Niedersächsisches Sozialministerium, 10. 12. 1975) gelten: hier wurden fast ausschließlich psychologische und soziologische Fächer angeführt, anscheinend übertragen aus dem System einer einzigen niedersächsischen Ausbildungsklinik, die zudem auf weniger als 10 Jahre Erfahrung zurückblickt. Zu den Fragwürdigkeiten gehört, daß im praktischen Teil der Prüfung ein Einzel- oder Gruppengespräch (auf Tonband aufgenommen) vorgeführt werden muß, obwohl es gerade ein ganz wesentliches Ergebnis der psychiatrischen Gruppenarbeit ist, daß *Gespräche* – im Gegensatz zu Aktivitäten – gerade kein geeignetes Mittel beim durchschnittlichen psychiatrischen Patienten sind. Sie können eher schaden als nutzen. Die Einseitigkeit dieser Prüfungsordnung dürfte an anderen niedersächsischen Ausbildungskliniken mit anderen Schwerpunkten (z. B. biologischer Psychiatrie, künstlerischer Therapie) entweder die Ausbildung verunmöglichen oder für jede Ausbildungsklinik müßte eine spezielle Prüfungsordnung geschaffen werden, was sicherlich nicht im Sinne übergeordneter Richtlinien liegt. Ganz allgemein kommt in der sozialpsychologischen Übergewichtung ein gefährlicher Trend zur Verleugnung und Vernachlässigung von Leiblichkeit und Körperlichkeit zum Ausdruck. Vor solchen Einseitigkeiten ist dringend zu warnen.

5.5.5. Durchlässigkeit und Zugänglichkeit

Die Curricula sollen in horizontaler und vertikaler Richtung durchlässig sein, so daß dadurch sozialer Aufstieg ebenso wie ein Wechsel der therapeutischen Richtung (z. B. von der Krankenschwester zur Kunsttherapeutin) möglich ist. Vor allem müssen die Ausbildungen für einen möglichst großen Kreis verschiedenartig vorgebildeter Personen und verschiedener Altersgruppen (etwa mit einer Regelbeschränkung nach unten und nach oben mit ca. 22 bis 60 Jahren) zugänglich sein. Die Einschränkung auf eine (z. B. Krankenpflegeberuf) oder einige Berufsgruppen (Ärzte, Psychologen, Sozialarbeiter) ist sowohl für die Entwicklung des Berufes als solchen wie auch für die betroffenen Bewerber ungünstig. Auch hier sollten Rahmenbedingungen geschaffen werden, welche die therapeutische Kompetenz des Vorberufes wie auch die therapeutischen Fähigkeiten des Bewerbers zur Grundlage haben.

Sind langwierige und kostspielige Ausbildungen von psychiatrischen Gruppenarbeitern heute angesichts der nachgewiesenen Wirksamkeit von Selbsthilfegruppen überhaupt noch vertretbar? Ist es nicht einfacher, billiger und wirkungsvoller, alle psychiatrischen Patienten dazu anzuregen, sich in Selbsthilfegruppen zusammenzuschließen – womit Psychiatrietherapeuten überflüssig würden? Die zweite Frage richtet sich an das Organisationstalent – es ist prinzipiell zu bejahen, möglichst viele Patienten zur Organisation in der Selbsthilfegruppe anzuregen. Deshalb sollten auch in der Ausbildung von Psychiatrietherapeuten grundlegende Kenntnisse über das „Stiften von Selbsthilfegruppen" (Moeller 1977) übermittelt werden. Vermutlich wird die institutionalisierte Psychiatrie deshalb nicht überflüssig. Die erste Frage richtet sich an die Offenheit und Zugänglichkeit psychiatrischer Ausbildungen; es ist eine Binsenweisheit, daß die besten Therapeuten immer diejenigen sind, die eine eigene seelische Krise (Krankheit) voll bewußt durchlaufen haben, persönlich-charakterlich dabei gereift sind und gefestigt daraus hervorgehen. Die Psychiatrie hätte alles Interesse daran, gerade diesen Menschen ihre Ausbildungen zu öffnen – häufig stehen dem bürokratischen Verordnungen und formalistisches Denken entgegen, weil der Werdegang dieser Menschen nicht dem formalistischen Normalitätsanspruch genügt. Es ist anzunehmen, daß diese Menschen mit ihrer seelischen Reife eine Kompetenz psychiatrischer Grundfähigkeiten mitbringen und lediglich noch die Spezialfähigkeiten des jeweiligen Therapiemediums zu erwerben hätten. Setzt man die durchschnittliche Aus-

bildungszeit eines psychiatrischen Gruppenleiters bis zur vollständigen Selbständigkeit mit sechs Jahren an, so würde sich diese Zeit bei den durch Krisen gereiften Menschen womöglich auf ein Drittel bis die Hälfte der Zeit verringern.
In seiner ausgezeichneten Schrift zur gegenwärtigen Bildungspolititk in der Bundesrepublik Deutschland analysiert Erhard FUCKE (1977) die starren Grundlagen unseres bürokratisch organisierten Bildungssystems und zeigt anhand von Reportagen auch aus dem therapeutischen Bereich produktive Möglichkeiten auf. In der Idee einer „nicht hierarchischen Stufenausbildung" konzipiert er ein Prinzip, das in der Ausbildung zum psychiatrischen Gruppenarbeiter Anwendung finden sollte: „Der Auszubildende betritt eine neue Ausbildungsstufe, wenn er sich eine neue Qualifikation erwirbt, die nicht auf der vorangegangenen aufbaut, sondern diese ergänzt. Der Erwerb von Mehrfachqualifikationen, die heute in den verschiedensten Arbeitsbereichen notwendig sind, hat keinen hierarchischen Aufbau. Hier bleibt es dem Studierenden überlassen, wieviel Qualifikationen er nach seiner Erstausbildung erwirbt und welche Zeiten der praktischen Berufsausbildung er zwischenschaltet. ... Es ist keine Frage, daß die Forderung nach Mehrfachqualifikationen nicht nur eine gesellschaftlich notwendige, sondern auch eine individuell notwendige ist."

5.5.6. Freie Förderung

Die Ausbildungen sollen frei sein, d. h. der Studierende zahlt kein Schulgeld und er erhält Lebensunterhalt. Ausbildungen und Ausbildungsstätten sollen durch die öffentliche Hand finanziell gefördert werden – möglichst nicht nur durch den Staat, um einseitige Einfluß- und Abhängigkeitsverhältnisse zu vermeiden. Die Förderung muß nach dem pluralistischen Prinzip die Vielfalt der Ausbildungseinrichtungen berücksichtigen.

5.6. Anhang I

5.6.1. Instruktionen für das Beratungsgespräch und für dessen Beobachtung*

I. *Angestrebtes Verhalten des Beraters*

1. Prinzipiell soll das vom Klienten vorgebrachte *Problem geklärt* werden; der Berater hilft dem Klienten bei der Problemklärung.

* In Anlehnung an eine im Sensitivity-Training (Gummersbach 1970, Leitung: Prof. Dr. DÄUMLING, Bonn) durchgeführte Übung. Diese Instruktionen sind in Gemeinschaftsarbeit mit den Ausbildungskandidaten der sozialpsychiatrischen Zusatzausbildung in Hannover modifiziert.

2. Zuhören und Hinhören auf beiden Seiten – *exaktes Wahrnehmen.*
3. *Begründungen suchen* – Urteil und beurteilen vermeiden.
4. Systematisch differenzierte Fakten erfragen, *ohne Verhörcharakter.*
5. Scheinbar nebensächliche Aussagen des Klienten sammeln und auswerten, aber nicht gegen den Klienten gebrauchen (präverbale Äußerungen, Schweigen, langes Nachdenken, spontane Reaktion, mimische und gestische Äußerungen).
6. In der Problembegrenzung *zusammenarbeiten* mit dem Klienten.
7. *Finden lassen* durch *Helfen* und konstantes *Vertiefen* des bereits geklärten.
8. *Gefühlsreaktionen* beachten.
9. Gefühle und gefühlsmäßige Einstellung des Klienten zu Drittpersonen und anderen sammeln und bearbeiten.
10. *Sprechdauer* des Beraters *kontrollieren* – der *Klient* soll sprechen.

II. *Schwierigkeiten beim Ratsuchenden (Klient)*

1. Angst vor Überwältigung durch den Berater.
2. Angst vor eigener Verantwortung.
3. Scham, ein tabuiertes Thema zur Sprache zu bringen.
4. Erwartung, vom Berater sofort eine passende Richtlinie zu erhalten.
5. Klient hört nicht zu.
6. Klient teilt dem Berater nicht alle Fakten mit, da der Berater nicht danach fragt.
7. Ressentiments des Klienten gegenüber dem Berater.
8. Klient redet immer um das eigentliche Problem herum.

III. *Schwierigkeiten beim Berater*

1. Identifizierung des Beraters mit dem Klienten – kein Abstand.
2. Falsches Einschätzen der eigenen Bedeutung und Kompetenz.
3. Unterschätzung der Problematik.
4. Berater und Klient argumentieren auf theoretischer Ebene, statt konkretes Beispiel anzupacken.
5. Negieren von Emotionen.
6. Berater gibt Richtlinien (und technische Anweisungen zur praktischen Lösung des Problems [z. B. „Seien Sie zurückhaltend"]), statt die gefühlsmäßige Einstellung des Klienten zum Problem zu beachten und zu bearbeiten.
7. Berater versucht, den Klienten zu überreden, eine vom Berater vorgeschlagene Lösung zu akzeptieren.

IV. *Hinweise für den Beobachter bei Mitteilung seiner Beobachtungen*

1. Beschreiben Sie das Verhalten des Klienten und des Beraters – notieren Sie sich gegebenenfalls typische Situationen möglichst genau.
2. Achten Sie außerdem darauf, wie Sie selbst während der Beobachtung *gefühlsmäßig* reagieren – notieren Sie sich gegebenenfalls Ihre eigenen Empfindungen.
3. Bringen Sie Ihre Verhaltensbeobachtungen und Ihre eigenen spontanen Gefühle in *kurzer Form* vor. Das hat den Sinn, dem Gesprächspartner und sich selbst größere Klarheit über das anstehende Problem zu verschaffen. Halten Sie sich in ihrem Beitrag an das, was Sie beim Gespräch beobachtet haben und schweifen Sie nicht von *dieser* Gesprächssituation ab.
4. Es ist wenig nützlich, wenn Sie Ihre *Überlegungen* (Reflexionen) und Ihre *Vermutungen* über mögliche Motive der Gesprächspartner (Unterschiebungen) vorbringen.

Will der Beobachter in einer Übung die Interaktionen detaillierter und systematischer beobachten und beschreiben, so kann er dabei folgendes Schema der Rollenverteilung in der Gruppe (in Anlehnung an Heigl 1970) zu Hilfe ziehen, ebenso wie er die Rangordnungspositionen (Schindler 1970, s. S. 30) berücksichtigen kann.

5.7. Anhang II

5.7.1. Rollenverteilung in der Gruppe

I. *Gruppenerhaltende Rollen*

1. Ermutigen, loben
2. Verständnis zeigen, zustimmen
3. Zurückbleibende nachholen, Vorauseilende bremsen, z. B. dafür sorgen, daß auch die Schweiger mitreden können
4. Regeln setzen (Gruppennormen)
5. Gruppengefühle ausdrücken, Reaktionen beschreiben, Beobachtungen wiedergeben
6. Übereinstimmung überprüfen, um gemeinsame Entscheidungen zu ermöglichen (Minoritäten beobachten)
7. Spannungen vermindern, beruhigen, harmonisieren

II. *Zielorientierte Rollen*

1. Ziel klarstellen
2. Initiative und Aktivität entfalten
3. Informationen erfragen
4. Meinungen, Gefühlsäußerungen erfragen, die sich auf die Abklärung von Werten, Vorschlägen, Ideen beziehen

5. Informationen geben
6. Meinungen geben
7. Konsequenzen des Diskutierten abklären
8. Koordinieren, Beziehungen aufzeigen
9. Orientierend zusammenfassen

III. Gruppenfremde Rollen (ichorientierte Dysfunktionen)

1. Obstruktion und zwanghafter Gegenangriff (Aggressionen; eigenen Status erhöhen durch Kritisieren, Auslachen, Herabsetzen anderer; Blockieren, hartnäckige Diskussionen zu einem winzigen Punkt; aus affektiven Beweggründen von Ideen, Entscheidungen abweichen)
2. Selbstgeständnisse; Gruppe als Resonanzboden benutzen
3. Zwanghafte Selbstdarstellung (um jeden Preis Beachtung suchen; lautes ausgiebiges Reden; extreme Ideen)
4. Zwanghafter Wettbewerb (Rivalisieren mit anderen um die besten Ideen; ständig am meisten sprechen)
5. Clownerie, Witzeln
6. Vermeiden jeden Engagements

5.8. Anhang III

Das Rollenspiel in der soziotherapeutischen Ausbildung ist publiziert unter dem gleichen Titel in: Psychiat. Prax. 6/2 (1979). Zu den Regeln des Rollenspiels s. außerdem W. Mävers (Abschnitt 4.3.15).

5.9. Anhang IV

5.9.1. Einige Kommunikationsregeln der Themenzentrierten Interaktion (nach Cohn)

1. Du bist Dein eigener Chairman. Entscheide für Dich selbst, was Du tun willst und was Du nicht tun willst. Z. B. bestimme für Dich selbst, wann Du reden oder schweigen willst.
2. Bringe Dich selbst zum Ausdruck, sprich per „Ich“. (Jeder soll per „Ich“ von sich sprechen, nicht per „man“ oder per „wir“, da niemend authentisch für einen anderen sprechen kann. Die Sprechweise per „man“ oder per „wir“ drückt oft die Tendenz aus, sich der persönlichen Verantwortung für das Gesagte zu entziehen.)
3. Vermeide Interpretationen und Generalisierungen.
4. Überlege Dir, was Du aus dieser Gruppe mitnehmen willst und was Du der Gruppe geben willst.

5. Nimm Deine und andere Gefühle und körperliche Empfindungen wahr. Beobachte Signale Deines Körperbefindens (Herzklopfen, verkrampfter Rücken usw.) und beachte solche Signale auch bei dem anderen Teilnehmer.
6. Lerne für Dich unterscheiden:
Wollen, Mögen, Sollen, Müssen.
7. Stelle weniger Fragen, mache statt dessen Aussagen. Zumindest teile mit, was eine Frage Dir bedeutet (eine Äußerung ist ein persönliches Bekenntnis, das andere Teilnehmer zu eigenen Aussagen anregen kann; viele Fragen sind unecht; sie stellen indirekte Ansprüche an den anderen und vermeiden eine eigene Stellungnahme).
8. Gefühlsmäßige Störungen haben Vorrang; aber entscheide für Dich, ob Deine Störung so stark ist, daß Du sie hier und jetzt in die Gruppe einbringen willst. (Wenn Du Dich langweilst, ärgerlich oder unkonzentriert bist, solltest Du die Diskussion unterbrechen und diese Gefühle mitteilen, sofern Du anders nicht mit dieser Störung umgehen kannst.) Störungen werden behandelt, jedoch nur, bis die gesamte Gruppe mit Dir selbst wieder arbeitsfähig ist. Prinzipiell verliert ein emotionell abwesender Teilnehmer nicht nur die Möglichkeit der Selbsterfüllung im Lernprozeß; er ist auch ein Verlust für den Lernprozeß der anderen und damit ein Verlust für die Gruppe.
9. Teile der Gruppe Deine Nebengespräche mit. Nebengespräche sind oft Ausdruck des derzeitigen Gruppengeschehens. Der Inhalt enthält oft wichtige Beobachtungen über die Gruppe und ihr Verhalten.

Für den Gruppenleiter:

10. Bei der Formulierung des Themas: wähle eine ermutigende, stimulierende Überschrift, die emotional anspricht („Was behindert mich, was fördert mich, frei und offen in dieser Gruppe zu sprechen?“) – („Meine Möglichkeiten zur freien Aussprache in der Gruppe“ usw.) statt einer negativ stimmenden Überschrift („Schwierigkeiten und Hindernisse am freien Sprechen in der Gruppe“), die die Gruppe auf hemmende, negative Erlebnisse fixiert.
11. Möglichkeiten der Einleitung einer Sitzung: zu entspanntem Schweigen auffordern, dabei über das gegebene Thema nachzudenken und sich an frühere Gedanken und Erlebnisse zu erinnern, die zum Thema gehören; außerdem auffordern, der gegenwärtigen Situation Aufmerksamkeit zu schenken („wie erlebe ich im Augenblick mein Hiersein und die Anweisung des Gruppenleiters, über das Thema nachzudenken? Was fühle ich von meinem Körper? Was sehe ich, höre ich, empfinde ich?“).

Literatur

R. Cohn: „Das Thema als Mittelpunkt interaktioneller Gruppen." Z. Gruppenpsychother. Gruppendynamik 3 (1970) 251–259

R. Cohn: Zur Grundlage des Themenzentrierten interaktionellen Systems (Axiome, Postulate, Hilfsregeln), Z. Gruppendynamik (Klett) Stuttgart (1974) 150–159

5.10. Anhang V

5.10.1. Feed back

Durch feed back wird einer Person mitgeteilt, wir ihr Verhalten von anderen wahrgenommen, verstanden und erlebt wird.
Das mögliche Maß und die Wirksamkeit des feed back wird weitgehend bestimmt vom Maße des Vertrauens in der Gruppe und zwischen den jeweils betroffenen Personen.

Die positiven Wirkungen des feed back

- Es stützt und *fördert* positive Verhaltensweisen, da diese anerkannt werden.
  Beispiel: „Durch Deine klare Analyse hast Du uns wirklich geholfen, das Problem klarer zu sehen."
- Es *korrigiert* Verhaltensweisen, die dem Betreffenden und der Gruppe nicht weiterhelfen oder die der eigentlichen Intention nicht genügend angepaßt und konform sind.
  Beispiel: „Es hätte mir mehr geholfen, wenn Du mit Deiner Meinung nicht zurückgehalten, sondern sie offen gesagt hättest."
- Es *klärt* die Beziehungen zwischen Personen und hilft, den anderen besser zu verstehen.
  Beispiel: „Hans, ich dachte, wir könnten nicht zusammenarbeiten, aber nun sehe ich, daß wir uns sehr gut miteinander verstehen."

Wenn alle Gruppenmitglieder zunehmend bereit sind, sich gegenseitig solche Hilfen zu geben, so wachsen die Möglichkeiten des vorhandenen Lernens in erheblichem Maße. Nur auf diesem Wege ist es möglich, die Fremdwahrnehmung mit der Selbstwahrnehmung systematisch zu vergleichen.

Wie geht feed back vor sich?

- Indem man den anderen wissen läßt, was man *über sich selbst* denkt und fühlt.
- Indem man die andere Person wissen läßt, was man *über sie* denkt und fühlt (Konfrontation).
- Indem man sich gegenseitig sagt, was man über sich selbst und über den anderen denkt und fühlt (Feed-back-Dialog).

Die Feed-back-Information kann auf verschiedene Weise gegeben werden:

Bewußt: Zustimmung nicken – oder *Unbewußt:* einschlafen.
Spontan: „Vielen Dank" – oder *Erbeten:* . . . ? „Ja, es hat geholfen."
In Worten: „Nein" – oder *Wortlos:* Das Zimmer verlassen.
Formal: Fragebogen – oder *Nicht formal:* Beifallklatschen.

Regeln für das feed back

Das feed back soll sein:

- *Beschreibend:* Das steht im Gegensatz zu bewertend, interpretierend oder Motive suchend. Indem man seine eigene Reaktion beschreibt, überläßt man es dem anderen, diese Information nach seinem Gutdünken zu verwenden oder nicht. Indem man moralische Bewertungen unterläßt, vermindert man im anderen den Drang, sich zu verteidigen und die angebotene Information abzulehnen.
- *Konkret:* Das steht im Gegensatz zu allgemein.
  Beispiel: Wenn man jemandem sagt, er sei dominierend, so hilft ihm das vielleicht viel weniger als wenn man sagt: „Gerade jetzt, als wir in dieser Sache zu einer Entscheidung kommen wollten, hast du nicht auf das gehört, was andere sagten, und ich hatte das Gefühl, daß du mich angreifen würdest, wenn ich deinen Argumenten nicht zustimme."
- *Angemessen:* Feed back kann zerstörend wirken, wenn wir dabei nur auf unsere eigenen Bedürfnisse schauen und wenn dabei die Bedürfnisse der anderen Person, der wir diese Information geben wollen, nicht genügend berücksichtigt werden. Angemessenes Feed back muß daher die Bedürfnisse aller beteiligten Personen in rechter Weise berücksichtigen.
- *Brauchbar:* Es muß sich auf Verhaltensweisen beziehen, die der Empfänger zu ändern fähig ist. Wenn jemand auf Unzulänglichkeiten aufmerksam gemacht wird, auf die er keinen wirksamen Einfluß ausüben kann, fühlt er sich nur um so mehr frustriert.
- *Erbeten:* Das steht im Gegensatz zu aufgezwungen. Feed back ist dann am wirksamsten, wenn der Empfänger selbst die Frage formuliert hat, auf die der Beobachter ihm dann antwortet.
- *Zur rechten Zeit:* Normalerweise ist feed back am wirksamsten, je kürzer die Zeit zwischen dem betreffenden Verhalten und der Information über die Wirkung dieses Verhaltens. Es müssen jedoch auch noch andere Gegebenheiten berücksichtigt werden, z. B. die Bereitschaft dieser Person, solche Informationen anzunehmen, die mögliche Hilfe von anderen.

- *Klar und genau formuliert:* Das kann man nachprüfen, indem man den Empfänger auffordert, die gegebene Information mit eigenen Worten zu wiederholen und dann seine Antwort mit der Intention des Beobachters vergleicht.
- *Korrekt:* In einer Gruppe haben sowohl der Beobachter als auch der Empfänger des feed back die Möglichkeit, die mitgeteilte Beobachtung nachzuprüfen, indem auch die anderen Mitglieder der Gruppe nach ihren Eindrücken befragt werden. Danach werden mögliche Fehler und Ungenauigkeiten vermieden.

Die Spielregeln für wirksames feed back können wie folgt zusammengefaßt werden. Für den, der feed back erteilt:

- Beziehe dich auf konkrete Einzelheiten (auf Material der Hier-und-Jetzt-Situation),
- Unterwirf deine Beobachtungen der Nachprüfung durch andere,
- Gib deine Informationen auf eine Weise, die wirklich hilft,
- Gib sie so bald wie möglich,
- Vermeide moralische Bewertungen und Interpretationen,
- Biete deine Information an, zwinge sie nicht auf, dränge dich nicht auf,
- Sei offen und ehrlich,
- Gib zu, daß du dich möglicherweise auch irrst.

Für den, der feed back erhält:

- Nicht argumentieren und verteidigen,
- Nur zuhören, nachfragen und klären,

Die Wirksamkeit der Hilfe hängt auch von der Offenheit des Empfängers ab.

Fragen zur Analyse der Feed-back-Situation:

- Erlebe ich wenig oder viel feed back?
- Neige ich zu Widerspruch?
- Neige ich dazu, mißzuverstehen oder falsch zu deuten?
- Neige ich zu Gegenangriffen?
- Akzeptiere ich feed back mit Worten, handele aber nicht so, als ob ich wirklich daran glaube?
- Akzeptiere ich unkritisch und ohne zu prüfen?
- Gewinne ich aus dem feed back Einsichten, die es mir ermöglichen, in neuer Weise zu handeln?
- Habe ich die Gültigkeit des erhaltenen feed backs durch Suchen nach weiteren Reaktionen in meinem Verhalten geprüft?

(Aus K. Antons: Gruppendynamische Techniken, Göttingen 1974, (S. 108–110.)

5.11. Anhang VI

5.11.1. „Gruppenspiele in der psychiatrischen Ausbildung“

Anwärmphase:
„Marktplatz“, Einlaufen im Kreise, Einsummen im Kreise, gegenseitige Bedürfnisse vorstellen, „dieser Kranke leidet unter . . .“

Auflockern:
Zwinkern, „dreht Euch nicht um . . .“, armer schwarzer Kater.

Feines Wahrnehmen:
Nähe-Distanz mit geschlossenen Augen, Anblicken, Anblicken mit geschlossenen Augen, Suchen und Finden, der Vogel im Garten, Vögel im Kreis, das Nest im Baum, im Nachdenken, ich habe gefunden, an der Bergwand, über den Baumstamm, das Glas Wasser.

Einfühlen:
Ambivalenz doppeln, Nachgehen, Nachsitzen, Gegenfühlen, Angst fühlen, Psychologie der Hilfszeitworte.

Partnerübungen:
Zweikampf, Herr und Sklave, Streitgespräche mit Vermittler, Streitgespräch mit zwei Sekundanten, nein!, Beratungsgespräch (direktiv, nicht direktiv), kontrollierter Dialog, einfühlender Dialog, Partnereinzelgespräch, Herbeiblicken, „ich denke, fühle, empfinde, nehme wahr, möchte mit Dir tun“.

Vertrauen und Angst:
Führen und Führenlassen, Kinderwiege, Freund und Feind im Raum. Fliegen und Fangen.

Rhythmus und Bewegung:
Wippe zu zweit, Wippe zu dritt, Wippe im Kreis, Gliederpuppe.

Scharfe Aufmerksamkeit:
Ball im Kreis, Leopardenspiel.

Kreisdynamik:
Aus dem Kreis brechen; in den Kreis eindringen.

Gruppenpositionen: (durch Papiersoziogramm)
Einfluß und Vertrauen, Macht und Liebe, Erfolg und Freundschaft. Lebendes Soziogramm: Freundschaft, Nähe, Distanz, durch Spiel: Inselspiel (real oder fantasiert).

Gruppenfeedback:
„Was wäre dieser, wenn er . . . wäre“, Gruppe im Bild, Gruppe in der Pantomime.

Gruppenentscheidung:
mit den Phasen: Bedürfnisse formulieren, Hinhören, Sortieren, Verzichten, Entscheiden.

Erläuterung:
Für jedes einzelne Gruppenspiel konnte hier nur ein Stichwort genannt werden. Genaueres findet sich in der Literatur (Vopel 1974).

5.12. Anhang VII

5.12.1. Ausbildungsmöglichkeiten für spezielle Therapieformen in der Bundesrepublik Deutschland

Angegeben ist die Anschrift der Ausbildungsstätte (A) eine Kontaktadresse (K) und orientierende Literatur (L). Die Ausbildungen haben eine Dauer von 3–6 Jahren.

Bewegungstherapie:

A Heileurhythmie-Ausbildung e.V.,
Ameisenbergstraße 26, 7000 Stuttgart 1

K Frau Gerda Huck, Ameisenbergstraße 26, 7000 Stuttgart 1

L H. Petzold: Psychotherapie und Körperdynamik, Junfermann; Paderborn 1974
Darstellung der Heileurhythmie (Orientierungsbroschüre) und Heileurhythmie-Behandlungsberichte II (Psychiatrie) – Schriftenreihe, Heft 4 1975 –
(beides unter *A* anfordern)
W. Blankenburg: Bewegungstherapien: Stichworte zur Sozialpsychiatrie, hrsg. von H. Friessem. Fink, München 1979

A Fritz Perls Institut für Integrative Therapie, Gestalttherapie und Kreativitätsforschung,
Sandstraße 7, 8702 Würzburg-Oberdürrbach

A Existential-psychologische Bildungs- und Bewegungsstätte (Schule für Initiatische Therapie),
7867 Todtmoos-Rütte/Schwarzwald

K Dr. Maria Hippius, s. o.
Prof. Graf Dürkheim, s. o.

A Akademie für musische Bildung,
Am Küppelstein, 5630 Remscheid

K Herr Direktor Tetzner, s. o.

K Bundesverband Rhythmische Erziehung e.V.,
Postfach 101030, 563 Remscheid
1. Vorsitzender: Herr Karl Lorenz

A Weiterbildung „Rhythmik in der Therapie“, Hamburg
K Arthur Coburger
Mellande 37, 2 Hamburg 65

Musiktherapie:

A Staatliche Hochschule für Musik, 2000 Hamburg
(Prof. J. Th. Eschen)
A Musiktherapeutische Arbeitsstätte e.V.,
Arno-Holz-Straße 16, 1000 Berlin 41
K Frau Maria Schüppel, s. o.

Mal- und Formtherapie:

A Freie Kunst-Studienstätte,
Am Wiestebruch 66/68, 2802 Ottersberg 1 b. Bremen
K Frau Rose-Marie Pütz, s. o.
L Blätter zur Berufskunde „Kunsttherapeut“ Bundesanstalt für Arbeit, Bd. 2-II A 29
A Schule für Künstlerische Therapie und Massage,
Gruibingerstraße 29, 7325 Boll
K Frau Dr. med. Margarethe Hauschka, s. o.

Sprache und Atemtherapie

A Schule Schlaffhorst-Andersen, 3101 Eldingen/Celle, Schloß
(staatl. anerkannte Ausbildungsstätte für Atem-, Sprech- und Stimmlehrer)
L Blätter zur Berufskunde „Atem-, Sprech- und Stimmlehrer“,
Bundesanstalt für Arbeit, Bd. 2-III B 37
Zschr. „Atem“ für Atempflege, Massage, Entspannung, moderne Gymnastik, Bad Homburg v. d. H.
A Institut für Atemtherapie und Atemunterricht
(Prof. Ilse Middendorf), Viktoria-Luise-Platz 9, 1000 Berlin 30
A Alanus-Hochschule der musischen und bildenden Künste,
5305 Alfter b. Bonn
K Herr Martin-Georg Martens, s. o.
Frau Ingeborg Mau, Friedrich-Husemann-Klinik (Psychiatrie),
7801 Buchenbach b. Freiburg i. Brg.

Hospitationsmöglichkeiten für spezielle Therapieformen (Bewegungs-, Kunst-, Musik-, Sprachtherapie):

Klinisch-stationäre Therapie

Friedrich-Husemann-Klinik, Fachkrankenhaus f. Psychiatrie, 7801 Buchenbach b. Freiburg i. Br.

Gemeinnütziges Gemeinschaftskrankenhaus Filderklinik, Psychosomatische Abteilung (Dr. med. P. v. d. Heide), Haberschlaiheide, 7024 Filderstadt-Bonlanden

Gemeinnütziges Gemeinschaftskrankenhaus, (Psychiatrische Abteilung, Frau Dr. med. Lauer), Beckweg 4, 5804 Herdecke/Ruhr

Psychiatrisches Landeskrankenhaus (Prof. Dr. H. Willms), 238 Schleswig

Ambulante Therapie:

Institut für Atemtherapie (Frau Prof. Ilse Middendorf), Viktoria-Luise-Platz 9, 1000 Berlin 30

Musiktherapeutische Arbeitsstätte (Maria Schüppel), Arno-Holz-Str. 16, 1000 Berlin 41

Dr. med. Udo Derbolowski, Papenhuderstr. 35, 2000 Hamburg 76 (Nervenarzt/Psychotherapie)

Arbeitsgruppe für Gruppenarbeit und Psychotherapie (Prof. Dr. med. P. Petersen), Medizinische Hochschule Hannover, Pasteurallee 5, 3000 Hannover 51

Therapeuticum (Frau Gerda Huck), Ameisenbergstr. 26, 7000 Stuttgart 1

Psychotherapie:

(Kontaktadressen, z. T. für Ausbildungsstätten in verschiedenen Orten)

Arbeitsgemeinschaft für Katathymes Bilderleben, Friedländerstr. 30, 3400 Göttingen

Deutsche Gesellschaft f. ärztliche Hypnose u. autogenes Training, Klinik u. Poliklinik f. Psychotherapie der Universität, 6500 Mainz, Langenbeckstr. 1

Deutsche Akademie für Psychoanalyse (DAP), Wielandstr. 27, 1000 Berlin 15

Deutsche Gesellschaft f. Individualpsychologie (DGJP), Beckstr. 14, 5100 Aachen

Deutsche Gesellschaft f. Psychoanalyse, Psychosomatik u. Tiefenpsychologie (DGPPF), Am Schlachtensee 2, 1000 Berlin 37

Deutsche Gesellschaft f. Transaktionsanalyse, Kundrystr. 1, 1000 Berlin 41

Deutsche Gesellschaft f. Verhaltenstherapie (DGVT), Psychologisches Institut der Universität, Postfach 2148, 4630 Bochum

Gesellschaft f. wissenschaftliche Gesprächspsychotherapie (GwG), Werderstr. 20, 5000 Köln 1

Moreno-Institut (für Psychodrama u. Soziodrama), Uhlandstr. 8, 7770 Überlingen/Bodensee

Institut f. Gestalttherapie, Boissererstr. 3, 5000 Köln 1

Zentrum für Individual- und Sozialtherapie (ZJST), 8122 Penzburg

Soziale Therapie:

(Kontaktadressen, z. T. für Ausbildungsstätten in verschiedenen Orten)

Institut für Gruppendynamik, Psychologisches Institut der Universität Bonn, An der Schloßkirche 1, 5300 Bonn

Zentrum für Gruppen- und Kommunikationstraining, Peterstr. 11, 4400 Münster

Deutsche Gruppenpsychotherapeutische Gesellschaft (DGG), Leopoldstr. 87, 8000 München 40

Deutscher Arbeitskreis für Gruppenpsychotherapie und Gruppendynamik (DAGG), Niedersächsisches Landeskrankenhaus, 3405 Tiefenbrunn b. Göttingen

Deutscher Berufsverband für Sozialarbeiter und Sozialpädagogen, Schützenbahn 17, 4300 Essen

Gesellschaft für analytische Gruppendynamik e. V. (GAG), Renkestr. 4/I, 8000 München 40

Institut für Forschung und Ausbildung in Kommunikationstherapie e. V., Rückertstr. 9, 8000 München 2

Abteilung für psychoanalytische Grundlagenforschung u. Familientherapie der Universität, Mönchhofstr. 15 a, 6900 Heidelberg

W. J. L. L. (Werkstatt-Institut für lebendiges Lernen TZI), Paul Ludwig, Hofringstr. 35, 4300 Essen, 0207/281227

Arbeitskreis Pädagogisches Rollenspiel e. V., c/o Evang. Fachhochschule, Heimchenstr. 10, Postfach 690309, 3000 Hannover 69

5.13. Anhang VIII

5.13.1. Weiterbildungsstätten für Sozialpsychiatrie in der Bundesrepublik Deutschland

(Diese Weiterbildungen dauern in der Regel 2 Jahre, enden mit einem staatlichen Examen, sind in der Regel berufsbegleitend und bestehen ausschließlich für Krankenpflegepersonal – mit Ausnahme von Hannover, wo außer Ärzten auch alle anderen Berufsgruppen wie Beschäftigungstherapeuten, Sozialarbeiter, Pädagogen, Krankengymnastinnen teilnehmen)

Ort:	**Kontaktadresse:**
Bethel-Bielefeld	Elisabeth Isermann, Unterrichtsschwester, Psychiatr. Klinik, Bethsedaweg, 4813 Bethel
Hamburg	Theo Amting, Unterrichtspfleger, Allg. Krankenhaus Ochsenzoll, Langenhorner Chaussee 560, 2000 Hamburg 62
Hannover	Peter Bastiaan, Pädagoge, Medizinische Hochschule Hannover, Karl-Wiechert-Allee 9, 3000 Hannover 61
Kiel	Prof. Dr. med. Gustav Schimmelpenning, Psychiatrische Universitätsklinik, 2300 Kiel
Mannheim-Heidelberg	Lore Kugele, Unterrichtsschwester, Zentralinstitut für seelische Gesundheit, Hebelstr. 13, 6800 Mannheim 1
LV Rheinland	Dr. med. Maria Rave-Schwank, Landschaftsverband Rheinland, Kennedyufer 2, 5000 Köln 21
Stuttgart	Inge Wolfangel, Unterrichtsschwester, Bürgerhospital, Tunzhoferstr. 14–16, 7000 Stuttgart
Tübingen	Dr. med. Ute Roesger, Universitäts-Nervenklinik, Osianderstr. 22, 7400 Tübingen
LV Westfalen-Lippe	Dipl.-Psychologe Volker Zumpe, Westf. Landeskrankenhaus, Hermann-Simon-Str. 7, 4830 Gütersloh

Literatur:

Spezialheft „Pflege und Rehabilitation in der Psychiatrie - Materialien zur Weiterbildung zur Fachkrankenschwester und zum Fachkrankenpfleger für Psychiatrie“.
Im Blickpunkt (LV Rheinland) 3/9 (1976) 1–34

Literatur

Antons, K.: Praxis der Gruppendynamik. Verlag Psychologie, Göttingen 1973

Artiss, K. L., S. B. Schiff: Education for Practice in the Therapeutic Community. Curr. Psychiat. Therap. 8 (1968) 223–247

Battegay, R.: Zur Ausbildung von Gruppenpsychotherapeuten (Arbeit mit analytischen Selbsterfahrungsgruppen). Schweiz. Arch. Neurol. Psychiat. Bd. 93/2 (1964) 346–361

Battegay, R.: Der Mensch in der Gruppe II (Allg. und gruppenpsychotherapeutische Aspekte). Huber, Bern 1967 (236)

Bennis, W. G., K. D. Benne, R. Chin: The Planning of Change. Holt, Rinchart & Winston, New York 1962 (781)

Berger, M. M.: Expriential and Didactic Aspects of Training in Therapeutic Group Approaches. Amer. J. Psychiat. 126 (1969) 845–850

Bergin, D. E., S. L. Garfield: Handbook of Psychotherapy and Behaviour Change (An empirical Analysis), New York 1971

Bion, W. R.: Experiences in Groups. Tavistock, London 1961. Erfahrungen in Gruppen. Klett, Stuttgart 1970

Bleuler, M.: Über die dringliche Reform der Berufsausbildung Psychiatrischer Schwestern und Pfleger. Prakt. Psychiat. (1967)

Boesten, H.: Erfahrungen eines deutschen Assistenzarztes in den USA. Nervenarzt 41 (1970) 444–451

Bradford, L. P., J. R. Gibb, K. D. Benne: T-Group Theory and Laboratory Method. 6. Aufl. Wiley, New York 1967 (489)

Brocher, T.: Gruppendynamik und Erwachsenenbildung. Westermann, Braunschweig 1967 (173)

Cohn, R. C.: The Theme Centered Interactional Method. J. Group Psychoanalysis and Process 2 (1969/70) 19–36

Cohn, R. C.: Das Thema als Mittelpunkt interaktioneller Gruppen. Z. Gruppenpsychother. Gruppendyn. 3 (1970) 251-259

Döpp, S., H. M. Zöllner: Verhaltenstherapeutische Programme in der Psychiatrischen Klinik: Auswirkungen auf die Zusammenarbeit des Personals, Psychiat. Prax. 5 (1978) 52–57

Drees, L., J. Brade: Gruppentherapeutisches Theaterspiel mit chronisch-psychiatrischen Patienten (1968). Nervenarzt 40 (1969) 517–521

Eicke, D.: Therapeutische Gruppenarbeit mit Schizophrenen. Z. Psychother. med. Psychol. 3 (1967) 100–111

Franzke, E.: Der Mensch und sein Gestaltungserleben. Huber, Bern 1977

Fromm, E.: Haben oder Sein. (Die seelischen Grundlagen einer neuen Gesellschaft). dva, München 1976

Fucke, E.: Mehr Chancen durch Mehrfachqualifikation. Klett, Stuttgart 1977

Fürstenau, P.: Institutionsberatung. Gruppendynamik 1 (1970) 219–233

Gottschalk, L. A., E. M. Pattison: Psychiatric Perspectives on T-Groups and the Laboratory Movement: an Overview. Americ. J. Psychiat. 126 (1969) 823-839

Guggenbühl-Craig, A.: Erfahrungen mit Gruppenpsychotherapie. Karger, Basel 1956 (96)

Heigl, F.: Einige Gedanken zur Gruppendynamik. Z. Psychosomat. Med. Psychoanalyse 16 (1970) 80–98

Heigl-Evers, A.: Gruppendynamik und die Position des Therapeuten. Z. psychosom. Med. 1 (1967) 31–38

Heigl-Evers, A., A. Hering: Die Spiegelung einer Patientengruppe durch eine Therapeuten-Kontrollgruppe. Wissenschaft u. Praxis in Kirche und Gesellschaft 59 (1970) 380–390

Hinckley, R. G., L. Hermann: Gruppenbehandlung in der Psychotherapie. Rascher, Zürich 1954 (256)

Horwitz, L.: Transference in Training-Groups and Therapy-Groups. Int. J. Group Psychotherapy 14 (1964) 202–213

Jones, M.: Social Psychiatry. Thomas, Springfield/Ill. 1962

Kemper, W. W.: Zum Problem der Ausbildung zum Gruppentherapeuten. Z. psychosom. Med. 3 (1964) 191–198

König, K.: Supervisionstechnik der analytischen Gruppenpsychotherapie. Seminar, 3. Kongr. DAGG, Ulm, Okt. 1970

Kuehn, J. L., F. M. Crinella: Sensitivity Training: Interpersonal „Overkill" and Other Problems. Amer. J. Psychiat. 126 (1969) 40–845

Leichter, E.: Use of group dynamics in the training and supervision of group therapists in a social agency. Int. J. Group Psychother. 13 (1963) 74–79

Liebermann, M. A., R. Daniels, R. MacFarland: Group psychotherapy. Progr. Neurol. Psychiat. 19 (1964) 599–605

Marohn, R. C.: The similarity of therapy and supervisory themes. Int. J. Group Psychother. 19 (1969) 176-184

McGhee, Th. F.: Supervision in group psychotherapy: a comparison of four approaches. Int. J. Group Psychother. 18 (1968) 165–176

Miles, M. B.: The Training Group. In: The Planning of Change, hrsg. von W. G. Bennis. Holt, Rinchart & Winston, New York 1962 (781)

ÖAGG, Österreichischer Arbeitskreis für Gruppenpsychotherapie und Gruppendynamik: Zur Ausbildung von Gruppenpsychotherapeuten. (Diskussion des ÖAGG in Wien, Sept. und Dez. 1964) Mitteilungen des ÖAGG, September (1965).

Pakesch, E.: Spiegelungsphänomene in Supervisionsgruppen. Z. Gruppenther. Gruppendyn. 6 (1973) 277–285

Patzold, M., H. Krüger, M. Angermeyer: Einfluß nicht pharmakologischer Faktoren auf den Neuroleptikaverbrauch bei stationär-psychiatrischer Akutbehandlung. Psychiat. Prax. 3 (1976) 222–229

Petersen, P.: Methoden der Personalschulung in psychiatrischer Gruppenarbeit. Z. Gruppenpsychother. Gruppendyn. 5 (1971) 67–82

Petersen, P.: Gruppendynamik und Krankenpflege. In: Lehrer und Lernen in der Krankenpflege, hrsg. von H. Schwitajewski, J. J. Rhode. Urban und Schwarzenberg, München 1972

Petersen, P.: Was kann Gruppendynamik im Krankenpflegeunterricht leisten? Dtsch. Krpflegezeitschr. 26 (1973) 176–180

Petersen, P.: Was ist zu tun für die Weiterbildung des therapeutischen Personals in psychiatrischen Landeskrankenhäusern. Spektrum 3 (1973) 76–85

Petersen, P.: Psychische Zusammenbrüche in gruppendynamischen Veranstaltungen. Z. Gruppendynamik 8 (1977) 218–221

Petri, H.: Gruppendynamik im Krankenpflegedienst. Z. Gruppenther. Gruppendyn. 6 (1972) 91–101

Powdermaker, F. B., J. Frank: Group psychotherapy. Harvard University Press, Cambridge 1953

Rave-Schwank, M.: Lernziele in der Weiterbildung zur Fachschwester und zum Fachpfleger für Psychiatrie. Im Blickpunkt (Landschaftverband Rheinland) 3/9 (1976) 23/24

Rave-Schwank, M., H.-P. Steden: Richtlinien für die Weiterbildung zur Fachkrankenschwester und zum Fachkrankenpfleger für Psychiatrie, (Empfehlung der deutschen Krankenhausgesellschaft v. 11. 12. 1973. Im Blickpunkt (Landschaftsverband Rheinland)) 3/9 (1976) 30/31

Rave-Schwank, M., H.-P. Steden: Die Weiterbildung zur Fachschwester und zum Fachpfleger für Psychiatrie im Landschaftsverband Rheinland. (Das Modell und seine Auswirkungen. Psychiat. Prax. 4 (1977) 86–93

Riemann, F.: Grundformen der Angst, 4. Aufl. Reinhardt, München 1969

Schiff, S. B.: Continuing Education for Professional Personal. In: The Practice of Community Mental Health Center, hrsg. von H. Grunebaum, Little, Brown & Co., Boston 1970 (571-590, 837)

Schindler, R.: Grundprinzipien der Psychodynamik der Gruppe. Psyche 11 (1957) 308–314

Schindler, R.: Drei-Tage-Training in Alpbach. (Sensitivity Training als zielgerichtete Fortbildung). Z. Gruppenpsychother. Gruppendyn. 3 (1970) 260–265

Schwing, G.: Ein Weg zur Seele des Geisteskranken. Rascher, Zürich 1960 (135)

Searles, H. F.: The informational value of the supervisor's emotional experiences. Psychiatry 18 (1955) 135–146

Seashore, C., E. V. Egmond: The Consultant-Trainer Role. In: The Planning of Change, hrsg. von W. G. Bennis. Holt, Rinchart & Winston, New York (1962) 781

Sievers, E.-F.: Selbsterfahrungsgruppen mit Theologen. 3. Arbeitstagung DAGG, Ulm Okt. 1970

Slater, P. E.: Mikrokosmos: Eine Studie über Gruppendynamik. Fischer, Frankfurt 1970 (349)

Spangenberg, K.: Chancen der Gruppenpädagogik. Beltz, Weinheim 1970 (204)

Steden, H.-P.: Praxisgespräche und Praxisanleitung. im blickpunkt (Landschaftsverband Rheinland) 3/9 (1976) 26/27

Voigtländer, H. J.: Über die besondere Problematik einer präformierten Selbsterfahrungsgruppe. Z. Gruppenpsychother. Gruppendyn. 3 (1969) 139–148

Vopel, K.: Interaktionsspiele (Lebendiges Lernen und Lehren). Selbstverlag ISKO, 2000 Hamburg 26, Sievelingsallee 86

Weiterbildung- und Prüfungsordnung zur Fachkrankenschwester und zum Fachkrankenpfleger in der Psychiatrie. Rd. Erl. d. MS v. 10. 12. 1975 - IV/2-

41053/01-190/60 (Nieders. Sozialministerium)
Wong, N.: Gruppenpsychotherapie mit schizophrenen Patienten II: Technik und Behandlungsverlauf. In: Analytische Gruppenpsychotherapie, hrsg. von H. G. Preuss. Urban & Schwarzenberg, München 1966 (166–174)

6. Psychiatrischer Hospitalismus und Gemeinschaftstherapie

H. Kayser, A. Veltin

Der psychiatrische Hospitalismus, auch Anstaltssyndrom, Milieuschaden genannt, ist so alt wie die Psychiatrie selbst: lag es doch an der besonderen Unterbringung der psychisch Kranken in leerstehenden Klöstern oder eigens dafür errichteten abgelegenen Anstalten, daß sich in Abhängigkeit von einer kustodialen Isolierung unter administrativen Vorzeichen und einem reizarmen Milieu bei den Kranken Anpassungshaltungen („secondary symptoms", nach Wing 1962) entwickelten. Arbeitstherapie, Milieutherapie und Pharmakotherapie haben die Situation des Patienten in den großen psychiatrischen Einrichtungen verändert, auch die des dauerhospitalisierten Kranken, so daß grobe Anstaltsartefakte, Verhaltensauffälligkeiten wie Stereotypien, Erregungszustände, Autismus weithin zurückgegangen sind. Es blieb jedoch eine mehr stille Art des psychiatrischen Hospitalismus mit Rückzugs-, Schon- und Anpassungshaltungen, mit Bindungen des Patienten an das Krankenhaus, die einer Rehabilitation bis zur Entlassung im Wege stehen (Literatur u. a. bei Freudenberg 1962, Gastager 1965, Panse 1964).

Zur Beantwortung der Frage nach der Überwindbarkeit des Anstaltssyndroms durch gemeinschaftstherapeutische Aktivitäten seien noch einige Überlegungen zum Phänomen angestellt. Im Streit darüber, wieweit die schizophrene Wesensänderung eine direkte Folge der Krankheit oder einen Hospitalisierungseffekt darstellt, äußerte Kraepelin um 1900 die Meinung, es handele sich bei den schizophrenen Endzuständen um eine direkte Krankheitsfolge.

Dagegen notierte Wille, Direktor der Rheinau, 1867: „Ich habe die feste Überzeugung, daß ein großer Teil dieser Kranken Kunstprodukte und nicht die natürlichen Ausgangsformen psychischer Krankheitsprozesse sind. Schlechte Behandlung der Heilbaren, schlechte Pflege der Unheilbaren, Mißbrauch des Restraint erzeugen solche Jammergestalten in Anstalten oder außerhalb derselben". Bleuler hatte bereits 1905 für die „Verblödungspsychosen" die Frühentlassung vorgeschlagen: für sie „ist die Anstalt im großen und ganzen schädlich und nur als ein notwendiges Übel zu betrachten, das sich während gewisser Zeiten nicht vermeiden läßt, aber sofort vermieden werden soll, wenn es nicht mehr nötig ist. Die Anstalt bringt dabei die Gefahr, daß der Kranke dem normalen Leben zu sehr entfremdet wird . . ., so daß man nach einer Anzahl von Jahren die größten Schwierigkeiten hat, auch weitgehend Gebesserte draußen unterzubringen" (Bleuler 1911). Damit waren die Bedingungen genannt, die zum psychiatrischen Anstaltssyndrom führen: einmal die Anstaltsatmosphäre selbst mit ihrer Tendenz zur Isolierung und Entfremdung von der Umwelt sowie die Besonderheiten des sozialen Status des Patienten.

Wir haben schon an anderer Stelle darauf hingewiesen, daß der Geisteskranke in der Gesellschaft traditionsgemäß eine inferiore Rolle spielt; das galt bisher nicht nur für die Situation des Kranken in der Öffentlichkeit sondern auch für seinen Status im sozialen Feld des Krankenhauses. Während der körperlich Kranke immerhin noch entsprechend der Bedürftigkeit eines Kindes eingeschätzt wird, gilt der Geisteskranke als ebenso hilflos und unfähig zur Selbstverantwortung wie ein Säugling (WHITE u. Mitarb. 1961). Ohne das an anderer Stelle zur Rolle des Kranken in der Institution Gesagte wiederholen zu wollen, ist gerade im Hinblick auf den chronisch Kranken festzustellen, daß er, über längere Zeit mit den an ihn herangetragenen Rollenverantwortungen konfrontiert, sich ihnen soweit irgend möglich angleicht. Die sich daraus entwikkelnden Anpassungshaltungen hat bereits SIMON 1929 als „Milieuschaden" bezeichnet: „Besonders durch die Neigung eines übereifrigen Personals, den Kranken alles abzunehmen, wird der letzte Rest von Selbständigkeit untergraben und die Patienten werden zur Unselbständigkeit und geistigen Trägheit erzogen."

Mehrere Faktoren wirken bei der Entstehung des Anstaltssyndroms zusammen:

1. Die hierarchisch-autoritäre Struktur der traditionellen psychiatrischen Großkrankenhäuser, die den Patienten daran hindern, an Entscheidungen über sein tägliches Leben teilzunehmen (FREUDENBERG 1962); die Verschränkung von fürsorglich-autoritativer Haltung des Patienten mit der hilfebedürftigen Rolle des Patienten, was diesen zur Anpassung an das starre Sozialgefüge des Spitals zwingt.

2. Die mehr oder minder totale Isolierung des Kranken vom öffentlichen Leben, von den Reizen der Umwelt, die ihn auf einfachste vitale Bedürfnisse zurückweist; der Verlust von sozialen Rollen in Familie und Beruf.

3. Die Hospitalisierungsdauer: in Abhängigkeit von der Länge des Aufenthaltes nehmen Selbständigkeit, Initiative und Aktivität sowie soziales Verständnis ab.

4. Die Fixierung an das Krankenhaus durch Privilegien oder einen Sonderstatus auf den Abteilungen oder in den Krankenhausbetrieben, die mit dem Gefühl der Unentbehrlichkeit und Prestigegewinn verbunden ist.

Die Auswirkungen des Anstaltssyndroms traten besonders plastisch hervor, als in Zürich auf einer Abteilung, auf der kurz- und langfristig Hospitalisierte zusammen untergebracht waren, ein Rehabilitationsversuch im Sinne der Therapeutischen Gemeinschaft unternommen wurde (KAYSER 1965). Die langfristig Hospitalisierten lehnten zunächst jede

Verantwortung für sich und die Gemeinschaft strikt ab und hielten starr an ihrer Patientenrolle fest, während die kurzfristig Hospitalisierten sofort bereit waren, Aufgaben im Sinne der Gemeinschaft zu übernehmen. Kennzeichnend war es für die langjährig Hospitalisierten, daß sie

1. die Abhängigkeit von der Stationsschwester nicht aufgeben wollten und daß sie an den Begrenzungen, die die traditionelle Patientenrolle ihnen vorschrieb, festhielten.
2. daß sie es ablehnten, Mitverantwortung für andere Patienten zu übernehmen oder Initiativen zugunsten der Abteilungsgemeinschaft zu ergreifen,
3. daß sie kein Verständnis für die Krankheit ihrer Mitpatienten hatten und sich durch eine moralisierende und intolerante Einstellung auszeichneten.

Für diese Tatbestände seien einige Beispiele genannt:

Als beim Essenausteilen die Schwester bat, man möge ihr dabei helfen, meldeten sich typischerweise zwei „Neue“. Dagegen protestierten die „Alten“: „Wir lassen uns nicht von einer Patientin bedienen . . . die Schwestern sind nur faul und wollen sich vor ihrer Arbeit drücken, die sind ja bezahlt. Nicht sie haben einen Nervenzusammenbruch gehabt, sondern wir, die Patienten.“ – Ebenso lehnten sie jede andere Mitverantwortung am Stationsbetrieb ab, während die „Neuen“ gerne dazu bereit waren.

„Wenn eine Schwester etwas vorschlägt, dann geht es . . . wenn wir etwas sagen, nützt es ja doch nichts.“ – „Eine Mitverantwortung geht in Strafanstalten. Wir sind Irre.“ – „Wenn man früher etwas gesagt hat, dann hieß es gleich: Sie sind noch zu krank, oder man wurde versetzt“ (aus einer Umfrage). Krankhafte Gründe für das auffällige Verhalten einzelner wurden von den Patienten abgelehnt: „. . . Die ist böse, herrschsüchtig aus Absicht. Man sagt zwar hier, daß sie krank sei, aber ich glaube es nicht.“ (Dabei wurden Depressionen noch eher als manische Verstimmungen toleriert.) – „Schlechte Patienten“ sind faul, träge, unordentlich und gehorchen nicht. – „Gute Patienten dagegen sind ruhig, geben Antwort, gehorchen den Schwestern und arbeiten fleißig.“ Die Schwester wurde als „Obrigkeit“ und Aufsichtsperson erlebt. Bei der Diskussion, ob die Geschenkpakete schon vor Weihnachten oder erst nach Heiligabend verteilt werden sollten: „Das ist nicht unsere Sache, sondern Aufgabe der Regierung.“ Für die Ordnung seien die Schwestern da, die Patienten hätten nur zu gehorchen. Als bei einem Ausflug kleinere Gruppen ohne Schwestern gebildet wurden mit dem Hinweis, sich umeinander zu kümmern, kam die verblüffende Antwort: „Wenn wir keine Aufsicht mehr brauchen, wozu sind wir denn überhaupt noch da?“ Und weiter: „Wenn uns die Schwestern nicht mehr kontrollieren, dann sind sie ja überflüssig.“ Manche Patienten schätzten die mütterlich-fürsorgliche Abhängigkeit von der Stationsschwester: „Wir haben es lieber, wenn die Schwester nachsieht. Das gibt ein heimeliges Gefühl wie bei einer Mutter.“ – „Es war doch früher so schön, als wir die Schwestern alles fragen konnten und sie uns in allem halfen. Jetzt sollen wir selbst denken, es selber machen.“

Wie schwer von den chronisch Kranken die Umstellung aus der gewohnten, begrenzten Patientenrolle empfunden wurde, zeigten Äußerungen wie die: „Es ist etwas so Ungewohntes für uns, daß wir gefragt werden. Früher wurde über uns verfügt, man mußte gehorchen. Bei einer Versetzung wurden wir nicht gefragt. Man hat sich dann immer machtlos gefühlt, ohne Selbstvertrauen. Jetzt ist das eine große Umstellung, die geht eben nur ganz langsam."

Die „stille Form des Anstaltssyndroms" bildet sich im Laufe der ersten 4 Jahre der Hospitalisation aus, sie verstärkt sich mit zunehmender Aufenthaltsdauer und betrifft nicht nur die schizophrenen Patienten. Je länger die Patienten aber hospitalisiert sind, um so wahrscheinlicher wünschen sie auch selbst zu bleiben, mit anderen Worten: mit zunehmender Aufenthaltsdauer sinkt der Wunsch, entlassen zu werden (s. auch Wing 1962).

Wir haben in Gütersloh 42 chronisch Schizophrene in Einzelinterviews gefragt, warum sie ihrer Meinung nach noch immer im Krankenhaus untergebracht seien. Antworten, die auf fehlende soziale Beziehungen zur Außenwelt und auf die Anpassung an das Krankenhaus hinausliefen, hatten den höchsten Anteil (50 %) an der Gesamtzahl der Antworten. Diese Antworten wurden aber von den Patienten unter verschiedenen anderen Begründungen ihres Aufenthaltes vorwiegend erst an 2., 3. und 4. Stelle genannt. Wir haben diesen Tatbestand dahingehend interpretiert, daß die Patienten zwar als Ursache für ihr Verbleiben in der Anstalt den Abbruch sozialer Beziehungen zu den nächsten Angehörigen und die Anpassung an das Krankenhaus ansehen, daß sie aber nur begrenzt dazu bereit sind, dieses spontan als Ursache anzugeben. Die Hälfte der auf einer offenen Abteilung lebenden Kranken erklärte sich überdies auf entsprechende Frage mit dem Aufenthalt im Krankenhaus nicht einverstanden. Keiner dieser langfristig hospitalisierten Patienten hat aber in den vergangenen Jahren den Versuch unternommen, das Krankenhaus zu verlassen. Sie haben sich ganz auf das Krankenhaus eingestellt. Sie sind so an das Krankenhaus fixiert, daß sie sogar Widerstand leisten, wenn ihnen außerhalb des Krankenhauses bessere Lebensbedingungen angeboten werden.

Gruppendynamisch ist der Anpassungsvorgang zu verstehen als Identifikation des einzelnen mit den Forderungen der Institution, da er von der Institution akzeptiert sein möchte. Diese Identifikation wird gefördert durch den Druck der Gruppennorm. Ist dem Patienten in dieser jahrelangen, unbemerkten Identifikation mit den Forderungen des Systems die Anpassung gelungen, ist die eigene Rollenvorstellung mit der Rollenforderung der Gruppe zur Deckung gelangt, dann fühlt sich der Kranke wohl, wenn er auch in seiner Haltung erstarrt ist.

Unter einem anderen Gesichtswinkel lassen sich diese Anpassungsvorgänge auch psychodynamisch verstehen. Die schizophrene Wesensänderung ist intrapsychisch als Resultat einer Ich-Einschränkung aufzufassen mit verminderter Aktivität, Vermeidungshaltungen und geringer Intensität in den Objektbeziehungen, um Abhängigkeitsängste zu vermeiden. Diese Ich-Einschränkung wird durch ein kustodiales Regime verstärkt, wenn das Personal auch jene Aktivitäten übernimmt, über die das Ich des Patienten noch verfügt. Dadurch bleibt eine Restitution auf einem niedrigeren Niveau stehen, als es den Möglichkeiten des Patienten entsprechen würde.

Welche Konsequenzen ergeben sich für die Gestaltung der Situation im Krankenhaus und auf der Krankenabteilung, um solche Hospitalisierungsschäden zu verhindern oder sie rückgängig zu machen? Durch Schaffung einer wohnlichen Atmosphäre, Zugang zu Radio, Fernsehen, Zeitungen und Zeitschriften und Büchern kann manches erreicht werden. Doch bleibt der Einfluß solcher und anderer Interessenangebote gering, wenn die Patienten nicht aktiv in das Stationsgeschehen einbezogen werden. So haben wir in Gütersloh bei unserer Krankenabteilung mit chronisch hospitalisierten Schizophrenen gesehen, daß allein die mit der Aufnahme von Soziogrammen verbundene verstärkte Zuwendung und die wiederholten Befragungen bei den Kranken, die sich zum Teil trotz langjähriger Zusammenarbeit nicht einmal beim Namen nennen konnten, zu einer Verdichtung des Beziehungsgefüges, insbesondere zu einer Aktivierung des Kontaktverhaltens kam. Diese Effekte verstärkten sich, als wir uns nach Abschluß der wissenschaftlichen Untersuchungsreihe einmal eine Woche mit den Kranken zusammengesetzt und gemeinsam interessierende Probleme diskutierten. Schon allein an den Gesprächsinhalten ließ sich im Verlauf der Wochen und Monate ablesen, wie sich allmählich der Interessenhorizont der Beteiligten erweiterte.

Auch in Zürich führte die Umformung der Abteilungsstruktur im Sinne der Therapeutischen Gemeinschaft zu einer Veränderung des Beziehungsgefüges und der sozialen Verhaltensweise, nachdem eine schwierige Anfangsphase mit Widerständen seitens der langfristig Hospitalisierten und von älteren Pflegekräften überwunden war. Bei den Kranken mit ihren verarmten Verhaltensmustern und reduzierten Rollen gingen Abhängigkeitshaltungen zurück, sie engagierten sich für die Abteilung und für ihre Mitpatienten, Kontaktvermögen und verbale Ausdrucksmöglichkeiten nahmen zu; auch wurden die Patienten verträglicher, die Konflikte auf der Abteilung geringer, da sich die Frustrationsschwelle erhöhte und die gegenseitige Toleranz größer wurde. Insgesamt erweiterte sich der soziale Aktionsradius der Patienten, so daß im Laufe der Zeit von 30 Stationsangehörigen 4 zur Arbeit in die Stadt gehen konnten und 3 entlassen wurden.

Es bedarf jedoch, das sollte nicht verschwiegen werden, bei solchen Unternehmungen langen geduldigen Zuwartens, bis sich die ersten sichtbaren Veränderungen in der verhärteten Situation einer Krankenabteilung mit langjährig hospitalisierten Kranken zeigen. Man muß sowohl den Kranken als auch den Betreuern Zeit lassen, sich an die veränderten Bedingungen zu gewöhnen, damit sie ohne Angst ihre verschütteten Freiheitsgrade wieder nützen können.

Noch ein weiteres ist zu bedenken. Schrenk (1966) hat schon vor Jahren auf die Alibifunktion der chronischen Krankenhauspatienten für den mangelnden therapeutischen Impetus einer Krankenhauspsychiatrie hingewiesen, die ihre therapeutischen Bemühungen im Grunde an Vorstellungen von der Unheilbarkeit psychischer Erkrankungen orientierte. Der gemeinschaftstherapeutische Ansatz unterstellt dagegen für jeden Kranken das Vorhandensein einer echten Rehabilitationschance, bestände sie auch nur in einer bescheidenen Erweiterung des sozialen Bezugsfeldes bei schwer Behinderten und Gestörten. Denn man würde der Wirklichkeit nicht gerecht, wollte man alle Rehabilitationsbemühungen ausschließlich auf die Wiedereingliederung des Kranken in das öffentliche Leben, auf die Wiedererlangung seiner Berufs- und Erwerbsfähigkeit ausrichten, so wünschenswert und notwendig es ist, mit diesen Zielvorstellungen zu arbeiten. Bei manchen chronisch Kranken wird man in erster Linie darauf abheben müssen, eine lebendige Beziehung zwischen ihrer behüteten und beschützten Existenz im Krankenhaus oder im Heim und der umgebenden Gemeinde herzustellen.

Die Tatsache, daß die Umstrukturierung einer psychiatrischen Abteilung nach den Prinzipien der Therapeutischen Gemeinschaft zu einer Erweiterung der sozialen Verwirklichungsmöglichkeiten bei langjährig hospitalisierten Kranken führt, schließt nicht aus, daß ein gemeinschaftstherapeutisches Milieu selbst zur Quelle der Fixierung einzelner Kranker an die therapeutische Institution wird. Denn die Neigung, in Abhängigkeit von der Behandlungssituation Rückzugs-, Schon- und Anpassungshaltung zu entwickeln, ist nicht auf die dauerhospitalisierten Kranken in reizarmer, kustodialer Isolierung beschränkt; vergleichbare Verhaltensstörungen lassen sich auch auf betont soziotherapeutisch ausgerichteten Krankenstationen, in Tages-, Nachtkliniken und Wohnheimen machen. So paradox es erscheinen mag: Obwohl diese Einrichtungen sich von ihrem Grundkonzept her dem Ziel der Rehabilitation ihrer Klienten verpflichtet fühlen, entgehen sie damit dennoch nicht der Gefahr des psychischen Hospitalismus

Die „secondary symptoms“, die Auffälligkeiten also, in denen die pathologischen Bindungen der Patienten an die therapeutische Institution ihren Ausdruck finden, sind in einer gemeinschaftstherapeutischen Atmosphäre lediglich diskreter und subtiler als die ungleich gröberen und greifbareren Signale einer Fehlanpassung an das traditionsgebundene Großkrankenhaus. Zu beobachten sind insonderheit Zeichen einer emotionalen Labilität mit Neigung zu Verstimmungszuständen, depressiver oder gereizt-aggressiver Art, Reaktionsweisen, die den Eindruck erwecken, als sei die Frustrationstoleranz dieser Kranken herabgesetzt; andere Patienten zeigen ein Verhalten, das geprägt ist von Verwahrlosungstendenzen oder von Entäußerungen der Hilflosigkeit und des Schutzbedürfnisses bis hin zu hohen Ansprüchen an die Zuwendung der Therapeuten. Bei einzelnen schizophrenen Kranken sind es die Krankheitssymptome selbst, die als Ausdruck des Milieuschadens aktualisiert werden.

Die Gründe für diese dem Rehabilitationsprozeß zuwiderlaufenden Verhaltensabwandlungen dürften am ehesten darin zu suchen sein, daß die so positive Charakteristika Therapeutischer Gemeinschaften, die große Toleranz, die man in ihnen den Mitgliedern entgegenbringt, und auch das Verständnis für die Bedürfnisse des einzelnen auch ihre Schattenseiten haben, indem sie Passivitäts- und Abhängigkeitswünsche stimulieren. Bleiben die in diesem Zusammenhang sich entwickelnden spezifischen Beziehungen und Bindungen zwischen den Patienten und Therapeuten unreflektiert, kommt es eben zu diesem „gemeinschaftstherapeutischen Anpassungssyndrom".
Besonders in Institutionen mit guter Personalausstattung geraten Mitarbeiter und Patienten leicht in Versuchung, Gruppenveranstaltungen, Gespräche und Diskussionen zum Selbstzweck werden zu lassen, zumal, wenn verbale Therapiemethoden favorisiert werden. Behält das Personal außerdem die Erledigung der praktischen Aufgaben des Institutionsalltages in der Hand, bleiben dem einzelnen Patienten keine konkreten Funktionen, in deren Rahmen er sich mit realistischen Zielen auseinandersetzen kann. In diesem Schonklima, das in seinen sozialen Verwirklichungsmöglichkeiten unterfordert, entzieht er sich dann zwangsläufig und unbemerkt auch den realen Anforderungen der Außenwelt.

Zum anderen können Symptome einer Fehlanpassung an das gemeinschaftstherapeutische Milieu als Ausdruck einer Überforderung in Erscheinung treten. Dies ist immer dann der Fall, wenn in einem gemeinschaftstherapeutischen Konzept die Gruppenansprüche keine oder nur eine geringe Befriedigung von individuellen Bedürfnissen, etwa nach therapeutischem Einzelkontakt, zulassen, oder wenn die Therapeuten bei der Aufstellung von Rehabilitationszielen die aktuellen, sozialen Verwirklichungsmöglichkeiten der Patienten überschätzen. Gefährdet sind vor allem Kranke mit schweren Kontaktstörungen und Hemmungszuständen im Rahmen depressiver Verstimmungen.

Literatur

Bleuler, E.: Frühe Entlassungen. Psychiat.-neurol. Wschr. 45 (1905) 441

Bleuler, E.: Dementia praecox oder die Gruppe der Schizophrenen. Deuticke, Wien 1911

Burnham, D. L.: Identity definition and role demand in the hospital carreers of schizophrenic patients. Psychiatry 24 (1961) 96

Cumming, J: Ego and Milieu. Atherton, New York 1962

Freudenberg, R. K.: Das Anstaltssyndrom und seine Überwindung. Nervenarzt 33 (1962) 165

Gastager, H.: Die Rehabilitation des Schizophrenen. Huber, Berlin 1965

Kayser, H.: A therapeutic community with chronic schizophrenics. 6. Int. Congr. of Psychotherapy, London 1964; Selected Lectures, Karger, Basel 1965 (52–59)

Kayser, H.: Kombinierte Aufnahme- und Entlassungsabteilungen als Voraussetzung für ein konstantes therapeutisches Milieu. Schweiz. Arch. Neurol. Neurochir. Psychiat. 97 (1966) 184

Kayser, H.: Zum Problem des Anstaltssyndroms. Prakt. Psychiat. 50 (1971) 209

Kraepelin, E.: Lehrbuch der Psychiatrie, hrsg. von E. Bleuler, Springer, Berlin 1916 (277)

Panse, F.: Das psychiatrische Krankenhauswesen. Thieme, Stuttgart 1964

Rapaport, D.: The theory of ego-autonomy: a generalization. Bull. of the Menninger Clin. 22 (1958) 13

Schrenk, M.: der chronisch Kranke und seine Abteilung. Nervenarzt 37 (1966) 357

Simon, H.: Aktivere Krankenbehandlung in der Irrenanstalt. Allg. Z. Psychiat. 90 (1929) 245

Veltin, A.: Über einige grunddynamische Probleme der Arbeitstherapie. Therapiewoche 19 (1969) 2229

Veltin, A.: Die therapeutische Gruppe im Spannungsfeld der klinischen Institution. Z. Gruppenpsychother. Gruppendyn. 3 (1969) 121

Veltin, A., H. Krüger, V. Zumpe: Zur Soziodynamik auf einer Abteilung mit chronisch Kranken, in: Problematik, Therapie und Rehabilitation der chronisch endogenen Psychosen. Enke, Stuttgart 1967 (378 ff)

Veltin, A., H. Krüger, V. Zumpe: Zur arbeitstherapeutischen Situation langjährig hospitalisierter Patienten im psychiatrischen Krankenhaus. Nervenarzt 41 (1970) 173

White, R. B., E. Talbot, St. C. Miller: Some aspects of self-conceptions and role-demands in a therapeutic community. J. abnorm. soc. Psychol. 63 (1961) 338

Wille, L.: zit. nach: H. Walser: Hundert Jahre Klinik Rheinau. (Veröff. d. Schweiz. Ges. für Geschichte der Medizin und der Naturwiss. XXIV.) Sauerländer, Aarau 1970 (16)

Wing, J. K.: Institutionalisms in mental hospitals. Brit. J. soc. clin. Psychol. 1 (1962) 38

Wing, J. K.: G. W. Brown: Social treatment of chronic schizophrenia. A comparative study of three mental hospitals. J. ment. Sci 107 (1961) 847

Winkler, W. Th., H. Krüger, V. Zumpe, A. Veltin: Ergebnisse soziodiagnostischer und soziotherapeutischer Maßnahmen bei langjährig hospitalisierten Schizophrenen. Psychother., Psychosom. 17 (1969) 1

7. Gemeinschaftstherapie und die Emanzipation des Geisteskranken

A. Veltin

Es spricht alles dafür, daß die in der Einleitung dieses Buches genannten Autoren gemeinschaftstherapeutischer Ansätze wesentlich aus empirisch-pragmatischen Erwägungen zu den neuen Behandlungsformen gekommen sind. Sie konnten sich auf einen diagnostischen und therapeutischen Erfahrungshorizont stützen, der 50 Jahre tiefenpsychologischer Forschung umfaßte und der beeinflußt wurde von den Ergebnissen einer modernen sozialpsychologischen und soziologischen Forschung. Aufbauend auf solchen Fundamenten erwiesen sich die gemeinschaftstherapeutischen Aktivitäten als tragfähig, entwicklungsfähig und durchsetzungsfähig im Gegensatz zu vergleichbaren sozial-psychiatrischen Bestrebungen, die für den Beginn und den Verlauf des 19. Jahrhunderts bezeugt sind. Diese haben sich, lediglich getragen von einer humanistisch-aufgeklärten Geisteshaltung, als nicht durchschlagskräftig erwiesen. Die Zeit war noch nicht reif, um solchen sozialpsychiatrischen Unternehmungen zu Bestand, Verbreitung und Weiterentwicklung zu verhelfen.

Die Erkenntnis von der Zeit- und Kulturabhängigkeit der medizinischen Wissenschaft, die sich seit Rudolf Virchow in zunehmendem Maße auch als soziale Wissenschaft versteht, hat dazu geführt, daß heute entschiedener als bisher die Frage nach dem Verhältnis der Medizin zur gesellschaftlichen und kulturellen Wirklichkeit gestellt wird. Das gilt vor allem für die Psychiatrie, die in hervorragendem Maße in das soziale Spannungsfeld einbezogen ist; hat sie es doch bei den Geisteskranken, Geistesgestörten und geistig Behinderten mit einer gesellschaftlichen Randgruppe zu tun, die einer diskriminierenden Isolierung durch die übrige Gesellschaft ausgesetzt ist. Die Verflechtungen zwischen diesem Wissenschaftszweig und den sozialen Bedingungen sind sehr dicht. Es ist in den vorangegangenen Kapiteln wohl deutlich geworden, welch einschneidende Veränderungen im sozialen Umfeld der Kranken beispielsweise durch therapeutische Eingriffe bewirkt werden können.

So sind die Fragen nach dem Stellenwert des gemeinschaftstherapeutischen Ansatzes im therapeutischen Konzept der Psychiatrie bzw. der Medizin überhaupt und die Frage nach seinen Interdependenzen mit der gesellschaftlichen und kulturellen Situation nicht nur berechtigt, sondern äußerst notwendig. Diese Fragen stellen heißt aber gleichzeitig, sie nicht hinlänglich beantworten zu können. In der Tat ist das Problem des Verhältnisses der Medizin zur heutigen Gesellschaft so zwiespältig und umstitten, daß es unmöglich ist, die Detailfrage, nämlich die Beziehungen einer bestimmten therapeutischen Intention zur gesellschaftlichen Wirklichkeit befriedigend zu klären. Solange die heutige Gesellschaft ihre sozialen und ethischen Probleme nicht ausreichend gelöst hat und in Koinzidenz dazu die moderne Heilkunst, wie SCHIPPERGES (1970) meint, einer fundierten Theorie entbehrt, können unsere Überlegungen zur Frage des Verhältnisses des gemeinschaftstherapeutischen Ansatzes zur Gesellschaftssituation nur den Charakter eines bescheidenen Beitrages auf dem Wege zu einem differenzierten Selbstverständnis der Medizin und zur Aufhellung ihres Verhältnisses zur Gesellschaft haben.

Die beziehungsreiche Verflechtung von gemeinschaftstherapeutischen Behandlungsprinzipien mit tiefenpsychologischen, sozialpsychologischen und soziologischen Erkenntnissen und Erfahrungen erweist sich in einem größeren geschichtlichen Zusammenhang als Ausfluß einer „zweiten kritischen Aufklärung", von der SCHIPPERGES meint, daß sie aggressiv angelaufen sei und auch die Medizin in einen universellen Selbstreflektionsprozeß einspannen würde. Die Zeit der ersten Aufklärung im Übergang zum 18. Jahrhundert, in der die Wissenschaft es lernte, in Unabhängigkeit von mittelalterlichen Traditionen die Probleme der Welt kritisch zu überdenken, hat dem Individuum nur zu einer beschränkten Freiheit, zu einer bedingten Mündigkeit verholfen. FOUCAULT (1970) hat mit Recht darauf hingewiesen, daß sich beispielsweise die Befreiung der Geisteskranken in der Beseitigung materieller Fesseln erschöpfte. Der Kranke bleibt „moralischer und gesellschaftlicher Kontrolle" unterworfen. Daran änderten auch vereinzelte sozialpsychiatrische Intentionen einschließlich der Entwürfe GRIESINGERS, die Geisteskranken in die Sozietät zu integrieren, bis in unsere Tage wenig. DÖRNER (1969) hat diesen Tatbeständen eine umfangreiche Studie gewidmet.

In den Prozeß der zweiten Aufklärung am Ausgang dieses Jahrhunderts, die geprägt ist von der dialektischen Auseinandersetzung mit den Phänomenen gesellschaftlicher Abhängigkeit und die die Medizin auf dem Weg zur Überwindung einer unreflektierten naturwissenschaftlichen Einstellung sieht, ist die Emanzipation der unterprivilegierten Gruppen der psychisch Kranken, Gestörten und Geschädigten einbezogen. Wir stehen erst am Beginn einer Entwicklung, die, soweit das heute zu übersehen ist, alle Bereiche unserer Kultur umfassen wird; gewiß ein Vorgang, der mit schmerzhaften und schmerzlichen Auseinandersetzungen verbunden ist, wie die Rebellion der akademischen Jugend an den Universitäten zeigte, der in der Medizin eine krisenhafte Unruhe hervorgerufen hat und in dessen Verlauf damit zu rechnen ist, daß es zu einer Umschichtung der sozialen Gliederung und zu einer Umstrukturierung im Wertgefüge dieser Gesellschaft kommt. Möglicherweise haben am Ende der Entwicklung Begriffe wie Krankheit und Gesundheit einen veränderten Inhalt und einen neuen Stellenwert in der Hierarchie der Werte unserer Kultur.

Kehren wir an dieser Stelle zur konkreten Situation zurück. Die konsequente Anwendung gemeinschaftstherapeutischer Prinzipien bedeutet zunächst die Befreiung des psychisch Kranken aus traditionellen Abhängigkeiten und Bevormundungen im institutionellen Raum, sie begründet gleichzeitig eine Umstrukturierung der mit den Kranken befaßten Institutionen im Sinne des Abbaus hierarchisch-autoritärer Ordnungen zugunsten eines Systems, das den an der gemeinsamen Verantwortung Teilhabenden eine Zusammenarbeit auf dem Boden ungestörter Entfaltungsmöglichkeiten erlaubt. Der Rollenwechsel des Geisteskranken in der Institution vom Objekt einer ausgrenzenden und kustodialen Krankenhauspsychiatrie, die totale Anpassung verlangt, zum mitverantwortlichen Glied einer Krankenhausgemeinschaft, die individuellen Bedürfnissen und Strebungen offen ist, impliziert zum weiteren notwendigerweise die Emanzipation des Geisteskranken aus der diskriminierenden, inferioren Position des Mitgliedes einer gesellschaftlichen Randgruppe. So gelingt es gemeinschaftstherapeutisch ausgerichteten Gruppen vergleichsweise ohne größere Schwierigkeiten, einzelne medizinische Laien oder gar eine breitere Öffentlichkeit für ihre Arbeit zu interessieren, die Nichtprofessionellen zu integrieren und auf diese Weise die extramurale Gesellschaft in den emanzipatorischen Prozeß miteinzubeziehen.

Solche Überlegungen bergen eine Fülle von Problemen in sich. Es sei der Versuch unternommen, sie in einigen Sätzen zu konkretisieren:

Die Verwirklichung einer therapeutischen Konzeption wie die der Therapeutischen Gemeinschaft, die dahin zielt, die Therapie von geisteskranken und gestörten Individuen in definierter Weise zu fördern und zu gestalten, hat gesellschaftspolitische Relevanz, weil sich als Konsequenz der therapeutischen Impulse das soziale Feld, das Kranke und Gesunde umfaßt und in dem der therapeutische Prozeß abläuft, strukturell in qualitativer Weise verändert. Die aus therapeutischen Gründen wünschbare Kommunikationsverbesserung zwischen Kranken und der gesunden Umwelt entspricht der gesellschaftspolitischen Forderung nach einer Integration der psychisch Kranken in die Gesellschaft.
Der gemeinschaftstherapeutische Ansatz kann nicht als autochthone Intention verstanden werden, sondern ist motiviert durch eine bestimmte historische Situation, aus der gleicherweise die Bestrebung nach einer Emanzipation anderer unterprivilegierter und unterdrückter Randgruppen erwachsen.

Diese Implikationen therapeutischen und sozialen Geschehens, die gegenseitige Abhängigkeit und Bedingtheit medizinischer und gesellschaftspolitischer Aspekte sind ständig zu reflektieren; das gilt gleichermaßen für theoretische Überlegungen wie auch für die praktische Arbeit im klinischen Alltag, will man die in einem solchen polaren Spannungsfeld unabweisbaren Konflikte einigermaßen in Grenzen halten. Nehmen wir als Beispiel nur das Problem der Solidarität der Therapeuten mit den von ihnen behandelten Kranken. Die therapeutische Situation verlangt, wie FINZEN (1969) zusammenfassend dargestellt hat, vom Arzt und natürlich von allen anderen therapeutisch aktiven Personen emotionale Abstinenz und Distanz. In der Rolle des Sozialpartners, der dem Kranken zu einer respektierten Stellung in der Gesellschaft verhelfen will, ist für den gleichen Personenkreis emotionales Engagement zulässig, ja geradezu notwendig, wenn das Ziel, die Integrierung der Kranken in die Gesellschaft, erreicht werden soll.

Ein anderes Beispiel für Konflikte im Spannungsfeld zwischen therapeutischem und gesellschaftspolitischem Ansatz:

Die in der derzeitigen Situation gemeinschaftstherapeutisch arbeitenden Gruppen stehen vor der Notwendigkeit, ihre Patienten in ein soziales Umfeld zu entlassen, das den Kranken eher zurückweist als daß es ihn annimmt, ihn eher zurücksetzt als ihn fördert. Wie wird man sich einstellen müssen, solange die Gesellschaft der Emanzipation der Geisteskranken und anderer Randgruppen im Wege ist? Es wäre realitätsfremd gedacht, wollte man diesem Dilemma dadurch entgehen, daß man Reservate mit einem Schonklima für die psychisch Kranken schafft, in denen sie sich mit der sie ablehnenden Umwelt nicht auseinanderzusetzen brauchen; ebensowenig kann man sich der Illusion hingeben, die Verhältnisse würden sich in Kürze ändern und für die Kranken günstiger gestalten. Realiter bleibt nichts anderes übrig, als die Bewältigung der extramuralen Situation im Krankenhaus zu antizipieren und sich dabei an den tatsächlichen Gegebenheiten und nicht an irgendwie Wünschbarem zu orientieren. Das gemeinschaftstherapeutische System ist tauglich, bei dem Kranken die Entwicklung von Eigeninitiative, Selbstverantwortlichkeit und Selbstbewußtsein zu fördern, Stabilität und Selbstverfügungsmöglichkeiten zu vermitteln, daß er in den Stand versetzt wird, soweit das nur immer möglich ist, auch widrige äußere Verhältnisse zu bewältigen.

Konflikte sind aber auch dann unausbleiblich, wenn gesellschaftspolitische Vorstellungen und Theorien zum alleinigen Maßstab medizinischer Diagnostik und Therapie gemacht werden und der sozialpsychiatrische Ansatz eine Gemeinschaftstherapie nur im Rahmen sozialpolitischer Ideologien diskutierbar erscheint.

Grundsätzlich darf festgestellt werden, daß es heute einerseits nicht mehr zulässig ist, unreflektiert nach pragmatischen Gesichtspunkten Therapie zu betreiben, als sei die Medizin ausschließlich eine Sache zwischen Therapeuten und den kranken Individuen, daß es andererseits aber ebensowenig möglich ist, Therapeutik durch politische Arbeit am Krankenbett zu ersetzen oder den Kranken als Instrument zu benutzen, um gesellschaftspolitische Forderungen durchzusetzen. Es kann sicher nicht Aufgabe der Psychiatrie sein, eine Gesellschaft, die man gern als

„krank“ bezeichnet, zu heilen, ebensowenig darf sie aber vergessen, daß sie gesellschaftlichen Veränderungen unterworfen ist und dazu beiträgt, gesellschaftliche Veränderungen herbeizuführen.

Eines wird man bei allen Überlegungen und Diskussionen in der Dialektik der kontroversen Ausgangspositionen berücksichtigen müssen, um wenigstens einen festen Bezugspunkt zu gewinnen. Es herrscht eine weitgehende Übereinstimmung darüber, daß es Aufgabe der Medizin ist, Kranke zu heilen, ihre Leiden zu lindern und ihr Leben zu erhalten (Finzen 1969), mögen hinsichtlich einer subtilen Abgrenzung der Begriffe Krankheit und Gesundheit auch divergierende Auffassungen möglich sein. Ausgangs- und Angelpunkt des diagnostischen und therapeutischen Handelns ist der einzelne kranke Mensch; seine Klagen, Beschwerden und Krankheitssymptome, seine Vorstellungen, Strebungen und Wünsche sind es, mit denen sich die Therapeuten zunächst auseinanderzusetzen haben. Ziel der Heilkunst ist es, die geistige und körperliche Integrität des Kranken herzustellen und ihm seine Entfaltungsmöglichkeiten verfügbar zu halten oder sie ihm wieder verfügbar zu machen. Das gilt auch für den gemeinschaftstherapeutischen Ansatz, der es dem kranken Individuum vor allem erlaubt, seine sozialen Fähigkeiten einzuüben, zu entwickeln und sich in solidarischem Denken und Wandeln selbst zu verwirklichen.

Nur unter ständiger Reflexion auf dieses Mandat können die Spannungen fruchtbar verarbeitet werden, die sich daraus ergeben, daß die Medizin und insonderheit die Psychiatrie an einem Schnittpunkt stehen, an dem die Bedürfnisse der kranken und nichtkranken Mitglieder der Gesellschaft miteinander in Konkurrenz treten.

Literatur

Dörner, K.: Bürger und Irre. Europäische Verlagsanstalt, Frankfurt a. M., 1969

Finzen, A.: Arzt, Patient und Gesellschaft. Gustav Fischer, Stuttgart, 1969

Foucault, M.: Psychologie und Geisteskrankheit. Suhrkamp, Frankfurt a. M., 1970

Schipperges, H.: Moderne Medizin im Spiegel der Geschichte. Thieme, Stuttgart, 1970

Schipperges, H.: Zum Gleichgewicht von medizinischer Theorie und ärztlicher Praxis. Vortrag auf der 45. Fortbildungstagung für Ärzte in Regensburg am 8. 10. 1970

Sachverzeichnis

B

G

S

T

U

V

W

Y

Z